口腔根管治疗技术新进展

Current Therapy in Endodontics

主　编　Priyanka Jain

主　译　许亦权　李　萍

副主译　梁　莉　杨　楠　姜　浩　余立强　韩　雪

译　者（以姓氏笔画为序）

王增娟　刘　振　许亦权　苏　晶　李　萍

杨　楠　来　洁　余立强　张子旋　陈　旭

赵海丹　姜　浩　夏　雨　高　晖　梁　莉

韩　雪　韩永霞　韩雨晨　鄢楠琪　樊　静

薛双丽

河南科学技术出版社

郑　州

内容提要

本书是一部系统介绍牙髓和根尖周病变的诊断、治疗方案设计及新技术应用的口腔科医师工作指导用书。全书共 12 章，内容涵盖牙髓和根尖周相关疾病的诊断、成像技术、旋转器械等专业仪器设备的使用、确定工作长度、根管充填、无髓牙的修复计划、牙外伤、可视化根管治疗、牙体牙髓病的显微外科手术、激光、牙髓再生，以及远程口腔医疗和最新进展等内容。每个章节后附有练习题，以达到强化学习的目的。本书可供口腔科医师及相关人员参考使用。

图书在版编目（CIP）数据

口腔根管治疗技术新进展 /（阿联酋）普里扬卡 • 杰恩（Priyanka Jain）主编；许亦权，李萍主译 .—郑州：河南科学技术出版社，2022.3

ISBN 978-7-5725-0741-0

Ⅰ . ①口…　Ⅱ . ①普… ②许… ③李…　Ⅲ . ①牙髓病—根管疗法　Ⅳ . ① R781.305

中国版本图书馆 CIP 数据核字（2022）第 027561 号

First published in English under the title
Current therapy in endodontics
edited by Dr. Priyanka Jain

备案号：豫著许可备字 - 2021-A-0231

出版发行：河南科学技术出版社
北京名医世纪文化传媒有限公司
地址：北京市丰台区万丰路 316 号万开基地 B 座 1-115　邮编：100161
电话：010-63863186　010-63863168
策划编辑：张利峰
文字编辑：韩　志
责任审读：周晓洲
责任校对：龚利霞
封面设计：龙　岩
版式设计：艺澜轩
责任印制：程晋荣
印　　刷：河南瑞之光印刷股份有限公司
经　　销：全国新华书店、医学书店、网店
开　　本：787mm × 1092mm　1/16　　**印张**：17.5　　**字数**：397 千字
版　　次：2022 年 3 月第 1 版　　2022 年 3 月第 1 次印刷
定　　价：198.00 元

如发现印、装质量问题，影响阅读，请与出版社联系并调换

参编人员

Angelo Barbosa de Resende, BDS
Endodontic specialist, Professor of a Specialization in Endodontic at
ABO PE-Associação Brasileira de Odontologia-Seção Pernambuco-Brazil

Brian Beebe, DDS, PC
Private Practice,
Bozeman, Montana, USA

Edward Besner, BS, DDS, FICD, FACD
Formerly Associate Clinical Professor, Department of Endodontics, Georgetown University School of Dentistry, Washington DC.
Lecturer in Endodontics, Institute for Graduate Endodontists, New York.
Consultant in Endodontics, Veterans Administration Training Center, Washington DC.
Founder and Past President, Virginia State Academy of Endodontics.
Diplomate of the American Board of Endodontics

Sami M. Chogle, MSD, BDS
Associate professor and Program Director,
Post- Doctoral Endodontics
Boston University, Henry M. Goldman School of Dental Medicine,
Boston, Massachusetts USA

Carla Cabral dos Santos Accioly Lins, PhD, MSc, BDS
Endodontic Specialist of Federal University of Pernambuco-Brazil.
Professor Adjunct, Department of Anatomy, Federal University of Pernambuco-Brazil

Kakul Dhingra, MDS, BDS
Private Practice,
Mumbai, India

Reza Farshey, DMD, CAGS
Private practice, Chevy Chase, Maryland, USA
Clinical Assistant Professor, University of Maryland School of Dentistry

Diógenes Ferreira Alves, PhD, MSc, BDS
Professor of a Specialization in Endodontic at ABO-PE/FOR (Associação Brasileira de Odontologia-Seção Pernambuco), Department of Endodontics, Federal University of Pernambuco, Recife, Brazil

Mansi Jain, AAID, MDS, BDS
Senior Lecturer, Inderprastha Dental College and Hospital, Uttar Pradesh, India.
Private Practice, Delhi, India

Priyanka Jain, MSc, MDS, BDS
Specialist Endodontist, Dubai, UAE
Clinic Tutor (Part time), Department of Endodontics, University Dental Hospital, Sharjah, UAE

James D. Johnson, DDS, MS
Chair and Clinical Professor
Program Director, Advanced Education Program in Endodontics
Department of Endodontics, School of Dentistry
University of Washington
Seattle, Washington, USA

Zuhair Al Khatib, BDS, MS
Formerly, Head of Endodontic Department, Dental Center, Dubai Health Authority, Dubai, UAE
Private Practice, Dubai.

Sahng G. Kim, DDS, MS
Associate Professor of Dental Medicine at Columbia University
Director, Post-Doctoral Endodontics, Department of

Endodontics,
Columbia University College of Dental Medicine, New York,
USA

Kathleen McNally, DDS
Advanced Education Program in Endodontics
Endodontics Department
Naval Postgraduate Dental School
Bethesda, Maryland

Scott B. McClanahan, DDS, MS
Chair and Professor,
Program Director, Advanced Education Program in
Endodontics
Division of Endodontics, School of Dentistry
University of Minnesota,
Minneapolis, Minnesota, USA

Stephen P. Niemczyk, DMD
Director (Endodontic Microsurgery), Advanced Education
Program in Endodontics Harvard School of Dental Medicine,
Boston, Massachusetts.
Director (Director Endodontic Microsurgery), Advanced
Education Program in Endodontics, Dental Division, Albert
Einstein Medical Center, Philadelphia, Pennsylvania.
Private Practice in Endodontics, Drexel Hill, Pennsylvania,
USA.

Mohammed AlShahrani, BDS, DScD, CAGS, FRCDC
Endodontist
Riyadh, Saudi Arabia

Faysal Succaria, DDS, MSD
Diplomate of the American Board of Prosthodontics,
Private Practice, Dubai, UAE

Mahantesh Yeli, MDS, BDS
Chair and Program Director, Graduate Endodontics,
Department of Endodontics,
SDM College of Dental Sciences and Hospital, Dharwad, India

序

在经过同行评审的各种牙髓病学期刊上发表的大量令人印象深刻的研究成果，正推动着有关牙髓疾病治疗的临床指南内容加速更新。我们对牙髓疾病、根尖周疾病的诊断和治疗计划更加精准，应用新技术后牙髓疾病治疗水平更高，在预防疼痛及早期检测牙根纵裂等方面取得进步，这都要归功于所有敬业的口腔科学家群体，是他们拓展了我们的知识体系。

本书的目标之一是将大量的科学研究成果进行提炼并重新组织归纳，以帮助口腔医师将最新的进展和发现纳入临床牙髓治疗实践。如果是在 20 世纪，一名勤奋的牙医可以熟悉所有重要的牙髓学文献。但那个时代已经结束了！为了获得有关牙髓学各个方面的最新知识，Priyanka Jain 博士邀请了来自世界各地的著名教授和讲师共同编写这本新书。本书的另一个目标是引导渴求新知的临床医师深入探究文献内容，引用（或参考）临床相关的配对研究、针对文献的荟萃分析和最新文献综述等，从而使口腔医师能够为患者提供当今最好的根管治疗方法。

有的读者在今后的生活和工作中也许会见到本书的一些撰稿人，包括 Jain 博士本人，让我们感谢他们为推进牙髓科学所做的贡献，并感谢他们慷慨地与同道分享自己的知识。

Stephen Cohen
文学硕士，口腔颌面外科医师
国际牙学院院士，美国牙科医师协会会员
美国牙髓学委员会专科医师
美国加利福尼亚　旧金山

译者前言

由 Priyanka Jain 主编的《口腔根管治疗技术新进展》是一部关于牙髓疾病研究新发现、新进展的书，来自多个国家的编著者在大量阅读科研文献和临床报告的基础上，对各种类型牙髓疾病的诊断标准、治疗方法进行了梳理，详细介绍了各种主流类型旋转器械的设计理念、各种根管充填材料的主要构成、优缺点及现代一体化根管充填的设计理念，特别是对显微根管外科手术的方法有详细的介绍，内容简洁，实用性较强。对激光在牙科的应用、牙髓血供重建和远程牙科医疗现状等前沿知识也有完整呈现。相信无论是刚刚毕业的口腔专业学生，还是有相当工作经验的专科医师，阅读此书后都能从中有所收益，达到知其然更知其所以然的目的。

由于种种原因，为翻译预留的时间非常有限。为了顺利完成任务，我们成立了由 20 多名医师组成的翻译团队，来自河北北方学院的 7 名实习生也做出了一定贡献。基于对读者负责，对作者负责的信念，大家利用一切可以利用的业余时间夜以继日地翻译书稿、讨论问题和反复校对，很多同事报告颇有“衣带渐宽”之感。特别是姜浩医师在手臂骨折的情况下，坚持完成了自己负责的章节。参与翻译工作的全体人员发扬团结拼搏、严谨求实的精神，终于按时完成了这个艰巨的任务。相信这段辛苦但又充实的时光一定会成为我们难以忘怀的美好回忆。真诚感谢每位译者付出的辛苦努力！

最后说明，由于我们的水平有限，若有纰漏之处，欢迎广大同行批评指正。

许亦权

2021 年 12 月 9 日

原著前言

近年来尤其是从世纪之交开始，牙髓病学的发展极为迅速，无论是对涉及疾病过程的病理生理学基础理论，还是实际应用的新材料、新技术都言莫不如此。所取得的科学研究新成果与新进展大大有助于增进人们对疾病的理解，不断突破以往认识局限，使进一步提高牙髓治疗的成功率成为可能。

尽管新材料和新设备研发是非常重要的，但支持其临床应用的基础理论研究更具意义。以此为主要目标，我努力试图将牙髓学领域的最新进展整合到本书中，为临床牙髓治疗实践提供最新方向，同时不忽略基础理论的进展。本书讨论了牙髓学在材料学和技术领域的最新进展，以及将创新科学、材料学、生物学和循证医学相结合的技术。

本书首先简要讨论了牙髓病的诊断，这可能是治疗中一个具有挑战性的部分。在进行任何牙髓治疗之前，确定牙髓和根尖周疾病的诊断是至关重要的。本章讨论了目前使用最多的牙髓试验方法。

放射学检查是牙髓治疗临床工作中不可或缺的工具，它也是一门由不断进步的技术所驱动发展的学科。二维数字成像技术使我们能够获得准确清晰的即时图像。关于成像技术这一章围绕锥形束计算机断层扫描 (CBCT) 介绍了该领域的最新进展及其对牙髓治疗的临床意义。CBCT 扫描获得的三维图像数据经过计算机软件分析和重建，可以从任何角度或方向查看牙齿解剖状况，这大大提高了我们的诊断水平，使治疗更有针对性。

目前根管治疗术中使用的最新设备是以电池驱动、带有减速齿轮的根管预备手机，该手机可使用镍钛（NiTi）旋转锉和新一代电子根尖定位器（EAL）。镍钛旋转锉堪称是一个不断发展的工程学奇迹，因其简化了根管治疗中最复杂的部分而被医务人员广泛接受并应用。最近有人提出机用根管锉旋转时应该采取往复运动的形式，并为此专门设计了相应手机和机头，以便在使用过程中沿不同方向施加旋转扩大力。采用往复运动方式被认为可将器械分离的风险降至最低，这一点在“旋转器械”章节中有详细讨论。

本书将介绍一种新的树脂根管封闭材料作为充填用牙胶的替代品，称作 Resilon。它在保有传统牙胶的物理特性（热塑性和可溶性）的同时还能黏附在根管内的牙本质壁上。这种材料可与树脂基水门汀一起使用，并且越来越流行。

引入外科手术显微镜并与超声设备相结合，使得治疗成功的可能性大增，这在以前几乎无法想象。今天在世界各地的许多牙科专科学校，牙髓学和根管手术都是利用显微镜来教学和开展的。手术显微镜已将根管手术转变为显微外科手术，所有手术阶段，包括切口、根尖端预备、填充及缝合全过程，都可以使用显微镜进行。这无疑增加了治疗结果的可预测性，改善预后并提高质量。

激光技术在牙髓治疗中也变得越来越有用。它的精确性和低侵入性使其成为我们专业中颇具吸引力的技术。

再生牙髓学也是当今牙髓病治疗学的一个令人兴奋的领域。2004 年首次提出的对先前坏死的根管进行血供重建的设想已成为现实，并且是我们可以预期在未来几年内取得重大进展的领域。

另一个领域是远程口腔医学，虽然目前还处在起步阶段，但未来的发展潜力极大。书中简要讨论了它在牙髓学中的应用，希望读者有机会能进行更深入的了解。

本书的作者群中有很多位是国内、国际非常著名的专家学者，他们在牙髓病学领域具有高深造诣和卓越建树，共同为本书出版做出贡献。作者认识到，单靠书本知识不可能提高我们的临床技能，理论知识必须通过实践融入工作才能有所作为。

我们已尽量广泛地将有用的信息材料纳入本书，但毕竟本书篇幅有限，只能以常见的问题为讨论对象，无法涵盖市场上的所有材料和设备。本书通俗易读，配有大量临床照片、表格和示意图进行说明。在每章节后面都附有广泛的参考书目，便于读者进行更深入的探索。希望借助此书能引导读者在这个激动人心、引人入胜的学科领域开始探索。

享受本书吧，我们随时欢迎您的反馈。

致 谢

我一直希望能写出这样一部书，将其作为学习、实践牙髓学艺术和科学的信息之桥。该项目从构思创意到实施完成耗时近 2 年， 这样一部篇幅巨大涉及范围广泛的书绝非一个人的力量所能完成，而是很多人付出巨大努力和奉献的结果，是真正的团队合作产物。我要感谢每一位合著者，感谢他们对本项目的承诺和学术上的成就。他们是本书的真正核心和精神所在。

因此，我衷心感谢：

诊断和成像技术章节作者 Reza Farshey 博士，根管充填章节作者 Mahantesh Yeli 博士和Kakul Dhingra博士，根管治疗牙齿修复章节作者Sami Chogle博士和Faysal Succaria博士，创伤性损伤章节作者 Zuhair Al-Khatib 博士，以及 Edward Besner 博士对牙根吸收的贡献。Carla Cabral 博士、Diogenes Ferreira Aves 博士和 Resende 博士，可视化根管治疗一章的作者James D.Johnson博士、Scott McClanahan博士（上尉）、Kathleen McNally博士（陆军上校）和 Niemczyk 博士，感谢他们在显微外科手术一章的工作。Sahng G.Kim 博士在牙髓再生方面的专业知识，Sami Chogle博士和Mohammed Al-Shahrani博士在激光章节的贡献和研究，以及 Mansi Jain 博士对远程口腔医学章节的贡献。

我还要感谢 Isha Manon 博士和 Vikram Sharma 博士在本项目期间不断提供道义支持和帮助。衷心感谢 3D 图形艺术家 Kumar Krishna Mohan 对图像和插图的帮助。

衷心感谢 Stephen Cohen 博士为本书撰写前言。他一直是我的灵感之源，当他同意为本书作序时，我备感荣幸。

我要感谢我的丈夫和孩子们的耐心和支持。这对他们来说并不容易，尤其是在我进入最后冲刺阶段时。

最后也是最重要的是，我要感谢 Wiley 公司的团队，感谢他们运用专业知识使本书成为了现实。非常感谢 Rick Blanchett，Teri Jensen 和 Catriona Cooper 对该项目的信任及他们的专业精神和自始至终的支持。

目　录

第一章
诊　　断

Reza Farshey

牙科学一直是科学与艺术的融合。科学理论知识是牙医提供最佳治疗方案的基础，而循证医学已经成功地从医学发展到牙科。牙医所做出的每一项治疗决定都不是凭空而来的，而是具有一定程度的科学依据。虽然提高诊断能力离不开诊断设备的进步，但临床医师处理诊断结果的能力始终是诊疗过程中最关键的因素。

当要求患者在疼痛刺激后，对发炎的牙齿进行疼痛程度分级时，认为所有患者都会反应一致，这种想法是愚蠢的。临床上医师对患者发炎的牙齿施加某种刺激，然后要求患者对所产生的疼痛程度进行分级并回答，而患者的回答必定是五花八门的。国际疼痛研究协会将疼痛定义为：与实际或潜在组织损伤相关的不愉快的感觉、情绪体验。显然，牙齿的生理状况是决定疼痛感知的主要因素，但这种体验的情感方面也可以调节不同个体的疼痛程度。过去的经历、气质（性格）、文化、性别、年龄和总体疼痛耐性等因素都会影响个人对刺激做出的反应。能够辨别出这种细微的差别是一位优秀诊断者的特质。这就是诊断的艺术。

本章针对口腔检查过程的各个环节，为全面收集信息提出了一种系统的诊断方法。还总结了一些临床要点提示，帮助临床医师解决检查过程中遇到的复杂情况。

主诉

主诉（chief complaint，CC）是患者就诊的原因，其信息是通过首诊检查前与患者的语言沟通获得的。这是患者和临床医师之间的第一次互动。在记录主诉时最好使用患者自己的话，而不是根据与患者的最初谈话整理成反映客观事实的句子。例如，将主诉写成“我咬了一个橄榄核后，我的右下后牙疼痛”，比右下牙疼痛或评估右下牙疼痛更完整。完整记录患者自己的话通常可以提供有价值的信息，帮助临床医师做出准确的诊断。它还能够使临床医师熟悉和了解患者：患者的举止是否暗示高度焦虑？患者是否具有清晰表达的能力，或者患者在描述其就诊目的时是否非常含糊不清？临床医师常常忽视最后一点的重要性，而缺乏清晰沟通能力的患者会使临床医师的诊断更加困难。最后，一份记录良好的主诉应该能让临床医师将次要的发现或诊断与患者的主要就诊原因区分清楚。

病史

每位前来接受评估或治疗的患者都应填写一份完整的病史表。患者或监护人（如果患者是未成年人）应在表格上签名并注明日期。在检查患者之前，临床医师负责与患者一起回顾病史，确认所有医疗状况、当前服药清单和任何药物过敏。临床医师应在表格上签名，以表明已完成病史采集。应在每次复诊时与患者一起回顾病史表，并应每年更新一次，以反映患者病史的任何变化。

由于临床医疗状况变数很多，经常需要医师将已经制定好的牙科治疗计划进行相应修改，包括缩短预约时间，将择期治疗时间推迟，或开一个疗程的抗生素等。对各种医疗状况有一个基本的了解，对于为病情复杂的患者提供适当的处理至关重要。有许多教科书和参考资料可用于指导临床医师如何恰当地为患有其他疾病的患者提供牙科诊疗。如果对患者病史的任何方面不清楚，临床医师还应咨询负责该患者的基层社区医务人员。

在初次就诊时记录患者的血压和脉搏是一个重要步骤，可使临床医师对患者的健康状况有一个初步了解。血压升高往往与心血管健康问题相关。尽管高血压是全世界最常见的确诊疾病，但未确诊的高血压仍然在各种患者群体中普遍存在。一项研究结果表明，受检样本人群中 20% 的病人患有未确诊的高血压。因此，临床医师在高血压筛查中具有重要作用。最初的血压读数过高有可能是“白大衣高血压”，临床医师在随后的牙科检查中多次测量血压并比较数值是谨慎可靠的做法。

如果患者出现局部肿胀或任何牙齿感染的迹象，还应测量并记录患者的体温。发热情况下使用抗生素是合理的。临床医师在开具药物时应谨慎行事，特别是根据患者病史可能为禁忌的药物。认识到各种药物之间的相互作用会对病人的整体健康产生不利影响，这也同样重要。下列门户网站的链接 http：//www.pdr.net、http：//www.wolterskluwercdi.com 是帮助临床医师为患者开出适当药物治疗方案的有用工具。

相关牙科病史

临床医师往往低估了准确记录相关牙科病史的重要性。很多临床医师仅仅将患者对本次就诊事件的描述记录为牙科病史。这当然是一个重要的组成部分，但它并不是牙科病史的全部。关于患者本次就诊的记录更常被称作现病史，牙科病史还应具备的另一个组成部分是记录近期针对患病区域实施的全部牙科治疗情况。如果患者是第一次来到本医疗机构，临床医师应询问患者来院前的全部牙科治疗情况。获得的信息有时可以帮助临床医师做出准确的诊断。例如，最近进行过全冠修复或之前接受过盖髓术治疗等，尽管患者术后并无不适症状但却存在牙髓暴露的可能性。

口外检查

口外检查是临床医师检查患者的第一步。该检查由视诊和触诊两部分组成。临床医师应检查面部是否对称。眶下、颧骨、颊部、下颌或鼻唇沟区域的不对称提示可能有口内原因引起的面部肿胀（图 1-1）。如果这种不对称性非常明显，临床医师应触诊检查该区域，以确定肿胀的质地是偏硬的还是有波动感，是相对局限的还是弥散性的。

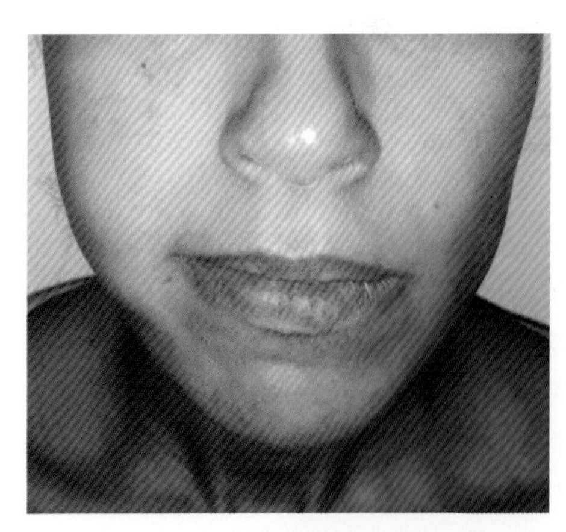

图 1-1　口外检查包括对面部不对称部位进行目测评估

感染引起的肿胀常伴有局限性淋巴结炎症。因此，触诊颈部和下颌下淋巴结是检查程序的重要组成部分，应在病历中记录清楚质地较硬或质地柔软的淋巴结。

口内检查

从患者主诉、相关牙科病史和口外检查中获得的信息应指导临床医师进一步检查更具体的口腔区域。口内检查是对口腔可疑区域内部结构的重点检查。为了彻底检查，正规的做法是对检查过程实施系统方法。正确的检查顺序遵循从“宽到窄”的模式。

首先检查软组织。舌头和悬雍垂应位于中线无明显偏斜。用干纱布擦干牙龈、黏膜、颊部和舌头，并观察这些部位是否有任何异常表现。这种异常表现包括任何黏膜颜色或纹理的改变，对于溃疡也必须加以留意。记录异常表现时，应注意对其颜色、纹理、大小和位置等要素的描述。一般应要求患者在2周内复诊重新检查患处，如果异常仍然存在，则将患者转诊至口腔病理医师进行进一步评估。

接下来临床医师应对感兴趣的象限区域进一步检查，应注意口内是否肿胀或存在窦道；还应触诊肿胀，以确定肿胀是弥散性的还是局限性的，是质地偏硬的还是有波动性的。需要重点强调的是：肿胀的波动性特点与切开引流治疗的切口位置、切开时机相关。

窦道是从封闭的感染区到上皮表面的通路。当牙源性慢性感染物排到上皮表面形成肿大的软组织结节，最终开放形成窦道，称为牙龈脓肿（图 1-2）。对于窦道应通过追踪明确来源，因为牙龈脓肿的位置可能远离感染源。为了追踪窦道来源，可在窦道中放置一根细牙胶尖，直到感觉到阻力为止（图 1-3）。结合拍摄 X 线片，可以让临床医师看到感染源头和路径。

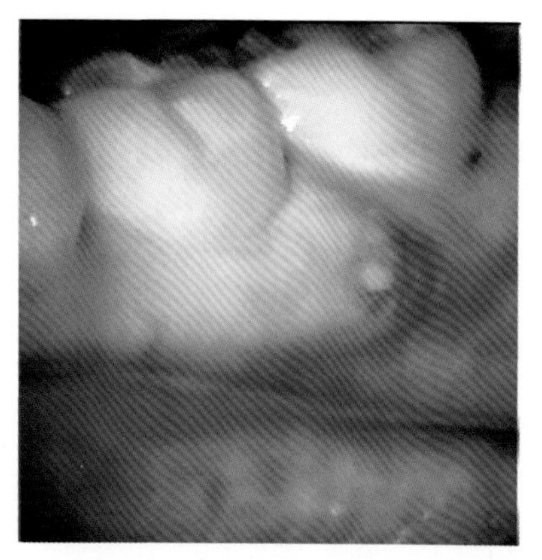

图 1-2 **检查报告中必须注明是否存在窦道**

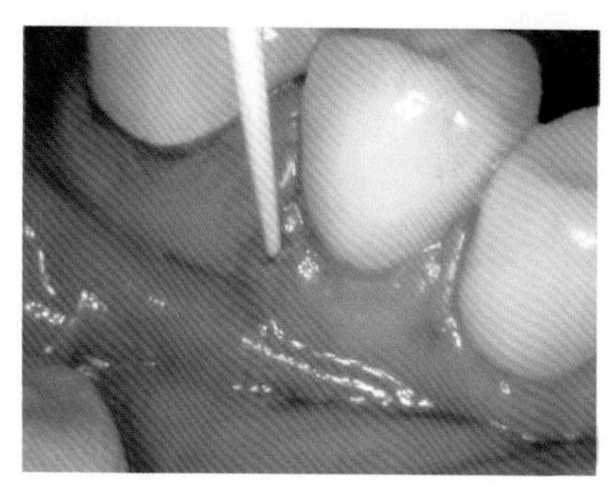

图 1-3 **通过窦道开口放置牙胶，直到感觉到阻力。拍摄 X 线片以确定窦道的路径**

触诊

触诊的目的是评估牙齿周围组织的质地、硬度和有无压痛。用示指触诊这有助于识别以前未发现的肿胀区域。与对侧相比，任何触诊压痛的部位都应记录在病历中。

叩诊

叩诊有助于确定给定牙齿牙周膜的炎症。如果患者的主诉包括咀嚼时疼痛或对压力敏感，则最有可能通过叩诊检出。一般使用钝器（如口镜柄后端）轻敲牙齿䶢面（图 1-4）。谨慎的做法是首先测试对侧，以便患者能够习惯牙齿对叩击的正常感觉。临床医师应使用简单的方法来记录叩诊试验的数值，使用正常、轻微或“+”三个可能结果中的一个，就足以为诊断提供必要的信息。许多临床医师会使用多个“+”号，例如“+++”，以强调牙齿的敏感程度。这种方法并没有增加任何临床意义，并且使诊断过程复杂化。简单的“+”就足以强调其重要性。

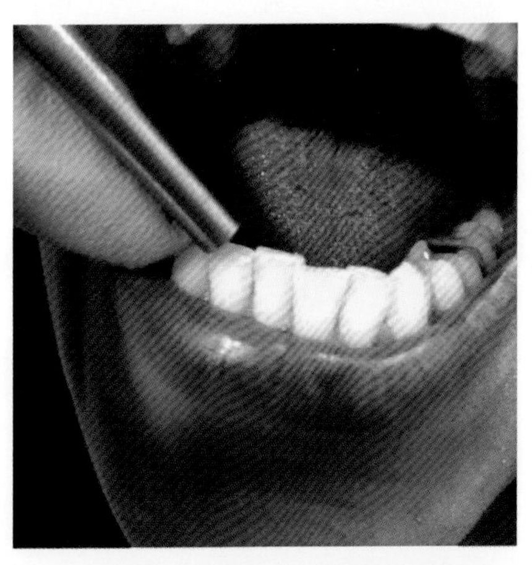

图 1-4　叩诊最好使用口镜柄后端轻敲牙齿来进行。测试多个牙齿时，力量应保持一致

咬诊检查器（tooth slooth）（Professional Results，Laguna Niguel，CA）可用于确定是否存在根周、牙周炎症。将塑料装置放置在受检查牙齿的咬合面上，要求患者咬下小棒（图 1-5）。如果咬下时疼痛明显说明牙齿的牙周韧带发炎；如果患者松开咬合疼痛更明显则提示有牙齿劈裂的可能。有关牙齿折裂分类的更多信息，请参阅第 9 页。

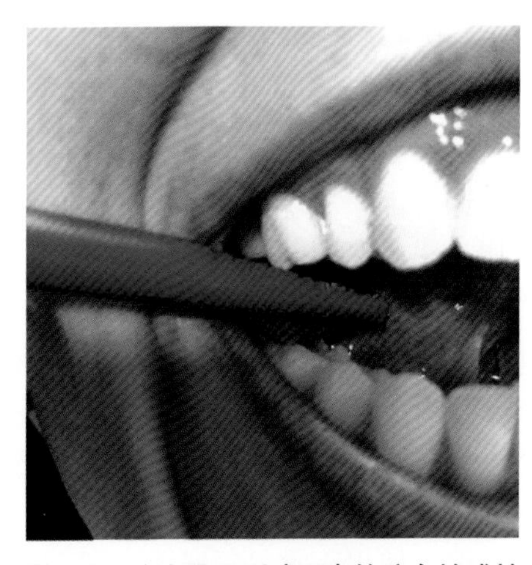

图 1-5　咬诊用于测试牙齿的咬合敏感性

牙周检查

牙周检查包括记录给定牙齿牙周袋的探诊深度和松动度（如有）。松动度的分级相对主观，范围为 +1 松动到 +3 松动。

应在牙齿的六个区域测量探诊牙周袋深度：包括测量颊侧和舌侧的近中、中部和远中区域。探诊深度＞ 4mm 意味着可能的牙周附着丧失，可能是整体诊断的重要因素。

牙髓活力测试

患者对牙髓活力测试的反应是临床医师制定牙髓诊断的重要依据。牙髓活力检测是诊断过程中最重要的组成部分之一。当出现诊断错误时，它们通常是由于对牙髓活力测试数据的误解造成的，这可能导致无法诊断甚至误诊。牙髓活力测试的两种常用方法是电刺激和热刺激。

电刺激

市售专用于对牙齿进行电刺激的设备，通常称为电活力测试仪（EPT）（图 1-6）。牙齿应充分干燥，设备上的探针必须涂上牙膏，这有助于电流的传输。必须注意确保探头放置在自然牙面上。细小的探针可用于放置在牙冠边缘下能暴露出的牙面上。患者需要将探头固定到位以激活电流。电流以逐渐增高的强度传递到牙齿，直到患者感到刺痛感。EPT 的结果通常被解释为阳性或阴性（如果没有感觉）。数值读数通常不具有诊断重要性，除非某一颗牙的数值明显高于其他牙的数值。即使如此，也无法从数值差异中得出明确结论，只是测试结果可能存在疑问，应进行进一步测试。

温度试验

温度测试最好使用制冷剂喷雾进行。最有效的制冷剂喷雾含有 1，1，1，2- 四氟乙烷作为其活性成分，例如 Endo-Ice（Hygenic Corp.，Akon，Ohio）可在市场上购买（图 1-7）。Endo-Ice 易于处理、易于储存且对环境安全。Endo-Ice 的液体温度较低，为 - 26.2℃、它可以有效降低牙齿的温度，从而有助于诊断性测试。

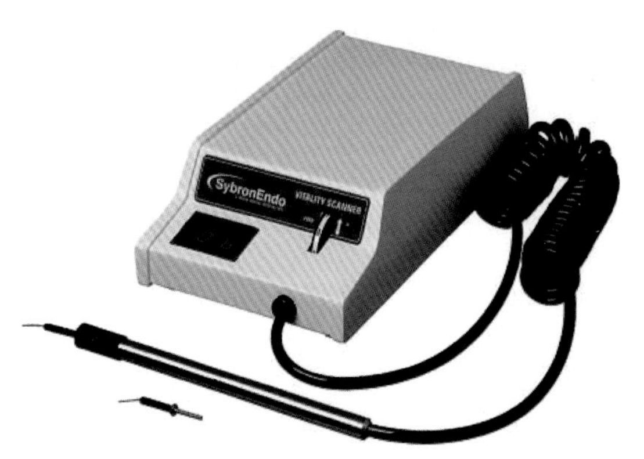

图 1-6 Kerr 的 Vitality Scanner 2006 是用于牙髓诊断的常用电牙髓测试设备（引自 Kerr Endodontics）

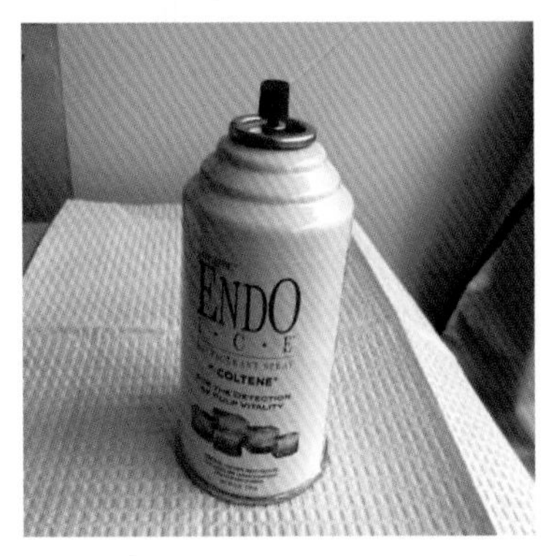

图 1-7 Endo-Ice 的有效工作温度使其成为温度测试的理想制冷剂

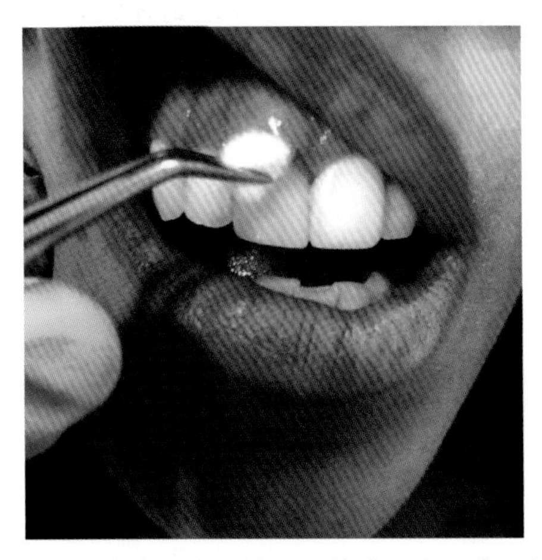

图 1-8 将含有制冷剂的低温棉球放在牙齿颈部的 1/3 处，确保患者做出准确的反应

首先应对对侧牙齿进行温度测试，以确定待诊患者的基线反应。基线反应是正常牙齿对温度测试的反应。这有助于临床医师在测试过程中识别疑似牙齿，确定其反应是否明显偏离基线反应。将 Endo-Ice 或任何其他合适的制冷剂大量喷洒在 2 号尺寸的棉球上，然后将棉球立即放置在牙颈部 1/3 处（图 1-8）。当患者出现敏感反应时，取出棉球。然后询问患者有关敏感反应的发生速度、产生强度和持续时间。患者的反应可提供参考，帮助临床医师制订牙髓诊断。例如，一个在刺激移除后迅速消失的即时敏感反应通常被认为是正常反应；对温度测试的敏感反应在刺激移除后迅速消失，与可逆性牙髓炎有关；如果敏感反应延长，或者如果去除刺激后仍保持敏感性，则说明牙髓处于激惹状态；最后，对冷刺激缺乏反应表明牙髓坏死。

上述方法比较

许多研究得出的结论是冷测试结果比电测试更可靠，传统观点支持这一结论。例如，冷试验可使临床医师区分牙髓的不同阶段（正常、可逆性牙髓炎和不可逆性牙髓炎），而 EPT 通常被解释为全或无的关系（有活力或已坏死）。

未来技术

激光多普勒血流测定法（laser Doppler flowmetry，LDF）是评估牙髓血液供应而不是感觉功能的技术，可以更客观地测量牙髓的活力。根据多普勒原理，一束红外光束投射到牙冠上，如果光束的频率或波长发生偏移，则说明牙髓中有移动的红细胞。如果光线未移动，则视为牙髓组织坏死。许多研究发现 LDF 在评估牙髓状态时准确、可靠且重复性高。但是由于测试机制、设备实用性和成本问题，该技术尚未达到可以满足日常临床应用水平。脉搏血氧仪是一种血氧饱和度监测技术，多年来已广泛应用于医疗实践。将探针置于牙齿上方；探头包含两个发光二极管：红光和红外光。一些光波在通过牙髓组织时被吸收。牙齿另一端的传感器检测吸收的光量。由于含氧血红蛋白和脱氧血红蛋白吸收不同数量的红光和红外光，血氧计使用该比率计算脉搏率和血液中的氧气浓度。与 LDF 一样，脉搏血氧仪也进行客观指标测试，消除了传统热和电测试中的一些偏差。然而，与 LDF 非常相似，现有的脉搏血氧仪不适合私人牙科诊所，因为它们非常昂贵。框 1-1 列出了自 20 世纪 90 年代以来一直在研究的其他实验诊断测试机制。

解读 X 线片

牙科放射 X 线投照术是临床医师可以使用的最客观的工具。拍摄 X 线片（如果拍，拍几张）的决定取决于在诊断过程之前部分收集的信息。主诉、口外和口内检查以及牙髓检查应为临床医师提供患者可能出现的牙齿疾病类型的初步印象（主诉、口外和口内检查以及牙髓检查，应使临床医师对患者所出现的牙齿问题类型有一个初步印象）。许多临床医师犯了一个错误：仅仅根据 X 线片上是否存在病变来做出诊断。在许多情况下，牙髓病变存在，但在 X 线片中不明显。

由于牙髓诊断是一项重点检查，因此拍摄 X 线片的数量应受到限制。一般来说，从不同角度投照的 2 ～ 3 张根尖周 X 线片就可以充分显示解剖结构。此外，至少应拍摄一张垂直咬翼片。判断龋坏病变或修复体与牙髓的接近程度最好通过咬翼片确定。垂直咬翼片的另一个好处是为临床医师提供牙齿牙槽嵴和根分叉区域的状况。临床医师通常关注最明显的发现，而忽略其他可能具有临床意义的细微发现。这可能会对临床医师和患者产生有害影响。因此，最好采用系统的方法来解读 X 线片。这可确保每次解读都能做到充分且一致。表 1-1 概述了评估 X 线片时应解读的常见结构。

框 1-1　实验诊断测试模式

光体积描记术

光体积描记术是一种光学测量技术，可使用波长较短的光检测微血管中的血容量变化。

透照

透照法使用强光源识别颜色变化，从而指示牙髓病变。

紫外线摄影

紫外线摄影检测到不同的荧光模式，这种荧光模式可以增加可见光变化的对比度，否则更难观察到这些变化。

胆甾相液晶

使用胆甾相液晶检测牙髓活力的原理是，与没有血液供应的牙齿相比，具有完整牙髓血液供应的牙齿具有更高的牙齿表面温度。

光学反射式血氧饱和度仪

光学反射式血氧饱和度仪是一种基于脉搏血氧饱和度仪的系统。与传统血氧饱和度测定法的不同之处在于，吸附是通过反射光而不是透射光来测量的。可以看到牙髓或口腔黏膜的脉搏。该装置可用于部分萌出或断裂牙齿的情况。

热成像（Hughes Probeye Camera）

热成像是记录身体表面温度的另一种非侵入性方法。这是一种高度敏感的方法。

表 1-1　解读牙科 X 线片

应重点观察的结构 / 现象	相应解释
龋坏与现有修复体的质量	判断是否已近髓
骨水平，包括牙槽嵴	有无骨丧失，骨小梁结构紊乱
硬板层	完好还是缺失
透射率	定位
牙周膜加宽	定位
根部外观	正常或再吸收
根管间隙形态	正常、钙化或增大

准确诊断的诀窍

做出诊断所必须依靠的信息包括客观和主观两部分。客观的发现来自临床医师，他们通过读取X线片并结合临床观察——如肿胀和发热，来做出判断。主观部分则来自患者，如主诉和患者对各种牙髓测试的反应等。当临床医师正确地解读和处理这些发现时，就可以做出准确的诊断。由于主观发现来自患者，因此获得的信息有时会令人难以理解，并可能误导临床医师。不同患者对疼痛的感知不同；因此，反应有时会显得非典型甚至是反常的。以下提示有助于最大限度地减少解读测试结果时发生错误。

- 在叩诊敏感度测试期间，有的患者可能难以清楚地表达敏感度水平。如果患者的典型反应包括“全都痛”或“都不痛”，那么最好对不同区域的同名牙齿进行同步测试，类似于验光师的眼科检查。当被要求比较两颗牙齿之间的感觉时，一些患者可以提供更明确的反应，而不是对一颗牙齿的敏感度做出反应。
- 一般来说，最好不要告知患者正在测试的牙位。这能确保反应中没有偏差。
- 在冷测试期间正确解读患者的反应可能很难，尤其是在测试坏死牙齿时。一种解决方案是以不同的方式进行此测试。测试前，临床医师应告知患者测试的目的是评估患者耐受冷刺激的最大阈值。因此，与其在牙齿上放置低温棉球并询问患者是否敏感，不如关注患者能够耐受低温棉球的最长时间。这种方法将从坏死牙齿获得假阳性反应的可能性降至最低。
- 在热测试期间，应要求患者使用数字标度对其敏感度水平进行评分。1到10的量表效果最好，1代表没有感觉，10代表最严重的疼痛。临床医师应首先确定基线反应的数值，从而校准每个患者的量表。
- 尽管牙髓诊断有时涉及多颗牙齿，但最好一次治疗一颗牙齿。在采用这种模块化治疗方法时，首先治疗最明显的牙齿，然后在短时间后重新评估其他牙齿，临床医师可将误诊或过度治疗患者的风险降至最低。

诊断术语

在进行牙髓诊断时，一定要同时关注给定牙齿的牙髓和根尖周状态。从检查、临床测试和放射学检查中收集的信息是进行牙髓诊断所必需的。表1-2和表1-3说明了通常与症状相关的分类情况。

自20世纪50年代以来，各种诊断术语基本上被用来描述相同的临床情况。在2008年共识会议上，美国牙髓学家协会试图将牙髓和根周分类所用的术语标准化。这是为了提供一个统一的分类系统，供临床医师、研究人员、作者和教育工作者使用。以下是美国牙髓学家协会和美国牙髓学委员会批准的各种分类术语，用于描述不同的牙髓和根周状况。

表1-2 牙髓分类

条件	症状群*		
	有	无	可能有
正常牙髓		¶	
可逆性牙髓炎	¶		
有症状不可逆牙髓炎	¶		
无症状不可逆性牙髓炎		¶	
牙髓坏死		¶*	
先前治疗		¶*	
先前开始的治疗		¶*	

*牙周膜发炎时会出现症状。坏死牙髓或无髓牙齿在没有牙周膜炎症的情况下不会出现症状。

表 1-3 根尖牙周分类

条件	症状		
	有	无	都可能
正常的		¶	
症状性根尖牙周炎	¶		
无症状根尖牙周炎		¶	
急性根尖周脓肿	¶		
慢性根尖脓肿			¶

牙髓分类

正常牙髓

当牙齿在测试过程中未表现出任何典型症状时，即可诊断为正常牙髓（NP）。牙齿对牙髓测试反应敏感；然而，这种感觉是短暂的，几秒钟后就会消失。在牙髓测试期间，当将一颗牙齿识别为对照牙齿时，该牙齿将被诊断为 NP。

可逆性牙髓炎

有两项检查结果可以将可逆性牙髓炎（RP）与正常牙髓区分开来：与对照牙齿相比，可疑牙齿对热测试更敏感，倾向为 RP。在 RP 中，临床上发现存在如龋坏、深度修复、修复已失败或牙本质暴露等情况的牙齿，RP 可能性大。

不可逆性牙髓炎

这些牙齿的牙髓通常有自发性疼痛。疼痛可能是尖锐或迟钝，持续时间短或长，局部或弥漫性。当进行牙髓测试时，移除刺激后，测试产生的疼痛会持续很长时间。X 线片可能显示有深龋或深度修复等。当回顾牙科病史时，发现最近的治疗涉及深度修复、牙髓暴露或盖髓术的并不少见。然而，该诊断主要是基于症状的诊断。

无症状不可逆性牙髓炎

无症状不可逆性牙髓炎，牙齿无症状；可疑的牙齿通常具有已经延伸到牙髓的龋坏。牙齿可能对热测试有正常反应。有症状不可逆性牙髓炎主要是根据症状进行诊断，而无症状不可逆性牙髓炎则是根据临床或放射学检查结果进行诊断。一些例子包括有龋坏延伸至牙髓的放射学证据的牙齿或有龋齿牙髓暴露的无症状牙齿。

牙髓坏死

牙髓坏死时，给定牙齿的牙髓对牙髓测试没有反应，无需其他相关证据即可做出诊断。

既往治疗

既往治疗过的牙齿的分类不同于上述其他牙齿，因为这类诊断是通过牙齿病史和牙齿已进行牙髓治疗的放射检查确认的（图 1-9）。

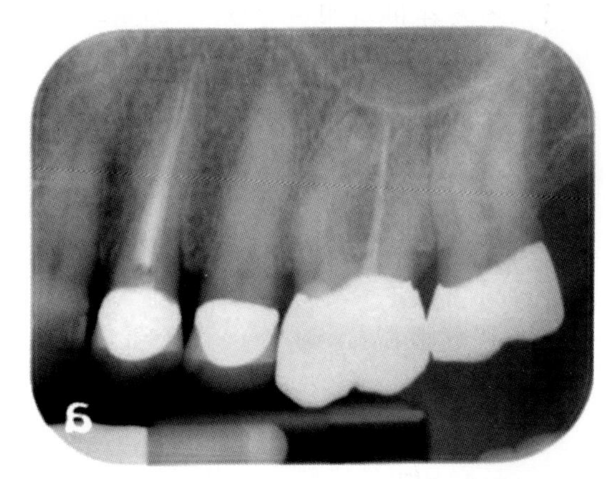

图 1-9 尽管 14 号牙齿的牙髓治疗不完善，但仍需先进行牙髓诊断

既往最初的治疗

指的是牙齿已开始接受牙髓治疗，但尚未完成。与分类类似，进行该诊断不需要牙髓测试，需要有牙髓切断术和牙髓去除术的近期牙科病史，或牙髓已部分治疗的放射学检查。这种分类与传统分类的区别在于牙髓治疗尚未完成。

根周区的分类

正常

牙齿对叩诊和触诊测试的反应正常。放射学检查，硬骨板完整，牙周膜间隙均匀，无根尖周牙槽骨吸收迹象。

有症状的根尖周炎（急性）

这也许是临床医师最容易做出的分类。如果牙齿对咬合压力、叩诊测试或触诊敏感，就会做出诊断。通常没有局部肿胀，影像学检查结果为阴性或者阳性皆有可能。该诊断仅依据测试期间出现的症状即可做出。

无症状根尖周炎（慢性）

在无症状的根周牙周炎中，牙齿对叩诊和触诊测试的反应正常，但有影像学证据表明牙齿的根周区域具有透射性。影像学证据可以是细微的，如牙周膜间隙变宽；也可以是明显的，如根周透亮。必须强调的是，患者在进行叩诊或触诊测试时不会出现任何疼痛。

急性根尖脓肿

急性根尖脓肿是牙髓感染引起的一种炎症反应，其特征是组织肿胀、自发疼痛和牙齿因压力和撞击而压痛。患者还经常出现发热、淋巴结炎或全身不适感。肿胀的存在和感染的其他系统性体征将此阶段与有症状的根尖周炎区分开来。影像学检查结果可能有也可能无，该分类的标志性发现是口内肿胀。

慢性根尖脓肿

慢性根尖脓肿是牙髓坏死或既往治疗过的牙齿引起的炎症反应，通常表现症状轻微或无不适，并通过窦道间歇性排出分泌物。通过窦道引流来释放压力是几乎没有不适感的原因。影像学检查可见根尖周透射。窦道的存在是将这种分类与无症状根尖周炎区分开来的依据。

牙齿折裂的分类

口腔是一个动态的环境，在人的一生中，牙齿会受到各种各样的破坏力。功能性力和副功能性力是造成这种破坏的主要原因，通常会导致牙齿出现裂纹。裂纹的存在可导致牙髓 - 牙本质复合体的变化，进而影响牙髓诊断。在牙髓诊断的背景下，牙齿裂纹是指牙齿不完整。牙齿上有五种不同类型的裂纹：裂纹、牙尖折裂、隐裂、折裂和牙根纵折。

裂纹

裂纹是牙齿晶体结构的表面断裂，仅限于牙釉质层。因为没有延伸到牙本质，牙齿完全没有症状。只有在美学成为首要关注点的情况下，才有必要处理裂纹。为了将裂纹与牙齿中其他类型的裂纹区分开来，需要进行透照。裂纹允许光线完全穿透，而较深的裂缝会阻止光线在该部分的传输，从而突出裂缝的位置。

牙尖折裂

顾名思义，牙尖折裂是从牙尖开始的裂纹。它可能是一个完整或不完整的折裂（图 1-10），沿颊或舌沟向近颊和颊舌方向，裂纹可延伸至龈下。

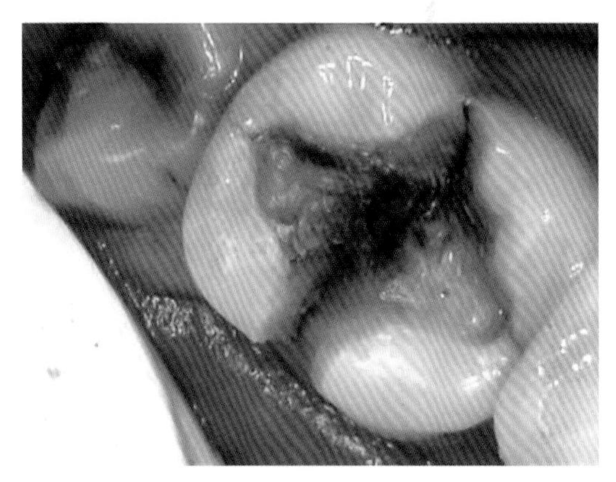

图 1-10 移除修复体后，检查其下牙表面发现近中颊尖不完全断裂，沿颊沟向近中颊和颊舌方向延伸

治疗包括去除折裂牙尖并放置合适的修复体。只有当发现裂纹延伸至牙髓间隙，或诊断为症状性不可逆牙髓炎或牙髓坏死时，才需要进行牙髓治疗。

隐裂

隐裂是不完全的断裂。临床上，牙齿的裂隙沿近远中方向扩展，延伸至一个或两个边缘嵴（图 1-11）。隐裂牙比牙尖折裂向根尖方向延伸得更多，因此导致牙髓或根尖周病变的概率更高。根据裂纹的程度和位置，治疗方法包括从制作全冠修复到拔牙等。只有经诊断确认需要根管治疗时，才做根管治疗。如果决定保留牙齿并进行根管治疗，患者应知悉隐裂牙的长期预后是个不确定的问题。

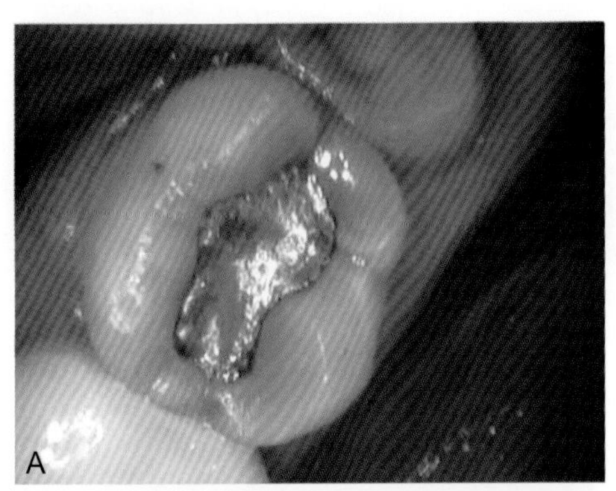

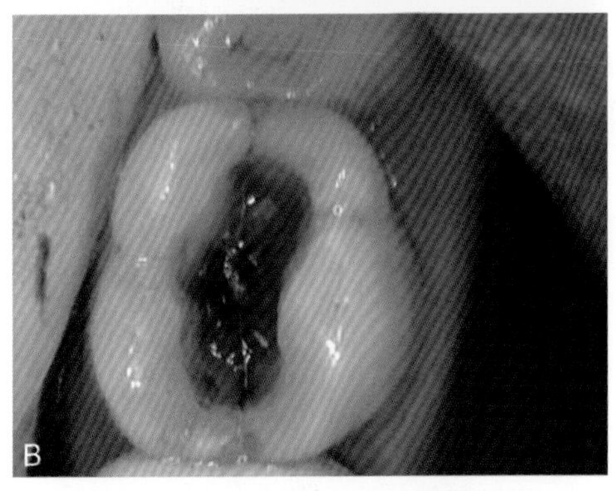

图 1-11　可以看到裂纹沿近远中方向延伸
A. 修复体在原位，B. 修复体被移除。

牙折断

如果隐裂未经处理，最终会导致完全断裂，形成两个完全分离的部分。这被称为牙折断（图 1-12）。折断牙具有活动性。治疗包括移除较小（或更易移动）部分，并评估剩余部分的结构完整性以进行修复。

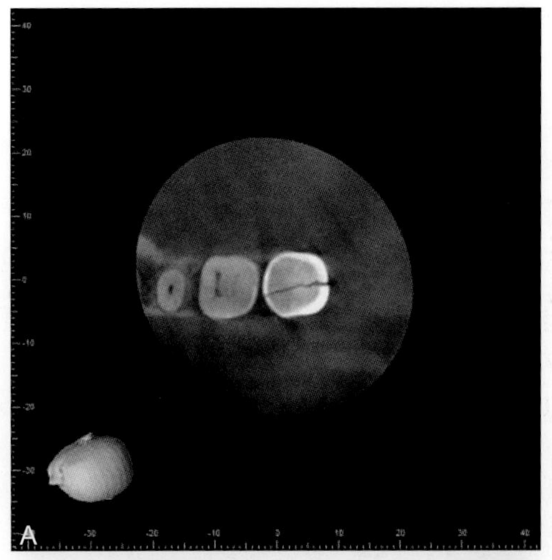

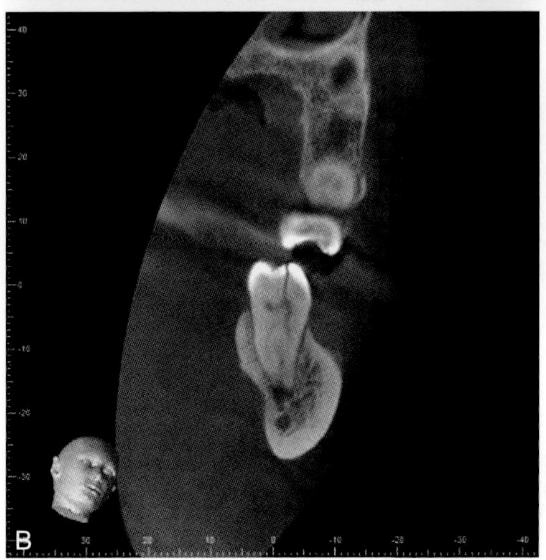

图 1-12　锥形束 CT 的冠状和轴向位片显示了一条裂纹，该裂纹已向顶部延伸并形成两个独立的部分

牙根纵折

牙根纵折（vertical root fracture，VRF）是指在给定牙齿的牙根处发生的完全或不完全断裂。VRF 仅在牙齿进行牙髓治疗后发生（图 1-13）。断裂通常位于一个或两个邻面（颊侧或舌侧），可向冠部延伸。VRF 的影像学检查可能很难发现问题，因为其外观类似牙髓治疗失败的牙齿。然而，锥形束计算机断层扫描（CBCT）成像在识别 VRF 方面提供了更高的精确度。临床上，有窦道并且进行过牙髓治疗的牙齿出现狭窄而深的牙周袋，通常表明存在 VRF。VRF 唯一有效的治疗方法是拔牙。

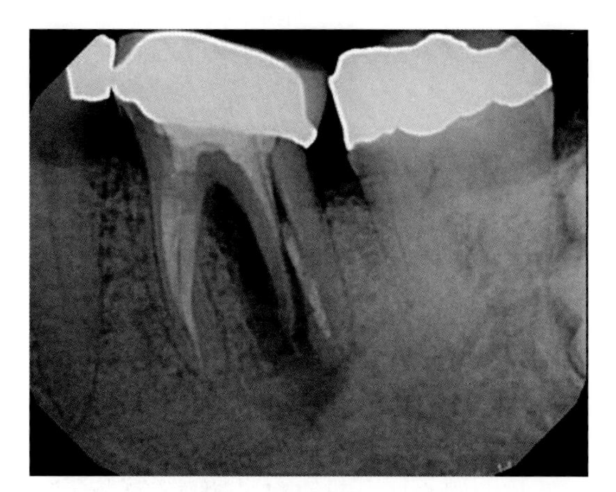

图 1-13 这是一个更明显的牙根纵折的病例
在大多数情况下，如果不借助先进的影像学手段，识别根折是不容易的。

小结

不要低估正确诊断的重要性。只有做出精准的诊断，才能制订有效的治疗计划。牙髓疾病诊断的新技术和设备不断发展。如果要在临床牙科中最大限度发挥这些新的诊断辅助工具作用，就必须对它们的实用性和局限性进行充分的关注和了解。

参考文献

[1] Merskey H, Bogduk N. Classification of Chronic Pain, 2nd edition.Seattle: IASP Press; 1994.

[2] Little JW, Falace DA, Miller CS, Rhodus NL. Dental Managementof the Medically Compromised Patient. 8th edition. St.Louis: Elsevier; 2013.

[3] Engstrom S, Berne C, Gahnberg L, Svardsudd K. Efficacy of screening for high blood pressure in dental health care. BMC Public Health 2011, 11: 194-201.

[4] Krell KV, Rivera EM. A six year evaluation of cracked teeth diagnosed with reversible pulpitis: treatment and prognosis. J Endod 2007, 33: 1405-1407.

[5] Barthel C, Rosenkranz B. Pulp capping of carious exposures: treatment outcome after 5 and 10 years: a retrospective study. J Endod 2000, 26: 525-528.

[6] Glossary of Endodontic Terms, 8th edition. Chicago: American Association of Endodontists, 2012. Sinus tract, p. 46.

[7] Ingle JI, Bakland L. Ingle’s Endodontics. 5th edition. London: BC Decker, 2002.

[8] Jones VR, Rivera EM, Walton RE. Comparison of carbon dioxide versus refrigerant spray to determine pulpal responsiveness.J Endod 2002, 28: 531-534.

[9] Weine FS. Endodontic therapy. St. Louis: CV Mosby, 1972, p.46.

[10] Cohen S, Burns RC. Pathways of the pulp. St. Louis: CV Mosby; 1976, p. 17.

[11] Chen E, Abbott PV. Evaluation of accuracy, reliability, and repeatability of five dental pulp tests. J Endod 2011, 37: 1619-1623.

[12] Evans D, Reid J, Strang R, Stirrups D. A comparison of laser Doppler flowmetry with other methods of assessing the vitality of traumatised anterior teeth. Endod Dent Traumatol 1999, 15: 284-290.

[13] Emshoff R, Emshoff I, Moschen I, Strobl H. Laser Doppler flow measurements of pulpal blood flow and severity of dental injury. Int Endod J 2004, 37: 463-467.

[14] Jafarzadeh H, Rosenberg PA. Oximetry: review of a potential aid in endodontic diagnosis. J Endod 2009, 35: 329-333.

[15] Dastmalchi N, Jafarzadeh H, Moradi S. Comparison of the efficacy of a custom-made pulse oximeter probe with digital electric pulp tester, cold spray and rubber cup for assessing pulp vitality. J Endod 2012, 38: 1182-1186.

[16] Schmitt JM, Webber RL, Walker EC. Optical determination of dental pulp vitality. IEEE Trans Biomed Eng 1991, 38: 346-352.

[17] Hill CM. The efficacy of transillumination in vitality tests. Int Endod J 1986, 19(4): 198-201.

[18] Foreman PC. Ultraviolet light as an aid to

endodontic diagnosis.Int Endod J 29843; 16(3): 121-126.

[19] Kells BE, Kennedy JG, Biagioni PA, Lamey PJ. Computerized infrared thermographic imaging and pulpal blood flow: Part 1. A protocol for thermal imaging of human teeth. Int Endod J 2000, 33: 442-447.

[20] Bender IB, Seltzer S. Roentgenographic and direct observation of experimental lesions in bone I. J Am Dent Assoc 1961, 62: 152-60.

练习题

1. 温度测试的最佳方法是（　　）

A. 使用冰块

B. 使用冷制冷剂喷雾，如 Endo-Ice

C. 让患者呼吸空气

D. 听病人的话

2. 患不可逆性牙髓炎的牙齿总是对寒冷有一种挥之不去的反应（　　）

A. 符合事实的

B. 错误的

3. 以下哪项陈述是正确的（　　）

i. 坏死的牙髓对冷试验无反应

ii. 坏死牙髓始终显示根尖周透射性

iii. 牙齿可能出现不可逆的牙髓炎

A. i 和 ii 都是正确的

B. 只有 i 是对的

C. 只有 ii 是正确的

D. 所有的陈述都是正确的

E. 这些陈述都不正确

4. 如果临床医师仅根据临床发现就能确定诊断结果，可以不拍摄 X 线片（　　）

A. 符合事实的

B. 错误的

5. 牙髓活力测试比温度测试能更准确评估牙髓活力（　　）

A. 符合事实的

B. 错误的

6. 以下哪项发现总是与无症状不可逆性牙髓炎的诊断有关（　　）

A. 自发性疼痛

B. 肿胀的

C. 近期牙髓切除术

D. 龋齿延伸至牙髓的放射学证据

7. 对出现伴有肿胀、发热和淋巴结病等症状的患者应开抗生素（　　）

A. 符合事实的

B. 错误的

8. 以下哪项调查结果会对健康牙齿的预后产生负面影响（　　）

A. 裂缝

B. 肿胀

C. 窦道的存在

D. 热液引起的持续疼痛

9. 进行叩击试验可以确定患牙的牙周膜的炎症（　　）

A. 符合事实的

B. 错误的

10. 以下牙齿对于热测试没有反应（　　）

A. 牙髓坏死

B. 先前治疗

C. 正常牙髓

D. 所有这些

E. 选项 A+ 选项 B

第二章
成 像 技 术

Reza Farshey

牙科影像是临床医师在疾病诊断中可借助的最客观的技术手段。自从 1896 年威廉·伦琴（Wilhelm Roentgen）发现 X 射线以来，X 线设备无论在质量上还是在辐射卫生方面都有明显改进。但医学界对于如何妥善应用 X 射线成像技术仍存在争议。与 20 年前相比，今天的患者群体更加具备“辐射会影响健康”的知识，防护意识普遍提高。但他们也很容易被各种鱼龙混杂的信息所影响甚至误导——《纽约时报》的一篇专栏文章就可能让公众彻底改变其原有观点。因此，临床医师更有责任告知患者有关各种 X 射线方式优缺点的准确信息。

在医学界有一个值得关注的现象：某些医疗专业人员在能够利用辐射水平较低的成像方式达到相同检查结果时，仍坚持选用辐射水平较高的成像方式。牙科将锥形束计算机断层扫描（CBCT）作为一种常规诊断工具进行扫描就是一个例子。导致这种错误的部分原因是医师担心发生临床漏诊，而另一部分原因则是医师认为这种检查手段造成的辐射剂量很低，不会损害患者的健康。

国家辐射防护与测量委员会（NCRP）强烈呼吁：应高度重视医学成像产生的辐射，这是公众可控辐射暴露的最大独立来源。NCRP 使用了一个新的缩写词来强调选择合适成像方式的重要性，将“辐射剂量应控制在合理水平（ALARA）”的概念修改为“辐射剂量应低至足以诊断（ALADA）”的概念。其目的是强调在能达到诊断目的的前提下，选择成像方式的重要性。换句话说，临床医师应在不影响正确诊断的前提下尽量选择辐射量最低的成像方式。

数字化 X 线摄影

数字化 X 线摄影与传统胶片 X 线摄影相比有许多优点。①显著降低了患者的辐射暴露剂量；②可直接在计算机显示屏上检查图像；③可放大病变区域并为患者进行讲解和宣教；④数字 X 线摄影方法省去了原先处理化学物质的步骤（图 2-1）。

目前市场上有直接和间接两种类型的数字 X 线摄影系统。直接数字 X 线摄影使用口内传感器，曝光同时在计算机显示屏上产生数字化影像。间接数字 X 线摄影采用光激励储存荧光体（PSP）系统，通过类似传统牙科胶片的成像板来成像，然后再将成像板放入扫描仪读取数字影像。

直接数字 X 线摄影

直接 X 线摄影系统结合半导体探测技术，如电荷耦合器件（CCD）或互补金属氧化物半导体（CMOS），以获取高分辨率图像。传感器通过 USB 连接到计算机，显示和存储图像数据。直接 X 线摄影的进展主要集中在将传感器做得更小，所显示影像的空间分辨率更高。传统胶片摄影的空间分辨率为 16 lp/mm，放大后可增

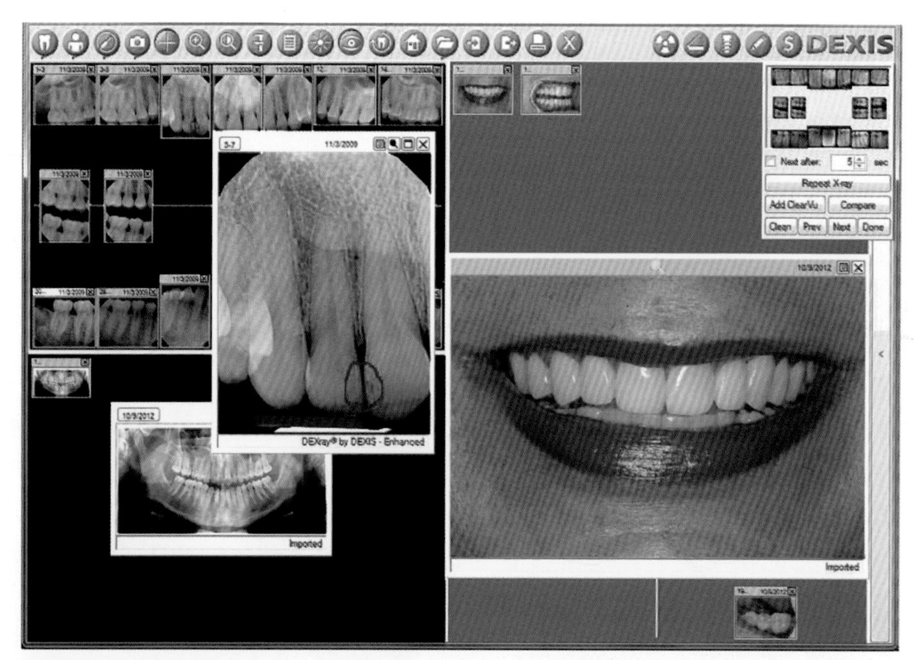

图 2-1 **直接数字化影像拍摄的同时可以在显示屏上查看。使用图像增强软件能使得龋齿或根尖周围的透射影像等病变区域更加清晰**

加到 20 ～ 24 lp/mm。比较新的数字成像系统具有相似水平甚至更高的空间分辨率。然而，具有最高空间分辨率的传感器却未必是最合适的选择——在没有任何视觉辅助工具的情况下，人眼的分辨率只能识别 10 ～ 13 lp/mm。因此选择合适的传感器类型应综合考虑诸如成本、保修条件、使用寿命、传感器厚度、成像质量和软件功能等因素（图 2-2）。

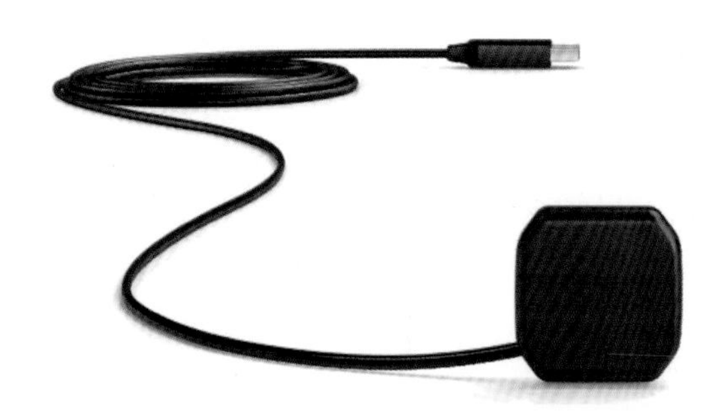

图 2-2 **Dexis 铂金传感器采用斜角设计，以提高患者舒适度。连接线通过 USB 连接电脑，即可生成高分辨率图像（图片由美国宾夕法尼亚州 Dexis 有限公司的 Hatfield 提供）**

直接数字 X 线摄影

PSP 系统使用可重复利用的薄片状成像板捕获图像，再应用扫描仪转化为数字影像。PSP 系统在技术上类似于胶片 X 线摄影，没有直接数字 X 线摄影系统笨重的传感器和让工作人员担心的电线。尽管读片过程需要一些时间，但获得影像的速度仍然比传统胶片 X 射线摄影快。

PSP 系统患者舒适感强，且使用方便，操作简单，工作人员仅需稍加培训就可以使用。因为大多数传统的 RINN 套装支架就可与 PSP 系统良好匹配。成像板需要根据使用情况进行更换。虽然大多数制造商声称，这些薄板的使用寿命在 500 ～ 1000 次之间。然而一项关于量化 PSP 最大使用上限的独立研究表明实际情况远没有这么乐观，有的成像板在使用 50 次后拍出的图像就不再具有诊断价值；另一项研究则认为其使用上限为 200 次。但成像板的更换成本较低，因此其最大使用次数不应成为从使用传统胶片转化到使用数字化成像的阻碍。从长远来看，PSP 系统比直接数字化的传感器更具成本效益(图 2-3)。

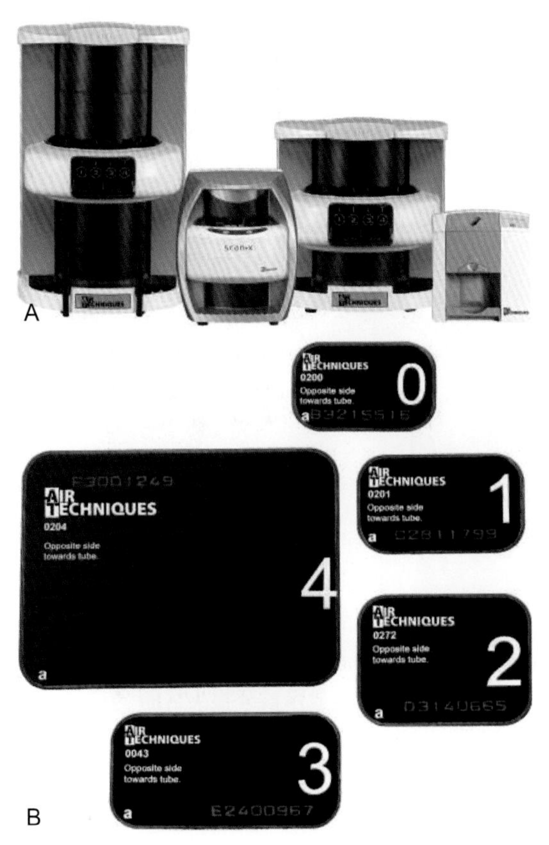

图 2-3　ScanX 是光激励储存荧光粉系统的产品
A. 满足不同扫描需求的各种尺寸的扫描单元。B. 类似于胶片的各种尺寸的成像板。（图片由美国纽约州梅尔维尔市奥菲尔技术有限公司提供）

数字化成像是现代牙科临床实践的重要组成部分。这项技术发展成熟，无论是直接还是间接数字化系统都能很好地取代胶片 X 射线摄影，所以临床中的使用转型并不难实现。

锥形束技术

锥形束成像技术通常被称为锥形束计算机断层摄影（CBCT）或锥形束容积断层摄影（CBVT）。2001 年 3 月，美国食品及药品监督管理局（U.S.Food and Drug Administration）批准了第一台用于牙科的 CBCT 设备。此后这项技术呈现出指数级增长，目前市场上有约 50 家 CBCT 设备制造商。通过参加继续教育课程和阅读文献，CBCT 成像的优势已经被普遍认可，越来越多的口腔从业者选择购买 CBCT 成像设备，这一趋势还将继续。

从医疗安全的角度出发，将 CBCT 成像技术纳入牙科治疗增加了临床医师的责任。例如，临床医师应对 CBCT 所涉及的整个影像区域负责，而不仅仅是他擅长的领域，这就可能使其因不够专业而力不从心。因此建议将每个 CBCT 扫描文件提交给口腔颌面部放射专科医师（OMR）进行全面核查（图 2-4）。

技术原理

CBCT 的图像采集是由 C 形臂围绕扫描区旋转完成的，这一过程中，锥形 X 射线束发出，通过人体组织，投射到对侧的平板探测器（FPD）上。探测器将接收到的数据传输至计算机，再利用配套的软件程序进行处理重建，获得最终的三维影像。兴趣区可在三个解剖平面上显示：轴位、矢状位及冠状位。轴位和邻面（前牙区矢状面和后牙区冠状面显示）的影像有特别的意义，因为这一区域在常规 X 线片是无法显示的（图 2-5—图 2-7）。

CBCT 数据由微小的各向同性立方体组成，称为体素。正如像素是数码照片的最小单位一样，体素（体积像素）也是 3D 数据的最小单位。体素组成的圆柱形区域，称为视野（FOV）。一般来说，体素尺寸越小，分辨率越高，因为视野中可以容纳更多的体素。视野的尺寸取决于许多因素，例如平板探测器的大小和 X 射线束投影几何体形状。准直后的 X 线束，可限制视野区域内的辐射暴露。因此，视野越小，对患者的有效辐射剂量越低。此外，较小的视野关联的体素往往更小，因此分辨率较高。基于这些原因，建议将小视野 CBCT 用于牙髓治疗（图 2-8）。

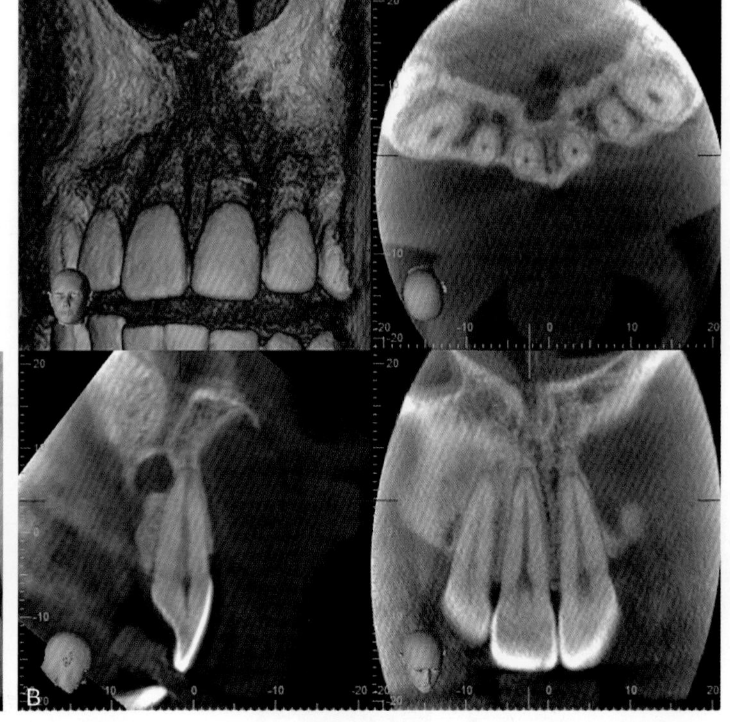

图 2-4 A. 右上颌中切牙的根尖周围低密度影。B. 锥形束计算机断层扫描显示该牙根尖区腭侧有一个清晰的圆形低密度区。口腔颌面部放射科医师读片后明确了鼻腭管囊肿的诊断

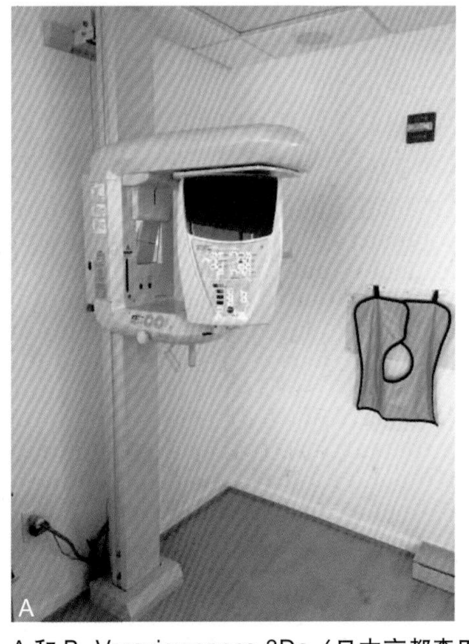

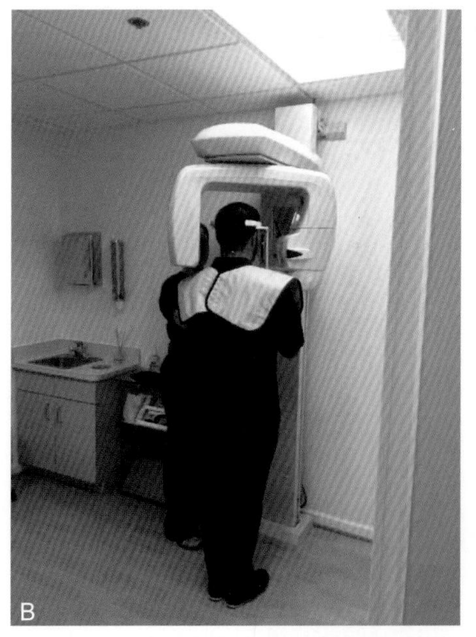

图 2-5 A 和 B. Veraviewepocs 3De（日本京都森田制造公司）锥形束计算机断层扫描机的占地面积与全景机相似

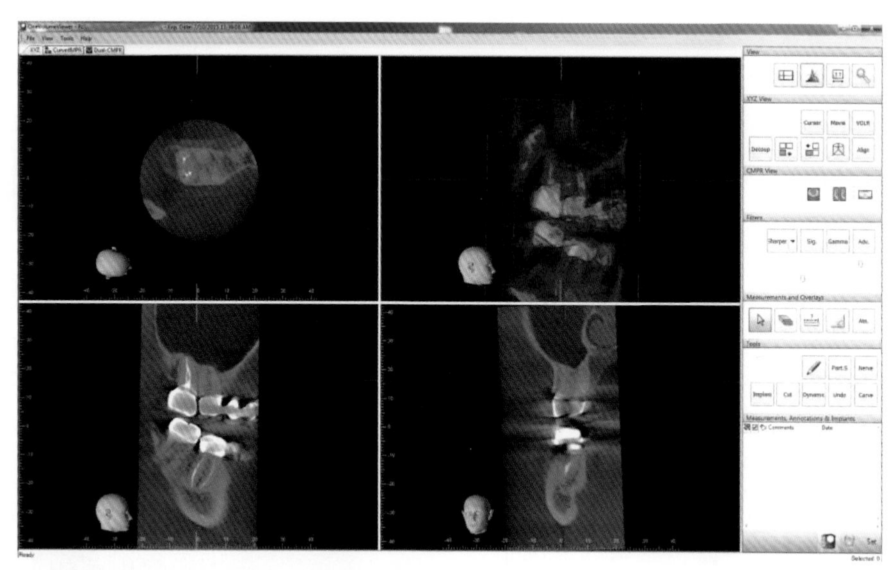

图 2-6 One Volume Viewer（日本京都森田制造公司）是一个多功能查看软件，旨在用简单直观的界面为临床医师提供更大的功能

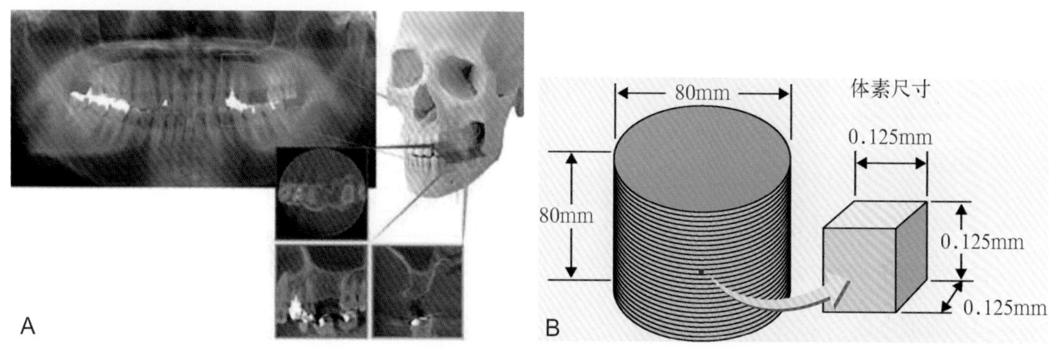

图 2-7 A. 曲面体层定位片用于定义 3D 影像的感兴趣区域：轴面（红框）、矢状面（蓝框）和冠状面（绿框）。B. 各向同性（对称）体素可提供无失真的高精度图像（图片由日本京都森田制造公司提供）

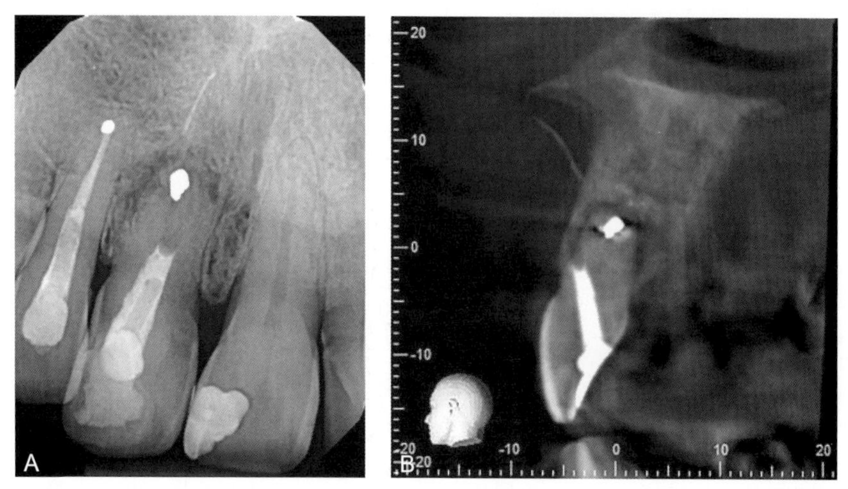

图 2-8 根尖片（A）和同一区域锥形束 CT 扫描的矢状位图像（B）的比较突出了 CBCT 成像在牙髓病诊断中的优势。矢状位片显示存在根管偏移和侧穿，但在根尖片影像中并不明显

优势

CBCT 相对于传统 X 线摄影的显著优势是能将病变区域三维可视化。依靠轴位和邻面影像，提高临床诊断准确性。与根尖片相比，CBCT 影像可更准确识别诸如上颌磨牙未钙化的第四根管、根尖周围(PA)病变及牙根纵折（VRF）等征象。但由于其辐射水平较高，因此 CBCT 成像应仅作为必要时的辅助成像方式。关于 CBCT 在牙髓治疗中的应用，美国牙髓科医师(AAE)和美国口腔颌面放射学协会（AAOMR）声明："在没有临床体征和症状的情况下，CBCT 不应作为牙髓诊断或筛查的常规手段"（图 2-9 ～图 2-11）。

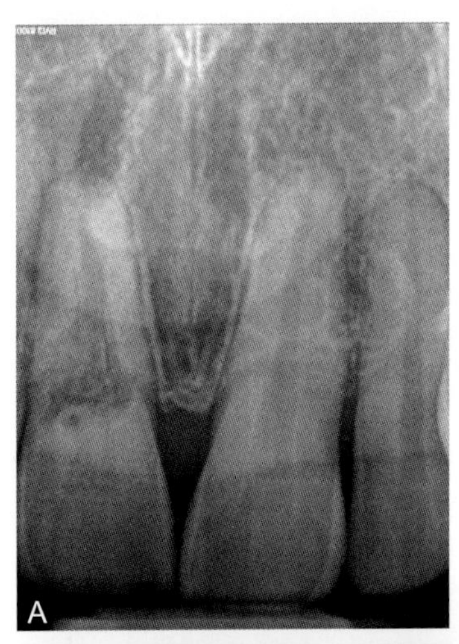

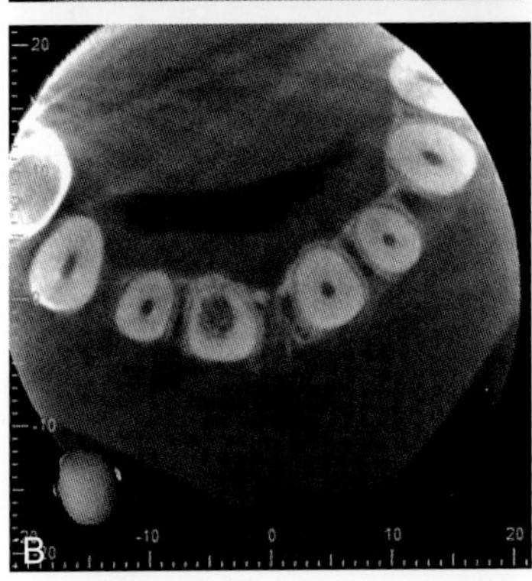

图 2-9　A. 右上颌中切牙在根中水平有明显的吸收样病损。B. 锥形束计算机断层扫描的轴位切片提供了有关牙齿吸收类型（内吸收或外吸收）和预后的必要信息

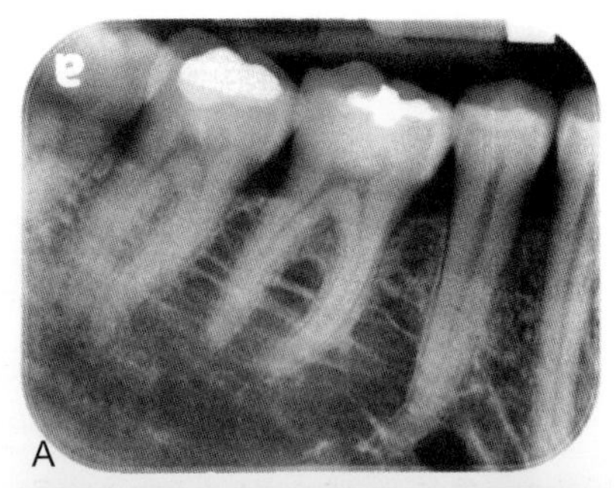

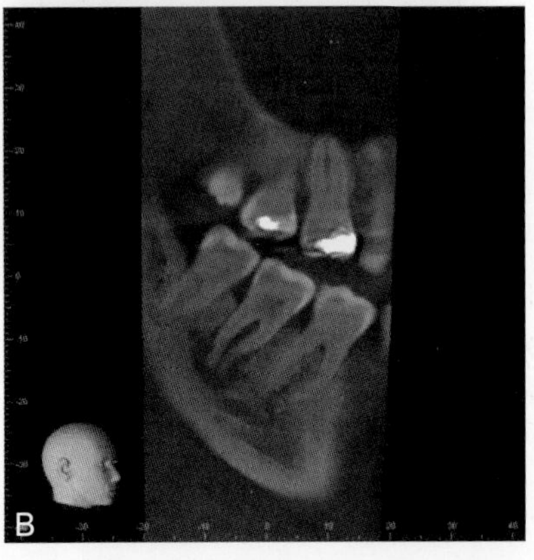

图 2-10　A. 下颌右第二磨牙后前位 X 线片显示骨质正常。B. 同一区域锥形束计算机断层扫描的矢状位图像显示，根尖周区有一清晰低密度影

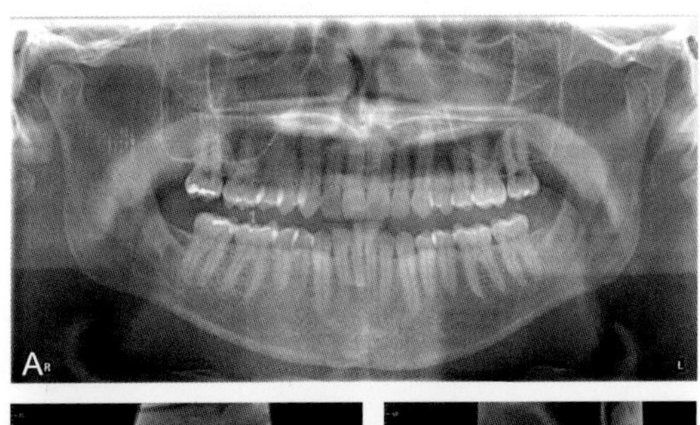

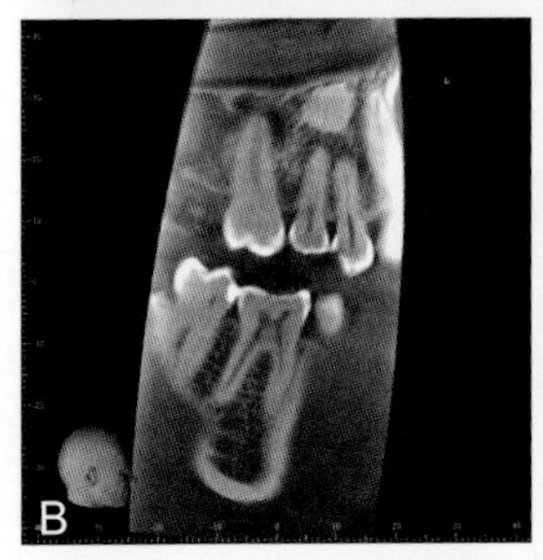

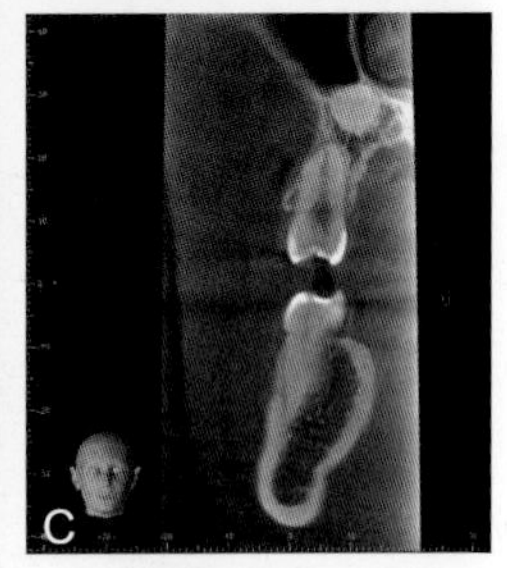

图 2-11　A. 全景 X 线片（A）未能显示位于上颌右侧双尖牙根尖不透射影像。同一区域锥形束计算机断层扫描的矢状位（B）和冠状位（C）图像清晰地显示了高密度影像。口腔颌面部放射科医师提供的资料显示，此高密度影像为颌骨特发性骨硬化症

不足

扫描区的高密度结构，如金属桩、牙冠、桥体、种植体及牙胶填充物等，会产生伪影，影响 CBCT 图片质量。射束硬化伪影和散射伪影是影响牙髓病诊断的最常见类型。伪影可覆盖病变区或类似牙髓并发症影像，使诊断难度增加。其中射束硬化伪影表现为两个致密物体之间的暗带，类似根折影像（图 2-12C）。而散射伪影则表现为从高密度源径向投射出的线条状影像。

伪影给临床医师观察病变区增加了难度。改进重建软件可减少其中的一些伪影，但仍然无法避免，临床医师应尽可能保持小视野并远离金属源。通过优化重建影像的方法以减小伪影的影响也应是 CBCT 设备制造商及其各自的软件开发商应积极研究的领域（图 2-12C）。

辐射水平

影响 CBCT 设备辐射剂量的参数有很多。例如管电压峰值（KVp）、管电流（mA）、曝光时间和视野大小等。然而，辐射风险最好是根据患者接受的有效剂量来衡量。有效剂量以微西弗（μSv）为单位，基于视野内特定组织和器官的辐射剂量计算。

根据国际放射防护委员会的规定，在头颈部，用于计算有效剂量的器官包括甲状腺、食管、骨髓、骨面、唾液腺、皮肤和其他组织。然而，并不是所有这些组织都同等地暴露在辐射中。因此，根据扫描的位置（上颌或下颌，前部或后部），视野中的组织数量会根据组织的辐射敏感性进行调整和加权。将加权的组织和器官辐射剂量相加，以产生有效剂量。

更简单地说，具有相同曝光设置的 CBCT 设备对患者下颌后部区域的有效辐射剂量会高于上颌前部区域。这是因为在下颌后部扫描的 X 射线束路径上，存在更敏感的组织和器官。因此，很难比较市场上各种设备的有效辐射剂量。然而，在所有其他因素相同的情况下，给定视野越小，应用的辐射剂量就越低。表 2-1 列出了牙科和医学中常见成像方式与本底辐射相比的辐射剂量。

展望

CBCT 设备未来的改进可涉及多方面内容。硬件的改进：如提高平板探测器(FPD)和光束质量，在降低辐射暴露的同时提高分辨率；提高病人拍摄时的稳定性和设备的整体谐波，以最大限度地减小振动或运动伪影；缩短曝光时间也可减小运动伪影和辐射暴露。最后，还可通过改进重建软件提高图像质量，减少甚至消除伪影。

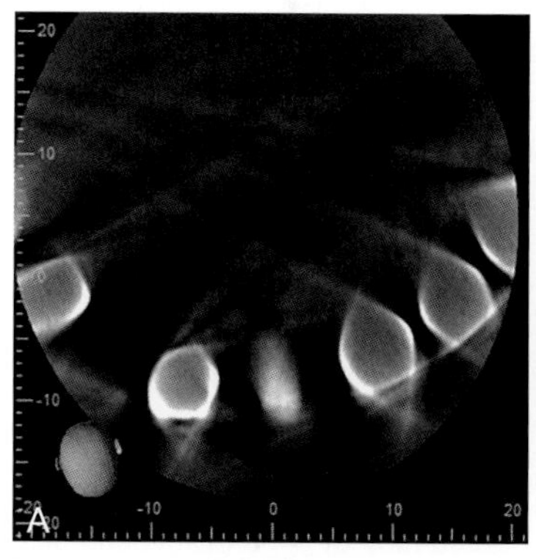

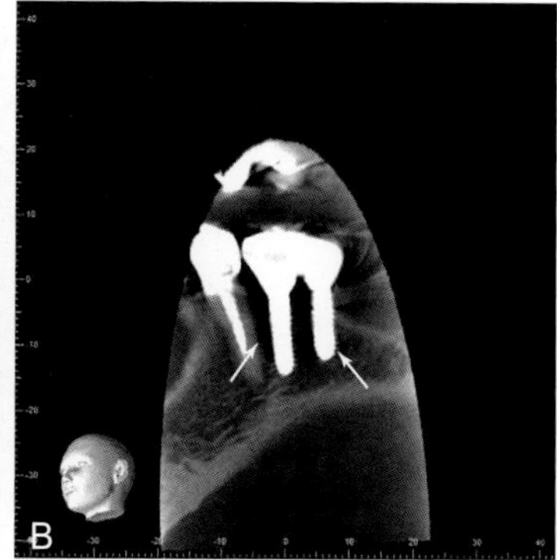

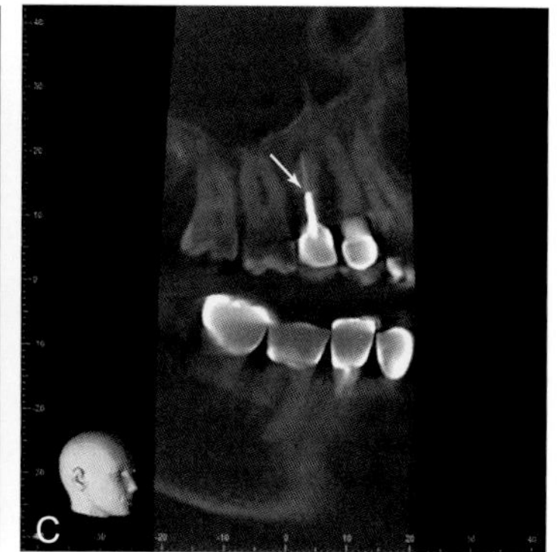

图 2-12 A. 散射伪影显示为从金属源向外延伸的明暗线。B 和 C. 锥形束计算机断层成像的射束硬化伪影显示类似骨吸收或根折影像

表 2-1 牙科和其他学科常见成像方式的辐射剂量与日常本底辐射的剂量对照

项目	有效辐射剂量（μSv）	日常本底辐射剂量
一天的天然辐射，海平面高度	7～8	1
一张数字化 X 线根尖片	6	1
四张殆翼片，F 速胶片	38	5
全口系列，F 速胶片	171	21
日本 Kodak CBCT，前部	4.7	0.71
日本 Kodak CBCT，上颌后部	9.8	1.4
日本 Kodak CBCT，下颌后部	38.3	5.47
日本森田 3D Accuito-mo	20	3
NewTom 3G，Im-ageWorks	68	8
胸部 X 线片	170	25
乳房 X 线片	700	106
头部医学 CT	2000	243
腹部螺旋 CT	10 000	1515
联邦职业安全辐照标准 / 年	50 000	7575

CBCT. 锥形束计算机断层摄影；CT. 计算机断层扫描。

参考文献

[1] Redberg RF, Smith-Bindmanjan R. We are giving our selves cancer. New York Times, January30, 2014.http: //mobile.nytimes.com/2014/01/31/opinion/we-are-giving our-selves-cancer.html

[2] Ludlow JB, Timothy R, Walker C, Hunter R, Benavides E, Samuelson DB, Scheske MJ. Effective dose of dental CBCT: A meta analysis of published data and additional data for nine CBCT units. Dentomaxillofac Radiol 2015; 44(1): 20140197.

[3] White SC, Pharoah MJ. Oral Radiology: Principles and Interpre tation. 6th ed. St. Louis: Mosby; 2009.

[4] Nair MK, Nair UP. Digital and advanced imaging in endodontics: a review. J Endod 2007; 33: 1-6.

[5] Udupa H, Mah P, Dove SB, McDavid WD. Evaluation of image quality parameters of representative intraoral digital radiographic systems. Oral Surg Oral Med Oral Pathol Oral Radiol 2013; 116: 774-783.

[6] Bedard A, Davis TD, Angelopoulos C. Storage phosphor plates: how durable are they as a digital dental radiographic system? J Contemp Dent Pract 2004; 2(5): 57-60.

[7] Ergün S, Güneri P, Ilgüy D, Ilgüy M, Goyacioglu H. How many times can we use a phosphor plate? A preliminary study. Dentomaxillofac Radiol 2009; 38(1): 42-47.

[8] Danforth RA. Cone beam volume tomography: a new digital imaging option for dentistry. J Calif Dent Assoc 2003; 31: 814 -815.

[9] Nemtoi A, Czink C, Haba D, Gahleitner A. Cone beam CT: a current overview of devices. Dentomaxillofac Radiol 2013; 42(8): 201-204.

[10] Holmes SM. iCAT Scanning in the dental office. The Fortress Guardian. A Newsletter from Fortress Insurance Company 2007; 9(3): 2-3.

[11] Turpin DL. Befriend your oral and maxillofacial radiologist. Am J Orthod Dentofacial Orthop 2007; 131: 697.

[12] Roberts JA, Drage NA, Davies J, Thomas DW. Effective dose from cone beam CT examinations in dentistry. Brit J Radiol 2009; 82: 35-40.

[13] Venskutonis T, Plotino G, Juodzbalys G, Mickevicienè L. The importance of cone-beam computed tomography in the management of endodontic problems: a review of the literature. J Endod 2014; 40(12): 1895-1901.

[14] Roberts JA, Drage NA, Davies J, Thomas DW. Effective dose from cone beam CT examinations in dentistry. Brit J Radiol 2009; 82: 35-40.

[15] Estrela C, Bueno M, Leles CR, Azevedo B, Azevedo JR. Accu racy of cone beam computed tomography and panoramic and periapical radiography for detection of apical periodon titis. J

Endod 2008; 34: 273-279.

[16] Bernardes RA, de Moraes IG, Húngaro Duarte MA, Azevedo BC, de Azevedo JR, Bramante CM. Use of cone beam volumetric tomography in the diagnosis of root fractures. Oral Surg Oral Med Oral Pathol Oral Radiol Endod 2009; 108: 270-277.

[17] Matherne RP, Angelopoulos C, Kulild JC, Tira D. Use of cone-beam computed tomography to identify root canal systems in vitro. J Endod 2008; 1: 87-89.

[18] American Association of Endodontists; American Academy of Oral and Maxillofacial Radiology. Use of cone beam-computed tomography in endodontics. Joint Position Statement of the American Association of Endodontists and the American Academy of Oral and Maxillofacial Radiology. Oral Surg Oral Med Oral Pathol Oral Radiol Endod 2011; 111(2): 234-237.

[19] Neves FS, Freitas DQ, Campos PS, Ekestubbe A, Lofthag-Hansen S. Evaluation of cone-beam computed tomography in the diagnosis of vertical root fractures: the influence of imaging modes and root canal materials. J Endod 2014; 40: 1530-1536.

[20] Bechara B, McMahan CA, Moore WS, Noujeim M, Teixeira FB, Geha H. Cone beam CT scans with and without arte fact reduction in root fracture detection of endodontically treated teeth. Dentomaxillofac Radiol 2013; 42(5): 20120245.

[21] Schulze R, Heil U, Gross D, Bruellmann DD, Dranischnikow E, Schwanecke U, Schoemer E. Artefacts in CBCT: a review. Dentomaxillofac Radiol 2011; 40: 265-273.

[22] Clarke R, Valentin J; International Commission on Radiological Protection Task Group. ICRP publication 109. Application of the Commission's Recommendations for the protection of people in emergency exposure situations. Ann ICRP 2009; 39(1): 1-110.

[23] Rottke D, Patzelt S, Poxleitner P, Schulze D. Effective dose span of ten different cone beam CT devices. Dentomaxillofac Radiol 2013; 42(7): 20120417.

[24] Palomo JM, Rao PS, Hans MG. Influence of CBCT exposure conditions on radiation dose. Oral Surg Oral Med Oral Pathol Oral Radiol Endod 2008; 6: 773-782.

[25] Ludlow JB, Davies-Ludlow LE, Brooks SL, Howerton WB. Dosimetry of 3 CBCT devices for oral and maxillofacial radiology. Dentomaxillofac Rad 2006; 35: 219-226.

练习题

1. 随着 X 射线技术的发展，辐射暴露的问题不再令人担忧，这个说法（　　）

A. 正确　　　　B. 错误

2. 当临床医师对患者进行检查时，应（　　）

A. 每次均需拍摄 X 线片

B. 拍摄该区域的 CBCT

C. 完全避免拍 X 线片

D. 以上均正确

E. 以上均错误

3. 胶片 X 线摄影的辐射水平高于数字 X 线摄影，这个说法（　　）

A. 正确　　　　B. 错误

4. 小视野 CBCT 机最适合于根管治疗的原因是（　　）

A. 辐射量低

B. 感兴趣区分辨率更高

C. A 和 B 均正确

D. A 和 B 均不正确

5. CBCT 成像优于传统 X 线摄影，体现在（　　）

A. 识别牙根裂纹

B. 识别根尖周透射影像

C. 更好地体现牙根解剖结构

D. 以上均正确

E. 以上均错误

6. CBCT 扫描区域存在金属源时，会产生射束硬化伪影（　　）

A. 正确　　　　B. 错误

第三章
旋 转 器 械

Priyanka Jain

牙髓治疗基本上是针对一个特定的目标：治疗或预防根尖周炎。过去二十年见证了根管治疗技术的飞速发展。这些新技术的引进使得牙髓治疗变得更容易、更快，最重要的是更好。

成功进行根管治疗所需要的技术要求和精度水平，一直是通过在根管内仔细操作手动器械，并遵循消毒和愈合所必需的生物学和外科原则来实现的。为了提高治疗的速度和效率，机械化和自动化的根管预备和封闭系统已经重新兴起。

临床根管治疗已经从使用一系列不锈钢手动锉和旋转 Gates Glidden 钻（GG 钻）发展到应用 NiTi 锉进行根管成形。自动化 NiTi 器械的使用是提高治疗效率的一个重要而合理的进展。本章包括最新的旋转 NiTi 器械的相关信息，因为它们已经成为根管治疗中广泛使用的辅助器械。本文还简要回顾了根管冲洗的作用。

清洁和成形

为了达到清除根管内容物和消除感染的目标，存在一系列可能的策略。一种极端的可能策略是微创的方法清除根管内容物并完成消毒而不需要使用根管锉。这是一种非器械技术，它是由一个泵、一个软管和一个特殊的阀门组成，该阀门接入髓腔入口，低压下提供振荡和冲洗的溶液。但这种方法还没有令人信服的临床结果。另一种可能的极端策略是通过拔除患牙来消除所有的根管内感染。根管治疗也属于上述从保守到激进的一系列治疗策略之一。

三个主要因素决定了成功的根管治疗的可预见性。第一是知识，第二是技术，第三是愿望。根管系统的成形和清洁被认为是根管治疗链中决定性的一环，因为成形决定了后续治疗的效果。这包括机械清创，为药物输送创造空间，以及优化根管的几何形状以充分封闭。根管的化学机械预备包括机械器械的使用和抗菌冲洗，主要是为了消除根管系统中的微生物。这是根管消毒中的一个关键阶段。

从生物学的角度来看，化学机械预备的目的是为了消除根管系统中的微生物，清除可能支持微生物生长的牙髓组织，并避免根管内碎屑被挤压出根尖孔，这些碎屑可能持续引起炎症。机械预备是减少感染根管内细菌的重要措施之一。特定治疗策略的选择应该是由临床经验、操作特性、使用安全性和病例结果来决定。NiTi 旋转器械已成为临床牙髓治疗的主要支柱因为它们在根管成形上具有超群的能力并且手术并发症和误差更少。

根管预备的技术目标是根管成形从而达到生物学目标和方便放置根管充填物。1974 年，Schilder 提出了“清洁和成形”根管的概念。“清洁”就是在根管成形之前或者根管成形中，去除根管系统的所有内容物。“成形”就是形成具有四个设定目标的特定的根管形态。

- 根管形态应该是一个从根管口到根尖孔的不断变细的漏斗。
- 根管预备应保持原有的根管路径。
- 根尖孔应保持在原位置。
- 根尖开口应该尽可能小。

以下部分介绍了根管预备使用最广泛的器械系统。

无论是特殊的设计或不同的品牌，这些基本的策略适用于所有镍钛旋转器械系统。这些仪器可以分为主动和被动器械（框3-1）。然而，我们将对三种设计组分别进行分析：第一组：LightSpeed 根管预备器械；第二组：Ni-Ti 旋转器械，2%（0.04）和 6%（0.06）锥度，包括 ProFile 和许多其他的类型；第三组：具有特定设计变化的旋转器械，如 ProTaper （Dentsply Maillefer） 和 RaCe（FKG，La Chaux-de-Fonds，瑞士）；第四组：热处理镍钛器械。

框 3-1 根管器械

主动器械

主动器械有主动切割刃，类似于 K-flexo 锉，它们倾向于拉直根管曲度。例如：Flexmaster, RaCe, ProTaper.Hero, K3

被动器械

被动器械进行的是刮擦或抛光的运动，而不是真正的切割运动。它们不太倾向于拉直根管

例如：ProFile, GT, LightSpeed。

镍钛合金的物理化学特性

冶金学

20 世纪 60 年代初，美国学者 W. H. Buehler 在美国马里兰州银泉海军军械实验室的一项太空计划中首次使用镍钛合金。这种合金被称为镍钛诺（Nitinol），构成材料的元素首字母的缩写：Ni 代表镍，Ti 代表钛，nol 来自海军军械实验室。NiTi 合金的独特之处在于，施加的应力（例如，弯曲） 会导致镍和钛原子在分子水平上可逆的重排。用于制造牙髓器械的 NiTi 合金是由重量比大约为 56% 的镍和 44% 的钛组成的，这也是众所周知的 55 镍钛诺。

NiTi 合金比不锈钢软，不能进行热处理，具有较低的弹性模量但力量较大，更坚韧，更有弹性。一项研究发现 15 号尺寸的 NiTi 器械的弹性是不锈钢器械的 2 ～ 3 倍。NiTi 器械具有优越的抗成角弯折能力：NiTi 器械旋转 2 1/2 圈（900°）后折断，而不锈钢器械旋转 540° 后折断。

镍钛诺属于“形状记忆合金”的一种，它们有一些超群的特性。NiTi 表现得像两种不同的金属，因为它可以以两种晶体形式之一存在。该合金通常以奥氏体结晶形式存在。在恒定的温度下受压，该合金转变为马氏体结构。在这种马氏体相位，只需要很轻的力就能弯曲。如果应力释放，结构恢复到奥氏体相及其原始形状。这一现象被称为应力诱导热弹性转换。

这些合金主要有两个特点区别于其他金属合金并且受到牙髓学青睐：超弹性和高抗循环疲劳。这两个属性使得连续旋转仪器成功应用于弯曲的根管。

这些特性可以用合金的奥氏体和马氏体相特定的晶体结构来解释。将金属加热至 212°F（100℃）以上能导致相变，并且形状记忆特性促使器械回到先前形状。当这个锉放在一个弯曲的根管内，原子重新排列成紧密排列的六边形阵列，而合金被转化为更有弹性的马氏体的晶体结构。这个分子转变使这些锉易于弯曲和在严重弯曲下不会产生永久形变。在应力释放后，金属回到奥氏体相，锉又恢复了原来的形状。这种应力 - 诱导马氏体相变是 Ni-Ti 合金的一种独特的性质并且使得这种材料成为为数不多的适用于旋转牙髓器械的合金材料之一。NiTi 的超弹性允许应变高达 8%

的变形可以完全恢复，而相比之下，合金的最大值小于1%如不锈钢。

镍钛的器械的使用及折断

所有的根管器械使用不当都可能在根管内折断。尽管增加NiTi器械的弹性，器械分离仍然令人担忧。在器械的弹性范围内，没有任何明显的永久性变形迹象下，折断也可能发生。

机动NiTi旋转系统要求器械在运转状态下进入根管，这些器械常用于弯曲根管的制备。文献中已经阐述了两种明确的断裂机制：扭转负荷和循环弯曲疲劳。

金属反复循环疲劳现象可能是器械折裂最重要的因素。当器械放入弯曲根管中，器械变形，应力发生在器械内部。在弯曲根管外的一半器械受到张力，而弯曲根管内的另一半器械受到压力。因此，每次器械旋转经历一个完整的张力-压力循环。

在旋转期间扭转负荷是另一个需要考虑的变量。扭转负荷通过与根管壁的摩擦传递到器械中，循环弯曲疲劳发生在弯曲根管中。这两个因素共同作用削弱了这一器械。发生扭转折断时器械尖端被卡在根管内，而柄在继续旋转，从而施加了足够大的扭矩使得尖端折断。当器械旋转相对于横截面直径足够慢时，也可能发生扭转折断。它们的特征是塑性变形，例如变直、反向卷曲或扭曲。

相反，弯曲折断发生时，循环负荷导致金属疲劳。在弯曲根管内器械反复弯曲造成金属疲劳，导致器械折断。在一般情况下，弹性器械对扭转负荷不是很敏感，但是耐循环疲劳。器械折断最常发生在器械轴的最大弯曲点，临床上常对应于根管曲率的中点。除此之外，金属的含量越大，横截面上的金属分布越外围，锉的硬度就越大。因此，锉的锥度更大，直径更大，更易于疲劳。当器械在弯曲的根管内旋转时，当器械被不规则的根管束缚和释放时，循环疲劳不仅发生在侧向，而且发生在轴向。

为避免弯曲折断，器械应在大量使用后丢弃。增加器械旋转时的角度和根管曲率半径会降低器械的寿命。

其他可能影响镍钛旋转器械折断发生率的因素主要是润滑、器械的运动和旋转速度。推荐使用冠向下技术，通过防止锥形旋转器械的大部分与根部牙本质发生锥形套锁，来减小扭转负荷（和以此降低折断风险）。

对于目前所有的NiTi仪器，建议轻轻上下啄击或轻触根管壁，以避免迫使器械发生锥形套锁。这不仅可以防止锉的旋入，还可以分散最大弯曲点的应力，而器械在最大弯曲点很可能发生疲劳折断（图3-1）。

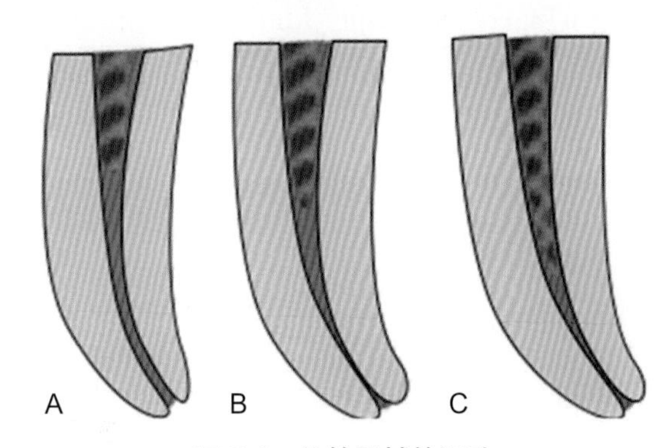

图3-1 旋转器械的运动

A. 拂刷技术，锉横向运动以避免侧穿，这种运动对于具有正倾角的较硬器械最为有效，比如ProTaper。B. 上下运动。在这种方法中，旋转锉以非常轻的接触进行上下移动，以便分散力，直到达到所需的工作长度或达到阻力。C. 将锉放入根管中直至遇到阻力。轻轻地向尖端施加压力，直到锉遇到阻力，然后退出。以类似的动作再次插入仪器，例如RaCe锉。

旋转NiTi锉也可以通过手动冠方预扩为器械尖端建立顺畅通路来减少折断（图3-2）。一些制造商（如RaCe）也引入了器械的电解抛光，以帮助减少表面缺陷的数量。

临床医师必须充分了解影响施加在连

续旋转 NiTi 器械上的力的因素。为了减少断裂的风险和防止锥形套锁，他们不应该向根尖方向过度加压。如果临床医师使用方法适当，并对解剖结构有详细的了解，器械折断的发生率可以降到最低。

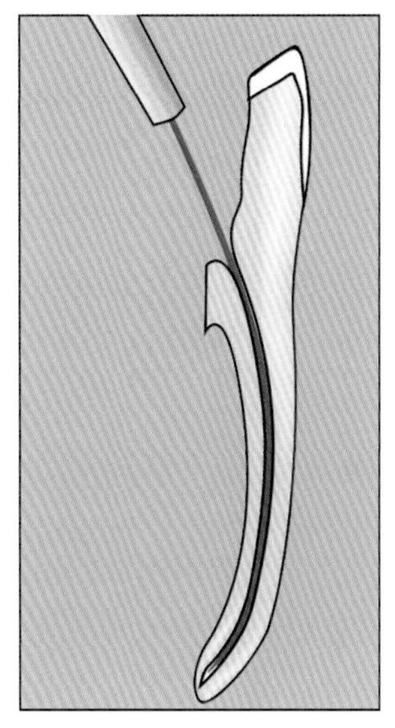

图 3-2 建立一个顺畅通路

速度和扭矩的重要性

速度不仅指每分钟的转数，还指每单位切割面上表面积大小。牙髓马达的转速范围很广：150 ~ 40 000 转 / 分。速度越快，切割效率就越高，但速度越快，就会带来触感丧失、切割刃变形先于器械折断、根管解剖曲率改变以及失去控制等不利因素。扭矩是另一个可能影响器械卡顿、变形和分离的因素。

扭矩（也称为转矩）是一个用来描述以旋转方式作用的力的术语。扭矩的例子有转动表盘、拨动电灯开关或拧紧螺丝。扭矩是在不降低转速或切削效率的情况下，高速手机承受旋转工具侧向压力的能力，它取决于所使用的轴承类型和提供给高速手机的能量。从理论上讲，使用高扭矩的器械运转是非常主动的，并且器械锁定的发生率会增加，因此会产生变形和分离，而低转矩则会降低器械的切割效率，器械在根管内的前进将变得困难。

根管预备过程中产生的扭矩取决于多种因素，尤其是接触面积。器械接触表面积的大小受器械使用顺序或正在使用的器械的锥度的影响。在牙本质清除阻力较低的直根管中，马达提供的高扭矩可能导致受阻的器械折断，尤其是因为临床医师通常没有时间停止或收回器械。因此，使用低速、高扭矩的 NiTi 旋转器械导致许多医源性错误。理想的配置是低速、低扭矩或最好是右扭矩马达，因为每台器械都有特定的理想（右）扭矩。

马达和设备

手机是一种固定旋转器械，向其传送能量，并在口腔内对其进行定位的设备。手机的速度和扭矩都可以通过齿轮系统的配合来调整。

早在 100 多年前，为了缩短治疗时间和简化预备过程，就出现了第一款牙体治疗手机。20 世纪 80 年代，根管的发现者和领导者将这一想法运用到了根管治疗中，它具有特殊的 90° 角和上下切削运动相结合，以帮助减少折断。这是第一个具有部分弯曲运动功能的根管治疗手机。这是一种尝试，使根管解剖成为影响器械在根管内工作的主要因素。进一步的改良工作运动的手机例子是 Excalibur 手机，它被设计为与横向振动的器械一起工作，以及 Endoplaner，它使用向上切削运动。

NiTi 合金的发现使 NiTi 锉稳步加速发展，首先开发和设计的是手动仪器，其后出现了有各种类型和品牌的一系列永久旋转系统。旧的 360° 旋转理念与新技术的结合取得了巨大的成功，并不断取得进步。

自 20 世纪 90 年代早期第一代简单马达以来，为旋转仪器开发了新的马达。带减速齿轮的马达更适合旋转 NiTi 系统，因为它们能确保恒定的转速水平；然而，它们也传递了折断器械尖端更高的扭矩。旋转牙髓系统在其操作中包含三个关键元素：扭矩感应，它监测锉遇到的扭转力；自动反转，如果锉超过扭矩限制，则锉反转；恒定的锉旋转速度，这是许多锉制造商推荐的。所有这些特性都有助于减少锉在根管中断裂的机会。扭矩控制马达，已使用多年，增加了操作的安全性和降低了器械折断的风险。这些马达为每个锉单独调整了扭矩限制，以便当器械受到的扭矩水平等于马达上设置的扭矩值时，马达将停止转动并反向旋转。从而避免器械折断。它们可以分为第一代无扭矩控制马达，第二代具有敏感扭矩限制器的全电子控制马达，第三代简单扭矩控制马达，以及具有内置根尖定位和扭矩控制的第四代马达(图3-3)。扭矩限制和速度控制允许牙医调整单位手感和在旋转牙髓器械操作过程中调整精细操作的合适角度。

扭矩控制方面的最新进展是在手机中加入齿轮系统，根据旋转器械的大小调节扭矩 [Endoflash（KaVo），NiTi Control (anthonyr)]。这就不再需要扭矩控制马达(表3-1)。

表 3-1 使用 NiTi 器械进行根管预备的马达

马达	扭矩	NiTi 系统
Nouvag TCM Endo	低扭矩	所有系统
Endostepper	右扭矩	所有系统
E-master	右扭矩	只有 Flex-Master
K3-etcm	低扭矩	K3
Quantec ETM	低扭矩	Quantec，K3
ENDOflash	低扭矩	所有系统
ENDOadvance	低扭矩	所有系统
Tascal-handpiece	未定义	LightSpeed
Endo-mate TC	低扭矩	所有系统

预备技术

一般来说，大多数 NiTi 器械需要在进一步根管预备前对根管上部进行冠方预备，预备的原因是，由于其极具弹性，NiTi 器械不能用于根管的初始疏通和消除台阶。用 Peeso（P 钻）和 Gates Glidden（GG 钻）扩孔钻进行冠方扩展提供进入根管的直线通路，并为根中及根尖 1/3 的预备提供了更多的控制。

根据所使用的系统，精细和最后的预备通常采用冠方 - 根尖（冠向下）或根尖 - 冠

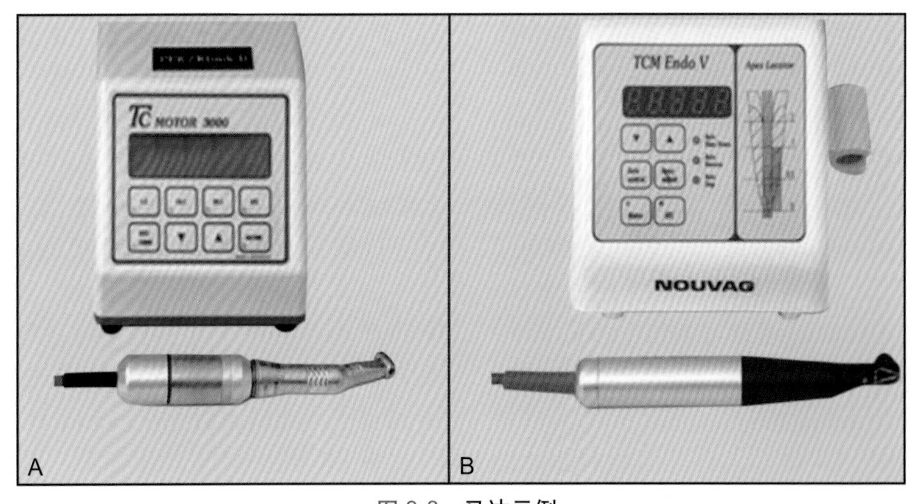

图 3-3 马达示例

A. 无转矩控制的第一代马达；B. 带有内置根尖锁定和扭矩控制的最新一代马达。

方（步退）方法进行。在根管预备中根尖增宽的目的是充分预备根尖区域以获得最佳有效的冲洗和整体抗菌活性。这可以在三个阶段实现：预扩大、根尖扩大和根尖整理。

冠向下技术和步退技术

大多数旋转技术使用冠向下入路来最小化扭转负荷并降低器械折断的风险（图 3-4）。步退技术包括首先预备根管的根尖区域，然后冠方扩展以促进封闭。但当应用于弯曲的根管时，由于不锈钢锉固有的缺乏弹性，这种技术常常导致医源性损害根管的自然形状。随着根尖增大，器械长度可能随着器械尺寸的增大而减小。

在步进方法中，对锉的约束更少，对锉尖部的控制更好，因此不太可能发生尖端压缩。在完成根尖预备之前预先扩大冠方根管提供了几个优点，包括更直地进入根尖区，增强触觉控制，改良冲洗渗透和碎片悬浮。

与步进式相比，冠向下的方法被认为更安全，因为它的尖端接触更少，力更小，扭矩更小。多年来，对这些技术提出了一些改良，例如混合技术结合了最初的冠向下和随后的步退（改进的双敞技术）。

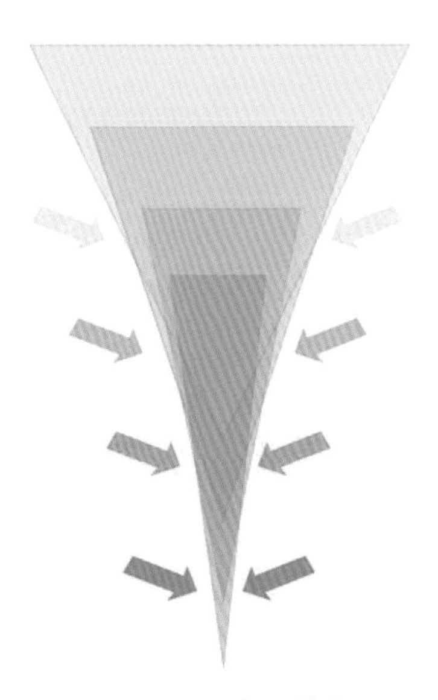

图 3-4 **冠向下技术**
箭头显示相关切割区域。

连续扩展运动

随着 NiTi 机动锉的引入，自动手机系统在根管预备中的应用正在迅速发展。虽然存在一些变化，但 NiTi 锉通常用于非常低速的扭矩控制手机系统和 360° 的锉旋转。这种连续的旋转运动导致根管变直较少发生。

混合技术

混合技术的理念是将不同锉系统的器械组合起来，并使用不同的器械技术来个性化处理临床情况，以实现最佳的生物机械清洗和塑形结果，以及最少的操作错误。混合概念结合了不同系统的最佳特性，以获得安全和快速的结果，并且减少了单个器械的缺点。虽然有多种组合可能性，但最流行和最实用的是冠方预扩展后进行不同的附加根尖预备顺序。然而，临床医师必须记住，每个根管的解剖变异必须通过特定的器械预备顺序单独解决。按照预备的顺序，推荐的步骤顺序如图 3-5 所示。

按照这种顺序工作的好处包括：医源性污染的风险更低，对牙本质壁清除区域的可视性和控制性更强，更好的冲洗根管，以及更少的操作失误。这些工具能够扬长避短；例如，手动器械创造了一个开放的顺畅通路，大锥度旋转器械有效地扩大了冠方区域，而较小锥度的器械允许额外的根尖扩大。

锥形 NiTi 旋转器械不能有效地处理极度弯曲和扁根管。对于这种情况，采用逐步后退的手动 NiTi 器械可能是最好的选择。此外，C 形根管只能使用手动器械，因为它们的解剖结构是不可预测的。

一些混合方法比其他方法效果更好，但主要的决定因素仍然是根管解剖和充分的预备目标。器械系统可以结合成一个混合的概念，是基于对每个器械在根管内完

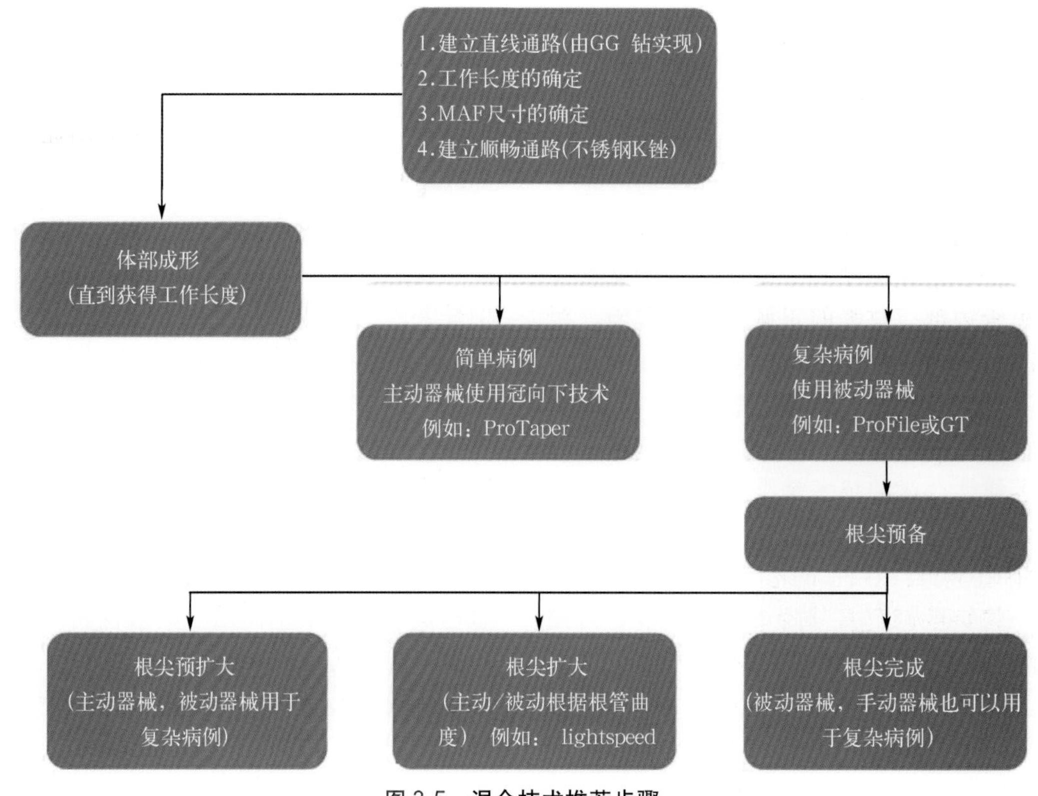

图 3-5 混合技术推荐步骤

成切割动作的位置的理解，以及何时和如何使用每个器械以达到它们的最佳能力。因此，混合 NiTi 旋转技术的目的是通过快速和安全的临床操作来扩大根尖区域。

旋转器械的设计特点

尖端设计和过渡角

需要记住的重要一点是尖部的切削效率取决于过渡角（TA）(Roane 等)。TA 由一个器械轴构成，与同一器械的最后一个螺旋相切。很难为每个器械定义一个精确的 TA 值，因为多种因素，如切削表面的形状和螺距，会影响最终结果。

根据用于该部分器械的加工类型，旋转切削器械可以有切削或非切削尖端。具有加工（圆形和非切割）尖端的器械比具有非加工（锋利）尖端的仪器具有较小的侵略性。不像先导尖端，器械轴保持其主动的切削刀刃。尖端设计在器械克服根管内部障碍和临床损伤及并发症中起着重要作用。

锥度

锥度是器械设计的另一个特性，它对于 NiTi 系统尤其重要。NiTi 合金使得制造具有多个渐进锥形（4% ~ 12%）的器械成为可能，从而可以更好地控制根管形状。变锥度或固定锥度锉的设计理念是使得每一个连续的锉嵌入根管壁的面积最小。因此，减小了摩擦阻力，减小了锉运行时的扭矩。

倾角

倾角是切削刃和横截面垂直于器械长轴形成的角度。切削角度，另一方面，是由切削刃和当锉垂直于切削刃切割时的半径所形成的角度。它是两条相交的线形成的角。当外围线段位于切割面前面时，产生正倾角；当它位于切削面后面时，它是一个负的倾角（图 3-6）。倾角（闭合）越正，切削效率越高。另外，中性或负的倾角（打开）会降低锉的切割效率。大多数传统的根管锉使用负的或基本上中性的倾角。正倾角比中性倾角切割效率更高，后者会刮伤根管内部。过大的正倾角切割和嵌入牙本质会导致器械分离。

导平面（工作面的数量和类型）

旋转器械的另一个关键设计特点是导平面的概念。导平面是一个表面，从中心轴轴向突出，在凹槽之间，直到切削刃。这个最好的解释是叶片支撑。叶片支撑可以定义为支撑器械切割刃的材料量。这部分锉被称为导平面。导平面表面会对牙本质壁产生刨平或刮削的作用，刀刃表面切削根管壁。叶片支撑越少（刀刃后的金属量），器械对扭转或旋转应力的抵抗就越小。

导平面增强了摩擦，减少了锉的机械阻力。人们尝试降低摩擦，从而创造出一种嵌入式导平面（Quantec 和 K3 仪器）。这有助于防止裂纹的扩展，并减少器械分离和扭转应力变形的机会。具有导平面的旋转锉根据凹槽的形状进一步细分为 U 型或 L 型，形成 U 型或 H 型锉。U 型锉是通过在锥形金属丝的轴上磨三个等间距的 U 型槽而形成的，而 H 型锉是由一个单一的 L 型槽（Hedström 型）以同样的方式产生。

一个不切割的尖端和导平面的结合，使旋转锉保持在根管内中心，减少了根管侧穿的机会。应该记住旋转器械的一个重要概念。这个概念不是在根上钻一个孔。相反，它是一个小孔，整平内部，使其变得更大。

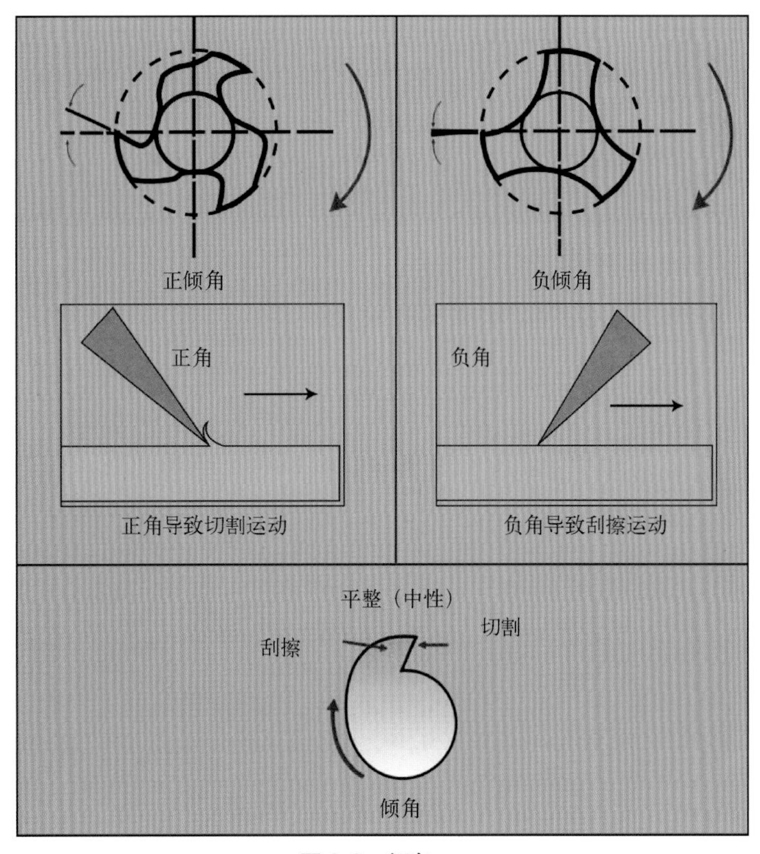

图 3-6 倾角

螺旋角或者螺旋倾角

螺旋角是刀刃与锉长轴的夹角。具有恒定螺旋倾角的锉允许碎片堆积，特别是在锉的冠向部分。此外，在整个工作长度上保持相同螺旋倾角的锉将更容易受到旋入力的影响。通过改变凹槽的角度，碎片将以更有效的方式清除，并且锉不太可能嵌入根管内（图 3-7）。

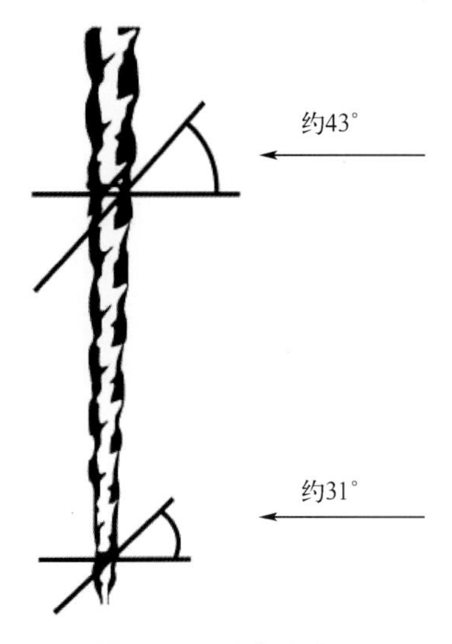

图 3-7 **可变螺旋角**

螺距是每单位长度的螺旋或螺纹的数量。恒定的螺距和恒定的螺旋倾角的结果是向下进入或者向下旋入根管内。当使用具有恒定锥度的锉时，这在旋转器械中是有意义的。例如，K3 锉的设计具有恒定的锥度，但具有可变的螺距和螺旋倾角。这减少了被吸入根管的感觉（图 3-8）。

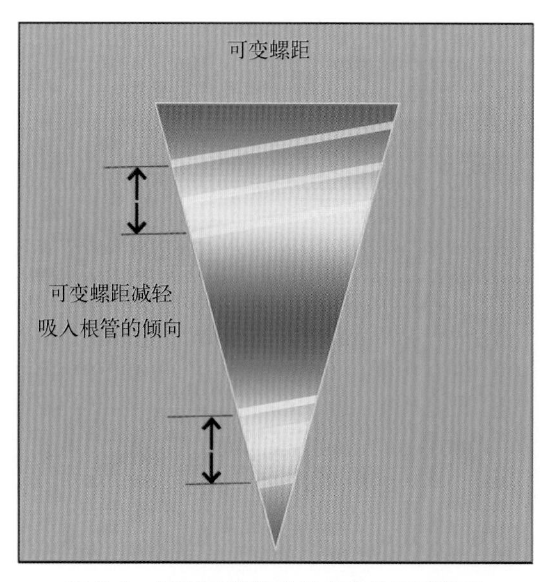

图 3-8 **螺距是指单位长度内的凹槽数量**

镍钛时代

市场上镍钛锉系统数量的增加提高了根管治疗的成功率，但为了提高根管治疗的成功率临床医师常常需要不断地学习以更新临床技术。为了提高临床医师对 NiTi 锉背后的创新理念和优势的理解，本章的这一部分介绍了五代 NiTi 锉系统。

自 20 世纪 90 年代早期以来，一些由镍钛制造的器械已被用于根管治疗中（表 3-2）。一些早期的系统已经从市场上淘汰或已不常用；其他的，如 LightSpeed（LightSpeed Technologies，San Antonio，TX）和 ProFile（Dentsply Tulsa，Dentsply Maillefer），仍然被广泛使用。新的设计不断产生，但临床疗效是否取决于设计特点，或者取决于设计特点的程度我们很难预测。

虽然 NiTi 系统具有相似的特性，但它们在横截面和纵轴的设计上有所不同（图 3-9）。器械的设计，包括切割角度、切割面数量、尖端设计、锥度、横截面等，直接影响器械的弹性、切割效果和抗扭性，以及器械在狭窄或较宽根管中的性能。描述每一种可用的系统超出了这本书的范围，但是我们将尽可能地阐述更为常用的镍钛系统。

光速科技（LightSpeed Technology，San Antonio，TX，USA）

光速 LS1

光速是由 Steve Senia 博士和 William

表 3-2 Ni Ti 仪器的分类

系统代数	特性	例子
第 1 代（20 世纪 90 年代中期到末期）	被动切割导平面（帮助锉保持在弯曲根管的中心） 需要大量的器械 整个锉身为固定锥度	ProFile，GT Files，LightSpeed
第 2 代（2001）	主动的切削刃 需要少量的器械 一些锉是电抛光表面	Flexmaster，Endosequence （electropolished surface），BioRaCe，ProTaper，Hero
第 3 代（2007）	热处理减少了因循环疲劳而导致器械分离的发生率	K3，Twisted file，GT Vortex，Hyflex
第 4 代	往复运动和单支锉成形技术	Reciprocating systems：M4，Endo-Express，Endo-Eze Single file systems：Self-adjusting，Wave One，Reciproc
第 5 代	旋转中心偏移 增加了锉的弹性	Protaper Next （PTN），One shape，Revo-S

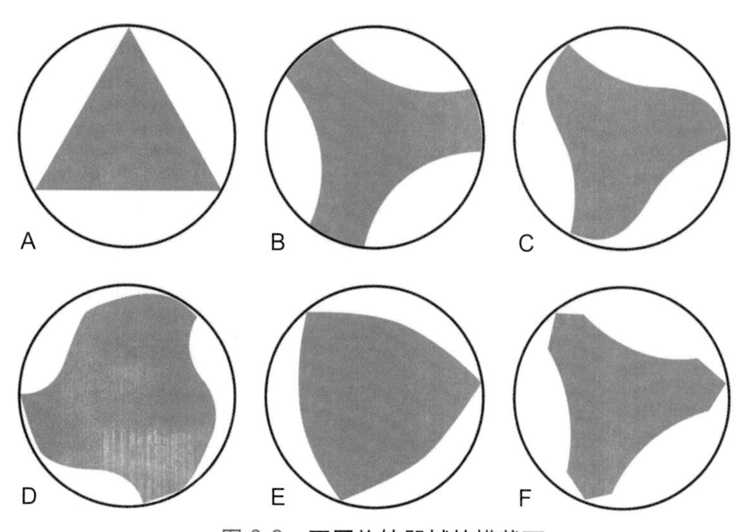

图 3-9 不同旋转器械的横截面

A. K-File RaCe；B. ProFile，GT，LightSpeed；C. Hero 642；D. K3；E.ProTaper，Flexmaster；F.ProTaper F3。

Wildey 博士在 20 世纪 90 年代早期开发的，也被称为 LS1。它操作简单，同时旋转速度快。该器械的特点是设计类似于（GG）钻。特点是在很小的切割头上有一个极小的切割面；长、细、无切割能力的转动轴和 0.25 ～ 2mm 的前切部分。最初这样设计是为了提高不锈钢成型锉弹性。

该锉有一个非切割的先导尖端（尖端长度随着器械尺寸的增加而增加，以补偿弹性的降低），U 型设计的切割面，导平面和中性螺旋倾角。轴的直径根据 ISO 尺寸增加。整个系统由 25 个器械组成，范围从 ISO 20 ～ 100。20 号到 70 号有半码，80 号到 100 号有全码。这些仪器有 21、25 和 31mm 的长度可供选择。

由于切割头较短，该系统倾向于产生

一个平行圆形状。因此，为了达到足够的锥度，需要使用很多尺寸的器械。该系统的主要优势显然是其处理大角度弯曲根管的能力，因为该系统拥有非常好的弹性。主要缺点是每组器械数量多，需要逐步后退预备，并结合不断回锉，以避免根尖残留碎屑。

这些器械主要用于根尖预备，使用时需用缓慢、持续的力量，直到切割刃轻卡在根管内，短暂停顿，然后通过啄击运动推进到工作长度。建议的工作速度是1500 ~ 2000转/分，并且使用最小的扭矩(框3-2)。

框 3-2 LightSpeed 预备顺序 *

步骤1：使用LightSpeed手持式仪器测量根管的最小直径。

步骤2：为了进行根尖部的预备，使用LightSpeed系统的最小号锉疏通根管（在达到工作长度之前），直到MAR。

步骤3：按顺序使用大一号的器械预备到短于工作长度4mm的位置。

步骤4：使用三个或四个比MAR依次增大的器械预备根中1/3。

步骤5：使用MAR回锉到工作长度。

* 对于冠方敞开，使用GG钻或其他小型器械。

这个系统有两种推荐的使用方法。如果初锉在根管中没有感觉到阻力，快速推进到想要的长度，并轻轻地收回。如果在进入根管时感到阻力，应该使用非常轻的向根尖方向的啄击运动，直到达到理想的工作长度。这样可以防止锉卡顿在根管内，并向冠方清除杂物，有利于保持切割刃的清洁。

MAR是达到工作长度的最小根管锉尺寸，可以清理根尖区域。它是逐步后退根管预备时第一个比工作长度短3 ~ 4mm的器械。使用更大号的器械以逐步后退的方式对根尖上方4mm以上的部分进行根管预备。

LightSpeed的前身，Canal Master-U，有着相同的总体设计，但被用作手动器械。LightSpeed的制造商仍然推荐一些手动使用的仪器，特别是用于确定根管的直径。LightSpeed系统需要一个特定的器械序列来产生一个锥度，以便于用牙胶尖或LightSpeed公司的专利产品进行根管充填。大多数研究发现，该系统的根管疏通和根管预备失败发生率较低。

光速 LSX （Spade Blade）铲形刀刃

自2005年以来，LightSpeed仪器的进一步改进和发展被称为LSX，其中仪器的数量已经减少到12个，一半的器械已经不再使用。之所以这样命名，是因为评估者觉得使用它非常安全，建议添加“X”以确保“额外安全”。切削刃设计具有比原来更好的触觉反馈。短刀刃、细轴和镍钛合金的组合使LSX成为一种非常有弹性的器械。

铲形刀刃（spade blade）有以下几个特点：没有凹槽容纳碎屑。铲形刀刃没有产生自攻倾向的螺旋角。LSX切削刃的设计为切割下来的碎屑提供了空间，并在可能发生器械分离时建立旁路。然而，切削刃的设计根据的是椭圆形而不是圆形的根管形状。

为了显著降低应力，LSX设计了短切割刃，它可使用较高的转速（最佳2500转/分）并且设计了“安全故障”模式，这意味着如果它承受了过大的压力，也不容易发生器械分离（图3-10）。

由于LSX没有可容纳碎屑的凹槽，在预备根管时不再需要先前啄的动作。LS1需要通过啄击运动来清除切削刃上的碎屑(并减少扭转负荷)。使用LSX时，临床医师缓慢向根尖方向推进器械，直到感觉有束缚感。暂停之后，临床医师缓慢而轻柔地将器械推到所需的长度。

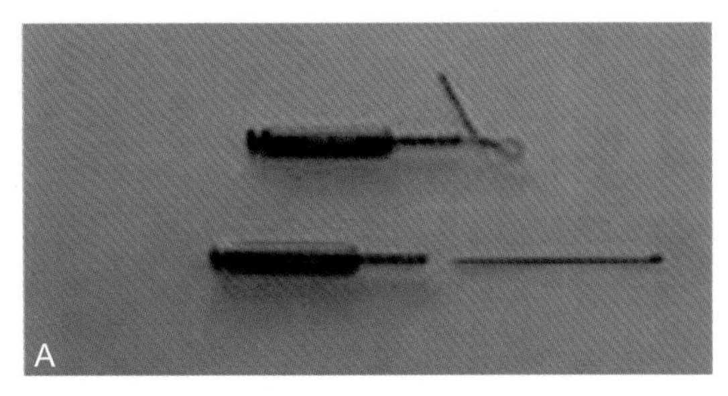

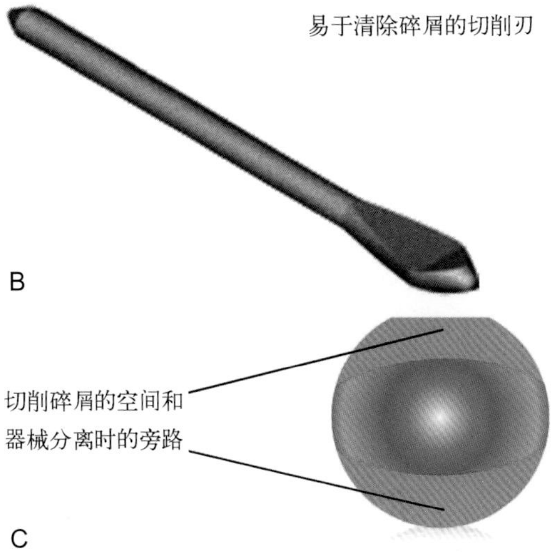

图 3-10 LightSpeed LSX
A. Safe-failure 设计；B. 没有凹槽；C. 前视图。

Hero 642（Micro–Mega，Besançon，France）

Hero 是高弹性旋转的缩写，数字 642 分别代表 6%（0.06）、4%（0.04）和 2%（0.02）不同的锥度。这些器械有一个三角形横截面（图 3-9），并被分类为螺旋倾角器械。一套完整的系统由 12 个不同 ISO 尺寸，锥度和切割段长度的锉组成。在与其他 NiTi 旋转系统相比，这些锉没有导平面，但它拥有三个等距切削刃和一个正倾角的三重螺旋横截面。

新一代 Hero 工具被称为 Hero Shapers（图 3-11）。它们的大小分别为 0.06 和 0.02。0.06 锥度用于根管冠方 2/3 的塑形，长度分别为 21mm 和 25mm。0.04 锥度器械用于根尖 1/3 的塑形，其长度为 21mm、25mm 和 29mm。Hero 成型锉手柄为金属材质，长度为 11mm，可用于较难进入的区域。该系统还包括一个名为 Endoflare 的预扩大器械。它有一个三角形的横截面，像其他 Hero 器械一样，有三个切削刃，一个直径为 0.25mm 的非切削尖端，锥度为 0.12。器械的长度为 15mm，轴的直径为 0.8mm，以保证器械的弹性。建议配合拂刷动作，这有助于消除冠方阻力，从而有助于改善进入根管入口的通道。

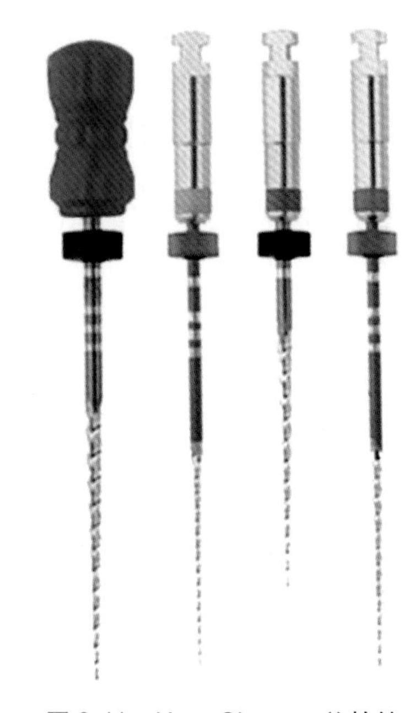

图 3-11 Hero Shapers 旋转锉

在临床操作中，该系统以冠向下的方式工作，并根据根管弯曲度分为三个预备顺序。对于简单的情况，推荐使用“蓝标”，中间情况使用“红标”，困难情况使用“黄标”（表 3-3）。

Hero 系列还包括 Hero Apical 工具，用于根尖扩大和最终根尖成形。它们的大小分别为 0.06（黑环）和 0.08（红环），非常有弹性。两者的尖端直径都为 0.3mm。这些器械允许临床医师在根尖 1/3 处形成大锥度，并保留根中和冠方 1/3 处的牙本质。0.06 锥度的锉预备后使用 0.08 锥度的锉。在宽大的根管中，两个根尖锉都要达到工作长

表 3-3 Hero shapers 预备顺序

技术	蓝色序列（简单病例）	红色序列（一般病例）	黄色序列（复杂病例）	器械深度
冠方敞开	Endoflare	Endoflare	Endoflare	3mm
冠向下技术	30/0.06	25/0.06	20/0.06	2/3 工作长度
	30/0.04	30/0.04	20/0.04	工作长度
		30/0.04	25/0.04	
			30/0.04	
根尖预备（Hero 尖端）	30/0.06	30/0.06	30/0.06	根据功能和根管弯曲度
	30/0.08	30/0.08	30/0.08	

度。在狭窄的根中，0.06 锥度的锉要达到工作长度，0.08 锥度的锉要短于工作长度 1mm。在非常窄的弯曲根中，0.06 锥度的锉要短于工作长度 1mm，0.08 锥度的锉要短于工作长度 2mm。

Quantec（Sybron Endo）

Quantec 系统是前两个 NiTi 旋转系统的延续产品，NT 系统和 McXim 系统，由 McSpadden 开发。它们于 1996 年推出，锥度分别为 0.12、0.10、0.08、0.06、0.05、0.04、0.03 和 0.02（mm/mm）。它们的直径都是 0.25mm。

Quantec 锉的横截面设计为 S 型双螺旋凹槽，正倾角，两个宽的导平面（图 3-12）。导平面最大限度地减少表面张力、接触面积和对器械的应力。两个凹槽使凹槽的深度更大。增加凹槽的深度可以为碎屑提供更多的空间，并减少锉切削刃的磨损。可变的螺旋角减少了锉旋进根管内的倾向。Quantec 器械系统的正倾角是非常独特的，正倾角可以剃除牙本质，不像传统锉的负倾角，是刮削牙本质。

Quantec 锉有非切割尖端（LX，金柄）和安全切割尖端（SC 银柄）（图 3-13）。Quantec SC 锉有一个疏通尖，向根尖移动时切割，可沿着根管通路将压力最小化。SC 器械应用于狭窄的根管、狭窄并弯曲的根管和钙化的根管。1998 年 Thompson 和 Dummer 指出，这些器械的主要问题在于“安全的切割尖端”造成根管偏移如拉开、急弯、穿孔、台阶。这项研究的结果促进了 LX 非切割尖端的发展。

LX 非切割尖端是一种子弹形非切割尖端，用于预备有较高医源性事故风险的严重弯曲根管。LX 器械也被推荐用于扩

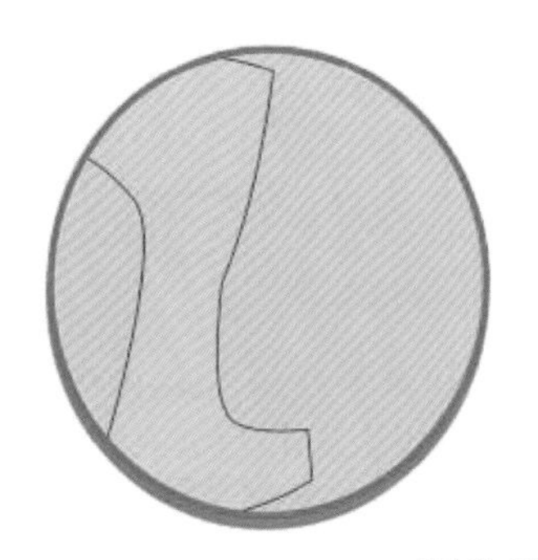
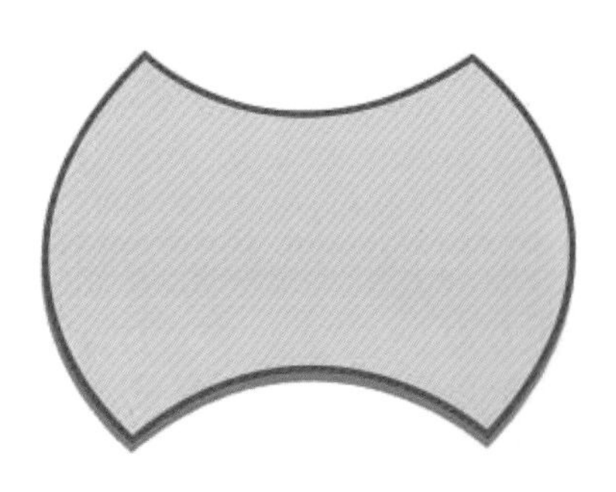

图 3-12 Quantec 锉横截面

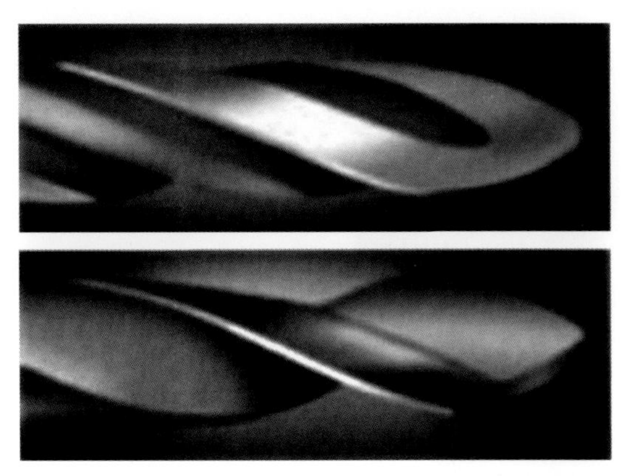

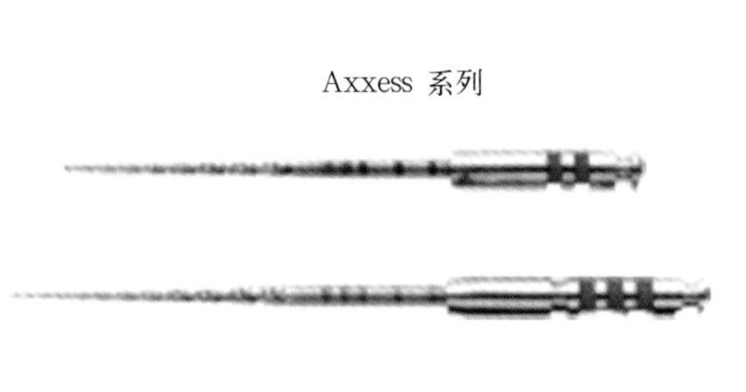

图 3-13 Quantec 锉
顶部 . LX 无切割（金柄）。底部 . SC 安全切割（银柄）。

大根中 1/3、冠部 1/3 和精细的根尖 1/3 区域。Quantec 锉也可以与 Axxess 手柄结合，Axxess 手柄较短，比常规柄短 4mm，当垂直距离受限制时更方便操作。当放入一个微型反角机头，颌间间隙可额外获得 7mm。

Quantec 锉使用渐变锥度技术来预备根管，从一个较大锥度的锉开始，接着是较小锥度的锉，直到达到工作长度。该技术包括根管疏通、根管成形和根尖预备（框 3-3）。

框 3-3 Quantec 的制备顺序

根管疏通

冠方敞开

使用 25/0.06 先锋锉预备到接近根尖 1/3 的深度。应让器械被动地进入根管。

根管扩大前

使用 ISO 标准 0.02 的锥度的 10 号锉，然后是 15 号手动锉达到工作长度，从而创建一个根管通路。

根管形成

冠向下顺序

25/0.12 → 25/0.10 → 25/0.08 → 25/0.06 → 25/0.05 → 25/0.04 → 25/0.03 → 25/0.02

根尖的预备

首先通过 0.02 锥度的手动器械确定根尖直径，让它在根尖处与根管壁紧密贴合。如果需要更大的根尖锉，使用 Quantec 40/0.02，45/0.02 器械完成。

Quantec 系列是按循序渐进的顺序设计的，使用了从数字 1 到 10 的所有器械。这些锉应在 300 ～ 350 转 / 分的转速下使用，使用啄的动作进行根管预备，每根锉在根管内旋转的时间不超过 3 ～ 5s。制造商还提出了一种替代顺序，即冠向下法。附加锉的锥度有 0.05，0.04，0.03，0.02 和 0.02 锥度 +0.15 尖端。

K3（Sybron Endo）

在 McSpadden 博士发明的一系列镍钛旋转系统中，Quantec 锉之后是当前的 K3 系统。K3 的总体设计与 ProFile 和 Hero 相似，包括锥度为 0.02、0.04 和 0.06 的器械。它有一个独特的三面切割刃设计，提供主动锉，而不是之前的被动锉；主动锉是第三代根管锉，具有更强的切削力和更好的碎屑清除能力。

Quantec 和 K3 型号之间最显著的区别是 K3 独特的横截面设计：与负倾角、宽导平面的 U 形旋转器械的作用相比，一个稍正的倾角可以获得更大的切削效率（图 3-14）。与双凹槽锉的 Quantec 不同，K3 具有第三导平面，可以防止旋入根管。在横向方面，K3 具有可变螺距和可变直径。这种复杂的设计较难制造。

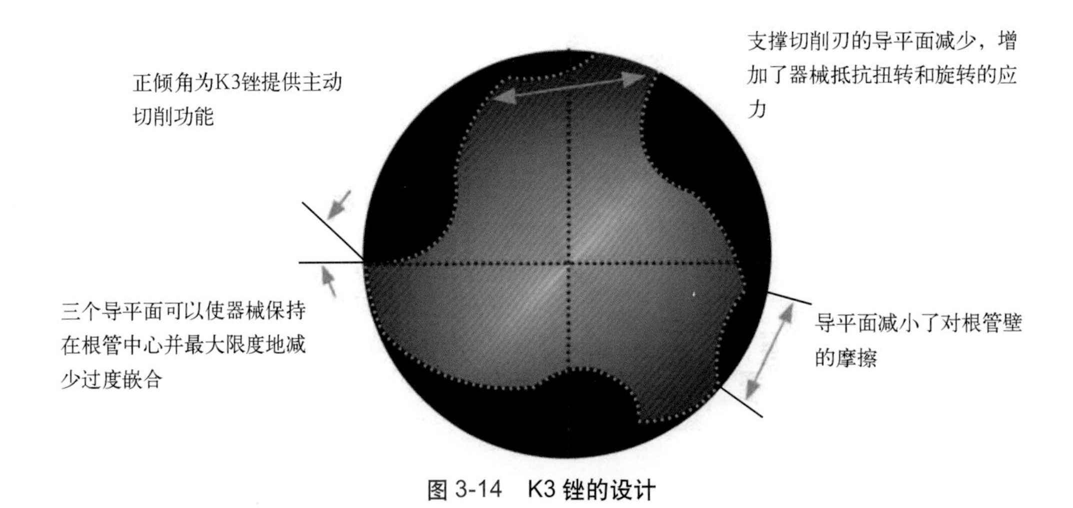

图 3-14　K3 锉的设计

K3 标准装置由 20 个器械组成，分为 10 个逐渐变大的尺寸（从 15 到 60），有 3 种不同的锥度：0.02、0.04 和 0.06。另外，根管口扩大器械（0.08 和 0.10）用于根管的预扩，器械长度为 25mm。每个器械可以有 21mm、25mm 或 30mm 的长度。K3 器械建议在 300 ～ 350 转 / 分的转速下使用，使用每个器械的时间不超过 5 ～ 7s，采用被动、轻压运动。额外的开敞可以通过使用旋转器械的拂刷运动达到。制造商建议了三种不同的步骤技术："Procedure pack" 顺序、"G-pack" 顺序和 "VTVT" 顺序（框 3-4）。

框 3-4　K3 制备顺序

Procedure Pack 顺序

冠方敞开

25/0.10 → 25/0.08（打开根管口阻力）

冠向下法

40 号 0.06 或 0.04 锥度（EWL）→ 35 号 0.06 或 0.04 锥度→ 30 号 0.06 或 0.04 锥度→

0.04-0.06 锥度的选择取决于根管的解剖结构和填充技术。

G-Pack（Graduating Tape）顺序

冠方敞开

25/0.12 → 25/0.10（打开根管口阻力）→ EWL

冠向下法

25/0.08 → 25/0.06 → 25/0.04 → 25/0.02

对于大小和形状不同的根管，可能需要附加尺寸的 K3 器械。

VTVT（可变尖和可变锥度）顺序

冠方敞开

0.10/25 → 0.08/25（打开根管口阻力）→ EWL

冠向下法

35/0.06 → 30/0.04 → 25/0.06 → 20/0.04

对于大小和形状不同的根管，可能需要附加尺寸的 K3 器械。

EWL. 估算工作长度。

FlexMaster（VDW，德国慕尼黑）

FlexMaster 器械的特点是凸三角形的横截面，锋利的切削刃（类似于 K 锉），负倾角，没有导平面（见图 3-9）。这使得器械比较坚韧，切割能力也很好，整体制造质量高。FlexMaster 锉为钝螺纹被动尖端。对于弯曲或狭窄的根管，更大锥度的锉设计是为了首先扩大根管冠方 1/3 和根管的中间部分。一个 0.11 锥度和一个 9mm 切割部分的锉被称为先锋锉。0.02 锥度的锉用于完成根尖区域的预备。ISO 20、25 和 30 尺寸的器械有三种不同的锥度：0.02、0.04 和 0.06。ISO 35 到 70 尺寸只提供 0.02 锥度。

器械轴上有铣环标记；制造商还提供了一个框表指示窄、中、宽根管预备的程序。研究表明 FlexMaster 可以在狭窄和较宽的根管中进行预备，FlexMaster 目前还没有在美国上市。

RaCe（FKG，Dentaire，La-Chaux-de-Fonds，Switzerland）

RaCe 系统于 1999 年推出，代表具有正反向交替变化的切削刃。切削刃显示扭曲区域（传统锉的特征）与直区域交替，从而减少扭矩和器械旋进根管的倾向。RaCe 的表面经过电解抛光处理，以提高耐腐蚀和抗疲劳能力（图 3-15）。RaCe 锉的尺寸从 ISO 15 到 60，锥度分别为 0.02、0.04、0.06、0.08 和 0.10。

除 0.02 锥度为正方形截面外，RaCe 锉的特征是一个三角形的截面。两个最大的锉为 35 号 0.08 锥度（35/0.08）和 40/0.10；这些锉也有不锈钢的。圆钝非切割的尖端，确保了锉在根管中心预备，减少了侧穿和形成台阶的风险。这些器械由彩色编码的手柄和铣环标记。器械建议在 300 转 / 分和 600 转 / 分之间使用，使用较轻的压力进行

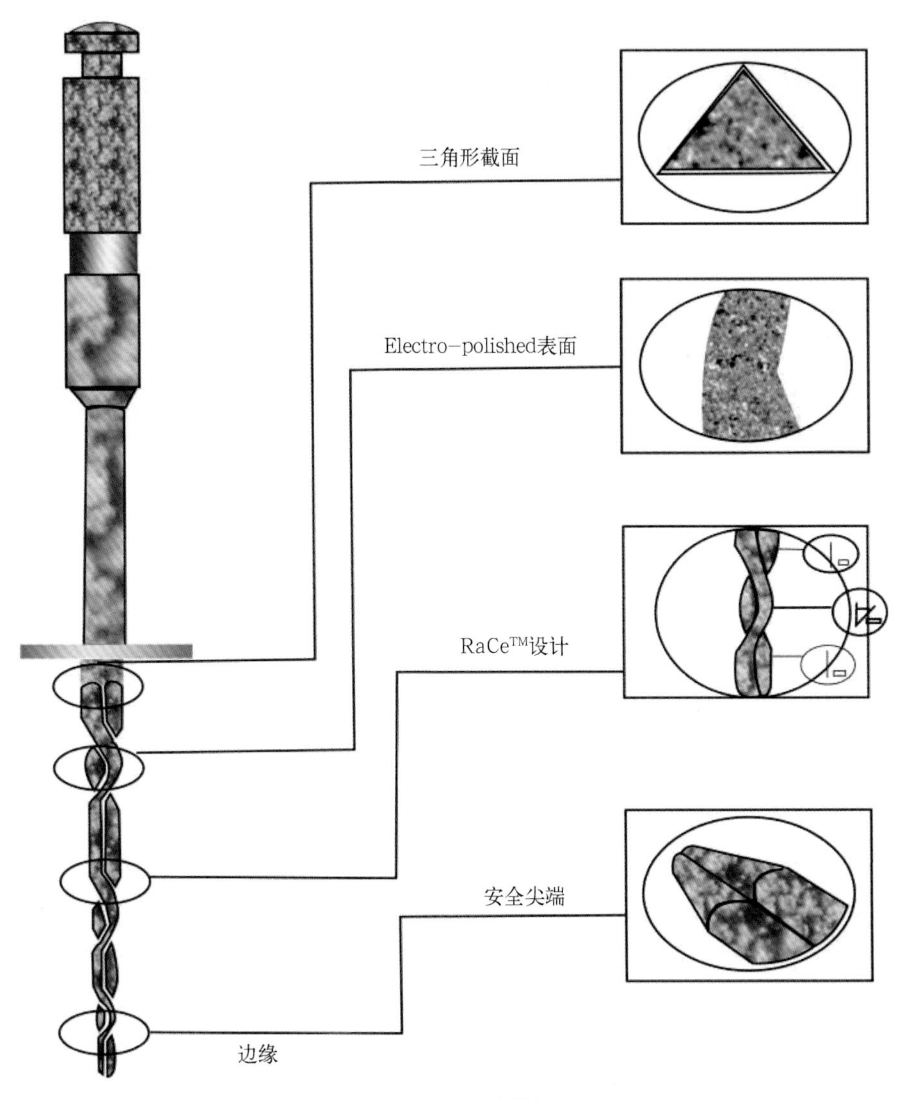

图 3-15　RaCe 设计特征

啄击运动。它们可用于三种不同的手术顺序：两种步退技术和一种冠向下技术（表3-4）。BioRaCe与其他RaCe器械在锥度、尺寸和顺序上有所不同。BioRaCe的主要目标是使用较少的器械完成根尖预备从而有效消毒根管的根尖部分。

使用SMD（Safety MemoDisc）（图3-16）可以根据根管的复杂性控制每种器械的疲劳度和使用次数。每个SMD有八个瓣。每次使用后，操作者摘下几个瓣。瓣表示进一步使用的可能性。SMD是可消毒的，因此可以留在器械上。一个瓣对应简单的情况，即，直、微弯曲和（或）宽根管。两个瓣对应的是较为复杂的情况，即更弯曲或狭窄的管。四个瓣对应的是复杂的情况，即极端弯曲或S形的根管和非常狭窄或钙化的根管。当所有的瓣都被摘除后，器械就被丢弃了。RaCe系统由Brasseler公司在美国销售。

Mtwo（VDW，Munich，Germany）

Mtwo系统于2005年推出。该系统包括8个锉，锥度范围从0.04到0.07，大小从ISO 10到40。手柄上槽环的数量表明器械的锥度。该器械有21mm、25mm和31mm的长度，也生产了一个加长的21mm切割部分和常规的16mm切割部分，使用该锉可以有效地切割根管的冠方部分，在根管直线通路上通常会有牙本质领存在。

该镍钛锉具有S形横截面设计和非切割安全尖端（图3-17）。横截面可以显示其具有两个对称的工作刃。这种几何学设计减少了刀片在牙本质壁上的接触长度，从而减少了碎屑和玷污层的产生，并增加了可利用的空间用于溶液冲洗和向上清除碎屑。

表3-4 可用的RaCe器械

类型	用途
基本套装由五个镍钛锉组成，包括两个用于根管冠部塑形的19mm长的粗锥形PreRaCe和三个用于根尖修整的25mm的细锥形RaCe 简单RaCe RaCe Xtreme（仅用于后退技术）	简单和中等根管的治疗 困难和弯曲的根管扩大
探查RaCe	预备直根管、严重弯曲根管、S形根管的顺畅通路
RaCe ISO 10	当ISO 0.06或0.08手动K锉不能进一步推进时，用于钙化或非常狭窄的根管 一套包括三支锉
BioRaCe	旨在不影响效率的情况下实现根管治疗的生物学目标 一套包括六支锉
iRaCe	允许临床医师使用少于三个旋转锉达到工作长度，它是BioRaCe的简化版
BT-RaCe （Booster Tip）	无菌包装和一次性使用 一套包括三支锉
D-RaCe	去除不同的根充材料，如牙胶尖、载体、糊剂和树脂材料 一套包括两支锉

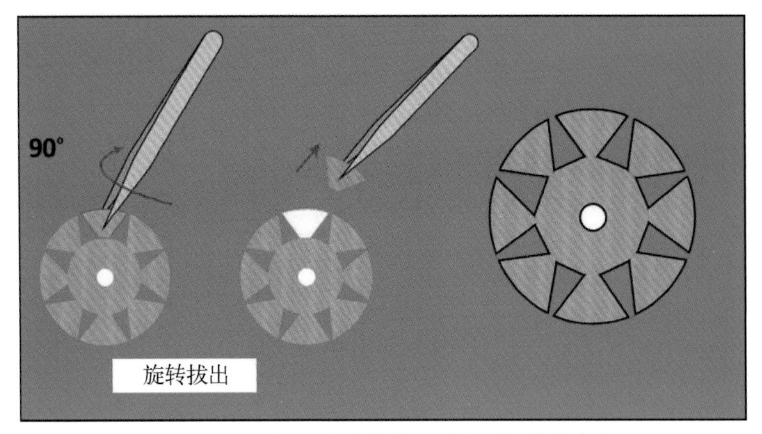

图 3-16 **安全记忆盘（SMD）显示瓣的使用方法**

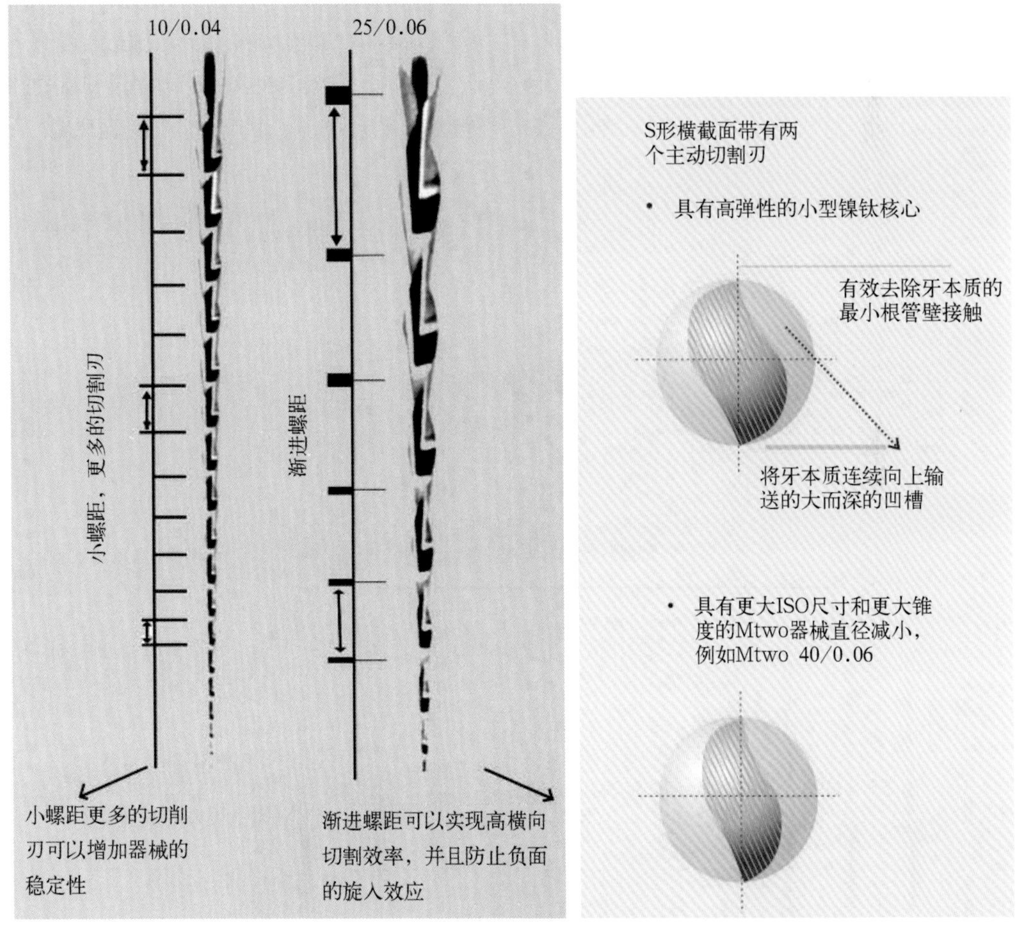

图 3-17 **Mtwo 锉的特点**

Mtwo 锉的进一步特征是具有两个正的倾角和两个切割刃。这些器械有一个从尖端到轴的逐渐增加的螺距，可减少在连续旋转中的旋入和束缚。所有器械均预备至整个工作长度。Mtwo 镍钛器械在 300 转 / 分下使用，并且采用了同步预备技术无预扩大；冠向下技术，但是在使用较大的锉之前使用较小的锉，就像在逐步后退技术中所做的那样，因此在此过程中不会在同一时间接近根管的整个长度。该系统三个不同可用25/0.06号锉完成根管的基本预备。第一序列允许临床医师能够获得扩大的根管直径；第二个0.07锥度可以促进流动牙胶的垂直向加压；第三个提示使用Mtwo根尖锉（图3-18）。

Mtwo A 和 Mtwo R

该系统进一步更新为三个专为根尖预备设计的旋转锉Mtwo A和两个用于再治疗的镍钛锉Mtwo R。三个根尖锉是Mtwo A1、A2和A3，它们的尖端尺寸和锥度各不相同。这些器械的创新之处在于，在获得更大的根尖直径的同时，尖端最后1mm的高锥度保持了根尖的解剖结构，而其余的冠方部分是0.02的ISO锥度。尖端区域的这种增强的锥度还可以抵抗根充材料的冷凝压力，并起到防止填充材料超出的作用。

Mtwo R镍钛锉专为根充后的再治疗而设计。再治疗锉是Mtwo R15/0.05和MtwoR25/0.05，提供了一个主动尖，允许临床医师轻松穿透根充材料。

ProFileSystem（Denstply Maillefer，Ballaigues，Switzerland）

由Ben Johnson博士于1994年推出，与传统机用镍钛系统相比，ProFile具有更大的锥度。ProFile最初是作为29个0.02锥度的手持器械出售的，但它很快就有了

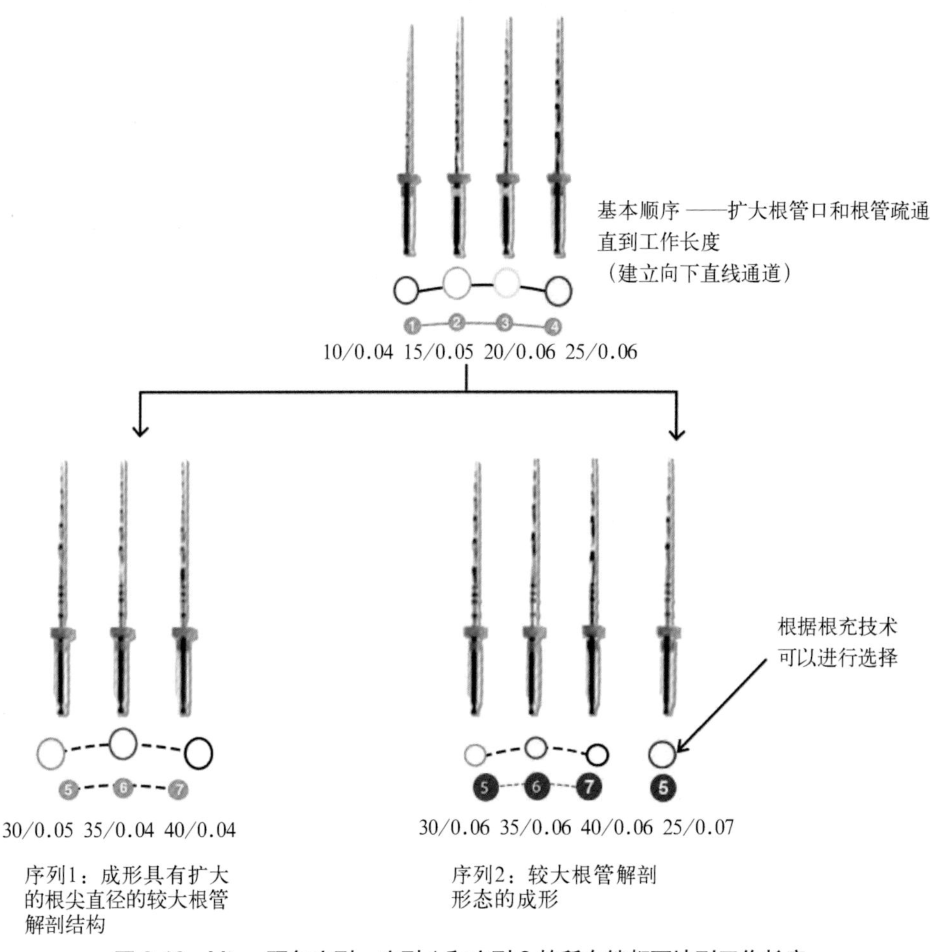

图3-18 Mtwo预备序列：序列1和序列2的所有锉都要达到工作长度

0.04、0.06 锥度和 ProFile Orifice Shaper。建议使用 Orifice Shapers 进行冠方敞开并对根管进行初步探查（表 3-5）。所有该系统镍钛锉全部具有相同的横截面几何形状（图 3-9），具有三个导平面。器械在 150 ～ 300 转 / 分之间使用，同时允许器械以冠向下逐步深入法预备根管。建议进行轻啄运动，提拉器械，直到它不再继续前进。ProFile 器械的横截面显示了 U 型设计，具有导平面、负倾角、非切削先导尖端和平行核心，以提高弹性。ProFile29 系列镍钛旋转器械的特点是，在锉的尺寸之间，尖端直径恒定增加 29%。这种恒定的百分比增加提供了根管的平稳逐步扩大。这种 0.02 锥度系列设计用于极其弯曲的根管。0.04 系列专为后续基于载体的根充技术而设计，0.06 器械可在整个根管内提供更完整的形状。

ProTaper（渐进式锥形）（Denstply Maillefer，Ballaigues，Switzerland）

ProTaper 系统基于独特的概念，包括六种仪器：三个 C 成型锉和三个完成锉。这个系统是由 Cliff Ruddle、John West 和 Pierre Machtou 博士设计的，独特的设计因素是沿器械长轴变化的锥度。三个成型锉的锥度逐渐向冠方增加，并且在三个完成锉刚好相反。SX（ISO 尺寸 19）具有渐进锥度（0.03 ～ 0.19），而 S1 和 S2（ISO 尺寸 17 和 20）的锥度范围分别为 0.02 ～ 0.11 和 0.04 ～ 0.115。完成锉（ISO 尺寸 20、25 和 30）F1（0.05 ～ 0.07）、F2（0.055 ～ 0.08）和 F3（0.05 ～ 0.09）具有逐渐减小的锥度（图 3-19）。

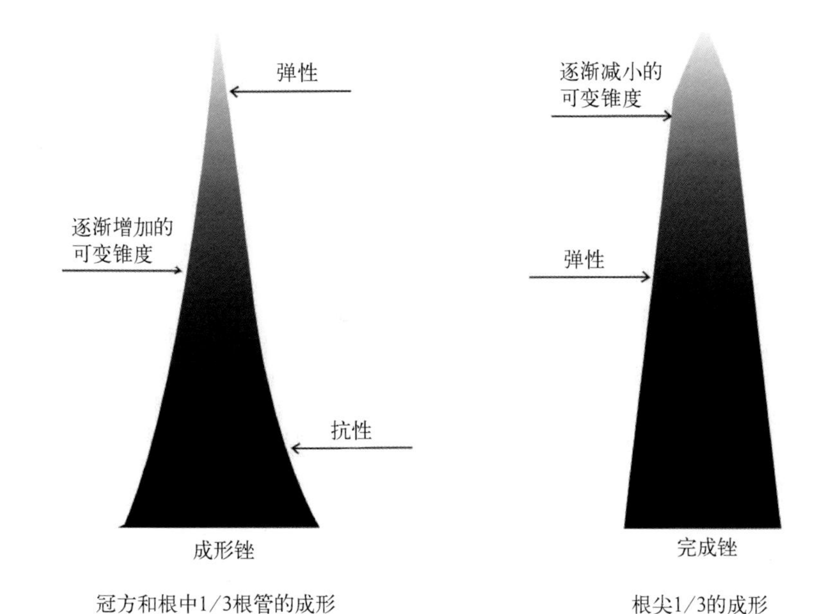

图 3-19 ProTaper 成形锉和完成锉的区别

表 3-5 ProFile 预备序列

使用	细小根管	中等根管	粗大根管
冠方预敞（扩口锉）	40/0.06 30/0.06	50/0.07 40/0.06	60/0.08 50/0.07
冠向下预备	25/0.06 → 20/0.06 → 25/0.04	30/0.06 → 25/0.06 → 30/0.04	30/0.06 → 30/0.06 → 35/0.04
根尖预备	20/0.04 → 25/0.04	25/0.04 → 30/0.04	30/0.04 → 35/0.04

ShapingX（辅助整形）器械用于优化在较短的牙根中形成直线形的根管，将根管从外部牙根狭窄处重新定位，并使用类似拂刷运动在较长的根管的冠方产生更多形状。S1 用于预备根管的冠部 1/3，而 S2 扩大和预备根中 1/3。尽管这两种器械都可以最佳地预备根管的冠部 2/3，但它们确实会逐渐扩大根尖 1/3。完成锉或 F1、F2 和 F3 镍钛锉修整根尖的 1/3。通常，只需要一个完成锉来预备根尖 1/3 的根管（图 3-20）。

ProTaper 的横截面类似于经过修改的具有锋利切削刃且无导平面的 K 型（凸三角形）锉（参见图 3-9）。这减少了锉刃和牙本质之间的接触面积。通过平衡螺距和螺旋角来提高切割效率。完成锉 F3 的横截面略有减小，以增加弹性。完成锉有非切削尖端，成型锉有部分主动尖。这些镍钛锉在机扩中以 300 ～ 350 转 / 分的恒定速度使用。与其他旋转器械相比，轴短 15%，便于接触后牙。器械由手柄上的彩色环编码。辅助整形锉手柄上没有标识环。

在 2006 年，为了根尖预备，ProTaper Universal 添加了 F4 和 F5（ISO#50），用于根尖预备。另一个改动是安全的圆形尖端，替代了以前系统中的部分主动尖端。

GT 旋转系统（大锥度）（Denstply Maillefer）

GT 锉是由 Buchanan 博士于 1994 年推出的。该仪器还采用了 U 形锉设计。GT 系统最初是作为一组四个手动操作的镍钛锉制作的，后来作为引擎驱动的镍钛锉制作。这些器械具有可变的螺距，并且逐渐增加到尖端的螺旋倾角。器械尖端是非切割的和圆形的。

ProSystem GT

2001 年，对 GT 套装进行了改进以适应更多的根尖尺寸。根据 ISO 尺寸和不同的锥度 0.10、0.08、0.06 和 0.04 目前的套装包括三种根尖直径的器械：GT20、GT30 和 GT40。此外，具有 0.12 锥度附加镍钛锉有 35、50、70 和 90 四种尺寸可供选择。GT 锉的推荐转速为 350 转 / 分，使用器械时应尽量减小根尖部压力，以免折断器械尖端。根据根管解剖选择器械：细根管，GT20；中等根管，GT30；粗大根管，

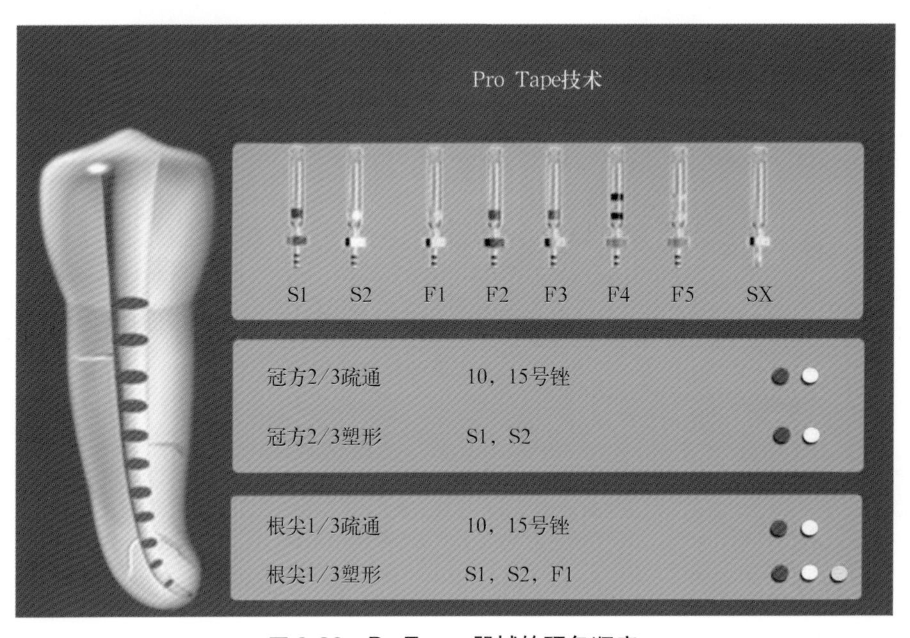

图 3-20 ProTaper 器械的预备顺序

GT40。它们以大锥度到小锥度的顺序以冠向下逐步深入法去使用。

小结

前面的描述只涵盖了有限的选择，最流行和最广泛使用的旋转仪器。新器械也在不断出现，旧系统也在不断更新。因此一直沿用同一种镍钛系统进行工作是不现实的。总而言之，大多数系统都包含带有比 ISO 规范制定的 0.02 更大的锥度的镍钛锉。LightSpeed 与所有其他系统不同，ProTaper 和 RaCe 具有独特的特点，而且大多数系统都增加了锥度。在尖端设计，横截面和制造工艺上存在细微差别。

镍钛冶金（热机械）研究进展——处理－镍－钛合金仪器

在 2000 年初，一系列研究发现，通过热处理可以改变镍钛合金的物理特性。有效提高镍钛根管器械的弹性。从那时起，热诱导或镍钛的特征性特点是在牙髓治疗中使用镍钛器械的主要原因。在制造过程中，通过加热合金，产生了新的 NiTi 形式，从而使热处理和硬化相结合。由于马氏体镍钛合金具有卓越的抗疲劳性，因此处于马氏体相下很容易发生形变，但在高于转化温度下加热其会自动恢复原本的形状。对此的解释可能是加热使得金属暂时转变奥氏体相，并使其具有超弹性，这使器械有可能在再次冷却之前恢复其原始形状，特有的热机械处理是一种复杂的过程，将淬火和热处理整合到单一的过程中。在这些材料管理领域的改进促进了下一代牙髓器械的开发。新的制造工艺的目的是维持合金分子结构以获得最大强度，而不是通过磨削产生微断裂点。在器械的生产过程中，M 线和 R 相处理线代表下一代镍钛合金具有更高的弹性和抗疲劳性。

研究还表明，在使用这些新一代器械的同时，提高了切削能力并减少了抗折断性。由于热处理会影响镍钛合金的物理性能，高压灭菌可以改变它们的物理性能；然而，多达七个灭菌周期并没有显著影响 M-wire（ProFileVortex）、R 相（TF）或 CM 线镍钛器械的弹性或抗疲劳性。

M-wire NiTi（Dentsply Tulsa Dental Specialties）

M-wire 于 2007 年推出，使用专有的热循环工艺（应用程序对镍钛线坯进行一系列热处理）。制造商声称，与传统的镍钛合金相比，这种材料具有更大的弹性和更强的抗循环疲劳能力。M-wire 技术显著提高了抗循环疲劳能力与市面上销售的镍钛器械相比几乎提高了 400%。目前使用的三种由 M-wire 镍钛制成的镍钛器械系统是 ProFileVortex、Vortex Blue、GT Series X 和 ProTaperNext 器械。

R 相镍钛（Sybron Endo）

R 相是具有菱形结构的中间相，可以在马氏体到奥氏体或奥氏体到马氏体的转变过程中形成。2008 年，通过热处理将奥氏体相的原始镍钛线转变为 R 相，开发了器械（图 3-21）。

R 相技术具有以下优势：它克服了切削锉技术的许多局限性，并为改进镍钛锉设计（例如扭曲）开辟了新的方向。它优化了分子相结构，从而提高了镍钛的性能。它采用了结晶结构改性，可最大限度地提高弹性和抗疲劳性。

Twisted File（TF）和 K3XF 锉基于 R 相钛技术，制造商声称这些镍钛锉与标准镍钛锉相比，其硬度降低更不易折断。R 相显示出良好的超强稳定性和形状记忆效应。2013 年，基于相同的理念推出了 TF Adaptive。

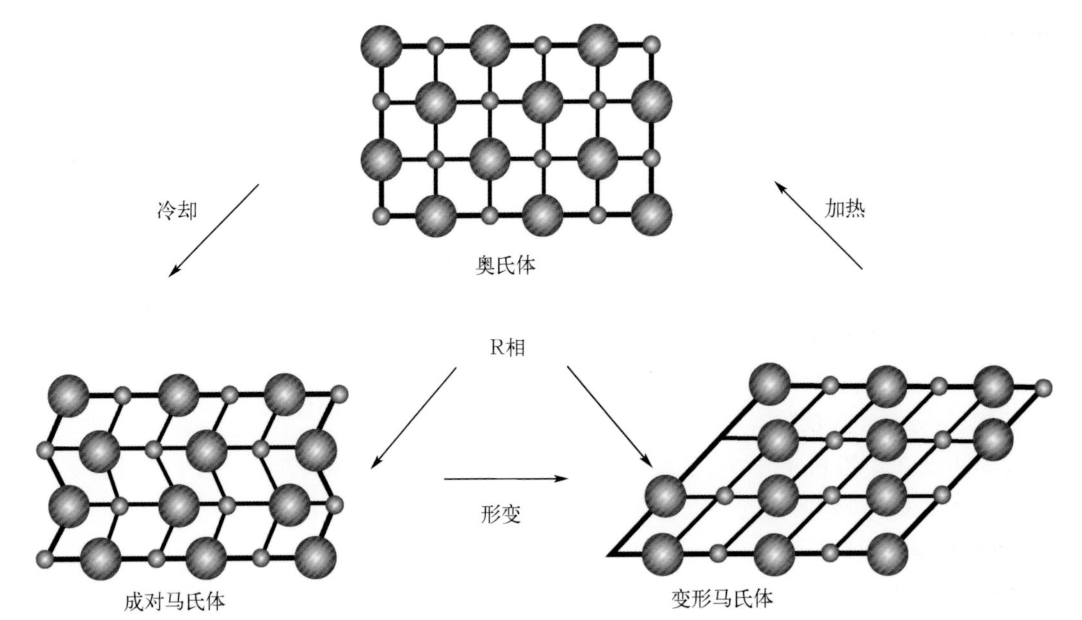

图 3-21 R 相图。奥氏体到马氏体的力和温度依赖性转变，包括中间 R 相。R 相合金的比例取决于金属丝的热处理

受控记忆镍钛系统（CM）（D&S Dental，Johnson City，TN，USA）

CM NiTi 锉于 2010 年推出，使用一种特殊的热机械工艺制造，控制材料的记忆，使锉非常有弹性，但没有其他传统 NiTi 锉的形状记忆。

在将器械放入根管之前需要预先弯曲。对这些器械进行消毒可使它们恢复到原来的形状。HyFlex（Coltène Whaledent）和 Typhoon（TYP）（美国 Clinician's Choice Dental 产品）均由 CM 线制成。

ProFile GT Series X（GTX）（Tulsa Dental）

由 L.Stephen Buchanan 博士设计，第一个使用新 M-wire 技术的商用镍钛旋转系统是 2008 年的 GTX。ProFileGTX 大多沿用了 ProFileGT 器械，主要区别在于纵向设计的细微变化和器械使用方法的不同，强调使用 20 号 /0.06 锥度的旋转器械（表 3-6）。

表 3-6 GT Series X 预备顺序

器械数量 8，可用长度 21、25、31		
预备顺序		
应用	细根管	中等和宽根管
根管疏通	ISO 15 号 K 锉到达工作长度	ISO 15 号 K 锉到达工作长度
塑形	20/0.06	20/0.06 → 20/0.04 → 20/0.06
根尖完成	30/0.06	30/0.08 or 40/0.08

GTX 的设计特点包括更少的切割槽和更宽、更开放的刀刃角度，这显著减少了核心质量。凹槽可以容纳更多的碎屑，从而减少了塑形根管所需的冲洗次数。这减少了器械旋转的次数并减少了可能导致器械分离的循环疲劳。更宽的凹槽减少了从尖端到切割末端围绕器械的连续旋转区。更开放的刀刃的角度减少了自攻的可能性。能够进行快速切割，并增加了跟随弯曲根管的弹性。该器械还具有可变切割面宽度，

几乎消除了根管内的锥形套锁，最大柄部直径为1mm（图3-22）。这允许其快速切割而无需反复提拉，从而提高GTX的整体切割效率。该设计还显示出三个优势：将器械数量减少到8个器械组，减少预备根管所需的器械数量，以及当根管存在隐性弯曲时，减少因选择过大的根管成形目标而导致器械分离的可能性。

GTX包括20、30和40的尖端大小，锥度范围从0.04到0.10（图3-23）。推荐的GT和GTX器械的旋转速度为300转/分，并且应该以最小的加压力和轻微啄击动作使用该器械。在根尖直径非常大的根管中，应该使用0.12辅助的镍钛器械。

ProFile Vortex（Dentsply Tulsa）

2009年推出了ProFile Vortex旋转锉（图3-24）。与传统的镍钛锉相比，这些器械具有更高的弹性和抗疲劳性。主要变化在于非接触横截面，因此尖端大小和锥度与现有ProFile系统相似。使用M线制造，ProFileVortex镍钛器械也有不同的螺旋倾角。这种几何形状促进了更高效的切削并减少了吸入效应。该器械还能可预见的，安全地穿过根管弯曲部分。它们具有矩形横截面，推荐的旋转速度为500转/分。它们提供从15到50的ISO尖端大小和0.04或0.06锥度。

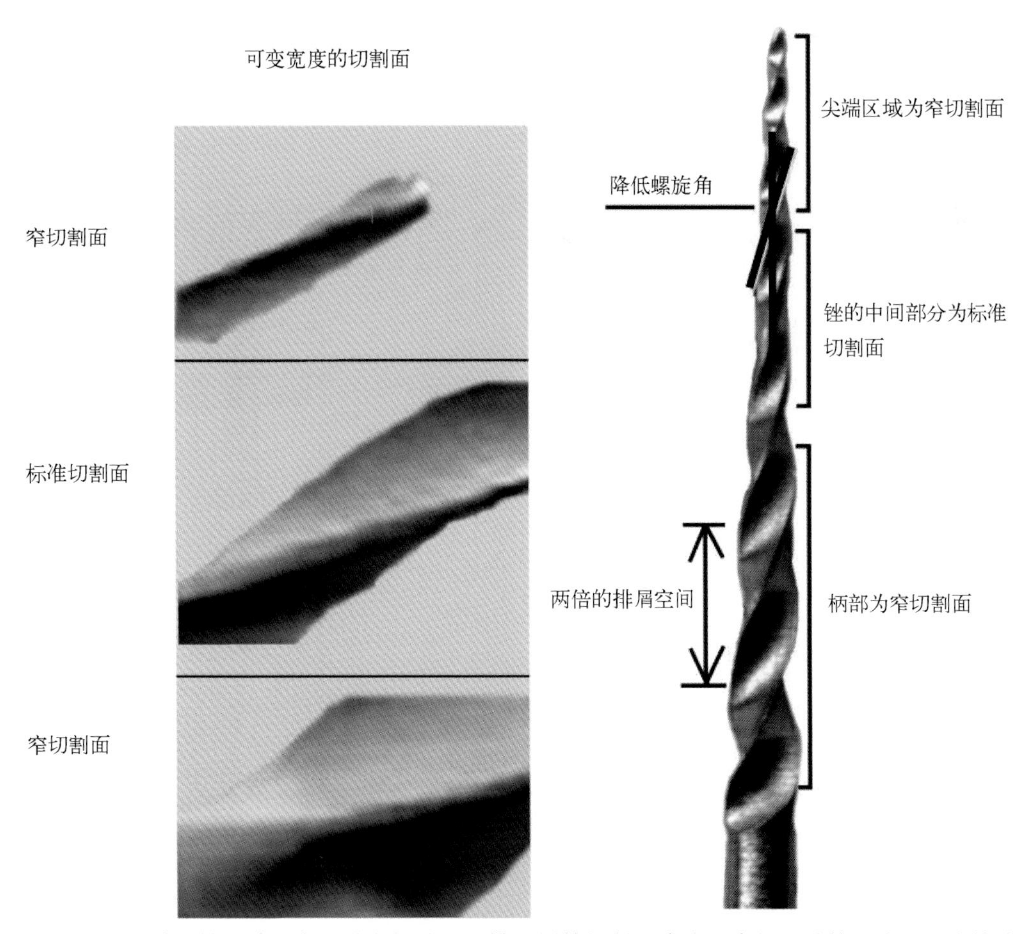

图3-22 GT系列X锉设计。在顶端和柄端，凹槽两侧的切割刃宽度是中间区域的一半，允许快速和高效的切割

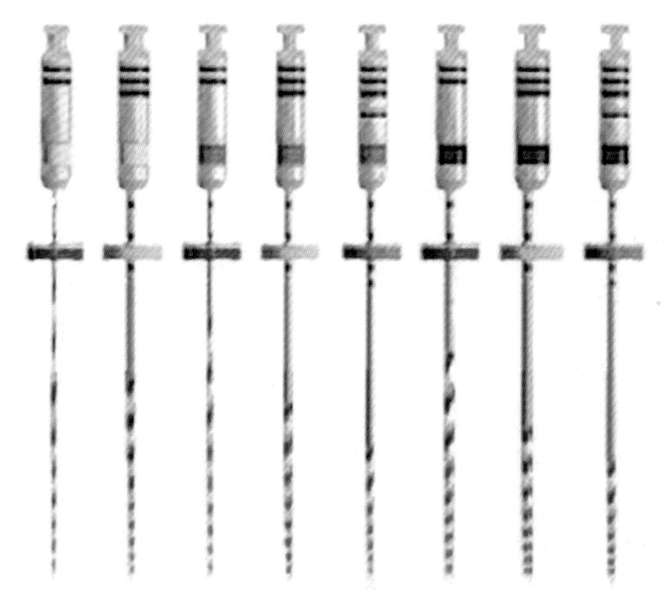

图 3-23　GT 系列 X 锉系统

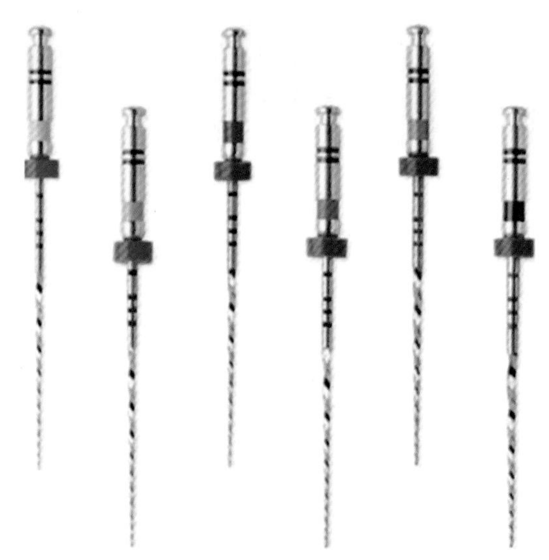

图 3-24　ProFile（图片由 Dentsply，Tulsa，OK，USA 提供）

Vortex Blue（Dentsply Tulsa）

2012 年，Vortex Blue 采用先进的热机械工艺制造，显示出更强的抗循环疲劳能力、更大的扭矩强度、更好的柔韧性和减少的形状记忆，同时符合自然曲率。Vortex Blue 的独特颜色是一种光学效果，由光线与锉表面的氧化钛层相互作用而产生，这是其独有的制造工艺（图 3-25）。由于形状记忆效应降低，镍钛锉保持在根管中央。相对较硬的镍钛系统，如 ProFile Vortex M-wire，Vortex Blue 器械上的氧化物表层补偿了硬度损失，同时提高了切割效率和耐磨性。这些镍钛锉的锥度为 0.04 和 0.06，尖端大小从 15 到 50，长度为 21mm、25mm 和 30mm。Vortex Blue 横截面为矩形，推荐转速为 500 转 / 分。

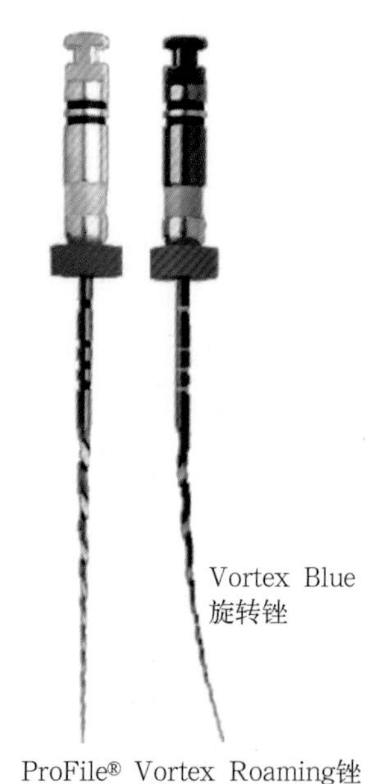

图 3-25　Vortex Blue

ProTaper Next（PTN）（Dentsply Tulsa）

于 2013 年推出，PTN 系统融合了三个重要特征设计，包括单个锉上的渐进锥度，如 ProTaper Universal M-wire 技术，它有着更佳的弹性，增加了抗疲劳性，第五代双边对称偏移矩形横截面设计。这种偏移特征使锉具有独特的不对称旋转运动，称为摆动，因此矩形横截面一次只有两个点接触根管壁（图 3-26）。ProTaper Xl 是个例外，它在最后 3mm 的部分具有方形横截面，使器械在根管狭窄处具有更多的核心强度。

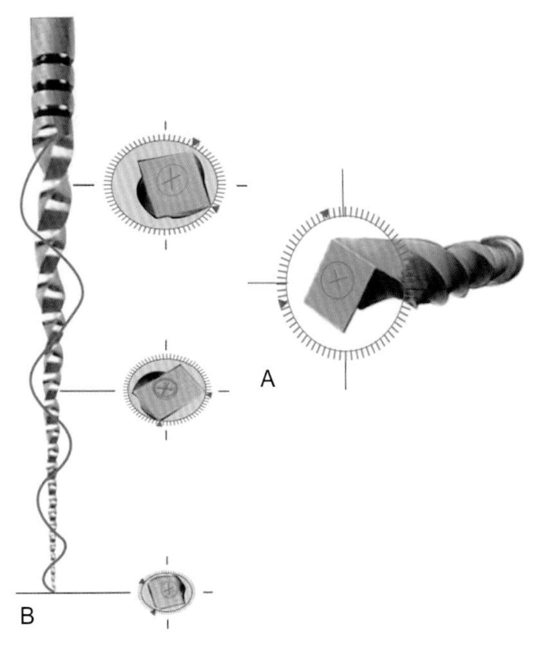

图 3-26 ProTaper Next

A. 横截面。B. 摆动时效果 Swaggering effect。ProTaper Next 的设计采用了三个独特的元素：一个矩形截面，一个不对称旋转运动和 M-wire NiTi 合金。

偏移设计提供了三个明显的优势：摇摆效应限制了不良的锥形套锁，从而最大限度地减少了锉和牙本质之间的接触，偏移量提供了更多的横截面空间，预示着碎屑在冠状方向上的去除，这提高了切割效率，因为刀刃仍然与周围牙本质壁接触。相对于具有对称质量和旋转轴的类似尺寸的镍钛锉相比，偏移设计使得锉能够切割更大范围的根管壁。因此，更小、更有弹性的 PTN 锉可以切割的量与具有居中质量和旋转轴的更大更硬的锉相同。这使得临床医师在准备根管时使用更少的器械，同时保持足够的形状和锥度。

五个不同长度的 PTN 镍钛可用于成形根管，即 X1、X2、X3、X4 和 X5。按顺序，这些器械柄上有为黄、红、蓝、双黑、双黄色的标识环，代表的大小和锥度分别 17/0.04，25/0.06，30/0.07，40/0.06 以及 50/0.06。

X1 和 X2 都有增加和减少百分比锥形设计。最后三个完成器械是 X3、X4 和 X5，它们的锥度从尖端到刀柄部逐渐减小。它们可用于在根管中形成更大的锥度或预备更粗大的根管系统。建议 ProTaper 通用型 SX 先锋锉用于根管的冠方预备（图 3-27）。对于非常长和极度弯曲的根管以及大直径根管和根管再治疗，可以直接使用 ProTaper Next X2、X3、X4 或者 X5 开始进行根管预备。

PTN 锉一般在 300 转 / 分下使用。当我们在逐步成型根管的时候，用的是拂刷的动作（而不是啄的动作）。所有的锉都以完全相同的方式使用，顺序都遵循 ISO 颜色进程，并且通常忽略根管的长度、直径和弯曲度。这种预备方式能产生使锉前进的横向空间并且增加锉和牙本质的接触。

ESX 序列系统（Brasseler USA，Savannah，GA，USA）

ESX 序列是一种先进的旋转式前进的系统。旨在改进两个具体的问题：操作简单和用更少的锉提高切割效率。ESX 系统是借助于原来的 EndoSequence 系统（Brasseler USA，Savannah，GA，USA）的灵感创作的。ESX 锉保留了 EndoSequence 系统的核心设

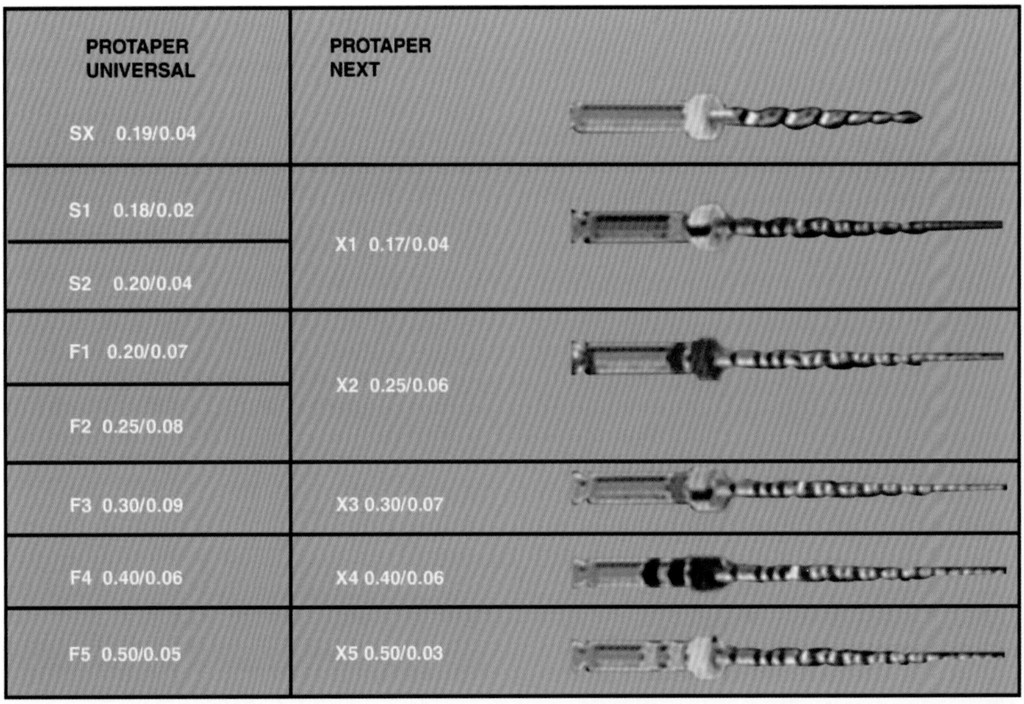

PROTAPER UNIVERSAL	PROTAPER NEXT
SX 0.19/0.04	
S1 0.18/0.02	X1 0.17/0.04
S2 0.20/0.04	
F1 0.20/0.07	X2 0.25/0.06
F2 0.25/0.08	
F3 0.30/0.09	X3 0.30/0.07
F4 0.40/0.06	X4 0.40/0.06
F5 0.50/0.05	X5 0.50/0.03

图 3-27 ProTaper Universal （PTU）与 PTN 的对比（图片由 Dentsply，Tulsa，OK，USA. 提供）

计特征：三角形横截面、获得专利的不对称交互接触点（ACP）和用电解法抛光的镍钛金属丝。这两个系统的推荐速度都是 500 ～ 600 转 / 分。

这两个系统有三个显著的差异：① ESX 系统包含了新的专利 BT-Tip，它有助于引导根管锉同时减少根管壁上的台阶；②使用了一个叫作单一律动和清洁（SSC）的独特的运算运动技术，显著地减少了每根锉上的扭矩；③这是一个用更少的锉达到相同结果的更有效率的方案。

ESX 系统有四支完成锉，25、35、45、55，都是 0.04 锥度带有增强头。锉的尖端是从圆形非切割尖端用平缓的过渡角过渡到三角形的柄部。这种在尖端上的变化有助于产生一个引导性运动，这减少了产生台阶的可能性。

ESX 锉推荐的 SSC 运算运动减少了产生在锉上的扭矩。这项技术包含使用 EXS 旋转锉在一次嵌合时牙本质充满凹槽，紧接着立即移动和清洁锉。这种引导尖端和 SSC 技术（锉在极小的空间内运动）使临床医师预备任何根管都能减少锉的数量。

EXS 基础锉包含先锋锉（15/0.05）和一个完成锉。使用方法是先用手动锉疏通到工作长度然后用 Expeditor 锉在 SSC 运动下预备到相同的长度。对于阻力比较大的根管，在 SSC 运动下用 25/0.04 作为终锉来达到相同的长度。对于中等阻力的根管 35/0.04 是主要的终锉。对于全长阻力小的的根管 45/0.04 是终锉。当术者发现用 45 号终锉预备到根尖清洁不足时会使用 55 号的锉。

对于具有明显弯曲或钙化的更有挑战性的病例，推荐使用升级版的 ESX 方案。这种方法是在使用 Expeditor 之前使用三根额外的锉：ESX 开口锉（20/0.08）和两支探查锉（15/0.04 和 15/0.02）。在使 ESX 锉之前单独使用这三支锉或者和手动器械一起使用来达到工作长度。

EdgeFile X-3 Heat-Treated Fire-Wire（Edge Endo，Johnson City，TN，USA）

EdgeFile 锉由退火热处理的镍钛合金（品牌名为 Fire-Wire）制成，从而增加抗循环疲劳的能力和扭矩强度。由于这种特殊的处理方法，EdgeFileX3 系统可能会稍微弯曲。这并不是制造缺陷，可以很容易地用手指矫正。然而，这并不是必须的，因为一旦进入根管内，EdgeFile X3 锉会遵循并顺应自然的根管解剖结构和曲度。这些旋转锉在恒定的锥度下只供单个病人使用。XR 根管再治疗锉也有 R1（25/0.12）、R2（25/0.08）、R3（25/0.06）和 R4 （25/0.04）等型号备选。

Twisted 锉（Sybron Endo，Orange，CA，USA）

Twisted 系统是通过一种特殊的加热技术制成的。这项技术是通过对菱形晶相结构 [介于奥氏体（静止时）和马氏体（功能 R 相）之间的一种中间相] 进行加热和冷却。这就使根管锉的扭转成为可能，使 Twisted 锉有别于所有其他系统。其他旋转锉是通过一种机械的切削来塑形的。而这项独特的技术使得 Twisted 锉有一种特殊的抗循环疲劳能力和卓越的弹性。

此外，Twisted 锉是通过扭转制造的而不是通过抛光 / 铣削制造，这消除了所有的微裂隙，从而使该锉有更大的抗力和更高的强度。制造过程是通过应用先进的表面处理技术来完成的，有助于保持材料表面的强度和边缘的锐利。TF 优化了镍钛锉的强度和弹性，它更耐用更有弹性，即使在极端的情况下也能保持根管的曲度。相对于普通的锉，TF 能提供 3 ～ 4 倍的抗扭转和抗循环疲劳的能力。由于其独特的加工方式，TF 在根管内断裂前进行解螺旋，从而及时提醒临床医师更换旋转锉，显著降低了使用旋转锉时发生事故的风险。

在锉的设计方面，Twisted 锉具有三角形的横截面，增强了弹性，并且减少了根管壁内部的摩擦（因为减少了接触面积它具有可变的螺距，最大限度地减少“拧入”screw-in 效应，并使碎屑有效地排出根管外。这种锉是由一整块镍钛合金制成使其结构更完整并且减少旋转运动时的摆动。TF 锉的尖端是被动的，这使得它可以很容易地沿着根管的形态前进并最大限度地减少根管偏移。

TF 锉有 5 个锥度可供选择 0.12，0.10，0.08，0.06 和 0.04。它们都有一个固定的 25# 尖端。长度有 23mm 和 27mm 两种（图 3-28）。锉上有两个彩色圆环：较低的圆环（靠近工作端部分）显示根尖直径（ISO 标准）和较高的圆环显示锥度大小。该锉也有激光标记，可以用来代替橡胶塞。推荐转速为 500 转 / 分，可使用或不使用扭矩控制和自动反转。

TF 锉可以用于冠向下法的序列预备，也可以作为单根锉系统使用。它不需要使用开口锉。锉是被动地、轻轻地插入根管内并且始终处于运动状态。无论是插入还是取出，锉在根管内都不能保持静止（表 3-7）。

TF Apical 于 2014 年推出。可用的长度保持不变，型号有 40/0.04，35/0.06 和 30/0.06。

Twisted 自适应锉（Sybron Endo）

自 2007 年以来，随着热处理 TF 技术（Axis，Sybron Endo，Coppel，TX，USA）和 M-wire（Dentsply Maillefer，Ballaigues，Switzerland）的发展，采用了热处理的合金生产的器械已经商业化，旨在提高其机械性能。在寻找更强更好的仪器的过程中，第三个因素变得很重要，即运动力学。TF 自适应技术以最大限度地提高往复运动的优点，同时减少其缺点（图 3-29）。

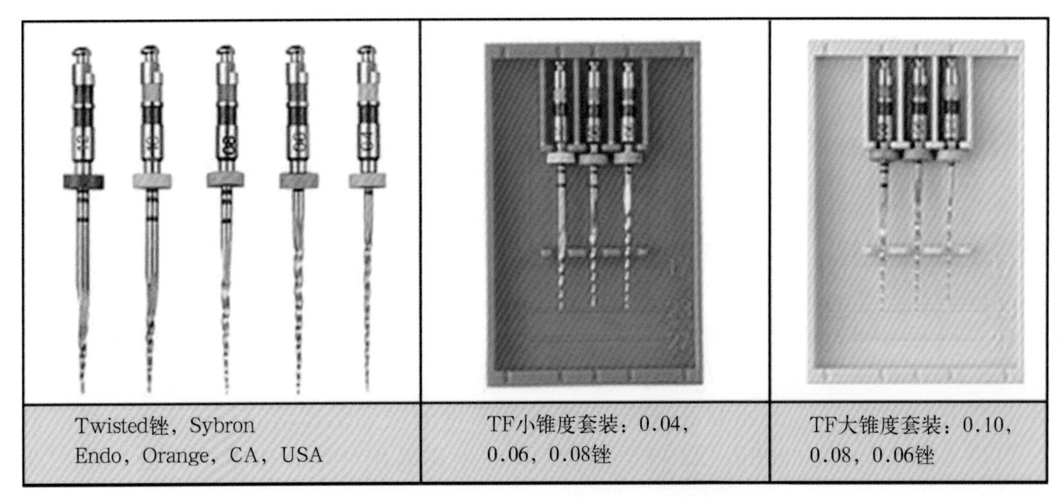

图 3-28 Twisted File （TF） **旋转系统**

表 3-7 Twisted **锉预备系统**

用途	细小弯曲的根管	中等根管	粗大根管
冠方敞开	建立直线通路达到工作长度	25/0.10 → 25/0.08（达到工作长度）	25/0.12 → 25/0.10（达到工作长度）
成型和完成	25/0.08 （达到阻力位）→ 25/0.06（达到工作长度）		

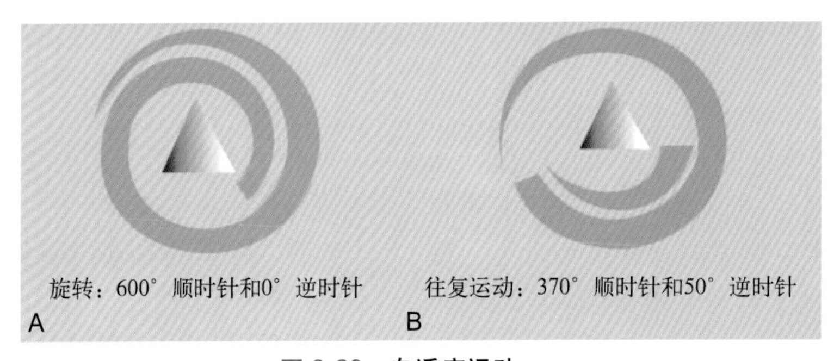

图 3-29 **自适应运动**

A. 当没有负载或负载很小的时候锉的运动；B. 当与牙本质嵌合或有负载时锉的运动。

TF 自适应锉于 2013 年推出，其理念是将扭曲设计、合金热处理、连续旋转和往复运动结合在一个创新的新系统中，从而实现简单、可预测和安全的仪器。其概念是提供一个自动检测器械中产生应力的马达（情况越复杂，应力越高）。自适应运动技术是基于智能算法设计与 TF 自适应锉系统专利技术。这项技术允许 TF 自适应锉根据施加在锉上的压力大小来调整根管内扭转力。这意味着锉根据具体情况，不是在旋转运动就是在往复运动。结果是额外的碎屑被移除，锉被旋入和碎屑挤出根尖孔的机会变小。

当 TF 自适应锉在根管内不受或受到非常轻微应力时，可以将其运动描述为连续旋转，从而可以提高切割效率，清除碎屑，并减小旋入的倾向。相反，在疏通根管时，由于增加的器械应力和金属疲劳，TF 自适应锉的运动变成了一个往复运动模式，有专门设计的顺时针和逆时针角度。这些角度不是恒定的，而是根据解剖结构的复杂性和根管内压力而变化的。这种自适应运动有助于在不影响性能的前提下减少根管内器械折断的风险。因为临床上各种情形下最好的选择是自适应马达自动选择的。

TF 自适应系统仅依赖于三支锉，其颜色编码类似于交通信号灯序列：以绿色开始，以黄色继续或停止，以红色停止（图 3-30）。红色锉主要用于根尖扩大。这个系统最近才被引入，可用的研究十分有限。

K3XF（Sybron Endo）

K3XF 于 2011 年推出，使用 R 相技术改进其原有的 K3 系统。该锉设计包括一个正倾角和可变螺旋倾角，这有助于移除根管内的碎屑。它还具有第三导平面，提供更好的居中性、可变螺距、优越的弹性和抗疲劳能力。推荐转速为 350 ~ 500 转 / 分。长度分别有 17mm、21mm、25mm，锥度有 0.04、0.06、0.08、0.10 的，型号有 21、30、40 的。这些锉有一个非切割尖端来确保安全性。它们还有一个不锈钢的 Axxess 手柄来确保锉的后半部分更好地进入根管（图 3-31）。

Hyflex CM（Coltène/Whaledent，Altstätten，Switzerland）

Hyflex CM 形状记忆功能是 H 锉的一个改进版，它有 S 形的截面而不是 H 锉的单螺旋泪滴型截面。HyFlex 镍钛锉使用一种独特的热机械过程生产，来控制材料的记忆，使得这种锉非常的有弹性而没有传统镍钛锉的形状记忆。这些锉在室温下呈现马氏体状态，而传统的镍钛金属并没有这些属性。

这使得这种锉能够遵循根管的解剖形态，而不会对根管外壁产生不良的侧向力，这就减少了台阶、根管偏移和穿孔的风险。与其他 NiTi 锉相比，HyFlex CM NiTi 锉

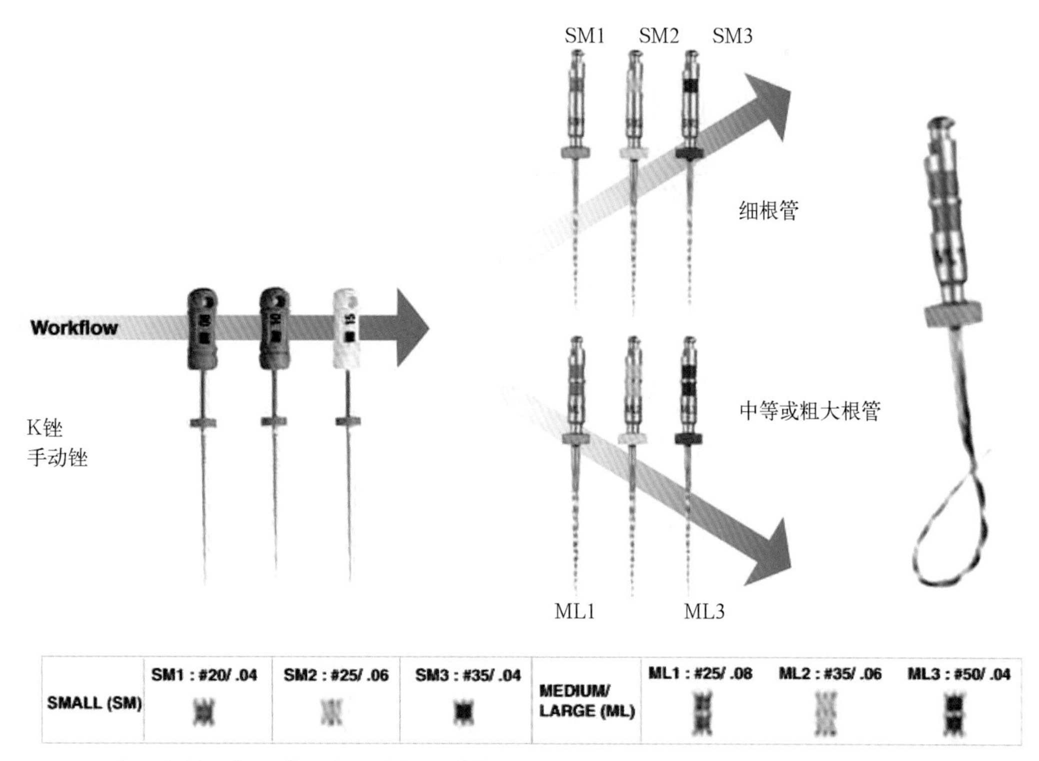

图 3-30 TF 为了高效和便于使用自适应锉系统使用颜色编码识别系统。就像交通灯一样，以绿色开始，以红色停止

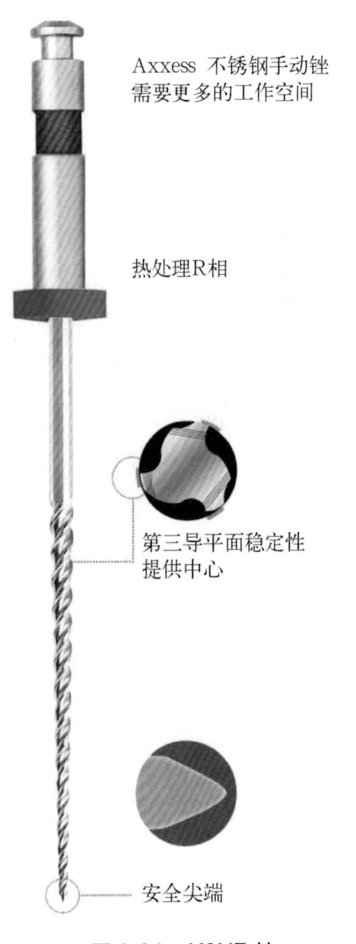

图 3-31 K3XF 锉

对循环疲劳的抵抗能力提高了300%，这大大降低了器械分离的发生率。它们具有正常的抗扭强度。在热处理期间（例如，在高压灭菌期间），器械恢复到原来的形状（图3-32）。

用CM金属丝制作的HyFlex器械在2011年被商业化。它们的镍重量百分比（52%）低于市面上大多数镍钛旋转器械的54.5%～57%。推荐转速是500转/分。这些锉可以使用冠向下法、步退法、或者器械商推荐的单根锉法进行牙体预备。它们也可以作为HyFlex NT旋转锉或者HyFlex GPF建立顺畅通路旋转锉使用。

HyFlex NT根管旋转锉是专门设计用于特定的临床情况，如钙化的根管、直根管、再治疗根管和去除牙胶。HyFlex NT锉有0.06和0.04锥度，长度有21mm、25mm和31mm可被选择使用。有些锉（20/0.02，20/0.06，30/0.04和40/0.04）有三角形截面，有三个切割刃和三个凹槽，另外一些（0.04/20和0.04/25）有四边形截面的锉有四个切割刃和四个凹槽（图3-33）。

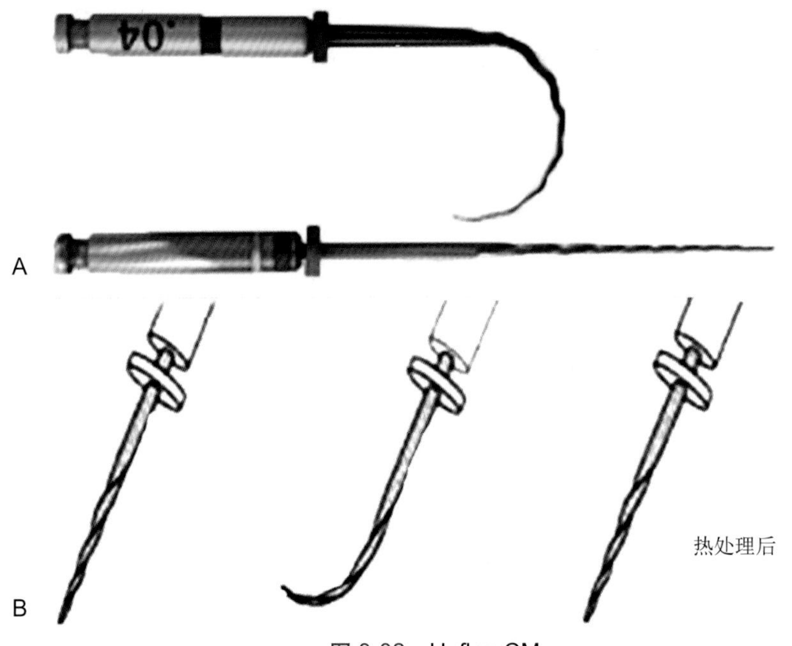

图 3-32 Hyflex CM

A. Hyflex CM NiTi 锉；B. 热处理后（高压灭菌）。

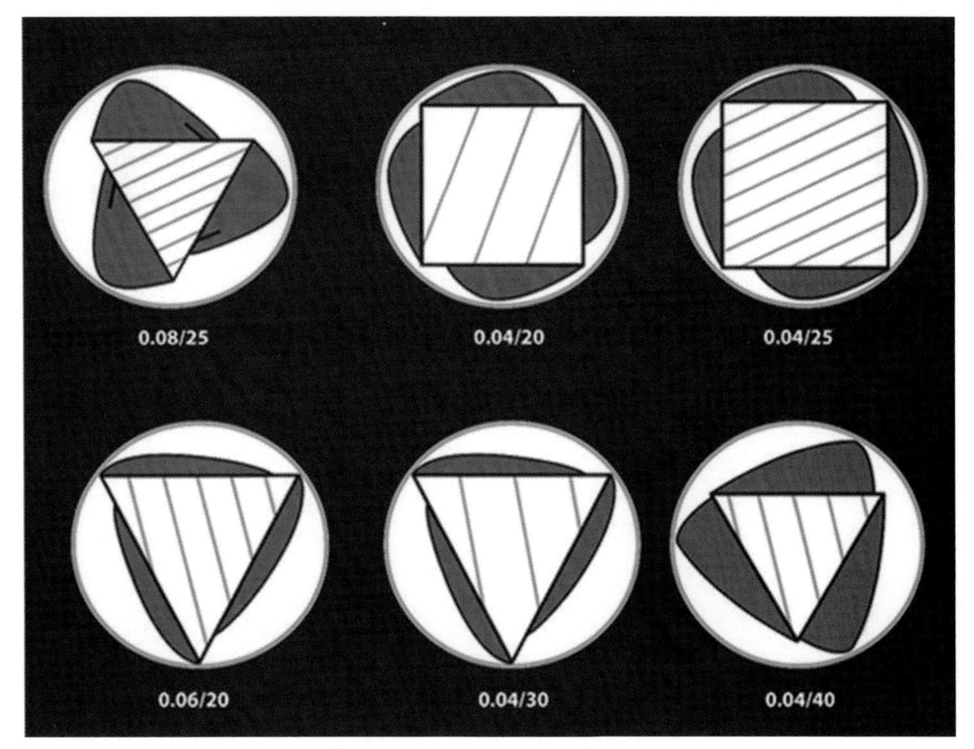

图 3-33 Hyflex NiTi 锉截面图

Typhoon Infinite Flex NiTi（TYF CM）（Clinical Research Dental，London，ON，Canada）

Typhoon Infinite Flex 锉是 2011 年引入的，同样是采用了受控记忆金属丝和高效能的切割的设计（图 3-34）。该仪器具有更高的抗循环疲劳的扭转强度，并且更有可能解螺旋而不是器械分离。锉有一个三角形的横截面和一个可变的螺距，进一步增加了它们的弹性和减小对锉的压力。推荐转速为 400 转 / 分。为了进一步减少对器械的压力，并保护根颈部牙本质，Typhoon Infinite Flex 锉有一个 12mm 的切割区，而不是传统的 16mm。这些锉还可以与一些传统的 NiTi 锉混合使用，用于弯曲的根尖部分。

根管预备是按照冠向下的顺序进行的，对于大多数根管形状，锉应该按照 35/0.06 > 30/0.04 > 25/0.06 > 20/0.04 顺序使用。这项技术交替使用不同锥度的锉以防锥形套锁。对于较粗大的根管，也可以使用 0.04 锥度，50# 的锉。

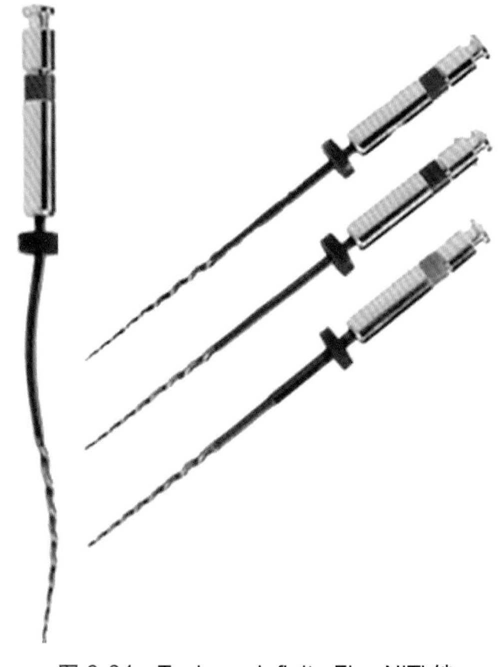

图 3-34 Typhoon Infinite Flex NiTi 锉

旋转和往复

根管器械可用于旋转运动，或轴向的往复运动，或者两者的结合运动。大部分可用的镍钛锉都是机械的连续旋转。往复运动被定义为重复的来来回回运动，自1958年被临床应用，驱动了不锈钢锉的发展。最初，所有往复式发动机和相关机头顺时针和逆时针的旋转都达到40°。随着时间的推移，小角度顺时针/逆时针旋转（真正的往复）被用于旋转系统，如M4（SybronEndo）Endo-Eze AET（Ultradent Products）和Endo-Express（Essential Dental Systems）。这些产品有一定认识上的局限性，包括降低切割效率，要求更多的内向压力，有限的旋出碎屑的能力。

连续旋转的镍钛锉想要获得更大触感和更有效率的切割必须与扭矩和往复运动导致的应力疲劳相关的固有风险相平衡。为了降低这一风险，锉被设计为机械的往复运动：顺时针旋转一个特定的距离，然后逆时针旋转。顺时针和逆时针旋转通常是不等效的（改良的往复运动），所以锉能够在每一个往复运动的循环中顺时针前进一部分。这模仿了手动锉的运动方式，并且减少了锉在弯曲根管内连续旋转时的风险。

旋转角度不相等，并且低于组成器械的金属的弹性极限所形成的角度，从而降低扭转应力，提高安全性。最主要突破是将旋转NiTi锉的作用方式由360°旋转改为往复运动。Yared在2007年描述了ProTaper F2锉在往复式手机中的使用，相比于持续的旋转运动，往复运动可以延长器械的使用寿命。然而，往复运动这一术语包括几个可能的运动和角度，每一种都可以影响镍钛器械的性能和强度。减少器械的应力（包括扭力和挠曲力）是往复运动的主要优点。

基于这个理念提出了两个系统：登士柏开发的WaveOne和VDW开发的Reciproc。这两种锉与其他同行的关键的不同在于他们主要的运动和切割都是逆时针方向。都是基于多次的往复运动来完成360°的旋转（表3-8）。尽管往复式锉有促进牙髓器械的发展，但是迄今为止还没有研究表明它们优于连续旋转的锉。

表3-8 旋转和往复运动的锉和系统

运动	系统	材料
往复运动（顺时针和逆时针）	ProTaper F2锉（Yared 2007）	NiTi
多个往复运动（360°旋转）	Wave One（Dentsply）Reciproc（VDW）	M-wire
旋转	ProTaper（Dentsply）Hyflex（Coltène/Whaledent）	NiTi

Wave One（Dentsply）

2011年推出的Wave One是一个单根锉，一次性使用的系统，采用往复式运动而不是旋转运动，需要一个特别设计的机头和马达。该仪器设计用于反向切割操作。该仪器的横截面在根尖部分为一个改进的凸三角形，在冠方为一个凸三角形（图3-35）。这种锉是用M-Wire（Dentsply Tulsa Dental，Tulsa，OK，USA）镍钛金属制造，提高了锉的强度和抗循环使用疲劳能力。

Wave One单根锉往复运动系统有三个型号的锉，分别是21、25和31mm长。黄色Small锉尖端尺寸21（ISO），6%的锥度；红色的Primary锉尖端尺寸是25，锥度是8%，向冠部逐渐减小；黑色的Large锉尖端尺寸40，锥度8%，向冠部逐渐减小。这种锉有改良的非切割引导尖端（图3-36）。在柄部的塑料颜色标识一旦被消毒就会变形，防止锉被重新放回机头。因此这个系统在

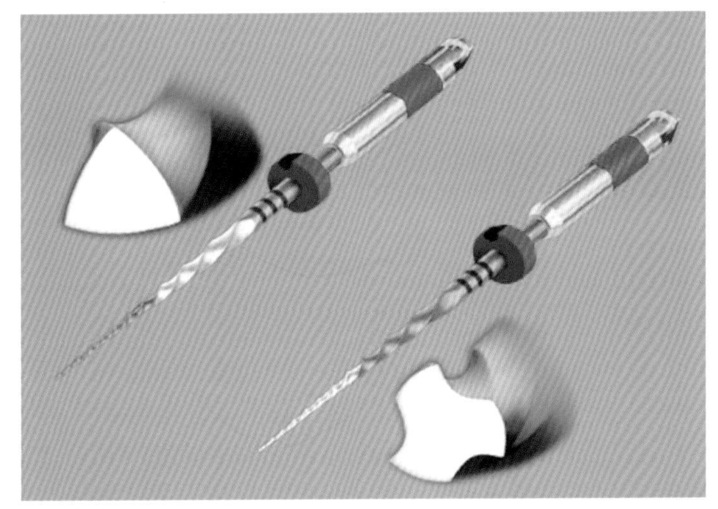

图 3-35 Wave One 系统横截面。同一支锉有两个不同的横截面。它更远端的横截面提高了安全性和向内运动的能

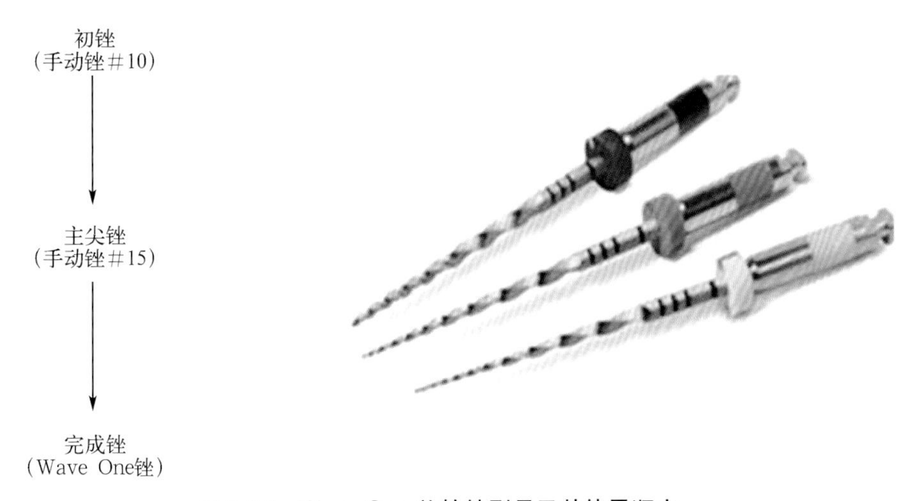

图 3-36 Wave One 旋转锉型号及其使用顺序

市场上作为一次性器械进行销售。单次使用减少了器械疲劳，这成为 Wave One 系统更重要的考虑因素，因为一根锉做了旋转镍钛锉三支或更多支锉的工作（框 3-5）。

框 3-5 Wave One 预备顺序

Wave One 小号（21/0.06）

用于根尖部特别狭窄的根管或者不通的根管，顺畅通道，这类锉工作于非常狭窄、非常长的根管，或者根尖部严重弯曲的根管

Wave One 主锉（25/0.08）

在主根管中使用

Wave One 大号（40/0.08）

用于大直径和相对较直的根管的塑形

根管成形

10 号手锉疏通根管 (预备根管冠部 2/3)

↓

选择合适的 Wave One 锉预备根上冠部 2/3

↓

手锉测量工作长度

↓

Wave One 预备到工作长度

Wave One 马达（e3）有一个可充电电池和一个 6 ∶ 1 的减速手机操作。锉的逆

时针旋转运动大于顺时针。逆时针方向运动使锉前进，嵌入和切割牙本质，顺时针运动使器械在卡入根管之前与牙本质脱离接触。三个往复循环完成一个完整的反向旋转，器械逐渐进入根管内，几乎不需要施加根尖压力。因为这些锉都有自己独特的反转设计，它们只能用 Wave One 马达，该马达有反向往复运动的功能。

这类锉的使用是一个不超过 3 ～ 4 次的渐进上下往复提拉，只需要轻微加压。这种系统的主要缺点是只能成形根管，在很多情况下非常快，但它们不能清洁根管。

Reciproc（VDW，Munich，Germany）

Reciproc （由 M-Wire 制造），2011 年推出用于往复运动，是单支锉一次性机用根管预备系统。逆时针的角度大于顺时针的角度，使器械不断向根尖方向移动。一般来说，往复式根管预备是根据平衡力技术演变而成的，它允许使用手动器械将严重弯曲的根管成形至较大根尖直径。

Reciproc 锉有不同的型号：R25 锥度为 0.08，R40 锥度为 0.06，R50 锥度为 0.05。为了便于识别，均以 ISO 颜色标记。该锉有锋利的切削刃，并有一个连续的锥度在其工作端前 3mm，锥度到轴部逐渐减小。器械的整个工作部分采用“s”形截面。在使用往复式器械之前，不需要建立顺畅通路。因此，我们认为在狭窄的根管中使用小号手锉导致的程序错误发生率降低了。

与传统的 NiTi 合金相比，该合金具有更好的弹性和抗循环疲劳性能，其维氏硬度明显高于传统的镍钛合金（Liu 等，2009）。Reciproc 锉的长度为 21、25 和 31mm。

在逆时针运动阶段，往复器械主动切削牙本质；在随后的顺时针运动中，瞬时被释放，并通过向根方轻度加压进入根管，直到达到理想的工作长度。

Reciproc 和 Wave One 系统是目前旋转镍钛系统范围内最直接的全序列单支锉往复运动，Reciproc 系统有另一个特有的优势是去除根充材料（包括塑化材料）。

自适应锉（ReDent Nova，Ra’-anana，Israel）

自适应锉（self-adjustment File，SAF）是一种新的系统。它不使用固体金属器械。相反，它依靠弹性网格的轻柔摩擦作用来预备根管壁（图 3-37）。SAF 系统有治疗复杂解剖结构根管的能力，能够持续有效地冲洗及清创，消除了器械在根管内折断的可能，因为在冲洗和成形时锉刀没有旋转，能简化和减少使用牙科设备的数量。

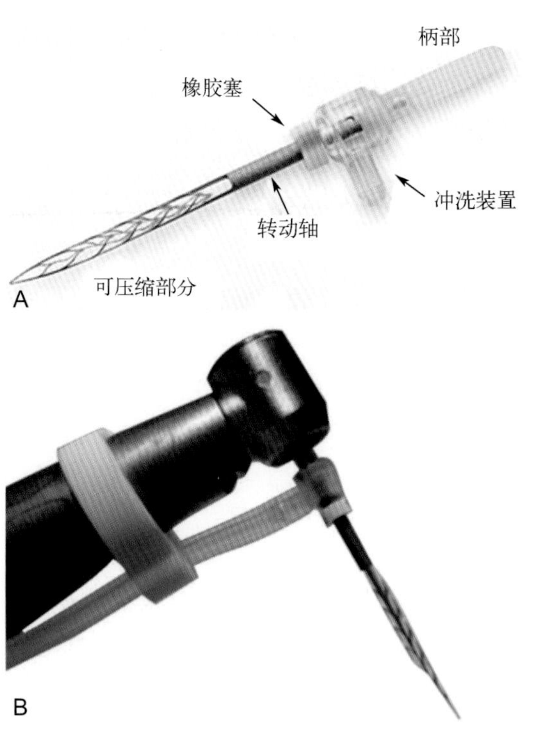

图 3-37 A. 自调节器械装置；B. VATEA 冲洗装置与管连接在锉的轴上。SAF 仪器由一个带有 RDT3 头的振动手机驱动

SAF 是一个可压缩的中空设计，薄壁尖柱体（1.5 或 2.0mm）由 120μm 厚镍钛

网丝组成。它的表面经过处理使其具有研磨性，使其能够通过往复切削运动去除牙本质。当插入任何一个事先疏通并预备至ISO大小为20的根管时该器械可以被压缩，压缩后的器械会根据根管的形状进行三维调整。该器械是安装在进出机头上转动，转速为3000～5000转/分。它的振动运动是沿整个根管与根管壁紧密结合，通过研磨运动去除一层牙本质。中空设计允许在整个过程中连续冲洗。使用了一种叫作VATEA（ReDent Nova）的特殊冲洗设备。这是通过一个硅管连接到器械轴上的冲洗中心（图3-37B），并持续低压和低流量的冲洗。该器械极具弹性，可有21、25和31mm的长度。

SAF技术不用采用根尖加压冲洗。因此，保持了根管内稳态，而冲洗液不会溢出根尖孔。SAF非常耐用、具有很好的弹性和耐性，可以在他推荐的操作模式下达到最小的功效损失。它不会强行改变根管形态，而是在横向和纵向上保持根管的原始形状。

TRUShape 3D根管成形锉（Dentsply Tulsa Dental Specialties）

Tru 3-D Conforming根管锉能够使临床医师在清理整个牙根中的牙髓和碎屑时能够保留更多的牙本质结构（清除的牙本质量可降低36%）。锉体的S形设计所预备出的根管形态可减少最多32%的根管偏移，从而使其比标准锉更适应较大根管空间。它在预备时形成的完整运动可以更好地清除生物膜以抑制细菌生长（图3-38）。因此，TRUShape 3D根管成形锉在清理完整根管中的牙髓及碎屑的同时保留了更多的牙本质结构。这些锉的外观和手感与传统根管锉不同。它们通过与多达75%的根管内壁接触，对不规则形状根管的预备获得了比传统的ISO旋转锉更好的清洁效果。它们的长度有21mm、25 mm和31 mm，锥度为0.06，尖端直径为20、25、30和40。

TRUShape3D系统的根管口成形锉是16mm长20/0.08规格。它们的设计是用来敞开根管口，以便为根管锉创造理想的顺畅通路。其主要特点是具有主动切割截面，凹槽长度约为7mm，直径为0.75mm，以尽量保留原始根管通路，同时blue wire镍钛合金材质确保了锉体的强度和弹性。

表3-9总结了所讨论的各种旋转系统。

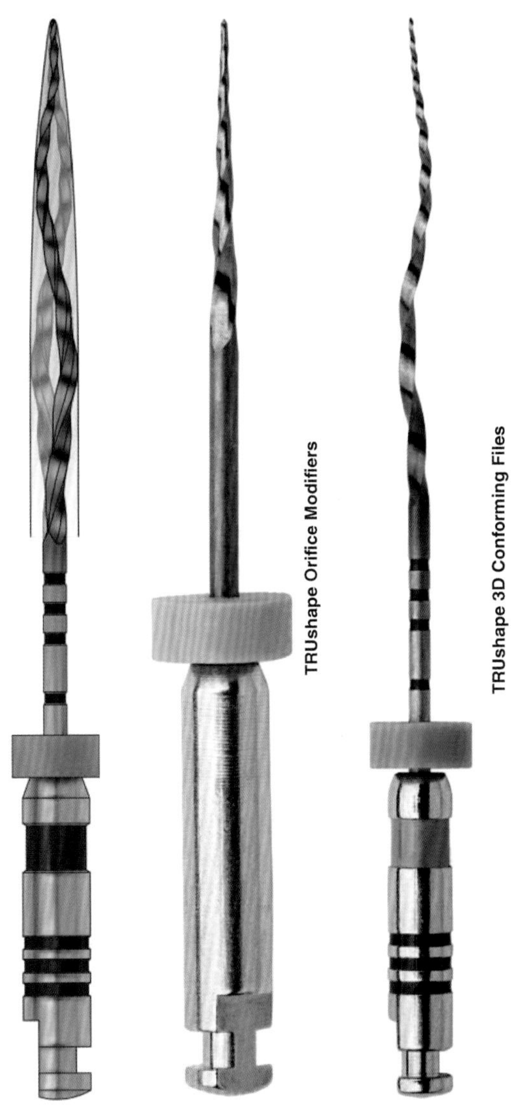

图3-38 TRUshape 3D根管成形锉（图片由Dentsply，Tulsa，OK，USA.提供）

表 3-9 旋转系统的特点

系统	锥度	尖端的设计和大小	横截面	推荐转速	可用长度	每套器械	其他特点
LightSpeed instruments(LightSpeed, San Antonion, TX)	特定的器械使用顺序形成一个锥形的形状	非切割尖端尺寸 20-140，包括一半的尺寸大小	三 U 型	750 ～ 2000，采用后退技术	21mm， 25mm， 31mm	25	切削导平面，薄而柔韧的非切削轴和短切割头（1 ～ 2mm）
Hero 642（Micro-Mega）	固定锥度2%,4%,6%	非切割尖端尺寸 2%（20-45）、4% 和 6%（20-30）	三螺旋型	300 ～ 600，采用最小轴向力，冠向下技术	21mm 和 25mm	12	可变螺距锉切割部分短（12 ～ 16mm），具有正前角可提高切割效率。无导平面
K3（Sybron Endo）	固定锥度2%,4%,6%	非切割尖端尺寸 15-60	不对称、可变芯径	300 ～ 350，采用最小轴向力，冠向下 / 改良的双敞技术	21mm， 25mm， 30mm	27	具有正前角，三个导平面，外周刃状凹凸面，可变螺距
ProTaper（Dentsply Maillefer）	根据器械的长度锥度可变	非切割尖端尺寸 19-30	凸三角	150 ～ 350，采用冠向下技术	19mm， 21mm， 25mm	6：3 次完成和 3 次成形	无导平面 F3、F4、F5 的 U 型凹槽为了增加弹性 螺距和螺旋角的平衡是为了防止仪器折断在根管
GT Files（Dentsply Maillefer）	固定锥度4%,6%,8%，10%，12%（配件）	非切割尖端尺寸 20，30，40；12% 尖端尺寸 35，50，70，90	三 U 型	150 ～ 350 采用冠向下技术 非啄机运动	18mm， 21mm， 25mm	4：GT20， GT30， GT40， GT 配件	锉具有一个短的切割端，可变螺距和导平面
Profile（Dentsply Maillefer）	扩孔器 4% 6% 2% 29 系列 成形器（5% ～ 8%）	非切割端 20-80 15-90 15-40 15-45 13-100 20-80	三 U 型	150 ～ 350 采用冠向下 / 改良的双敞技术	19mm 21mm， 25mm， 一些 31mm 21mm， 25mm 19mm	6 2% 和 6%：6 4%：9 6	20 度螺旋角和定螺距导平面和中性的倾角

（续表）

系统	锥度	尖端的设计和大小	横截面	推荐转速	可用长度	每套器械	其他特点
Flex Master（VDW，Munich，Germany）	2%，4%，6%，每个锉具有11%的锥度	非切割端 15-70 15-40	凸三角形	150 ～ 300	21 和 25mm 2% 和 4% 也可用于长度28mm	22	锋利的切割刃 无导平面 每个尺寸的器械均有独立的螺旋角
RaCe (FKG, La Chaux-de-Fonds，Switzerland）	2% 4% 6% 8% 10%	改良式 15-60 25-35 30，40 35 40	三角形（除RaCe15/ 0.02和 20/ 0.02 是正方形）	300 ～ 600，采用逐步后退 / 冠向下技术	2%：19mm 4%～10%：25mm	15	交替的切割边缘刃 无导平面
Quantec SC(cutting)，LX（noncutting）（Sybron Endo）	2% 3% ～ 6% 8% ～ 12%	15-60（SC/LX） 25（SC/LX） 25（LX）	三螺旋型	300 ～ 350			双螺旋形凹槽 良好的正倾角度 两个导平面
Mtwo（VDW，Munich，Germany）	4% ～ 7%	非切削尖端尺寸 10-40	S 型	不指定，同步技术		8	良好的倾斜角度 无导平面

顺畅通路旋转器械

预敞是为了减少 NiTi 器械在根管内发生折断的风险而对根管冠部进行的预备扩大。通过预敞，减少了器械尖端的锥度套锁，并创建了一个顺畅通路，以便于后续旋转器械的进入，无论使用何种技术。根据 John West 的定义，顺畅通路是指从根管口到根管生理性末端的一条平滑的根管通道。当形成直线通路的锉能够从根管口部进入并沿着光滑的管壁不间断地到达尖端时，就形成了一个顺畅通路。没有根管的顺畅通道，就无法实现根管治疗学的基本原理。

传统上，预敞和顺畅通路是通过手动器械实现的，K 锉从 #10、#15 和 #20 的依次使用。尽管多年来引进了专门为预敞口设计的旋转器械，但手工技术仍然有不可否认的优势：更大的触感控制，更低的器械折断风险，为了平整台阶或避免根管偏移可以选择预弯器械，遗憾的是，这些锉也有缺点，由于它们相对较硬和具有一个切削尖端在弯曲或钙化的根管中会导致台阶或根管偏移。

这导致了第一代预敞机械镍钛系统的引入：就是 PathFiles。使用旋转器械预备顺畅通道的好处是很多的。与不锈钢相比，镍钛合金有更好的弹性，能防止台阶或根管偏移。此外，锉针的旋转动作可以将碎屑及牙髓带向根管的冠部防止把牙髓压向根尖方向。这些器械的主要功能不是塑形根管，而是将牙髓从根管中移除并创造一个顺畅通道。

PathFiles（Dentsply）

PathFile 旋转系统于 2009 年推出，由三支 0.02 锥度 NiTi 锉组成。PathFile No.1（紫色环）ISO 尖端尺寸为 13，PathFile No.2（白色环）ISO 尖端尺寸为 16，PathFile No.3（黄色环）ISO 尖端尺寸 19。最初用 10 号 K 锉探查和疏通根管，直至锉针可以在根管内顺畅移动。尖端直径逐渐增加便于锉向前推进，而不需要向根尖加压。锉尖是圆形的，没有切割力，以防止出现台阶和根管偏移。锉有一个正方形的横截面，能对抗扭转，确保了弹性，并提高了切割效率。通过优化两个锉刃之间的间距，以增加器械的强度。它们的长度为 21mm、25mm 和 31mm。使用转速为 300 转 / 分。

X-Plorer 根管导航 NiTi 锉（Clinician's Choice Dental Products，New Milford，CT，USA）

X-Plorer 系统于 2010 年推出，由三个型号组成。长度分别为 21mm 和 25mm。这些器械的独特设计特点是它们的切割刃、锥度和横截面。切割面限制在锉的尖端 10mm 内，从而减少了表面接触和扭转，增加了触觉反馈。

G-Files（Micro-Mega，Besançon，France）

G-File 根管通畅器械于 2011 年推出，由两根锉组成，长度分别为 21mm、25mm 和 29mm。尖端尺寸是 ISO 12 和 ISO 17，不对称的非切割尖端有利于锉的通行。这些锉的锥度为 0.03。锉的横截面上有三个不同半径的刀刃，以帮助清除碎片并减少扭转。这些锉的表面采用电解法抛光从而提高了效率。

ProGlider（Dentsply Tulsa Dental Specialties）

ProGlider 是一种基于 M-wire 合金的单根旋转通畅锉。引入该系统是为了增加根管顺畅通路的直径，使其作为三个 PathFiles 系列锉的替代方案，该器械的主要特点是半主动尖端和尖端尺寸为 ISO16

且锥度为0.02。18mm的工作长度效率优于PathFiles16mm的工作长度，居中，还有可变的螺旋倾角及正方形截面。这些器械有21、25和31mm长度，用于连续旋转转速为300转/分。

消毒剂和润滑剂

研究表明，机械扩大根管时必须伴随着大量的冲洗，以便最大限度地清除微生物，使预备的根管尽可能地无菌。理想的根管冲洗液应该具备以下属性：能溶解坏死组织和残髓，去除细菌污染和广谱抗菌能力并能深入牙本质小管内，生物相容性好和无毒性，能够溶解无机材料和玷污层，易于使用及成本适中。

目前作为根管冲洗剂大量使用的物质包括酸（枸橼酸和磷酸）、螯合剂[乙二胺四乙酸(EDTA)]、蛋白水解酶、碱性溶液(次氯酸钠、氢氧化钠、尿素和氢氧化钾)、氧化剂（过氧化氢和乙二醇）、局部麻醉药、洗必泰和生理盐水。它们可以被归类为组织溶解剂，如NaClO；抗菌剂，包括杀菌剂（CHX）和抑菌剂（MTAD）；螯合剂，如EDTA；天然剂，如绿茶、triphala（三叶草）和其他。表3-10总结了目前可用冲洗剂的特点。

目前满足大多数要求且最广泛使用的冲洗剂是0.5%～6.0%的次氯酸钠(NaClO)，因为它具有较高杀菌效力和溶解并去除坏死有机组织的能力。然而，即使它是一种高效的抗菌剂，它也不能去除牙本质壁上的玷污层，螯合剂（EDTA或枸橼酸）有助于软化和溶解无机牙本质颗粒，从而防止碎片在根管壁上的堆积，但这些溶液的杀菌能力相对有限。

洗必泰是20世纪40年代后期在帝国化学工业有限公司的研究实验室研制出来的（英国，麦克莱斯菲尔德）。尽管洗必泰作为终末的冲洗液很有效，但不能将其作为标准牙髓治疗的主要冲洗剂，因为洗必泰不能溶解坏死组织残余物，而且洗必泰对革兰阴性菌的疗效不如对革兰阳性菌的效果好。

过氧化氢溶液作为根管冲洗液是通过物理冲洗方式，以及发泡作用进行根管清洗。然而，尽管过氧化氢溶液是一种有效的抗菌冲洗剂，但它不能溶解坏死的根管内组织，且对周围组织有毒性。含有乙醇的根管冲洗液也有抗菌作用，但它们不溶解坏死组织。

表3-10 目前使用较多的根管冲洗液的特点

冲洗液	抗菌能力	去除玷污层能力	生物相容性	溶解牙髓组织的能力
次氯酸钠	+	−	−	+
氯己定	+	−	+	−
乙二胺四乙酸	−	+	+	+/ −
复方多西环素	+	+	+	+/ −
Tetraclean	+	+	+	+/ −
ECA	+	+	+	+
臭氧水溶液		+		+
PAD	+	+	+	+

+.好；−.差。

NaClO 和 EDTA 联合应用于根管消毒已得到广泛的应用。用于根管冲洗的 NaClO 浓度范围为 2.5% ～ 6%。然而，已有研究表明，在这个范围的上限内组织水解作用更大，我们使用的所有的一次性冲洗方法都有其局限性，随着新材料和新方法的发展，寻找理想的根管冲洗剂的工作也在继续。

迄今为止，这些冲洗剂都不理想，因此，在当前的根管治疗实践中，双冲洗剂（如 EDTA 的次氯酸钠或洗必泰）通常被用作初始和终末冲洗剂，以弥补使用单一冲洗剂的缺点。教科书中已经有相当多的关于传统根管冲洗方法的文献，下文综述了几种新型根管冲洗剂的优缺点及其在未来的应用。

BioPure MTAD（Dentsply Tulsa）

BioPure MTAD 由 Torabinejad 及其同事提出，作为 EDTA 的替代品，可去除玷污层。它是四环素异构体（3% 强力霉素），乙酸（4.25% 枸橼酸）和 Tween 80（MTAD）的混合物，被用作根充前的终末根管冲洗。

与其他溶液相比，MTAD 能有效清除根管全长的玷污层，清除有机和无机碎片。MTAD 不像 EDTA 那样腐蚀牙本质，它具有持续的抗菌性能（对抗粪肠球菌），并且该清洗剂可以将微小碎片凝固成悬浮液进行清除。推荐使用它作为根充前的最后一次冲洗：将 1ml 的冲洗液灌满根管，浸泡 5min，然后将剩余的 4ml 持续抽吸冲洗。

因为这种冲洗剂是基于四环素异构体，可能会有牙体染色、产生耐药性和敏感性方面的问题。由于其抗菌特性和较低的细胞毒性，MTAD 是一种有效的根管冲洗剂，但其对真菌的抗菌效果的有效性和在根尖 1/3 处的应用仍需要进一步评估。

Tetraclean（药物实验室，Muggiò，Italy）

Tetraclean 与 MTAD 一样，是一种混合物，由强力霉素（50mg/ml）、一种酸（枸橼酸）和一种洗涤剂（聚丙烯乙二醇）组成。枸橼酸作为螯合剂，辅以较弱的抑菌作用，表面活性剂使其更容易渗透到根管系统中。它具有较低的表面张力，这使得混合物能够更好地吸附在牙本质壁上。Tetraclean 显示出对厌氧菌和兼性厌氧菌均有较高的抑制作用并且与 MTAD 相比能在各时间段内高度溶解细菌生物膜。

QMix（Dentsply Tulsa）

OMix 是一种氯己定、EDTA 和表面活性剂的混合溶液，可提高对牙本质小管的渗透作用。它上市的时间很短，所以可用的研究有限。它去除玷污层的能力至少和 17% EDTA 一样有效，并已被证明是一种高效的抗菌药物。QMix 是一种用于终末冲洗的冲洗溶液。研究表明，由于其独特的抗菌混合物质和它们的联合协同作用，使他有穿透生物膜的能力。这是一种预先混合的随时可用的无色和无味的溶液，不含抗生素。在实验室条件下使用这种溶液没有观察到牙齿染色的证据。

该专利配方是基于先进的化学设计，为了减少任何不良根管冲洗反应，制造商建议在根充前进行 60 ～ 90s 的持续冲洗，作为根管的终末冲洗。

电化学溶液

电化学活化（ECA）溶液由水和低浓度盐溶液制成。ECA 技术是一种科学技术典范的代表，是由莫斯科全俄罗斯医学工程研究所的工程师开发的。

ECA 的原理是通过使用流动电解模块（FEM）通过电化学单极（阳极或阴极）动

作将液体转移到亚稳定状态。FEM由阳极固体组成在阴极内同轴放置一层特殊涂层的钛圆筒，以及一层特殊涂层的空心圆筒。这些电极被一个铈锰腔隔开。FEM能够产生具有杀菌和杀孢子活性的溶液，基本上对大多数金属表面无腐蚀性，而且对人体组织安全。

阳极溶液（在阳极室中产生）被称为超氧化水或氧化电位水。根据纳入FEM元素的设备类型，阳极溶液的pH值是不同的；它可能是酸性（苯胺酸），中性（阳极电解液中性），或碱性（阳极电解液中性阴极）。最初使用的是酸性阳极液，但近年来已推荐中性和碱性溶液用于临床。

研究表明，新生成的超氧化溶液对所有微生物都有很高的抗菌活性，在2min或更短的时间内可以达到99.999%或更高的氧化还原作用。这使得研究人员将其作为一种强力抗菌剂。一个很重要的特点是它具有良好的生物相容性。

对根管壁及根管冠部及中段的冲洗效果更好，根尖部仅可见散在碎屑。Solovyeva和Dummer研究了ECA溶液根管冲洗的清洁效果，发现ECA溶液在去除玷污层方面比NaClO更有效。

与其他消毒冲洗液相比，ECA溶液显示出更好的临床效果，且冲洗液过敏发生率更低。ECA可以很容易地清除碎屑和玷污层，而且在根尖1/3处无毒有效，因此显示出了良好的效果。作为一种有效的根管冲洗液有着十分巨大的潜力。

Ozonated water

臭氧水是由三个氧原子（O_3，三原子氧）组成的化合物，是一种比正常大气中的氧气（O_2）能量更高的形式，其分子结构不同。臭氧是由雷暴后的放电和太阳发出的紫外线自然产生的。臭氧是一种很强的抑菌剂，可以有效地杀死微生物。由于空化，气泡的强制塌陷会导致内爆，从而影响到表面，进一步造成表面污染。冲击表面，进一步造成表面变形和表面物质的去除。在根管环境中，这种冲击波有可能破坏细菌的生物膜，使细菌细胞壁破裂。并清除玷污层和碎屑。然而。臭氧水不能够中和根管内的大肠埃希菌和脂多糖。臭氧水有必要进行进一步研究，然后才能用作根管冲洗。

激光消毒（PAD）

这是利用光动力疗法（PDT）对微生物进行灭活的方法，是由Oscar Raab首次发现。PDT是基于这样一个概念：即无毒光敏剂可以优先定位于某些特定组织中，随后被适当波长的光激活，以产生对靶细胞具有细胞毒性的活性氧和自由基。PAD不仅对细菌有效，而且对其他微生物（包括病毒、真菌和原生动物）也有效。

亚甲蓝已用于PDT中，用于针对各种革兰阳性和革兰阴性口腔细菌。单纯亚甲蓝（PS）完全消除了除粪肠杆菌（53%杀伤）以外的所有细菌；亚甲蓝与红光（PAD）相结合，能够消除根管中97%的粪肠杆菌等生物膜细菌。

除了亚甲蓝，氯化氯胺也被用作光敏剂。它应用于感染区域并能短时间原位停留。该试剂能与细菌的细胞膜结合，当被适当波长的激光源激活时，细菌膜就会破裂。氯胺染料具有生物相容性，不会对牙齿组织造成染色。FotoSan是牙髓治疗中引入的一种最新PAD设备。制造商的说明书表明，在根管预备之后，必须用亚甲蓝溶液冲洗根管，该溶液在原位停留一段固定的时间（60s），以使溶液与根管内壁充分接触，每个根管照射30s。

还需要进一步的临床验证PAD辅助清洁和消毒根管的有效性，并确定是否需要新的根管冲洗液或设备。

冲洗输送系统

手动荡化冲洗

为了能使器械有效地去除所有碎屑，它必须进入到根尖位置，冲洗液产生的水流冲击力，能将所有碎屑清除。冲洗的有效性和安全性取决于冲洗方式。已经制定了各种方法和系统，以提供有效的途径（框 3-6）。

框 3-6 冲洗系统

手动冲洗系统
手动荡化冲洗：手动激活、匹配根管形态的锥形注射器
针头刷：MaviTip FX
机器辅助
压力转换装置：EndoVac、RinsEndo
超声波
声波：EndoActivator
旋转刷
器械使用期间连续冲洗

注射器冲洗的优点之一是可以相对容易地控制根管内针刺的深度和冲洗量（图 3-39）。

刷子是清除根管壁或荡洗根管而设计的辅助工具。它们也可能间接地参与根管冲洗。Navi Tip FX（图 3-40）（Ultradent Products，South Jordan，UT）是一种覆盖有刷子的 30 号冲洗针。采用具有良好生物相容性的根管填充材料（例如，40/0.06 锥度牙胶尖）蘸取少量冲洗液充填根尖区域，是一种简单的，用于破坏在根管根尖区域气阻的方法。研究表明，在固定的 2 ～ 3mm 的短距离根管内，轻轻上下移动一个合适的主牙胶，可以产生有效的流体动力学效应，能有效改善冲洗的效果。

声波振动器

Vibringe（Vibringe BV，Amsterdam，Netherlands）

Vibringe 振动器是一种新的声波冲洗仪器，它结合了电池驱动的振动（9000 转 / 分）与人工操作的根管冲洗。它采用了传统的两件式注射器，声波激活与可充电电池（图 3-41）。

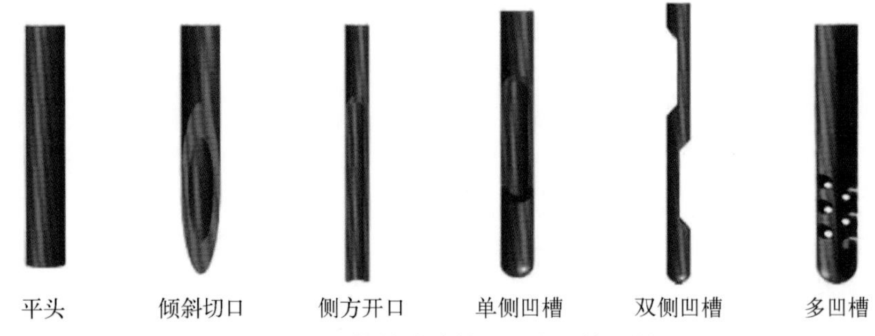

图 3-39 用于根管冲洗的不同类型的注射器

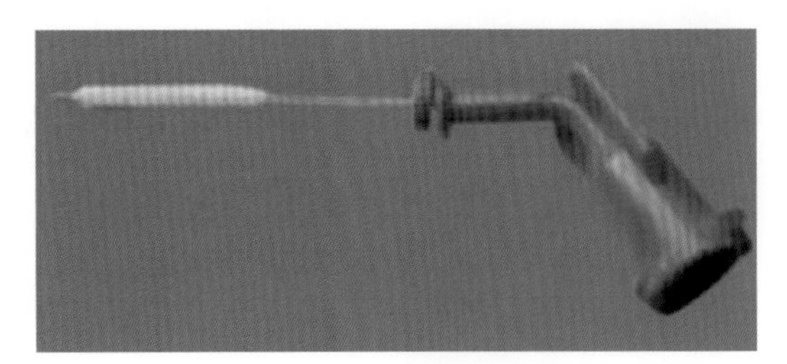

图 3-40 sNaviTip FX

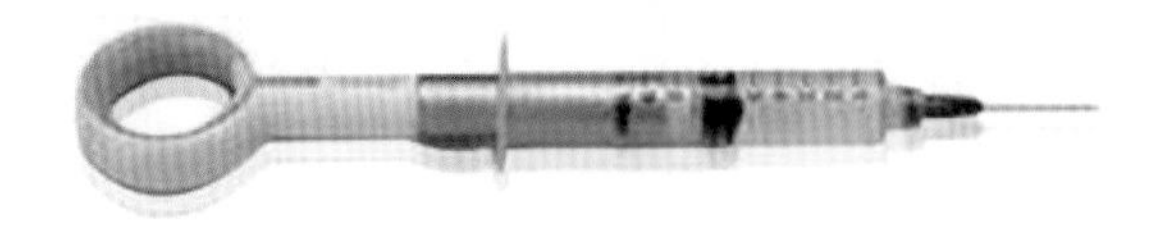

图 3-41 振动冲洗器

EndoActivator （Advanced Endodontics，Santa Barbara，CA，USA）

EndoActivator 是一种新型的冲洗促进剂。它是基于在根管内塑料尖端的声波振动（高达 10 000 转 / 分）（图 3-42）。该系统有三个不同尺寸的聚合物尖端，可以很容易地连接到便携式手机上，从而产生声波振动。EndoActivator 不会将新的冲洗液输送到根管内，但能促进冲洗液在根管内的渗透和更新。研究表明，与注射器冲洗相比，EndoActivator 的使用有利于冲洗液的渗透和机械清洁，且不会增加冲洗液冲出根尖的风险。

超声波

超声波冲洗可采用间歇超声波冲洗和连续超声波冲洗。在间歇超声波冲洗中，冲洗液通过注射器针头注入到根管。然后使用超声波振荡仪活化冲洗液。

超声波手机将声波传递到根管锉，并使其以每秒约 25 000 次振动的速度振动。目前临床上主要有两种类型的超声波冲洗：主动超声波冲洗（AUI）和操作时无同期根管预备的被动超声波冲洗（PUI）。主动超声波冲洗是超声波冲洗和同期根管预备。它在临床治疗中几乎被淘汰。

文献表明，在完成根管预备后应用超声冲洗相比使用传统冲洗方法更有效。PUI 冲洗使能量通过超声波从振荡锉或光滑丝传输到根管中的冲洗液。后者引起冲洗液的声流和空穴作用。PUI 在去除牙髓组织残留物和牙本质碎片方面要比注射器针头冲洗更有效，因为在超声波冲洗期间在根管中产生了更高的冲洗流速和更大的冲洗量。

冲洗液的空穴和声流作用有助于其生化活性达到最大效果。超声波同时会产生空穴和声流作用。而空穴作用最小，并且仅限于根尖区域。超声锉必须在根管内自由移动而不与根管内壁接触才能有效发挥作用。当超声波以被动方式激活时，声流作用清洁根管的效果会更显著。但是，超声波不能有效地通过根尖气锁。

F 锉（Plastic Endo，LLC，Lincolnshire，IL，USA）

为了克服声波和超声波冲洗的缺点，如耗时，昂贵，普及率低，开发出了一种基于生物聚合物材料的根管清理锉。该 F

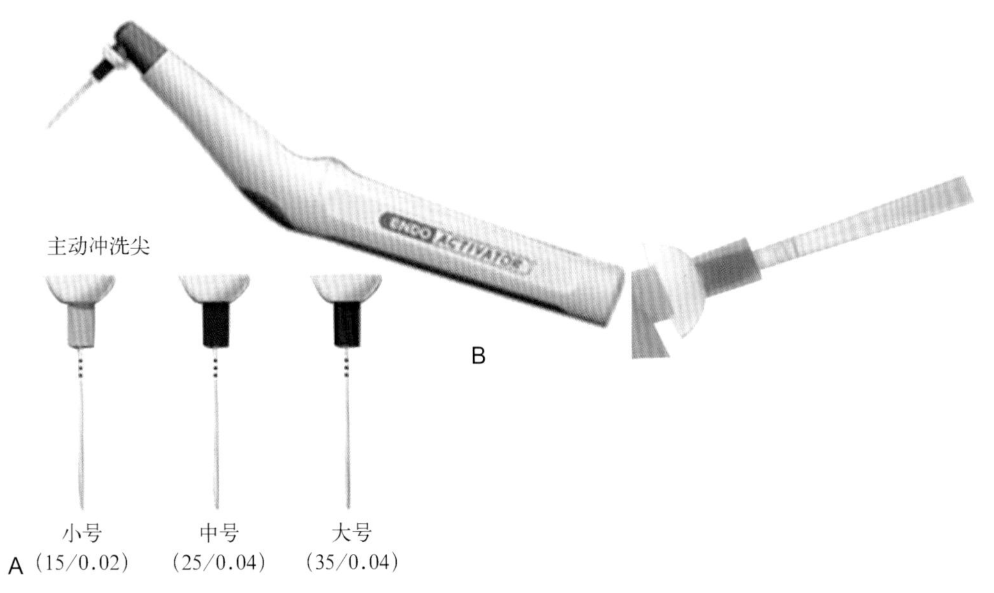

图 3-42 A. EndoActivator；B. 声波振动

锉是一次性使用的塑料旋转锉，具有独特的器械设计特点，它是将金刚石磨料嵌入到锉体内的聚合物中。F 锉能在不扩大根管的情况下活化冲洗液，安全地清除根管壁碎片。

压力转换装置

正压与根尖负压

传统的注射器针头冲洗存在两个问题。当针尖离根尖区太远时，由于空气闭锁，很难使冲洗液到达根尖区。相反，如果针尖太靠近根尖区，冲洗液从根尖孔挤出的可能性增加，可能导致严重的医源性根尖周组织损伤。压力转换装置的发明，正好解决了这些问题。第一项技术是由 Lussi 及其同事提出的非器械化技术。这种技术并没有扩大根管，因为没有器械接触根管内壁。虽然非器械化技术在体外是成功的，但该技术在动物体内研究中并不安全，也没有进行人体临床试验。

Rins Endo 系统（Dürr Dental，Bietigheim，Germany）

在 Rins Endo 系统中，从附加的注射器中抽出 65ml 的冲洗液以 1.6 Hz 的频率振动，并通过适配的套管注入到根管内。这种方法有较高的冲洗液从根尖孔挤出的风险。

EndoVac（Discus Dental，Culver City，CA，USA）

EndoVac 代表了一种新型的根管冲洗方法，因为它不需要冲洗液通过针头注入，EndoVac 系统基于负压原理，在髓腔中留置的冲洗液被吸入根管内并通过一根细针再次吸出根管，从而避免将冲洗液向根尖区加压。

EndoVac 系统由三个基本部件组成：主注入管、大号插管和小号插管。主注入管将冲洗液注入到髓腔，同时排出冲洗液。大号插管用于冲洗液从髓腔注入到根管冠方和根管中段（图 3-43）。

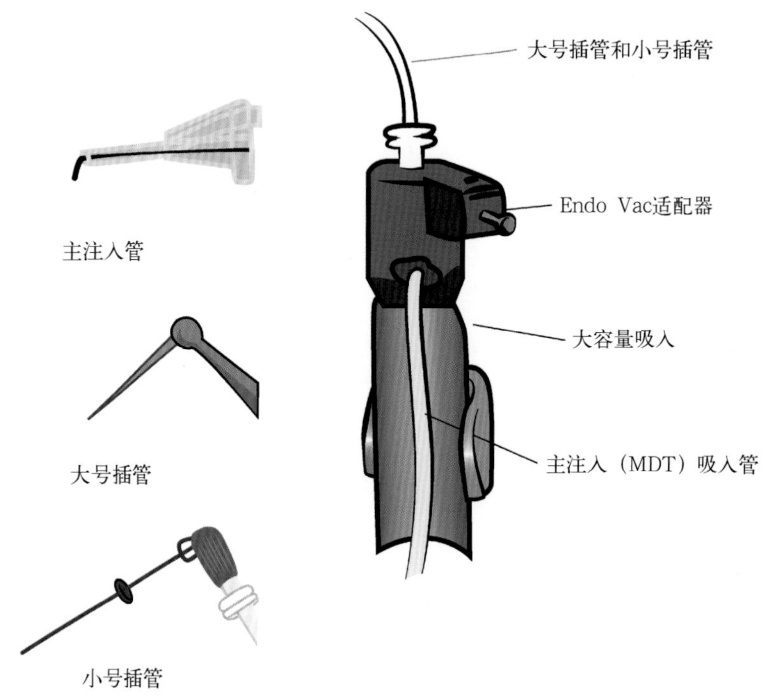

图 3-43　EndoVac

在冲洗过程中，与注射冲洗相比，主注入管将冲洗液注入到髓腔，并抽除多余的冲洗液以防止溢出。大号插管、小号插管都施加负压，将新鲜的冲洗液从根管内吸走，到达插管顶端，并通过吸入软管排出。因此，不断地将新鲜冲洗液以恒定流量通过负压注入到工作长度，与传统的注射冲洗方法相比，能够显著减轻术后疼痛。

小结

镍钛旋转器械可能价格昂贵，而且维护设备的成本也很高。所有的器械都有其优点和局限性。在临床工作中，应由医师根据个人需求和经验水平选择最合适的器械，为他们的患者提供最好的牙髓治疗。这些器械在使用时应仔细注意使用细节，并根据临床方面的根管治疗情况而定。临床医师应该将其所学的解剖学知识和所收集临床资料结合起来。这些应该被认为是提高根管治疗质量的最佳方法。

参考文献

[1] Trope M. The vital tooth:its importance in the study and practice of endodontics. Endod Top 2003; 5:1.

[2] Lussi A, Messerli L, Hotz P, Grosrey J. A new non-instrumental technique for cleaning and filling root canals. Int Endod J 1995; 28:1-6.

[3] Attin T, Buchalla W, Zirkel C, Lussi A. Clinical evaluation of the cleansing properties of the noninstrumental technique for cleaning root canals. Int Endod J 2002; 35:929-933.

[4] Peters OA. Current challenges and concepts in the preparation of root canal systems:a review. J Endod 2004; 30:559-567.

[5] Thompson SA. An overview of nickel titanium alloys used in dentistry. Int Endod J 2000; 33(4):297-310.

[6] Walia HM, Brantley WA, Gerstein H. An initial investigation of the bending and torsional properties of nitinol root canal files. J Endod 1988; 14:346-351.

[7] Shen Y, Zhou HM, Zheng YF, Peng B, Haapasalo M. Current challenges and concepts of the thermo mechanical treatment of nickel-titanium instruments. J Endod 2013; 39(2):163-172.

[8] Zuolo ML, Walton RE. Instrument deterioration with usage:nickel-titanium versus stainless steel. Quintessence Int 1997; 28:397-402.

[9] Dieter GE. Mechanical metallurgy. 3rd ed. New York:McGraw-Hill, 1986. pp. 119, 138, 185-188, 382-387, 394.

[10] Cohen S, Burns RC. Pathways of the pulp, 6th ed. St. Louis:CV Mosby, 1994. p. 206.

[11] Peters OA, Barbakow F. Dynamic torque and apical forces of ProFile .04 rotary instruments during preparation of curved canals. Int Endod J 2002; 35:379-389.

[12] Sattapan B, Nervo GJ, Palamara JEA, Messer HH. Defects in rotary nickel-titanium files after clinical use. J Endod 2000; 26:161-165.

[13] Ullmann C, Peters OA. Effect of cyclic fatigue on static fracture loads in ProTaper nickel-titanium rotary instruments. J Endod 2005; 31:183-186.

[14] Serene TP, Adams JD, Saxena A. Nickel-titanium instruments:Applications in endodontics. St. Louis:Ishiyaku Euro-America, 1994.

[15] Sotokawa T. An analysis of clinical breakage of root canal instruments. J Endod 1988; 14:75-82.

[16] Pruett JP, Clement DJ, Carnes DL. Cyclic fatigue testing of nickel-titanium endodontic instruments. J Endod 1997; 23:77-85.

[17] Yared GM, Bou Dagher FE, Machtou P. Failure of ProFile instruments used with high and low torque motors, Int Endod J 2001; 34:471-475.

[18] Li UM, Lee BS, Shih CT, Lan WH, Lin CP. Cyclic fatigue of endodontic nickel-titanium rotary instruments:static and dynamic tests. J Endod 2002; 28:448-451.

[19] Marzouk MA, Simonton AL, Gross RD. Operative Dentistry:Modern Theory and

Practice. St. Louis:Ishiyaku EuroAmerica; 1997. p. 71.

[20] Gabel WP, Hoen M, Steiman HR, Pink FE, Dietz R. Effect of rotational speed on nickel-titanium file distortion. J Endod 1999; 25:752-754.

[21] Blum JY, Cohen A, Machtou P, Micallef JP. Analysis of forces developed during mechanical preparation of extracted teeth using ProFile NiTi rotary instruments. Int Endod J 1999; 32:24-31.

[22] Schrader C, Peters OA. Analysis of torque and force during step-back with differently tapered rotary endodontic instruments in vitro. J Endod 2005; 31:120-123.

[23] Al-Omari MAO, Dummer PMH, Newcombe RG. Comparison of six files to prepare simulated root canals. Part 1. Int Endod J 1992; 25:57-66.

[24] Cymerman JJ, Jerome LA, Moodnik RM. A scanning electron microscope study comparing the efficacy of hand instrumentation with ultrasonic instrumentation of the root canal. J Endod 1983; 9:327-331.

[25] Czonstkowsky M, Wilson EG, Holstein FA. The smear layer in endodontics. Dent Clin North Am 1990; 34:13-25.

[26] Walmsley AD, Williams AR. Effects of constraint on the oscillatory patterns of endosonic files. J Endod 1989; 15:189-194.

[27] Ahmad M. Effect of ultrasonic instrumentation on Bacteroides intermedius. Endod Dent Traumatol 1989; 5:83-86.

[28] Roane JB, Sabala CL, Duncanson MG. The "balanced force" concept for instrumentation of curved canals. J Endod 1985; 11(5):203-211.

[29] Powell SE. A comparison of the effect of modified and nonmodified instrument tips on apical canal deformation (Part I). J Endod 1986; 12:293-300.

[30] Powell SE. A comparison of the effect of modified and nonmodified instrument tips on apical canal deformation (Part II). J Endod 1988; 14:224-228.

[31] Hülsmann M, Peters OA, Dummer PMH. Mechanical preparation of root canals:shaping goals, techniques and means. Endod Topics 2005; 10:30-76.

[32] Park JB, Lakes RS. Biomaterials:An introduction. 2nd ed. New York:Kluwer Academic Publishers; 1992. pp. 297-300.

[33] Senia SE, Johnson B, McSpadden J. The crown-down technique:a paradigm shift. Interview by Donald E. Arens. Dent Today 1996; 15(8):38-47.

[34] Camps J, Pertot WJ. Torsional and stiffness properties of Canal Master U stainless steel and nitinol instruments. J Endod 1994; 20(8):395-398.

[35] Schafer E, Tepel J. Relationship between design features of endodontic instruments and their properties. Part III. Resistance to bending and fracture. J Endod 2001; 27:299-303.

[36] McSpadden J. La preparazione canalare con tecnica Quantec. 18th National Congress SIE. Verona, 1997.

[37] McSpadden J. New technology in endodontics. Third world conference of endodontics IFEA. Rome, 1995.

[38] Sanghavi Z, Mistry K. Design features of rotary instruments in endodontics. J Ahmedabad Dent Coll Hosp 2011; 2(1):6-11.

[39] Walsch H. The hybrid Concept of nickel-titanium rotary instrumentation. Dent Clin North Am 2004; 48:183-202.

[40] Wildey WL, Senia ES. A new root canal instrument and instrumentation technique:a preliminary report. Oral Surg Oral Med Oral Pathol 1989; 67:198-207.

[41] Glosson CR, Haller RH, Dove SB, del Rio C. A comparison of root canal preparations using NiTi hand, NiTi engine driven, and K-Flex endodontic instruments, . J Endod 1995; 21:146-151.

[42] Peters OA, Kappeler S, Bucher W, Barbakow F. Maschinelle Aufbereitung gekrümmter Wurzelkanäle:Messaufbau zur Darstellung physikalischer Parameter. Schweiz Monatsschr

Zahnmed 2001; 111:834-842.

[43] Shabahang S, Torabinejad M. Effect of MTAD on Enterococcus faecalis-contaminated root canals of extracted human teeth, . J Endod 2003; 29:576-579.

[44] Shadid DB, Nicholls JI, Steiner JC. A comparison of curved canal transportation with balanced forces versus LightSpeed. J Endod 1998; 24:651-654.

[45] Thompson SA, Dummer PM. Shaping ability of Hero 642 rotary nickel-titanium instruments in simulated root canals. Part 2. Int Endod J 2000; 33:255-261.

[46] Thompson SA, Dummer PM. Shaping ability of LightSpeed rotary nickel-titanium instruments in simulated root canals. Part 1. J Endod 1997; 23:698-702.

[47] Plotino G, Grande NM, Butti A, Buono L, Somma F. Modern endodontic NiTi systems:morphological and technical characteristics (part 2). Endod Ther 2004; 5(2):22-25.

[48] Calas P. Hero shapers:the adapted pitch concept. Endod Top 2005; 10(1):155-162.

[49] Preparation of the Root Canal System 2 Rotary Instrumentation http://www.tupeloendo.com/pdfs/SelectedLiterature/Instrumentation-2-Rotary-Instrumentation .pdf

[50] Kosa DA, Marshall G, Baumgartner JC. An analysis of canal centering using mechanical instrumentation techniques. J Endod 1999; 25:441-445.

[51] Mounce RE. The K3 rotary nickel-titanium file system. Dent Clin North Am 2004; 48(1):137-157.

[52] Gambarini G. The K3 rotary nickel titanium instrument system. Endod Top 2005; 10(1):179-182.

[53] Hübscher W, Barbakow F, Peters OA. Root canal preparation with FlexMaster:canal shapes analysed by microcomputed tomography. Int Endod J 2003; 36:740-747.

[54] Baumann MA. Reamer with alternating cutting edges - concept and clinical applications. Endod Top 2005; 10(1):176-178.

[55] FKG Dentaire. FKG RaCe and SMD rotary endodontic system. (Brochure). La Chaux-de-Fonds, Switzerland:FKG Dentaire (n.d.).

[56] Foschi F, Nucci C, Montebugnoli L, Marchionni S, Breschi L, Malagnino VA, Prati C. SEM evaluation of canal wall dentine following use of Mtwo and ProTaper NiTi rotary instruments. Int Endod J 2004; 37(12):832-839.

[57] Serota KS, Nahmias Y, Barnett F, Brock M, Senia ES. Predictable endodontic success:the apical control zone. Dent Today 2003; 22(5):90-97.

[58] Lloyd A. Root canal instrumentation with ProFile instruments. Endod Top 2005; 10(1):151-154.

[59] Hsu YY, Kim S. The ProFile system. Dent Clin North Am 2004; 48(1):69-85.

[60] Ruddle CJ. The ProTaper advantage:shaping the future of endodontics. Dentistry Today 2001 Oct:1-9.

[61] Kuhn G, Tavernier B, Jordan L. Influence of structure on nickel-titanium endodontic instrument failure. J Endod 2001; 27:516-520.

[62] Kuhn G, Jordan L. Fatigue and mechanical properties of nickel-titanium endodontic instruments. J Endod 2002; 28:716-720.

[63] Hayashi Y, Yoneyama T, Yahata Y, Miyai K, Doi H, Hanawa T, et al. Phase transformation behaviour and bending properties of hybrid nickel-titanium rotary endodontic instruments. Int Endod J 2007; 40:247-253.

[64] Yahata Y, Yoneyama T, Hayashi Y, Ebihara A, Doi H, Hanawa T, Suda H. Effect of heat treatment on transformation temperatures and bending properties of nickel-titanium endodontic instruments. Int Endod J 2009; 42:621-626.

[65] American Association of Endodontists. Rotary instrumentation:an endodontic perspective. Colleagues for Excellence Newsletter Winter 2008:1-8.

[66] Bhagabati N, Yadav S, Talwar S. An in vitro cyclic fatigue analysis of different endodontic

nickel-titanium rotary instruments. J Endod 2012 Apr; 38(4):515-518.

[67] Sonntag D, Peters OA. Effect of prion decontamination protocols on nickel-titanium rotary surfaces. J Endod 2007 Apr; 33(4):442-446.

[68] Aasim SA, Mellor AC, Qualtrough AJ. The effect of pre-soaking and time in the ultrasonic cleaner on the cleanliness of sterilized endodontic files. Int Endod J 2006 Feb; 39(2):143-149.

[69] Ha JH, Kim SK, Cohenca N, Kim HC. Effect of R-phase heat treatment on torsional resistance and cyclic fatigue fracture. J Endod 2013 Mar; 39(3):389-393.

[70] Yamamura B, Cox TC, Heddaya B, Flake NM, Johnson JD, Paranjpe A. Comparing canal transportation and centering ability of EndoSequence and Vortex rotary files by using micro-computed tomography. J Endod 2012 Aug; 38(8):1121-1125.

[71] Casper RB, Roberts HW, Roberts MD, Himel VT, Bergeron BE. Comparison of autoclaving effects on torsional deformation and fracture resistance of three innovative endodontic file systems. J Endod 2011 Nov; 37(3):1572-1575.

[72] Johnson E, Lloyd A, Kuttler S, Namerow K. Comparison between a novel nickel-titanium alloy and 508 nitinol on the cyclic fatigue life of ProFile 25/.04 rotary instruments. J Endod 2008; 34:1406-1409.

[73] Buchanan S. The technique for GT Series X rotary shaping files. Endo Tribune U.S. 2007; 12:8-9.

[74] http://www.scribd.com/doc/35935026/GT-SeriesXBrochure

[75] Gao Y, Gutmann JL, Wilkinson K, Maxwell R, Ammon D. Evaluation of the impact of raw materials on the fatigue and mechanical properties of ProFile Vortex rotary instruments. J Endod 2012 Mar; 38(3):398-401.

[76] http://www.tulsadentalspecialties.com

[77] Ruddle CJ, Machtou P, West JD. The shaping movement:fifth-generation technology. Dentistry Today http:// dentistrytoday.com/ endodontics/8865-the-shapingmovement-fifth-generation-technology

[78] Blum JY, Machtou P, Ruddle C, Micallef JP. Analysis of mechanical preparations in extracted teeth using ProTaper rotary instruments:value of the safety quotient. J Endod 2003; 29:567-575.

[79] Koch KA, Brave DG. Real World Endo Sequence File. Dent Clin North Am 2004; 48(1):159-182.

[80] Koch K, Brave D. The EndoSequence file:a guide to clinical use. Compend Contin Educ Dent 2004; 25(10A):811-813.

[81] Koch K, Brave D. Endodontic synchronicity. Compend Contin Educ Dent 2005; 26(3):218, 220-224.

[82] Gergi R, Rjeily JA, Sader J, Naaman A. Comparison of canal transportation and centering ability of Twisted files, Pathfile-ProTaper system, and Stainless steel hand K-files by using computed tomography J Endod 2010; 36(5):904-907.

[83] El Batouty KM, Elmallah WE. Comparison of canal transportation and changes in canal curvature of two nickel-titanium rotary instruments. J Endod 2011; 37(9):1290-1292.

[84] Gambarini G, Gergi R, Naaman A, Osta N, Al Sudani D. Cyclic fatigue analysis of twisted file rotary NiTi instruments used in reciprocating motion. Int Endod J 2012; 45(9):802-806.

[85] Gambarini G. Influence of a novel reciprocation movement on the cyclic fatigue of twisted files (TF) instruments. Healthcare learning website. www.healthcare-learning .com April 2014.

[86] Kerr Dental. TF Adaptive NiTi Endo File System. http:// tfadaptive.com/

[87] Kerr Dental.K3 XF NiTi Endo Files. https:// www .kerrdental.com/kerr-endodontics/k3-xf-niti-endo-filesshape

[88] Shen Y, Qian W, Abtin H, Gao Y, Haapasalo M. Fatigue testing of controlled memory wire nickel-titanium rotary instruments. J Endod 2011; 37:997-1001.

[89] Shen Y, Qian W, Abtin H, Gao Y, Haapasalo

M. Effect of environment on fatigue failure of controlled memory wire nickel-titanium rotary instruments. J Endod 2012; 38:376-380.

[90] Peters OA, Gluskin AK, Weiss RA, Han JT. An in vitro assessment of the physical properties of novel Hyflex nickel-titanium rotary instruments. Int Endod J 2012; 45:1027-1034.

[91] Zinelis S, Eliades T, Eliades G. A metallurgical characterization of ten endodontic Ni-Ti instruments:assessing the clinical relevance of shape memory and superelastic properties of Ni-Ti endodontic instruments. Int Endod J 2010; 43:125-134.

[92] Coltene Endo. Changing the DNA of NiTi. www.hyflexcm .com/DevDownloads/30464A_HYFLEX-CM_bro.pdf

[93] http://www.clinicalresearchdental.com/products.php? product=Typhoon-Infinite-Flex-NiTi-Files*

[94] Reddy SA, Hicks ML. Apical extrusion of debris using two hand and two rotary instrumentation techniques. J Endod 1998; 24:180-183.

[95] Yared G. Canal preparation using only one Ni-Ti rotary instrument:preliminary observations. Int Endod J 2008; 41:339-344.

[96] Kim HC, Kwak SW, Cheung GS, Ko DH, Chung SM, Lee W. Cyclic fatigue and torsional resistance of two new nickel-titanium instruments used in reciprocation motion:Reciproc versus WaveOne. J Endod 2012 Apr; 38(4):541-544.

[97] Castelló-Escrivá R, Alegre-Domingo T, Faus-Matoses V, Román-Richon S, Faus-Llácer VJ. In vitro comparison of cyclic fatigue resistance of ProTaper, WaveOne, and Twisted Files. J Endod 2012 Nov; 38(11):1521-1524.

[98] Webber J, Machtou P, Pertot W, Kuttler S, Ruddle C, West J. The WaveOne single-file reciprocating system. Roots 2011. http://www.endoexperience.com/documents/ WaveOne.pdf

[99] Yared G. Canal preparation with only one reciprocating instrument without prior hand filing:a new concept. http://www.endodonticcourses.com.

[100] Liu J. Characterization of new rotary endodontic instruments fabricated from special thermomechanically processed NiTi Wire. PhD dissertation, Ohio State University, 2009; http://etd.ohiolink.edu/view.cgi/Liu%20Jie .pdf?osu1244643081

[101] Metzger Z, Teperovich E, Zary R, Cohen R, Hof R. The self -adjusting file (SAF). Part 1:Respecting the root canal anatomy:A new concept of endodontic files and its implementation. J Endod 2010; 36:679-690.

[102] Hof R, Perevalov V, Eltanani M, Zary R, Metzger Z. The self-adjusting file (SAF). Part 2:mechanical analysis. J Endod 2010; 36:691-696.

[103] Metzger Z, Teperovich E, Cohen R, Zary R, Paque F, Hulsmann M. The self-adjusting file (SAF). Part 3:removal of debris and smear layer:a scanning electron microscope study. J Endod 2010; 36:697-702.

[104] Peters OA, Boessler C, Paque F. Root canal preparation with a novel nickel-titanium instrument evaluated with micro-computed tomography:canal surface preparation over time. J Endod 2010; 36:1068-1072.

[105] Metzger Z, Zari R, Cohen R, Teperovich, E, Paque F. The quality of root canal preparation and root canal obturation in canals treated with rotary versus self-adjusting files:a three-dimensional micro-computed tomographic study. J Endod 2010; 36:1569-1573.

[106] Ruckman JE, Whitten B, Sedgley CM, Svec T. Comparison of the self-adjusting file with rotary and hand instrumentation in long-oval-shaped root canals. J Endod 2013; 39:92-95.

[107] Cantatore G, Berutti E, Castellucci A. The PathFile:a new series of rotary Nickel Titanium instruments for mechanical pre-flaring and creating the glide path. www .endoexperience.com/documents/pathfile-italy.doc

[108] Lin LM, Skribner JE, Gaengler P. Factors associated with endodontic treatment failures. J Endod 1992; 18(12):625-627.

[109] Molander A, Reit C, Dahlen G, Kvist T. Microbiological status of root-filled teeth with apical periodontitis. Int Endod J 1998; 31(1):1-7.

[110] Torabinejad M, Walton RE. Endodontics: Principles and practice. St. Louis:Saunders Elsevier; 2009.

[111] Becker TD, Woollard GW. Endodontic irrigation. Gen Dent 2001; 49(3):272-276.

[112] Carson KR, Goodell GG, McClanahan SB. Comparison of the antimicrobial activity of six irrigants on primary endodontic pathogens. J Endod 2005; 31(6):471-473.

[113] Clegg MS, Vertucci FJ, Walker C, Belanger M, Britto LR. The effect of exposure to irrigant solutions on apical dentin biofilms in vitro. J Endod 2006; 32(5):434-437.

[114] Mentz TCF. The use of sodium hypochlorite as a general endodontic medicament. Int Endod J 1982; 15(3):132-136.

[115] Ohara PK, Torabinejad M, Kettering JD. Antibacterial effects of various endodontic irrigants on selected anaerobic bacteria. Dent Traumatol 1993; 9(3):95-100.

[116] Shih M, Marshall FJ, Rosen S. The bactericidal efficiency of sodium hypochlorite as an endodontic irrigant. Oral Surg Oral Med Oral Pathol 1970; 29(4):613-619.

[117] Hülsmann M, Heckendorff M, Lennon A. Chelating agents in root canal treatment:mode of action and indications for their use. Int Endod J 2003; 36(12):810-830.

[118] Zehnder M, Schmidlin P, Sener B, Waltimo T. Chelation in root canal therapy reconsidered. J Endod 2005; 31(11):817-820.

[119] Torabinejad M, Khademi AA, Babagoli J, Cho Y, Johnson WB, et al. A new solution for the removal of the smear layer. J Endod 2003; 29(3):170-175.

[120] Giardino L, Ambu E, Becce C, Rimondini L, Morra M. Surface tension comparison of four common root canal irrigants and two new irrigants containing antibiotic. J End 2006; 32(11):1091-1093.

[121] Giardino L, Ambu E, Savoldi E, Rimondini R, Cassanelli C, Debbia EA. Comparative evaluation of antimicrobial efficacy of sodium hypochlorite, MTAD, and Tetraclean against Enterococcus faecalis biofilm. J Endod 2007; 33(7):852-855.

[122] Solovyeva AM, Dummer PMH. Cleaning effectiveness of root canal irrigation with electrochemically activated anolyte and catholyte solutions:a pilot study. Int Endod J 2000; 33(6):494-504.

[123] Selkon JB, Babb JR, Morris R. Evaluation of the antimicrobial activity of a new super-oxidized water, Sterilox, for the disinfection of endoscopes. J Hosp Infect 1999; 41(1):59-70.

[124] Hata G, Uemura M, Weine FS, Toda T. Removal of smear layer in the root canal using oxidative potential water. J Endod 1996; 22(12):643-645.

[125] Shetty N, Srinivasan S, Holton J, Ridgway GL. Evaluation of microbicidal activity of a new disinfectant:Sterilox 2500 against Clostridium difficile spores, Helicobacter pylori, vancomycin-resistant Enterococcus species, Candida albicans and several Mycobacterium species. J Hosp Infect 1999; 41(2):101-105.

[126] Legchilo AN, Legchilo AA, Mostovshchikov IO. Preparation of suppurative wounds for autodermatoplasty with electrochemically activated solutions. Surgery 1:57-58.

[127] Broadwater WT, Hoehn RC, King PH. Sensitivity of three selected bacterial species to ozone. J Appl Microbiol 1973; 26(3):391-393.

[128] Baysan A, Lynch E. The use of ozone in dentistry and medicine. Prim Dent Care 2005; 12(2):47-52.

[129] Dougherty TJ, Gomer CJ, Henderson BW, Jori G, Kessel D, et al. Photodynamic therapy. J Natl Cancer Inst 1998; 90(12):889-905.

[130] Bonsor SJ, Nichol R, Reid TMS, Pearson GJ. Microbiological evaluation of photo-activated

disinfection in endodontics (an in vivo study). Br Dent J 2006; 200(6):337-341.
[131] Schlafer S, Vaeth M, Horsted-Bindslev P, Frandsen EVG. Endodontic photoactivated disinfection using a conventional light source:an in vitro and ex vivo study. Oral Surg Oral Med Oral Pathol 2010; 109(4):634-641.
[132] Gambarini G, Plotino G, Grande NM, Nocca G, Lupi A, et al. In vitro evaluation of the cytotoxicity of Fotosan light-activated disinfection on human fibroblasts. Med Sci Monit 2011; 17(3):21-25.
[133] Kömerik N, Curnow A, MacRobert AJ, Hopper C, Speight PM, Wilson M. Fluorescence biodistribution and photosensitising activity of toluidine blue o on rat buccal mucosa. Lasers Med Sci 2002; 17(2):86-92.
[134] Soukos NS, Chen PSY, Morris JT, Ruggiero K, Abernethy AD, et al. Photodynamic therapy for endodontic disinfection. J Endod 2006; 32(10):979-984.
[135] Boutsioukis C, Verhaagen B, Versluis M, Kastrinakis E, Wesselink PR, van der Sluis LW. Evaluation of irrigant flow in the root canal using different needle types by an unsteady computational fluid dynamics model. J Endod 2010; 36(5):875-879.
[136] Al-Hadlaq SM, Al-Turaiki SA, Al-Sulami U, Saad AY. Efficacy of new brush-covered irrigation needle in removing root canal debris:a scanning electron microscopic study. J Endod 2006; 32(12):1181-1184.
[137] Ruddle C. Endodontic disinfection:tsunami irrigation. Endod Prac 2008; 5:8-17.
[138] Townsend C, Maki J. An in vitro comparison of new irrigation and agitation techniques to ultrasonic agitation in removing bacteria from a simulated root canal. J Endod 2009; 35:1040-1043.
[139] Desai P, Himel V. Comparative safety of various intracanal irrigation systems. J Endod 2009; 35:545-549.
[140] Richman RJ. The use of ultrasonics in root canal therapy and root resection. Med Dent J 1957; 12:12-18.
[141] Tilk MA, Lommel TJ, Gerstein H. A study of mandibular and maxillary root widths to determine dowel size. J Endod 1979; 5:79-82.
[142] Ahmad M, Pitt Ford TR, Crum LA, Walton AJ. Ultrasonic debridement of root canals:acoustic cavitation and its relevance. J Endod 1988; 14:486-493.
[143] Walker TL, del Rio CE. Histological evaluation of ultrasonic and sonic instrumentation of curved root canals. J Endod 1989; 15:49-59.
[144] Burleson A, Nusstein J, Reader A, Beck M. The in vivo evaluation of hand/rotary/ultrasound instrumentation in necrotic, human mandibular molars. J Endod 2007; 33(7):782-787.
[145] Carver K, Nusstein J, Reader A, Beck M. In vivo antibacterial efficacy of ultrasound after hand and rotary instrumentation in human mandibular molars. J Endod 2007; 33(9):1038-1043.
[146] Lussi A, Nussbächer U, Grosrey J. A novel noninstrumented technique for cleansing the root canal system. J Endod 1993; 19:549-553.

练习题

1. 用于根管冲洗的次氯酸钠（漂白剂）的浓度是（　　）

A. 1%

B. 2%

C. 5%

D. 10%

E. 20%

F. 50%

2. 用于牙髓治疗根充材料的特点（　　）

A. 密闭性

B. 防水

C. 隔绝唾液

D. 隔绝微生物

E. 以上都对

3. 旋转器械不适用于（　　）

A. 疏通根管

B. 扩大根管

C. 轻啄

4. 下列哪一种锉是通过扭曲过程制造的（ ）

A. ProFiles

B. Reciproc

C. Twisted Files

D. Hyflex

5. VortexBlue 独特的蓝色是光线与锉表面的氧化钛层相互作用的结果（ ）

A. 正确

B. 错误

6. 以下属于单根锉旋转器械的是（ ）

A. Wave One

B. Reciproc

C. Typhoon

D. A 和 B

E. 以上都是

7. 冲洗液的功能如下，除了（ ）

A. 润滑

B. 清创

C. 灭菌

D. 消毒

8. MTAD 是（ ）

A. 抑菌剂

B. 杀菌剂

C. A 和 B

9. F2 锉使用方式，包括（ ）

A. 旋转

B. 往复运动

C. A 和 B

10. 所有的 NiTi 器械最好只采用步退法使用（ ）

A. 正确

B.错误

第四章

确定工作长度

Priyanka Jain

根管治疗的三要素包括牙髓腔内的彻底清创、根管的清理成形以及根管的三维充填。

如上一章所述，牙髓治疗中根管预备部分最重要的是测量工作长度。因此，测量工作长度应该采用已被证明可以给出准确结果的技术。准确的工作长度有以下三方面重大意义：工作长度确定根管预备器械放置在什么地方；在测定正确的前提下，工作长度限定根管充填的深度；对治疗成功与否具有重要作用。

Grove 在 1930 年指出，“根管充填的恰当位置应当是牙本质牙骨质界，也是牙髓与牙周膜的分界处。”根管治疗的工作长度（Working Length）定义为“牙冠方参考点到根管预备和根管封闭终止点之间的长度”。

为了确定根管治疗过程中的根尖终止点，重要的是了解根尖区域的解剖特点。由于对根管预备终止点与周边牙周组织之间距离的不同临床意见，根管预备的根尖界限的范围仍存在争议。目前根管治疗实践中，人们使用各种方法来确定工作长度。本章讲的是最新的一些内容。

确定工作长度的解剖学考量

每次我们需要确定工作长度时，我们都面临着影响根尖终止点位置确定的各种挑战和因素。关于根管预备的根尖终止点范围一直存在争议。这一争议的原因在于对根管预备终止点与周边牙周组织之间距离的不同临床意见（框 4-1）。

框 4-1 根尖解剖定义 *

解剖学根尖：形态学上牙根的末端，位于牙骨质和牙本质交界处。

根尖狭窄或根尖孔或生理根尖：根管系统直径最窄的根尖部分。它通常距离解剖学根尖孔 0.5 ～ 1.0mm。

牙本质牙骨质界：牙本质和牙骨质相接区域。它的位置距离解剖学根尖孔 0.5 ～ 3.0mm。

主根尖孔：根管的主要根尖开口。

影像学根尖孔：影像学检查上确定的牙根末端。它的位置因牙根形态和图像失真而存在差异。

*Adapted from American Association of Endodontists. Glossary of Endodontic Terms，7th edition. Chicago：American Association of Endodontists，2003.

在 20 世纪初，最流行的观点是牙髓充满整个牙齿，终止于根尖孔，根尖直径最窄处就在根尖孔处（图 4-1）。基于上述观点当时就用测量 X 线片上牙根终点的方法测量工作长度，即影像学根尖孔，并将影像学根尖孔作为根管终点的正确位置。在 20 世纪 20 年代，关于牙齿根尖的大量研究促使 Grove、Hatton、Blayney 和 Coolidge 提供了反驳以上观点的报告。1955 年，Kuttler 对根尖显微解剖结构进行了最全面的研究。现如今，他的这项研究仍是成功根管治疗最重要的标准之一。

牙本质牙骨质界

世界上大多数学院认为牙本质牙骨质界（cementodentinal junction，CDJ）是理想的根管预备止点，因为它标志着根管系统的终止和牙周组织（牙骨质）的开始。然而，牙本质牙骨质界是严格的组织学上的定义，在临床上是不可能定位的。它也是一个高度不规则的参考点，因为有时候一侧根管壁上的牙本质牙骨质界可以比其他处高 3mm。

影像学根尖孔

一般认为影像学根尖孔与根尖孔相重合，而且在影像学上很容易识别；因此，它被认为是根管的末端。尽管是许多年前广泛使用的方法，但许多优秀的临床医师仍然将影像学根尖作为根管止点。那些坚持这一概念的学者指出，在临床上不可能精准定位牙本质牙骨质界，而影像学根尖是该区域唯一可重复的部位。然而，影像学根尖的位置取决于以下几个因素，例如牙齿角度、胶片位置、固定胶片的装置（手指、X 射线支架）、X 射线锥体束的长度、锥体束的水平和垂直位置，牙齿附近的解剖结构，以及其他一些因素。因此，其可靠性是值得怀疑的。

根尖孔

根管解剖学已经证实，根管经常偏离牙根的长轴，而且主根尖孔（主根管孔）几乎从不与牙根长轴一致。

一些研究已经表明，根尖孔与解剖学上的根尖孔相一致的可能性不足 50%。二维影像是不容易检测到这种差异的，即使失真最小也不行。根尖牙骨质的沉积也会导致根尖孔与牙根尖之间的差异，而这种差异随着年龄的增加而增加。病理改变（牙根外吸收）也可能造成主要根尖孔的偏差。因此，事实上解剖学根尖孔既不在解剖学根尖，也不在影像学根尖。

根尖狭窄

在解剖学上另一个需要讨论的话题是根尖狭窄。这是根管自然最狭窄的区域，位于距根尖几毫米处。这是根管系统中一个高度可变的部分，而且不是所有牙齿中都存在。它被分为简单收缩、发散收缩、多重收缩和平行收缩。长期以来根尖狭窄和牙本质牙骨质界指的是同一个区域，定位于距离根尖平均 1mm 左右。据此临床医师认为距离影像学根尖约 1mm 处即为工作长度。这种技术不可靠的原因有三：牙本质牙骨质界很少位于根尖狭窄区；不同牙齿和不同患者之间牙骨质厚度差异很大；牙骨质厚度存在增龄性改变（随着年龄增长）和病理性改变（与根管感染相关的根尖吸收）。

虽然根尖孔存在相当大的形态变异，但相对于根尖狭窄和影像学根尖，其仍然是稳定性更好的参考点。在精确性研究中主根尖孔的可重复性更好。由于根尖收缩、牙本质牙骨质界及其相互关系的诸多不一致，根尖孔可能是确定工作长度的一个更有用和可靠的根尖参考点。这种方法认为，根尖孔平均比影像学根尖短 0.5 ～ 1.0mm，根尖孔作为根管预备止点的标志更加实用。

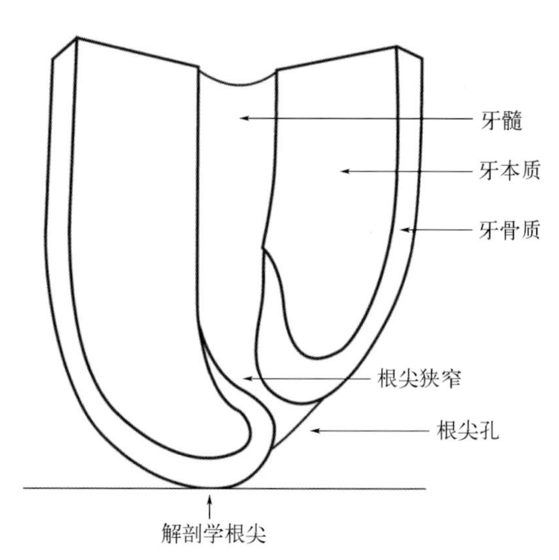

图 4-1　根尖解剖学

牙髓和根尖周组织的病理和微生物的状态也是定位根尖末端位置、时机、原因以及方法的极其重要的决定因素。对于无根尖周病变的坏死和（或）感染牙髓，研究认为根尖末端位于生理性根尖孔。这个位置显示根尖形态的完整性，它既不侵犯根尖孔，也不累及牙周膜，可以实现最佳愈合。也有研究认为，根尖止点位于解剖学根尖孔，有时也被认为是根尖，甚至是影像学根尖。

患有根尖周炎的病人存在关于根尖末端位置的争议。保守方法认为，根管系统的预备止点也应该在生理性根尖孔，因为任何超过这个终点的操作都将导致临床上或组织学上的失败。另一观点认为在这种情况下，根管预备和充填应止于解剖学根尖孔或影像学根尖，即牙齿的影像学顶端。

因为根尖周病使得患牙根尖区存在炎症性病理吸收，因此，难以确定该患牙的生理性根尖孔的位置，文献认为它应该距根尖孔短则 0.5mm，长则 1.0mm。目前尚无针对这类情况的精准技术。

在理想情况下，根管预备和封闭应在良好牙齿组织范围内尽可能接近根尖孔。确定工作长度的目的是使根管预备尽可能地接近根尖狭窄部分。无法确定一个观念是否优于另一个。每个术者都努力证明自己方法的合理性。大多数医师接受一种折中的方案，即根尖孔位于根管长度（L）内，工作长度为L-0.5mm，经常使用小号锉（6#、8#、10#）检查根管通畅性。

传统工作长度评估的局限性

传统方法（框 4-2）是综合解剖平均值和解剖学知识、手感和吸潮纸尖湿度及影像学信息来确定工作长度的。

病人对疼痛的反应可能是最古老的方法。但是疼痛的干扰因素众多，患者个体疼痛阈值差异，这种技术非常主观，因此根据患者的疼痛感确定工作长度在临床实践中是非常不可靠的。此外，局部麻醉后就不能再使用这种方法了。

框 4-2　确定工作长度的方法

传统的方法

Grossman 方案

- Ingle 方法
- Best 方法
- Bregman 方法
- Bramante 方法
- Weine 方法
- Kuttler 方法

数字化触觉

根尖牙周敏感性

纸尖法

影像学网格

髓腔探针

患者疼痛反应

近来的方法

电子方法

直接数字 X 线摄影

干放射性摄影术

计算机数字减影

数字图像处理

激光光学存储

断层摄影

第四代直接数字射线照相

手感也是一种非常主观的技术。在根管钙化或解剖标志点因吸收而遭破坏的情况下，这种方法有明显局限性。此外，由于形态不规则、牙齿类型和年龄（通常缩短长度值）或未成熟牙齿根尖孔宽大，导致工作长度变长。所有这些，再加上临床医师准确感受根尖狭窄位置能力有较大差异，使得这项技术有待商榷，并不可靠。

另一种用于确定工作长度的方法是 Rosenberg 描述的纸点测量技术（paper point measurement technique，PPT）。PPT 依赖于根尖开放。这种技术在根管预备后或宽大根管中特别有用，这时根尖定位器有时并不可靠（本章后面将会讨论）。这种方法是确定所有根管内容物已清除后，在预备好的根管中放置一个菲薄的纸尖。纸尖上蘸有少量的血液或组织液就表明已经超出根尖孔。虽然这种技术在处理根尖开放或根尖解剖异常牙齿有效，但它不能用于无法干燥的根管或根尖开放的情况。PPT 缺乏确定根管内和根尖组织形态学细节和病理状态的能力。此外，文献中还没有科学的或临床的证据来验证该技术的有效性。

影像学方法

传统影像学

胶片射线照相技术

X 线片可能是确定工作长度的最常用和最古老的方法。虽然 X 线片在根管治疗中很重要，主要用于评估根管弯曲和牙根形态，但在确定工作长度方面有局限性。确定工作长度最常用的影像学方法是 Ingle 方法。Ingle 方法依赖于判断锉尖与影像学根尖之间的距离，调整到锉尖位于影像学根尖的冠方 0.5 ～ 1mm。本文对文献中描述的其他影像学方法进行了简要讨论。

Best（1960）方法，即在拍摄 X 线片前，将一个 10mm 的钢丝针固定在与牙齿长轴平行的唇面。X 线片与量规有关，可让临床医师确定牙齿的长度。

Bergman 方法基于 X 线片上一个长 25mm 的探针来计算牙齿的实际长度，该探针有一个丙烯酸止点，允许其在根管中穿透 10mm。Bramante 介绍使用不同规格和长度的不锈钢探针在一端弯曲成一个直角。在探针到位后拍 X 线片，计算出牙齿长度（类似于 Bergman 方法），或者使用探针末端与 X 线片上根尖之间的距离来确定所需调整长度多少（类似于 Ingle 方法）。

使用这种技术的基本原理在于根尖狭窄可能比影像学根尖短 1mm。然而，在某些情况下，根尖孔甚至可能位于比 X 线片上的根尖短 3mm，因此增加过度根管预备的可能。此外，根尖孔和影像学根尖并不总是重合的。当根尖孔位于牙根侧面或颊舌侧方向，在 X 线片上很难识别。

干板 X 线摄影术

1937 年 Chester F. Carlson 发明了干板 X 线摄影术，该技术可以记录 X 射线产生的图像，但与传统射线摄影不同之处在于，它不需要湿的化学物质或在暗室内进行处理。在牙髓学中，这种成像可以更好地显示牙髓腔形态、根管结构和牙根轮廓，这在上颌磨牙和前磨牙的成像中尤其有用，因为颧骨颧弓和上颌窦的叠加会妨碍牙齿结构的准确可视化。干板 X 线摄影术图像与传统 X 线片的不同之处在于：边缘增强，边缘对比度高（结构边界清晰），便于感知解剖细节；图像放在纸上，可以在反射光下观看；可以选择负或正图像。

传统 X 线摄影技术的局限性（常规和传统）

结合临床医师对牙体解剖学和根管系统的理解，影像学技术是一种非常有用的方法。虽然所获图像可以提供有价值的根尖形状和弯曲度信息，但它也有局限性，并且经常提供虚假图像。它对三维结构进行二维呈现，容易出错，一些解剖标志也会重叠。例如颧骨颧弓与上颌磨牙根部重叠或下颌隆起与下颌前磨牙根重叠，将阻碍通过 X 线片确定这些牙齿根尖的正确位置。致密骨的影像使根尖区图像模糊阻挡根尖区域。新的数字化 X 线影像系统可以通过图像处理来克服这个问题。

根尖吸收的情况也会影响此技术的应用。由于牙根吸收可以改变根尖狭窄位置，Weine（2004）建议根尖吸收牙齿在影像学上所测的工作长度需要减去额外的 0.5mm。

这可以确保器械预备和填充材料均限制在根管内。

影像学技术、角度和射线暴露不足等多种因素都可能导致影像图像扭曲失真，因此这些在评估工作长度时需要着重考虑。有时需要多拍几张X线片，使病人暴露于不必要的辐射中；例如在影像学直角图像中，由于颊侧和舌侧相互叠加，确定颊侧和舌侧根管存在困难。X线片具有技术敏感性，而且需要将病人暴露在电离辐射中。影响技术准确性的一个重要因素是对影像图像的解释可能非常主观。其他缺点还包括化学溶液，处理X线片时间，X线片无法修改，以及治疗期间和治疗后X线片管理和维护。

X线片无法观察根尖孔解剖变异，使得X线片不一定能准确地确定牙齿长度。此外，牙根通常表现出不同程度的曲率或解剖结构的叠加。根尖周病理改变、不同程度病理或生理性牙根吸收以及继发恒牙的存在使乳牙工作长度的确定变得更加复杂。临床上常常以影像学根尖为参考点。然而，由于影像学根尖并不总是与实际根尖孔位置相一致，因此在大多数情况下，检测出的牙齿长度和实际牙齿长度之间存在明显差异。

数字影像学

如何工作

无论是数字传感器还是传统胶片，射线照相捕捉装置的主要用途，都是捕获X射线光子密度模式的色散模式，这是组织和辐射源的功能。这些X射线光子不能聚焦成清晰的图像（光线可以通过相机镜头聚焦），因此，传统胶片或数字传感器捕捉到的图像永远不会像通过镜头聚焦的照片那样聚焦清晰。因此，射线图像总是有一定程度的不清晰，从而限制了所捕获图像的分辨率。

准确捕获新兴光子模式的能力可以得到提高。这取决于传感器捕获单元的大小。更小的捕获单元增加了更多的分辨率，从而显示更多的细节和清晰度。传统射线胶片的捕获单位是胶卷的颗粒大小。更快的胶片具有更大的晶粒尺寸，从而导致图像清晰度的损失。这是数字影像照相领先于传统影像照相系统的主要原因之一。

目前这一领域的进展是减少曝光时间和获得直接数字图像。数字成像结合计算机技术捕获、显示、增强和存储直接射线图像。与传统胶片相比，它有一些明显优势。数字口腔内X线片的一个优点是辐射剂量比f速胶片减少高达22%。数字射线照相只需要大约d速胶片射线剂量的23%。然而，与任何新兴技术一样，它给从业者带来了新的挑战。

优点和缺点

数字X线照相的主要优点包括获得射线图像速度快；避免了化学处理和相关误差；减少辐射剂量；数据存储；电子传输图像，鼓励从业者之间的交流；以及图像增强和管理。数字X线摄影是允许并行和减少每张图像的辐射剂量的快速技术，除了使患者感到舒适，还产生可以通过软件快速分析的数据。

另一方面，其限制包括设备成本、图像分辨率的降低、图像的打印质量、可用传感器的厚度及其刚性，以及缺乏该技术的培训。由于角度、传感器与牙齿之间的距离、X射线源与牙齿之间的距离等几何变化，数字图像可能会被扭曲或放大。

值得注意的是，所有关于图像质量的研究和探索都比较了不同系统的性能，得出了图像清晰度决定了图像质量的结论。然而，对图像清晰度的评价也取决于观察者的感知和经验。图像处理是数字X线摄影的主要优点之一；然而，与传统胶片相比，增强并不总是能导致更好的解读。虽然数字图像立等可取，但熟练掌握操作技巧需要时间和经验。

系统类型

一种被称为直接数字影像学（DDR）的新型影像学系统可以将电离辐射数字化，减少射线暴露，并产生高分辨率计算机监视器图像。该系统由一个传统 X 射线产生装置组成，它取代了射线胶片，因此被称为无胶片射线照相。DDR 系统的两个早期模型是由一名法国牙医 Francis Mouyan 开发的影像视觉摄影（RVG）和视频成像 X 射线应用程序（VIXA）。

不断开发和改进，并引入了新的数字系统。数字图像可以使用捕获设备直接获取，它们可以是固态受体，如电荷耦合器件（CCD）或互补金属氧化物半导体（CMOS）。半直接捕获可以通过光刺激荧光粉（PSP）来实现。间接捕获是由平板扫描仪或数码相机获取的。

RVG 是一种基于 CCD 的数字系统，比较其与传统胶片在确定工作长度方面的性能。该设备有三个组件：无线电部分由一个超灵敏的口腔内传感器（代替传统 X 射线胶片）和一个传统的 X 射线单元组成。第二个组件，视觉由视频显示器和显示处理单元组成。第三个组件是图形，一种高分辨率的视频打印机，它使用视频信号立即提供屏幕图像的硬拷贝。因为避免处理胶片，RVG 可以显著减少根管手术的持续时间。同样，缩焦功能也有潜力通过放大根尖等区域来提高诊断性能。

基于 PSP 的系统（Vistascan；Dürr Dental GmbH，Bissingen，Germany）的图像质量优于基于 CCD 的系统（Sidexis；Sirona Dental Systems GmbH，Bensheim，Germany）。后者需要的辐射较低，但可能重拍。

断层扫描 [微计算机断层扫描（CT）]

断层扫描是一种可以拍摄牙齿薄“切片”图像的影像学技术。这些部分重新组装可以生成三维图像。牙体解剖学包括颊舌曲率、根管间隙的形状和根尖孔的位置（影响确定或计算工作长度的重要因素），都可以在三维空间上可视化。这种方法具有消除角度射线片的优势，因为所有的角度视图都仅在一个曝光中捕获。这一创新的实现是因为有新的硬件和软件来评估 CT 创建的度量数据，从而可以更详细地确定已预备根管的几何形态变化。

录像和口腔内摄像

口腔内摄像是一种使用微型彩色 CCD（电荷耦合器件）芯片的非电离诊断成像技术。它们包括带有摄像机的小型光纤探头。这些设备在牙髓病学中很有用，因为它们可以通过将纤维探针插入根管中来显示根管的形态和孔。该设备连接到一台计算机上，为教学和病人教育提供增强的图像。

直接数字 X 线影像学（DDR）

DDR 系统由一个程序化的计算机接收器组成，它可以处理来自于标准牙科机的 X 线片的口腔内传感器的信号。然后，将这些信号作为一个大的常规 X 线片传输到一个显示器上。

第四代 RVG 系统最近增加的功能之一是使用多个附加点在屏幕上进行点对点测量。这种功能允许在严重根尖曲率 RVG 屏幕上快速和准确地估计工作长度。因为预计沿根管曲线的多次测量将比直线测量从参考点到根尖更准确，实用程序允许快速添加多点测量数字图像，自动计算屏幕上的测量点到 0.1mm。我们认为，如果测量点能够密切跟踪曲线，就可以得到工作长度的真实估计值。

非影像学方法

M.M.Negm 在 1982 年引入了一种在不使用 X 线片的情况下确定根管长度的新方法，称为根尖测量。该仪器用于定位根尖和测量牙根的长度。在这种方法中，一个细塑料锥形角轴通过一个斜面管插入根管。抵抗阻力表明一些倒钩接触了根尖；当感觉到这种阻力时，轴的水平被标记。测量引起阻力的标记和倒钩之间的距离。

另一种非影像学方法是音频度量方法，它基于比较组织的电阻原理，使用低频振荡的声音来表明何时与电阻的相似性发生在类似的声音响应中。仪器放置在牙龈沟，发出电流，直到发出声音。然后将仪器通过根管重复这一过程，直到听到同样的声音。因此，我们可以确定牙齿的长度。

电子根尖定位器

首次由 Cluster（1918）研究的电子根尖定位器（Electronic apex locator，EAL）是可以在牙髓病学中确定根尖孔位置，从而得出根管工作长度的一种电子学测定方法。1942 年 Suzuki 研究通过狗牙齿的直流电流。根据这些原则，建造了一个简单的装置，用直流电来测量根管长度。它的工作原理是，无论人的年龄或牙齿的形状和类型，黏膜和牙周组织的任何部分电阻都是 6.5kΩ。可以用这一阻抗值来估计牙根长度。Sunada 在研究中使用的这个设备成为大多数 EALs 的基准。

虽然“根尖定位器（apex locator）”已成为公认的术语，但这个词是不恰当的。使用其他术语描述可能更合适，如“电子根管长度测量仪（electronic root canal length-measuring instruments）”或“电子根管长度测量装置（electronic canal length measuring devices）”。这些装置测量的是根管末端电阻的变化。这是该仪器能够最准确地指示锉在根管内（闭合的）还是穿出根尖孔（开放的）的原因。这两点相交的位置就是根尖止点或根管末端。

根尖定位器的工作原理

了解物理学和电流学对于理解 EAL 的工作原理是至关重要的。直流电（DC）是每单位时间的固定电流量，而交流电电流量（AC）则随时间交替。两种导电材料的结构形成了一种称为电容器的电装置。它能够储存电荷。当电容器连接到直流电压源时，电子（负电荷）从一个板移动到另一个板，使一个板获得负电荷，另一个板获得正电荷。当电压源断开时，电容器保留存储的电荷，并在其中保持电压。电容器可以存储的电荷量称为电容，这取决于板之间绝缘材料的性质、导体之间的距离和它们的表面积。

所有的根尖定位器都是使用人体构成一个电路。这些特征可以比作被牙周膜所包围根管中的根管锉。这个牙齿可以被比作一个电容器。根管被绝缘的牙本质和牙骨质以及牙周膜包裹；交流电和根管内的锉都是电的导体。因此，根管锉和根尖牙本质周围的牙周膜作为电容器中的导体。根管内的牙本质和牙骨质是根管系统的绝缘体（图 4-2）。

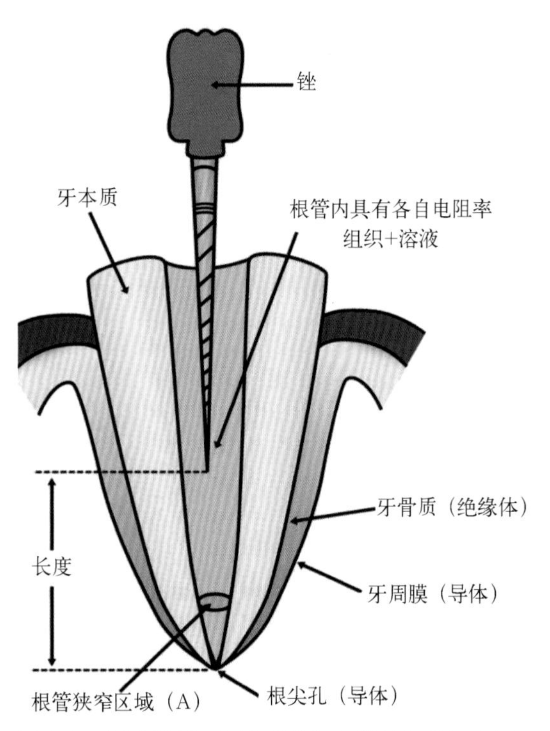

图 4-2 根管器械、根管系统和电学特征的示意图。当一根锉接触到根尖孔的牙周膜时，电阻为 6.5kΩ

因此，形成了一个电路，通过锉上的夹子，通过根管，传到牙周膜，最后通过黏膜传到挂在病人嘴唇上的另一个夹子。该电路完成，EAL 的电阻和锉与口腔黏膜之间的电阻相等，表明已达到根管末端。

了解这一点可以帮助临床医师最大限度地合理使用和避免错误。这里提出的分类是基于电流的类型及其阻力，以及所涉及的频率数（表 4-1、表 4-2 和框 4-3）。

表 4-1 根尖定位器更新换代

代	机构	示例
第一代（直流）	测量阻抗	Root canal meter/Endodontic meter （Onuki Medical Co.，Tokyo，Japan）
第二代	测量阻抗	Sono Explorer Mark Ⅱ （Hayashi Dental Supply，Tokyo，Japan） Formatron Ⅳ （Parkell Dental，Farmingdale，NY，USA） Digipex Ⅰ，Ⅱ，Ⅲ（Mada Medical Products，Carlstadt，NJ，USA）
第三代	同时使用两种不同的频率来测量阻抗差值	Root ZX（J. Morita，Tokyo，Japan） Neosono Ultima EZ（Satelec Inc，Mount Laurel，NJ，USA） Apex Finder （Micro-Mega，Besançon，France） Just Ⅱ （Yoshida & Co.，Tokyo，Japan） Endex/Apit （Osada Electric Co.，Tokyo，Japan） Apex Finder AFA，Model #7005（Sybron Endo/Analytic Technologies，Orange，CA，USA） Mark Ⅴ Plus （Moyco/Union Broach，Bethpage，NY，USA）
第四代	使用两个或多个频率来测量两个电流之间的阻抗比	Raypex 4 （VDW，Munich，Germany） Elements Diagnostic Unit（Sybron Endo，Orange，CA，USA）Propex（Dentsply） iPex（NSK，Japan） Neosono MC（Amadent，USA）
第五代	分别测量电路的电容和电阻	Propex Ⅱ （Dentsply，York，PA，USA） Raypex 5（VDW，Munich，Germany） i-Root（S-Denti Co.，Seoul，South Korea）
第六代	适应根管的水分特性	Adaptive （Optica Laser，Sofia，Bulgaria）

表 4-2 不同代根尖定位器的特征

生成	优势	缺点
第一代： 电阻 类型	操作方便，并有一个数字读数 能够检测穿孔 该设备内置牙髓活力测试仪	需要干燥环境 在金属修复体存在的情况下，结果并不准确或不可靠 需要校准 采用直流电，患者有敏感性 需要一个唇夹和一个合适的锉 心脏起搏器患者属禁忌证 牙齿穿孔时测量不可靠

（续表）

生成	优势	缺点
第二代：阻抗类型	能够在电解质存在下工作 使用交流电，病人无敏感性，能够检测穿孔	需要校准 无法使用锉，需要绝缘/涂层探头 没有数字读数 操作困难
第三代：变频	操作方便 在液体和电解质存在下操作 模拟读出 低压电气输出	需要对每个根管进行校准 设备对存在的液体量很敏感 需要满电才能使用
第四代：比率	降低电气噪声	需要干燥或部分干燥根管
第五代	在液体和渗出物存在下准确性最佳 可以连接计算机	难以在干燥根管中使用；可能需要额外的液体
第六代	不需要干燥或湿润根管	

框 4-3 根尖定位器的优点和缺点

优点

电子根尖定位器减少了确定工作长度所需的 X 线片数量。因此，通过减少所需 X 线片总数，减少了患者接触辐射的次数。

与影像学方法相比，它们提供了更精确的根尖孔定位。

这些装置可在任何阶段使用，如果需要，可在根管预备过程中重复使用，以验证工作长度是否保持稳定，并进行相应调整。

电子根尖定位器对多根牙非常有用，因为影像学方法在这方面测量工作长度可能会很复杂。

使用电子根尖定位器可以减少根管治疗时间。

定位器对有急性呕吐反射患者非常有用，对他们来说使用 X 线片比较困难。

电子根尖定位器不产生辐射，可以用于孕妇。

当致密的颧骨颧弓与上颌磨牙重叠时，可以使用该装置来检测根尖孔位置。

可用于检测穿孔

该技术快速、简单、准确。

缺点

电子根尖定位器是牙髓医师必备的设备。

电子根尖定位器精确度受根管内电流条件的影响。

它们在根尖开放的牙齿上显示的读数不一致。

尽管不是很常见，但一些患者在使用电子根尖定位器时会感觉到电脉冲。

使用心脏起搏器的患者在使用这些设备之前必须咨询医师。

它们是相对昂贵的。

该技术要求临床医师熟悉该设备，并学习如何解释读数。一段时间的学习是有效使用它们的必要条件。

根尖定位器更新换代

基于电阻的（第一代）根尖定位器

第一代根尖定位装置，也被称为电阻根尖定位器，测量直流电对流量的阻力或牙齿的阻力。1969 年开发了根管测量仪/牙髓测量仪（Onuki Medical Co.，Tokyo，Japan）。它采用了电阻法和交流电法，工作频率为 150Hz。牙髓测量仪和牙髓测量仪 S Ⅱ（Onuki Medical Co.）使用的电流 < 5μA。与 X 线片相比，发现这些设备是不可靠的，其中许多读数都明显长于或短于已确认的工作长度。干燥条件下测量准确，但次氯酸钠等电解物质会导致效率和测量下降。此外，在设计这些根尖定位器时，也没有考虑到电路的电容分量。此外，患者经常因机器中的高电流而感到疼痛。在阻塞根管、有龋齿或修复牙齿中测量，给出的读数不准确。

这一代的其他例子还有 Neosono D、MC 和 Ultima EZ（Amadent）、Apex Finder

(EIE：old version)。如今大多数基于电阻的根尖定位器都脱离市场没有市场需求了。

基于阻抗的（第二代）根尖定位器

基于阻抗的根尖定位器，也称为单频阻抗根尖定位器，测量对交流电流动的阻力或用阻抗代替电阻。阻抗由电阻和电容组成。这些装置的工作原理是，在根管壁上存在电阻抗（由于透明牙本质的存在），且在根尖比冠方大。在牙本质牙骨质界(CDJ)，阻抗水平显著下降。本文引入了基于阻抗的定位器来克服第一代存在的问题。理论上，它们会更准确；然而，根管的阻抗和电容依赖于许多变量，而且不同根管之间不同，因此每颗牙齿需要单独校准。

使用不同频率测量不同根管条件下的距离。1971 年 Inoue 提出变频率测量法，并引入 Sono-Explorer（Hayashi Dental Supply，Tokyo，Japan)，在每颗牙齿的牙周袋内进行校准。这可以测量两个阻抗，并在读数彼此接近时识别根管末端。这个阻抗的频率被指向一个通过低频振荡产生听觉音调的扬声器。该装置最重要的缺点是需要进行单独校准。这包括一个引入牙龈沟的绝缘锉，产生的声音被命名为“牙龈沟声”。然后将常规根管锉插入根管，当根管产生的声音与牙龈沟声“相同”时，将橡胶停止与参考点对齐，并进行测量。后来介绍的 Sono-Explorer Mark Ⅲ使用仪表表盘来表示到根尖的距离。

为了降低电路的可变电容特性，Hasegawa 及其同事（1986）引入了一种高频（400kHz）波测量装置内分泌器(Yamaura Seisokushu，Tokyo，Japan)。这个装置由一个绝缘的锉组成。

然而，外壳出现问题，它不能进入狭窄的根管，可能被擦掉，并受高压灭菌的影响。此外，该设备在含有电解质的根管中使用时会出现不准确的读数。

许多设计和销售的第二代根尖定位器，都遇到了类似问题，即在含电解质根管和干燥根管中读数不正确。其中一些是 Apex Finder 和 Endo Analyzer（结合牙髓测试仪和根尖定位器）(Analytic/Endo，Orange，CA，USA)，它们通过视觉指示器自我校准，但准确性报告各不相同。这些装置通过调整灵敏度来补偿根管内环境，并在显示器上指示该设备何时应该从“湿”模式切换到“干”模式，反之亦然。

Digipex Ⅰ，Ⅱ and Ⅲ（Mada Equipment Co.，Carlstadt，NJ，USA）也结合牙髓活力测试仪和一个根尖定位器。Czerw 和同事们（1995）在一项体外研究中发现，Digipex Ⅱ与 Root ZX 一样可靠。Exact-A-Pex（Ellmann International，Hewlett，NY，USA)是另一个使用音频信号和发光二极管(LED）显示器的例子。该装置总是通过可视化离体牙根尖孔的锉尖端来确定牙根管的长度（Czerw 等，1994）。Formatron Ⅳ(Parkell Dental，Farmingdale，NY，USA)是小的有 LED 显示的简单设备。它使用交流电和阻抗测量来确认锉尖到根尖的距离；它在准确性方面也有不同的结果。Himel（1993）发现它精确到 X 线根尖的 ±0.5mm 内的可能性达 65%，精确到 1 mm 内的可能达 83%。这一代的其他根尖定位器有 Dentometer（Dahlin Electromedicine，Copenhagen，Denmark）和 Endo Radar（Elettronica Liarre，Imola，Italy)。

第二代电子根尖定位器的主要缺点是，根管必须没有导电材料，才能获得准确读数。根管中组织和导电冲洗剂的存在会改变电特性，导致结果不准确，且通常得到的测量结果较短。

第三代电子根尖定位器

第二代的主要缺点是需要一个可用于根管中相对较大的绝缘探针，而不是一个小的未绝缘根管锉。为了提高正常临床条件下根管长度测定的准确性和可靠性，第三代EALs采用多个AC频率来确定根管器械与根管末端之间的距离，而第二代EALs只使用一个已知频率的单一AC。第三代设备的工作原理是监测不同频率的牙齿阻抗变化：8kHz高，400Hz低。在根管的冠方，频率之间的阻抗差是恒定的。随着锉通过根尖狭窄，阻抗值的差值增大，并在根尖区域达到最大值。所有的根尖定位器都配备显示屏或指示器和警报类型，以视觉和听觉显示根尖孔的接近和到达。

由于阻抗的大小取决于频率的测量，使用两个频率可以在锉于根管中前进时观察到两种结果之间的差异。因此，这是一种比较阻抗法，它测量的是阻抗差，可以转换为长度信息。因为给定电路的阻抗可能受到电流流动频率的实质性影响，所以这些装置也被称为与频率相关的根尖定位器。这些设备有更强大的微处理器，并能够处理可以提供精确读数所需的数值和算法。第三代EALs的准确性往往不受根管腔内存在的电解质影响。在坏死或正常牙髓之间的测量没有统计学差异，也证明其功能可靠性。第三代EALs在今天得到了广泛的使用和接受（图4-3）。

Endex（Osada Electric Co.，Los Angeles，CA，and Tokyo，Japan）制造最初的第三代根尖定位器。Yamaoka及其同事首次进行了描述。在欧洲和亚洲，APIT使用较低的交流电，但需要对每个根管进行校准。

Root ZX（J. Morita，Tokyo，Japan）是基于比率方法自校准第三代根尖定位器的一种。比值方法的工作原理是，两种不同波频率的电流具有可测量阻抗，可以测量这些阻抗，并与根管中的电解质类型不同的比例进行比较。Kobayashi和Suda（1994）提出，不同频率的比值有确定的值，根管内不同电解质的比值变化率无明显变化。根尖狭窄时电容的变化是Root ZX的机制及其准确性的基础。

Root ZX基于两种电流，其频率为8kHz或400Hz。自1992年引入以来，它已成为与其他根尖定位器进行比较的基准。与第二代EALs相比，在电解质存在或没有血液或其他物质的情况下，它会产生更稳定的读数，第二代EALs在根管干燥时更准确。在文献中Root ZX有广泛的研究。结果显示距离根尖孔0.5mm的精准度达90%，许多研究报告显示，如果接受1.0mm，则准确率达100%。

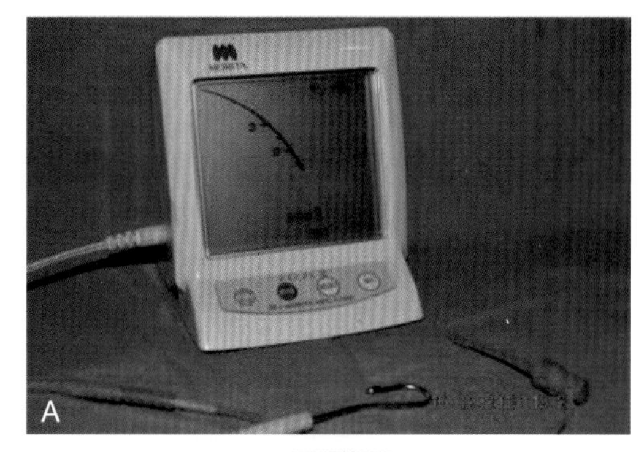

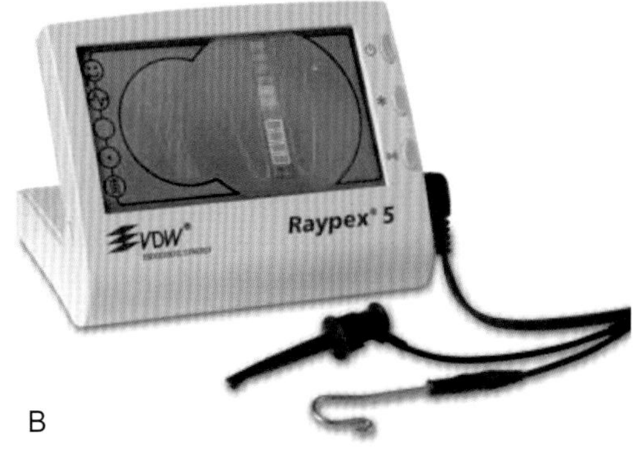

图4-3 A.第三代根尖定位器；B.第四代根尖定位器

Root ZX主要检测发生在AC附近的电容变化。设备中的微处理器计算两个阻抗的比值。阻抗的商显示在液晶显示仪表面板上，并表示仪器尖端在根管中的位置。该设备的优点是不需要为每个患者进行校准，使其成为最有效和最通用的使用设备之一。

Root ZX与手机结合，可以在旋转锉

使用时测量根管长度。标记为 TriAutoZX（J. Morita Co., Kyoto, Japan）带有集成手件，使用镍钛（NiTi）旋转仪器，旋转在 240 ～ 280 转 / 分。TriAutoZX 的报告准确率为 95%，与 RootZX 相似，并具有一些额外的安全特性，如在达到工作长度时自动反转。

Dentaport ZX（J. Morita Co., Kyoto, Japan 和 J. Morita Mfg. Co., Irvine, CA, USA）由两个模块组成：Root ZX 和 TriAutoZX。手机使用 NiTi 旋转仪器，旋转在 50 ～ 800 转 / 分。其他根尖定位的手机有超声波系统，被称为 SOFY ZX（J. Morita Co., Kyoto, Japan）和 Endy 7000（Ionyx SA, Blanquefort Cedex, France）。SOFYZX 使用 RootZX 以电子方式监视根管预备中锉的位置。该设备最大限度地减少了过度预备的危险。

Apex Finder AFA（允许所有液体）（EIE/Analytic Endodontics, Orange, CA, USA）有 5 个信号频率，读取 4 个振幅比（EIE 分析牙髓学，2002 年）。该装置是自校准的，可以用根管中的电解质进行测量。该方法仅能检测到 76.6% 坏死根管的根尖狭窄，但对 93.9% 的主根管有效。然而，该器件背后的原理与基于阻抗比的器件相似。它通过确定阻抗的主要特性（电容性或电阻性）的突然变化来检测根管。

Neosono Ultima EZ（Satelec Inc., Mount Laurel, NJ, USA）

Neosono Ultima EZ 在南半球被称为 DatApex（Dentsply Maillefer, Ballaigues, Switzerland）。它是 Sono Explorer 系列的继承者（换代产品），并使用许多频率对根管进行采样，使用最好的两个进行读取。在次氯酸钠干湿根管体外模型中，该装置在 ±0.5mm 范围内具有 100% 准确性，对操作者的影响最小。该装置安装有根管图形，显示锉的位置，并有一个声音信号。能够将数字读数设置为 0.5 或 1.0mm，也允许测量宽的根管。还附赠了一台牙髓测试仪。

还有其他几个在世界范围内使用的第三代根尖定位器。这些产品包括 Justwo or Justy Ⅱ（Yoshida Co., Tokyo, Japan），Mark Ⅴ Plus（Moyco/Union Broach, Bethpage, NY, USA）和 Endy 5000（Loser, Leverkusen, Germany）。

第四代根尖定位器

第四代定位仪测量并比较了两个或两个以上电脉冲频率下根管的复杂电特征。它们分别测量电阻和容量，而不是测量由此产生的阻抗（图 4-3）。电容值和电阻值的不同组合可以决定相同的阻抗（因此是相同的根尖狭窄读数）。主部件的单独测量允许更好的精度。此外，名为 Elements 的设备使用了查找矩阵，而不是进行任何内部计算。

值得注意的是，尽管第四代设备使用不同的频率，但一次只使用一个频率（不像第三代电子设备，它们同时使用两者）。制造商声称，通过这种操作，并计算这两个频率之间差值的标准差，可以提高设备的精度，也消除了滤波器（噪声源）。

第四代根尖定位器由 Sybron Endo 公司销售，包括 Apex Locator 和 Elements Diagnostic Unit。两者都是比率型根尖定位器，可以确定五种频率的阻抗，两者都有内置的电子牙髓测试仪（electronic pulp testers）。Ray-Pex 4 和 5（Forum Engineering Technologies, Rishon Lezion, Israel）也是属于这一代的产品。

Elements Diagnostic Unit 和 Apex Locator 不将阻抗信息作为数学算法进行处理，而是进行电阻和电容测量，并与数据库进行比较，以确定到根尖的距离。该系统于 2003 年推出，它们使用两个信号的复合波形，即 0.5 和 4kHz，而 RootZX 分别为 8 和 0.4kHz。信号通过数模转换器转换成模拟信号，然后放大并传递到患者电路模型，该模型被认为是电阻和电容器。然后将反馈信号波形输入一个降噪电路。这减少错误，并始终产生更准确的读数。这一代的一个显著缺点是，它们需要在相对干燥或部分干燥的根管中进行。

当使用 Elements Diagnostic Unit 时，临床医师应将锉撤回到 0.5mm 标记，而不是 0.0mm 标记，以实现准确识别根尖狭窄，他们认为应比外（主要）孔短 0.5mm。因此，将该锉带到显示器上的 0.0 标记，然后将其撤回 0.5mm，似乎是使用这个设备最准确的方法（图 4-4）。

第五代电子根尖定位器

第五代 EALs 于 2003 年开发，分别测量电路的电容和电阻。因此，它们也被称为双频比型根尖定位器（图 4-5）。该设备由一个诊断表提供，其中包括在不同位置值的统计信息，以识别锉的位置。使用这种方法的设备在干燥根管中会遇到相当大的困难；因此，需要额外注入冲洗剂或润滑剂。在临床工作中发现，电子根管长度测量的准确性随牙髓和根尖周情况的不同而不同。因此，应考虑牙髓状况和根尖周疾病来评估根尖定位器的准确性。这一代的一些例子 E-Magic Finder Apex Locator，I-Root EMF 100 Deluxe（Meta Biomed，Chongju，South Korea）和 Joypex 5（Denjoy，Changsha City，China）。

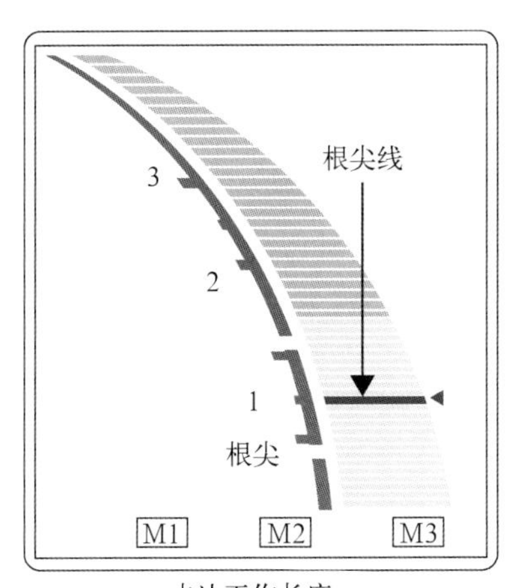

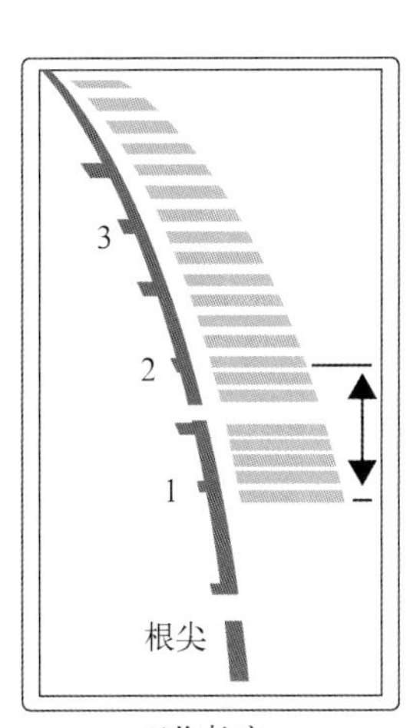

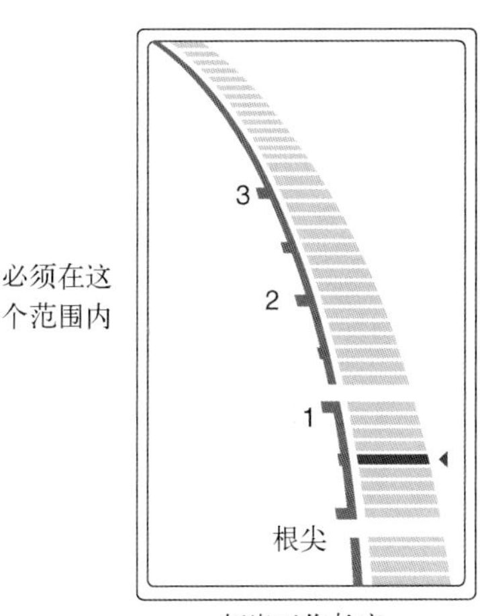

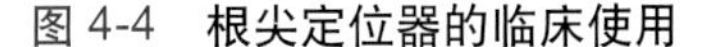
图 4-4　根尖定位器的临床使用

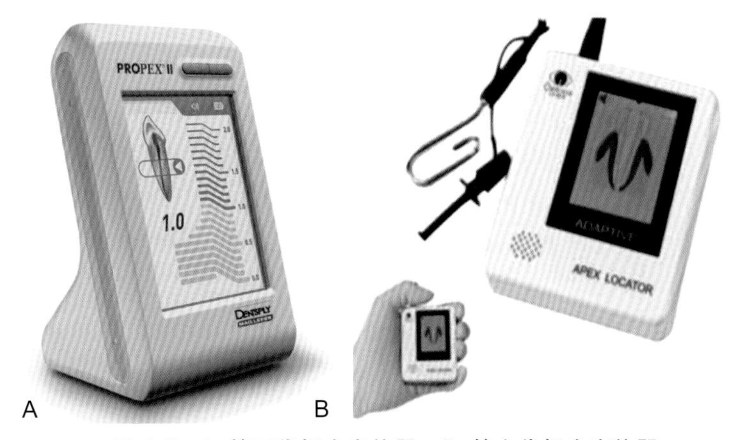

图 4-5　A. 第五代根尖定位器。B. 第六代根尖定位器

第六代电子根尖定位器

目前为止，第五代仪器不断发展改进。第四代和第五代设备都是广泛使用。这种方法结合了Sunada教授的“干”根管测量方法和Kobayashi教授的“湿”根管测量方法。自适应根尖定位器克服了广泛使用的第四代根尖定位器在湿根管中工作精度低的缺点，以及第五代在干根管中工作困难且需额外增加润湿的缺点。其目的是根据实际的环境特征来调整适当测量方式来测量。

自适应根尖定位器连续确认根管湿度，并立即适应干或湿的根管状态。通过这种方法，它可以用于干燥和潮湿的根管，有血液或渗出物根管，以及在牙髓尚未被切除根管。使用自适应根尖定位器进行测量，可以消除对干燥或湿润根管的要求，并在有血液、液体或次氯酸钠或干燥根管时达到高测量精度。

基于现代技术，第六代自适应根尖定位器是一个令人愉快的、小巧的设备，小于牙医手掌。该设备是第一个“会说话”的根尖定位器。这取决于它持续测量湿度，自我调整合适测量方法，以测量干或湿根管。

根尖定位器的其他用途

所有现代的根尖定位器都能够检测到临床见到的牙根穿孔，并能够区分穿孔的大小。在根管预备过程中，因为未闭穿孔会导致仪器完成一个回路，并提示仪器超过根尖，因此所有的根尖定位器均可以确认疑似的牙周或牙髓穿孔。如果在锉插入潜在根管后立即显示“根尖”，则可以检测到穿孔。当“根尖”远短于估计的工作长度时，可以检测到条带穿孔并测量其位置。当重新验证工作长度时，发现工作长度发生突然变化时，可检测到根尖穿孔。一旦发生根尖穿孔，“根尖”可能会出现在明显短于未出现穿孔时“根尖”读数。EAL的另一种用途是穿孔后检测。

通过根尖定位器可以识别根管和牙周膜之间的任何连接，如根折、裂缝和牙内部或外部吸收。它们可以用于检测水平裂纹，有些对需要根尖诱导封闭的不完全牙根也有帮助。

大多数现代心脏起搏器是可以屏蔽外部电磁干扰，而且在临床上不存在根尖定位仪直接连接起搏器的情况，因此EALs可以安全地用于心脏起搏器患者。然而，制造商仍然警告不要在心脏起搏器患者中使用EAL，这是因为对这类患者的电刺激可能会干扰心脏起搏器的功能。必须咨询患者的心脏病专家。

多功能根尖定位器越来越普遍，其中一些定位器具有活力测试功能。组合电子根尖定位器和电子手件也变得越来越普遍（在本章前面描述），并能够与独立设备取得相同精度和优异结果。

影响根尖定位器精度的变量

新一代EALs可以自如地用在组织液或不同电解质存在条件下工作长度的测量。完整的生命组织、炎症性渗出物或血液可传导电流，可能导致读数不准确；因此，在使用这些设备时，应尽量减少这些情况。其他可能导致读数不准确的导体有金属修复、龋齿、唾液和第二根管中的器械。必须注意存在的这些变量。在同一根管中使用不锈钢和镍钛器械获得相同的测量结果，因而根管锉的合金类型可能并不影响其准确性。

不通畅、牙本质碎片堆积和根管钙化均会影响电子根尖定位器测量工作长度的准确性。冠方预备似乎并不影响这些设备的准确性。在扩大根管中，小号或大号锉检测出相同的电子读数。牙本质碎片可能会破坏根管内部和牙周膜之间的电阻，因而保持根管通畅更为重要。不断重复和冲洗可以确保准确的电子长度读数。根尖孔大小对电子长度的测定也有影响。随着主根尖孔宽度的增加，锉尖和孔之间的距离也会增加，因此应该首先估计根管直径大小，然后选择合适的锉来确定根管长度，小号锉会影响测量可靠性。

在一项关于 Root ZX 的研究中，对于根管较大的牙齿，不需要用相应的锉来匹配根管直径。小号锉和大号锉在直径较宽的根管内发现根尖狭窄的可能性是一样的。在同一项研究中，即使在没有解剖学根尖收缩的情况下，根尖定位器也可以确定根管的根尖收缩区域。在模拟根尖吸收的根管中，我们得出结论，即使在没有根尖收缩的情况下，Root ZX 也可以准确地确定工作长度为“根尖”。

因为仪器没有接触根尖牙本质壁，不成熟或“喇叭型”根尖往往提供短的电子测量结果。应考虑其他确定长度的方法。乳牙根管系统的根尖范围难以确定。一些辅助方法应作为 EALs 的补充。

推荐工作长度测量技术：EAL 与放射线方法相结合

准确测定工作长度是根管治疗成功的关键步骤。除了放射线测量外，电子工作长度的测定也变得越来越重要。电子方法减少了放射线测量相关的许多问题。与影像学方法相比，它最重要的优势在于可以测量到达根尖孔的长度，而不是影像学上的根尖。

指南建议采用电子学和影像学方法相结合来确定工作长度。这与一些研究一致，研究建议电子读数应当通过影像学检查确认，以减少错误确定工作长度的可能。根管尖端区域的复杂性和变异性支持这一建议，这使得必须使用多种技术在同一根管内确定工作长度。组合方法的准确率接近 96%。“数字 X 线摄影使用传感器产生电子射线图像，可以在显示器上查看，从而减少辐射暴露；传感器可以与口腔内数码相机和患者管理数据库软件集成”（美国牙髓医师协会，2003 年）。因此为了减少辐射剂量，建议使用数字X线片代替传统X线片，同时结合 EALs 来确定工作长度。EALs 并不能取代 X 线片，而是要补充一些信息。

有报道提及这两种技术的长度测量结果存在冲突。如果 EAL 显示的长度明显短于 X 线根尖，应该选择 EAL 读数，因为它应该更接近 AC 附近。这是建议性的，不是强制性的。如果 X 线片长度超过所需位置的 3mm，应调整长度并通过另一张 X 线片确认。触觉检查在这种情况下可能会有帮助。

该联合方法的另一优点是减少确定工作长度所需 X 线片数量，这意味着减少了临床时间和辐射危害，特别是在治疗上颌磨牙时。EALs 不能帮助临床医师确定根管宽度、根管曲率或根管数量。然而，EALs 的优势是测量根管末端，而不是影像学根尖。同时，影像学方法的优点在于能够检查牙根解剖结构，并记录在患者病例中。锥体束计算机断层扫描（CBCT）图像测量根管长度与电子长度高度相关。在将 CBCT 作为一种确定工作长度的方法之前，还需要进行更多的研究。

根尖定位器的临床故障排除

如果你的 EAL 发生故障，首先应该检查电池和（或）电源，因为有些单元当充电量低于 50% 时，就不能有效工作。与任何电子设备一样，短路都会使该装置失效。根管中存在的任何牙本质悬突（dentinal shelves）或相当大的碎片会造成不稳定或过早的读数。通常在有严重曲率的牙根中，常规成形过程会使长度略有缩短。从而确认此阶段的长度将提高读数的准确性。

当前的 EALs 要求测量电极（通常是 K 锉）不接触任何金属修复体或与冠部髓

腔的电解质溶液接触。通常，髓腔溶液会导致短路。这在多根牙中尤其重要，多根牙根管必须彼此隔离。如果与金属修复隔离有问题，可以用指甲油涂漆，从而提供绝缘屏障。另一种选择是用非导电凝胶填充根管口。

要检查穿孔，请将K锉的尖端放入。如果你读到它已经达到了根尖，就有可能出现穿孔。这可以通过X线片来证实。在根管中部，类似的读数可能表明水平根折，甚至是大的根管侧支。

为了确认是否达到了根尖收缩，EAL产生的声音信号非常有帮助，因为通常很难确保锉没有接触金属修复体，同时观察图形显示。锉会缓慢地向前推进，直到声音信号变为更高的频率，然后在进一步向前推进锉时就会变为连续的信号。这提示锉超出根尖。该锉可以缓慢地撤回，直到声音返回到一个低音调。

每个单元都是唯一的，甚至来自同一制造商的EAL也可以给出略有不同的读数，因此校准EAL是很重要的。当处理牙根非常接近上颌窦的上颌牙齿时，需要小心，因为锉可以穿透鼻窦，从而提供不准确的读数。因此，建议至少以两次电子方式检查确认该长度。如果你反复得到可变的长度，应该做X线片。图4-6总结了根尖定位器的故障排除情况。

确定根尖开放牙齿的工作长度

术语根尖开放通常被用来描述特别宽的根尖孔，在其中预备一个根尖“终止”不是不可能，但的确很难实现。

这可能是由于创伤、广泛根尖吸收、根端切除或过度预备(over-instrumentation)。

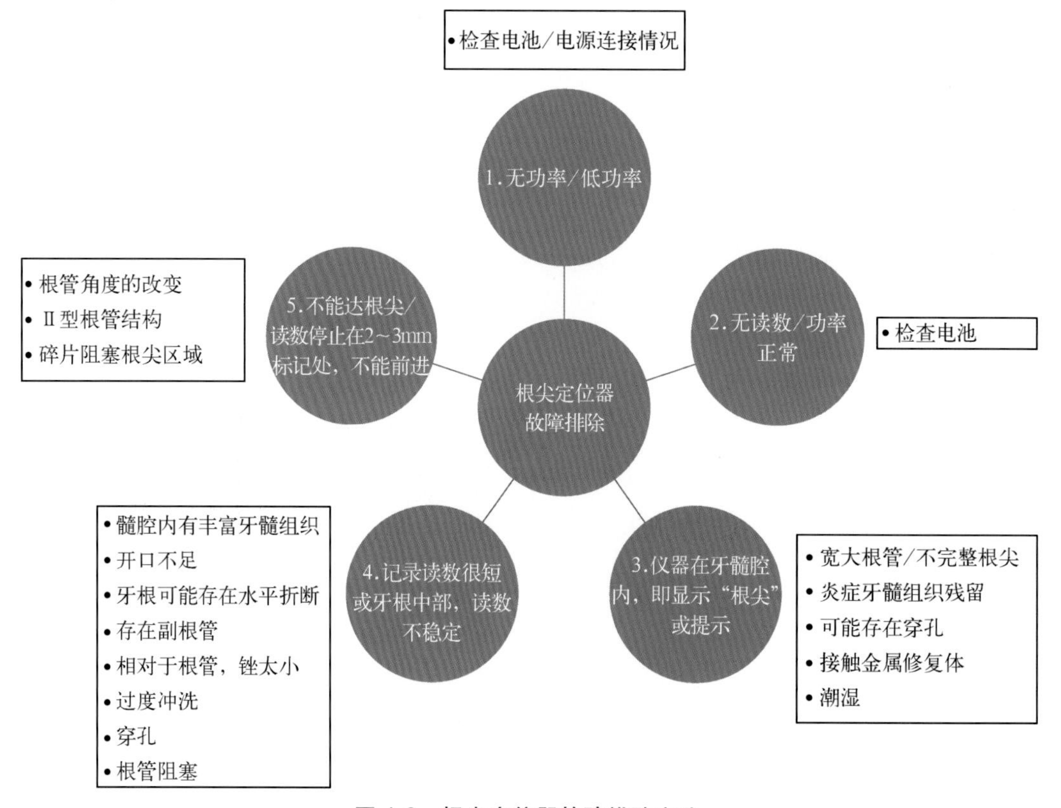

图4-6 根尖定位器故障排除方法

在这种牙齿中，由于根尖解剖结构改变和根尖牙周膜间隙的缺失，对根管长度的影像学解释更加困难。因为宽大根管与开放根尖会对根尖定位器的功能产生不利影响，根尖定位器在这种情况下很少使用。

根尖收缩被认为是根管系统尖端最窄的区域。然而，它并不总是出现在牙髓和根尖周病变造成的牙根吸收或根尖开放牙齿中。欧洲牙髓病学学会建议在根管治疗期间使用 EAL，然后用未失真 X 线片确认根管长度。

如前所述，如果根管内的器械距离 X 线片根尖超过 3mm，需要调整工作长度。在这种情况下，可以使用依赖触觉方法的纸尖测量技术(图 4-7)。它与 X 线摄影相当，不受根尖大小或根尖周疾病的影响。该技术包括在根管中放置一个 30 号纸尖，并推进直到感觉到阻力。该技术的缺点是，如果根尖周软组织延伸到根管内，该方法可能会低估工作长度。这项技术要求根管完全干燥，根尖周组织相对湿润。在开放根尖，由于炎症根尖周组织接触面积大，水分过多，可能导致测量误差。

此外，当根尖末端病理性吸收，可能发生过度充填。为了克服这个问题，Williams 和同事们提出一种触觉方法，使用尖端弯曲的 25 号 K 锉，其方向用硅胶环标记。锉弯曲以便于使用。这种方法可能局限于相对直的根管。需要临床试验进一步评估此方法在弯曲的根管中的应用。

还需更多研究来更好地呈现根尖细节。由于各自局限性，临床上特别是在治疗宽大根尖时，应采用其他方法补充 EALs 和 X 线片的不足。

关于参考点的简短说明

应该选择在不同处理之间不会发生变化的参考点。虽然工作长度的一个测量点是指预备工作的结束，但另一个测量点可能有很大的差异。在前牙中，这个点通常是切牙边缘，但在破碎牙齿中，长度可以借助相邻的牙齿或剩余牙齿结构的突出部分来测量。在后牙，颊根测量使用颊尖作为参照，腭根可以使用任一尖部作为参考。除记录根管的工作长度外，还应记录测量根管的参考点。

停止标记附件应放置在垂直于仪器长轴上。使用过程中，应注意不要向上推进，因为这可能会造成不准确或拉长工作长度，从而导致根尖穿孔和随后的一些问题。

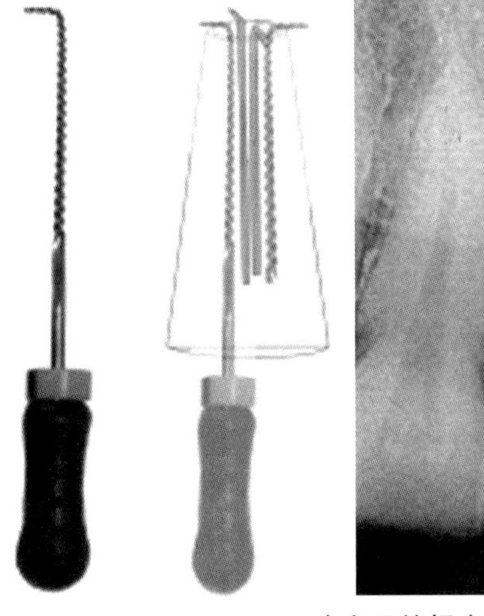
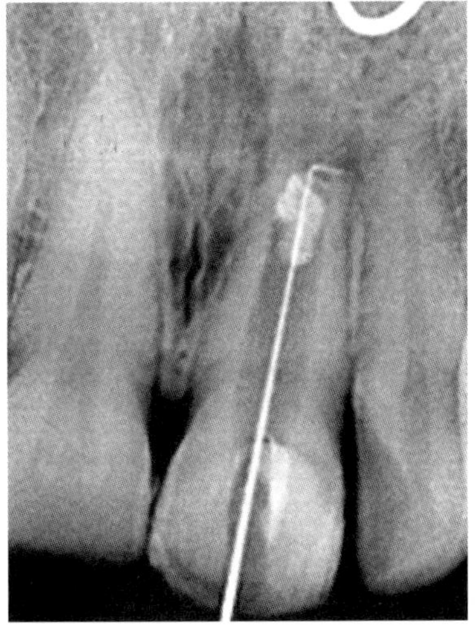

图 4-7 确定开放根尖的工作长度

小结

技术进步是所有科学和临床努力的标志。在确定工作长度时，没有任何一种技术是真正令人满意的。当根管被一些解剖结构覆盖或牙齿存在病理变化时，电子设备是有效的。电子设备的使用可以减少患者X线照射，操作者可能用更少的X线片来正确确定工作长度。现代根尖定位器确定CDJ位置的准确率达90%，但其仍有局限性。需要注意的是，电子设备并不是X线片的绝对替代品，应该作为辅助设备。了解根尖解剖结构、X线片和根尖定位器将有助于临床医师取得良好的治疗效果。

参考文献

[1] Coolidge ED. Past and present concepts in endodontics. J Am Dent Assoc 1960; 16:676-688.

[2] lngle Jl, Taintor JF. Endodontics. 3rd ed. Philadelphia:Lea & Febiger; 1985. pp. 184-195.

[3] Blayney JR. Some factors in root canal treatment. J Am Dent Assoc 1924; 11:840-850.

[4] American Association of Endodontists. Glossary of endodontic terms, 7th edition. Chicago:American Association of Endodontists, 2003.

[5] Kuttler Y. Microscopic investigation of root apexes. J Am Dent Assoc 1955; 50:544-552.

[6] Gutierrez J H, Aguayo P. Apical foraminal openings in human teeth. Number and location. Oral Surg Oral Med Oral Pathol Oral Radiol Endod 1995; 79:769-777.

[7] Gordon MPJ, Chandler NP. Electronic apex locators. Int Endod J 2004; 37:425-437.

[8] Malueg L, Wilcox L, Johnson W. Examination of external apical root resorption with scanning electron microscopy. Oral Surg Oral Med Oral Pathol Oral Radiol Endod 1996; 82:89-93.

[9] Cox VS Brown CE Jr., Bricker SL, Newton CW. Radio-graphic interpretation of endodontic file length. Oral Surg Oral Med Oral Pathol 1991; 72:340-344.

[10] Rosenberg DB. The paper point technique, Part 1. Dent Today 2003; 22:80-86.

[11] Ingle J, Himel T, Hawrish C Glickman GN, Serene T, Rosenberg PA, et al. Endodontic cavity preparation. In:Ingle J, Bakland L, eds. Endodontics. Hamilton, Ontario:BC Decker; 2002. pp. 517-525.

[12] Grossman LI. Endodontic practice, 11th edn. Philadelphia:Lea & Febiger, 1988.

[13] Cohen S, Burns RC. Pathways of the pulp. 4th ed. St Louis:CV Mosby; 1987. pp. 164-169.

[14] Pineda F, Kuttler Y. Mesiodistal and buccolingual roentgenographic investigation of 7, 275 root canals. Oral Surg Oral Med Oral Pathol 1972; 33, 101-110.

[15] Radel RT, Goodell GG, McClanahan SB, Cohen ME. In vitro radiographic determination of distances from working length files to root ends comparing Kodak RVG 6000, Schick CDR, and Kodak Insight Film. J Endod 2006; 32:566-8.

[16] Weine FS. Endodontic therapy. 2nd ed. St Louis:CV Mosby; 1976. pp. 206-214..

[17] Stavropoulos A, Wenzel A. Accuracy of cone beam dental CT, intraoral digital and conventional film radiography for the detection of periapical lesions. An ex vivo study in pig jaws. Clin Oral Investig 2007; 11:101-106.

[18] Mello-Moura ACV, Moura-Netto C, Araki AT, Guedes-Pinto AC, Mendes FM. Ex vivo performance of five methods for root canal length determination in primary anterior teeth. Int Endod J 2010; 43(2):142-147.

[19] Griffiths BM, Brown JE, Hyatt AT, Linney AD. Comparison of three imaging techniques for assessing endodontic working length. Int Endod J 1992; 25(60:279-287.

[20] Parks ET, Williamson GF. Digital radiography:an overview. J Contemp Dent Pract 2002; 3:36-40.

[21] Loushine RJ, Weller RN, Kimbrough WF, Potter BJ. Measurement of endodontic file lengths:calibrated versus uncalibrated digital images. J Endod 2001; 27(12):779-781.

[22] Lim KF, Loh EE-M, Hong YH, Intra-oral computed radiography—an in vitro evaluation. J Dent 1996; 24(5):359-364.
[23] Gluskin AH. Anatomy of an overfill:a reflection on the process. Endod Top 2009; 16:64-81.
[24] Ellingsen MA, Harrington GW, Hollender LG. Radiovisiography versus conventional radiography for detection of small instruments in endodontic length determination. Part 1:In vitro evaluation. J Endod 1995; 21:326-331.
[25] Ellingsen MA, Hollender LG, Harrington GW. Radiovisiography versus conventional radiography for detection of small instruments in endodontic length determination II. In vivo evaluation. J Endod 1995; 21:516-520.
[26] Leddy BJ, Miles DA, Newton CW, Brown CE Jr., Interpretation of endodontic file lengths using RadioVisioGraphy. J Endod 1994; 20:542-545.
[27] Friedlander LT, Love RM, Chandler NP. A comparison of phosphor-plate digital images with conventional radiographs for the perceived clarity of fine endodontic files and periapical lesions. Oral Surg Oral Med Oral Pathol Oral Radiol Endod 2002; 93:321-327.
[28] Fuge KN, Stuck AM, Love RM. A comparison of digitally scanned radiographs with conventional film for the detection of small endodontic instruments. Int Endod J 1998; 31:123-126.
[29] Mouyen F, Benz C, Sonnabend E, Lodter JP. Presentation and physical evaluation of RadioVisioGraphy. Oral Surg Oral Med Oral Pathol 1989; 68:238-242.
[30] Hedrick RT, Brent Dove S, Peters DD, McDavid WD. Radiographic determination of canal length:direct digital radiography versus conventional radiography. J Endod 1994; 20:320-326.
[31] Nair MK, Nair UP. Digital and advanced imaging in endodontics:a review. J Endod 2007; 33:1-6.
[32] Farrier SL, Drage NA, Newcombe RG, Hayes SJ, Dummer PM. A comparative study of image quality and radiation exposure for dental radiographs produced using a charge-coupled device and a phosphor plate system. Int Endod J 2009; 42:900-907.
[33] Peters OA, Laib A, Rüegsegger P, Barbakow F. Three- dimensional analysis of root canal geometry by high-resolution computed tomography. J Dent Res 2000; 79:1405-1409.
[34] Gluskin AH, Brown DC, Buchanan LS. A reconstructed computerized tomography comparison of Ni-Ti rotary GT files versus traditional instruments in canals shaped by novice operators. Int Endod J 2001; 34:476-484.
[35] Cluster C. Exact methods for locating the apical foramen. J Nat Dent Assoc 1918; 5:815-819.
[36] Sunada I. New method for measuring the length of the root canal. J Dent Res 1962; 41:375-387.
[37] American Association of Endodontists. Glossary:Contemporary Terminology for Endodontics. 6th ed. Chicago:American Association of Endodontists; 1998.
[38] Fouad AF, Krell KV, McKendry DJ, Koorbusch GF, Olson RA. A clinical evaluation of five electronic root canal length measuring instruments. J Endod 1990; 16:446-449.
[39] Nahmias Y, Aurelio JA, Gerstein H. Expanded use of the electronic canal length measuring devices. J Endod 1983; 9:347-349.
[40] Donnelly JC. A simplified model to demonstrate the operation of electronic root canal measuring devices. J Endod 1993; 19:579-580.
[41] Czerw RJ, Fulkerson MS, Donnelly JC. An in vitro test of simplified model to demonstrate the operation of electronic root canal measuring devices. J Endod 1994; 20:605-606.
[42] Czerw RJ, Fulkerson MS, Donnelly JC, Walmann JO. In vitro evaluation of the accuracy of several electronic apex loca- tors. J Endod 1995; 21:572-575.
[43] Neekofar MH, Ghandi MM, Hayes SJ, Dummer PMH. The fundamental operating principles electronic root canal measuring devices. Int Endod J 2006; 39:595-609.
[44] Kobayashi C. Electronic canal length

measurement. Oral Surg Oral Med Oral Pathol Oral Radiol Endod 1995; 79:226-231.

[45] Tidmarsh BG, Sherson W, Stalker NL. Establishing endodontic working length:a comparison of radiographic and electronic methods. NZ Dent J 1985; 81:93-96.

[46] Kim E, Lee SJ. Electronic apex locator. Dent Clin North Am 2004; 48:35-54.

[47] Lauper R, Lutz F, Barbakow F. An in vivo comparison of gradient and absolute impedance electronic apex locators. Endod 1996; 22:260-263.

[48] Pallares A, Faus V. An in vivo comparative study of two apex locators. J Endod 1994; 20:576-579.

[49] Himel VT, Cain C. An evaluation of two electronic apex locators in a dental student clinic. Quint Int 1983; 24:803-809.

[50] Fouad AF, Krell KV. An in vitro comparison of five root canal length measuring instruments. J Endod 1989; 15:573-577.

[51] Stare Z, Šutalo J, Galić N. The "Effect of Apical Foramen and Electrode Diameter on the Accuracy of Electronic Root Canal Measuring Devices." Proceedings of the 8th International IMEKO Conference on Measurement in Clinical Medicine, September 16-19, 1998, Dubrovnik, Croatia, 5-33, 5-36.

[52] Yamaoka M, Yamashita Y, Saito T. Electric root canal measuring instrument based on a new principle. Thesis. Tokyo:Nihon Univ. School of Dentistry; 1989.

[53] Kobayashi C, Suda H. New electronic canal measuring device based on the ratio method. J Endod 1994; 20:111-114.

[54] Pagavino G, Pace R, Baccetti T. A SEM study of in vivo accuracy of the Root ZX electronic apex locator. J Endod 1998; 24:438-441.

[55] Kobayashi C, Yoshioka T, Suda H. A new engine-driven canal preparation system with electronic canal measuring capability. J Endod 1997; 23:751-754.

[56] Kobayashi C, Yoshioka T, Suda H. A new ultrasonic canal preparation system with electronic monitoring of file tip position. J Endod 1996; 22:489-492.

[57] Meares WA, Steiman HR. The influence of sodium hypochlorite irrigation on the accuracy of the Root ZX electronic apex locator. J Endod 2002; 28:595-598.

[58] Ebrahim AK, Yoshioka T, Kobayashi C, Suda H. The effects of file size, sodium hypochlorite and blood on the accuracy of Root ZX apex locator in enlarged root canals:an in vitro study. Aust Dent J 2006; 51:153-157.

[59] Ebrahim AK, Wadachi R, Suda H. Ex vivo evaluation of the ability of four different electronic apex locators to determine the working length in teeth with various foramen diame- ters. Aust Dent J 2006; 51:258-262.

[60] Ebrahim AK, Wadachi R, Suda H. Accuracy of three different electronic apex locators in detecting simulated horizontal and vertical root fractures. Aust Endod J 2006; 32:64-69.

[61] Katz A, Mass E, Kaufman AY. Electronic apex locator:a useful tool for root canal treatment in the primary dentition. ASDC J Dent Child 1996; 63:414-417.

[62] Nguyen HQ, Kaufman AY, Komorowski RC, Friedman S. Electronic length measurement using small and large files in enlarged canals. Int Endod J 1996; 29:359-364.

[63] Trope M, Rabie G, Tronstad L. Accuracy of an electronic apex locator under controlled clinical conditions. Endod Dent Traumatol 1985; 1:142-145.

[64] Vajrabhaya L, Tepmongkol P. Accuracy of apex locator. Endod Dent Traumatol 1997; 13:180-182.

[65] Haffner C, Folwaczny M, Galler K, Hickel R. Accuracy of electronic apex locators in comparison to actual length-an in vivo study. J Dent 2005; 33:619-625.

[66] Pommer O, Stamm O, Attin T. Influence of the canal contents on the electrical associated determination of the length of the root canals. J Endod 2002; 79:769-777.

[67] Lucena-Martín C, Robles-Gijón V, Ferrer-Luque

CM, de Mondelo JM. In vitro evaluation of the accuracy of three electronic apex locators. J Endod 2004; 30:231-233.
[68] Kovacevic M, Tamarut T. Influence of the concentration of ions and foramen diameter on the accuracy of electronic root canal length measurement:an experimental study. J Endod 1998; 24:346-351.
[69] Dimitrov S, Roshkev D. Sixth generation adaptive apex locator. Journal of IMAB (annual proceedings scientific papers 2009, book 2)
[70] Fuss Z, Assooline LS, Kaufman AY. Determination of location of root perforations by electronic apex locators. Oral Surg Oral Med Oral Pathol Oral Rad Endod 1996; 82:324-329.
[71] J. Morita Manufacturing Corporation. Root ZX Operation Instructions. 1998, Kyoto, Japan:J. Morita Manufacturing Corporation. 1-13.
[72] Chong BS, Pitt Ford TR. Apex locators in endodontics:which, when and how? Dent Update 1994; 21:328-330.
[73] Hulsmann M, Pieper K. Use of electronic apex locators in the treatment of teeth with incomplete root formation. Endod Dent Traumatol 1989; 5:238.
[74] Garofalo RR, Ede EN, Dorn SO, Kuttler S. Effect of electronic apex locators on cardiac pacemaker function. J Endod 2002 Dec; 28(12):831-833.
[75] Woolley LH, Woodworth J, Dobbs JL. A preliminary evaluation of the effects of electrical pulp testers on dogs with artificial pacemakers. J Am Dent Assoc (1939), 1974; 89:1099-1101.
[76] Steffen H, Splieth CH, Behr K. Comparison of measurements obtained with hand files or the Canal Leader attached to electronic apex locators:an in vitro study. Int Endod J 1999; 32:103-107.
[77] Saad AY, al-Nazhan S. Radiation dose reduction during endodontic therapy: a new technique combining an apex locator (Root ZX) and a digital imaging system (RadioVisioGraphy). J Endod 2000; 26:144-147.
[78] Green D. A stereomicroscopic study of the root apices of 400 maxillary and mandibular anterior teeth. Oral Surg Oral Med Oral Pathol 1956; 9:1224-1232.
[79] Green D. Stereomicroscopic study of 700 root apices of maxillary and mandibular posterior teeth. Oral Surg Oral Med Oral Pathol 1960; 13:728-733.
[80] Cash PW. Letter:Endo research challenged. J Am Dent Assoc (1939), 1975; 91:1135-1136.
[81] Thomas AS, Hartwell GR, Moon PC. The accuracy of the Root ZX electronic apex locator using stainless-steel and nickel-titanium files. J Endod 2003; 29:662-663.
[82] Rivera EM, Seraji MK. Placement accuracy of electrically conductive gutta-percha. J Endod 1994; 20:342-344.
[83] Stein TJ, Corcoran JF. Anatomy of the root apex and its histologic changes with age. Oral Surg Oral Med Oral Pathol 1990; 69, 238-242.
[84] Goldberg F, De Silvio AC, Manfre S, Nastri N. In vitro measurement accuracy of an electronic apex locator in teeth with simulated apical root resorption. J Endod 2002 Jun; 28(6):461-463.
[85] Kaufman AY. The Sono-Explorer as an auxillary device in endodontics. Isr J Dent Med 1976; 25:27-31.
[86] Kielbassa AM, Muller U, Munz I, Monting JS. Clinical evaluation of the measuring accuracy of Root ZX in primary teeth. Oral Surg Oral Med Oral Pathol Oral Radiol Endod 2003; 95:94-100.
[87] ElAyouti A, Weiger R, Lost C. Frequency of overinstrumentation with an acceptable radiographic working length. J Endod 2001; 27(1):49-52.
[88] Williams CB, Joyce AP, Roberts S. A comparison between in vivo radiographic working length determination and measurement after extraction. J Endod 2006; 32(7):624-627.
[89] Herrera M, Abalos C, Planas AJ, Llamas R. Influence of apical constriction diameter on root ZX apex locator precision. J Endod 2007;

33(8):995-998.

[90] Tosun G, Erdemir A, Eldeniz AU, Sermet U, Sener Y. Accuracy of two electronic apex locators in primary teeth with and without apical resorption:a laboratory study. Int Endod J 2008; 41(5):436-441.

[91] Kaurani M, Kaurani P, Kaur Samra R, Kaur G. Tactile method for estimation of working length in open apex: a case report. Indian J Dent Sci 2013; 4(5):116-119.

练习题

1. 根管预备时，通常需距离解剖学根尖多远（　　）

A. 0mm

B. 0.5mm

C. 1mm

D. 1.5mm

E. 2mm

F. 2.5mm

2. 测量工作长度的 X 线片显示根管内锉长 17mm，距离解剖学根尖 2.5mm，那么正确的工作长度是（　　）

A. 17mm

B. 18.5mm

C. 19mm

D. 19.5mm

3. 在以下哪种情况下电子根尖定位器可能是有效的（　　）

A. 身体残疾患者

B. 解剖学结构覆盖根尖

C. 孕妇希望避免 X 线照射

D. 以上所有内容

4. 牙齿的工作长度是指（　　）

A. 牙齿从冠尖到根尖的总长度

B. 牙齿 X 线片测量长度

C. 牙冠参考点与牙齿根尖之间的距离

D. 以上均不是

5. 确定工作长度最不可靠的技术是（　　）

A. 患者反应

B. 根尖定位器

C. X 线摄影

D. 触觉反馈

6. 其中哪一个是磨牙的常用参照点（　　）

A. 髓腔入口

B. 牙尖端

C. 橡胶制动器

D. 带刻度锉

7. 其中哪一种情况不会在电子根尖定位器上给出错误的读数（　　）

A. 侧支

B. 根折

C. 接触金属修复体

D. 根管内液体

E. 髓石

第五章
根 管 充 填

Priyanka Jain，Mahantesh Yeli 和 Kakul Dhingra

根管充填是根管治疗中最受关注的部分之一。100 多年来，人们从很多角度对根管充填进行了研究。40 多年前，Herbert Schilder 博士发表了 3D 根管充填的文章，自此 3D 根管充填成为根管治疗成功的基础之一。

1967 年，Grossman 提出了根管封闭的经典原理。从那时起，根管充填的最终目标始终不曾改变：严密封闭。气密这个词的意思是密封防止空气逸出或进入，或者通过融合或封闭达到密闭。因此，它是一种没有任何冠方、根方或侧方渗漏的封闭。封闭通过防止微生物进入根管系统，阻止根管治疗后患牙继发感染。除此之外，另一个目标是创建一种便捷的临床技术，使大多数牙医都能完成最佳的充填。

近年来根管治疗有了真正的突破。在所有的充填技术（银针、侧方加压和热塑方法）中形成密封状态的主要成分是封闭剂。封闭剂与固体根充材料协同作用，形成密封。本章讨论了封闭剂从传统氧化锌丁香油到目前树脂封闭剂、MTA 封闭剂和生物陶瓷封闭剂的演变。并对“一体化充填”概念进行了详细的说明。还详细讨论了和目前使用和最新研究的材料和系统。

传统的封闭材料

在根管充填过程中使用封闭剂是成功的关键。它提高了防水封闭性，作为填充物填补了不规则区和根管壁与核心填充材料之间微小空隙。当根管壁或小管中残留有微生物时，封闭物可进入侧副根管的特性有助于抑菌。它们还可以作为润滑剂，使核心填充材料完全压实。一种好的封闭剂必须具有生物相容性，对牙根周围组织有良好的耐受性，无毒，暴露在组织和组织液时可被吸收。作为充填技术的一部分，通常封闭剂不应在根尖周组织中放置过量。

根据封闭剂和水门汀的主要成分可以分为氧化锌丁香油（ZOE）、聚酮、环氧树脂、氢氧化钙、硅酮、树脂、玻璃离子聚合物或树脂改良玻璃离子聚合物（表 5-1）。然而，许多封闭剂由多种成分组合而成，如氧化锌丁香油和氢氧化钙。环氧基和甲基丙烯酸酯基树脂封闭剂也可作为封闭剂，这种材料可以粘接到根管内牙本质上（但不能粘接到牙胶上）。

通过改造 Grossman 或 Rickerts 的配方得到早期的封闭剂，该 ZOE 水门汀在世界各地广泛使用。它们的固化反应是丁香油与氧化锌的锌离子之间发生的螯合反应。丁香油与氧化锌的锌离子之间发生螯合反应后产生固化反应。有时牙胶中氧化锌和牙本质中的钙离子也会发生固化反应，使 ZOE 封闭剂的收缩率降低。

除了 ZOE 封闭剂优点（易操作、抗菌、尺寸变化小、收缩率低），其封闭性能不如其他封闭剂。ZOE 的溶解性比其他封闭剂高，从而导致牙胶与 ZOE 之间的黏性较弱。

表 5-1 根管封闭剂的分类

种类	品牌	制造商
氧化锌丁香油	Roth Kerr PCS	Roth Inc., Chicago, IL, USA Kerr, Romulus, MI, USA
	Endomethasone	Septodont, Saint-Maur des Fossés, France
玻璃离子	Ketac-Endo	3M ESPE, St. Paul, MN, USA
环氧树脂	AH Plus AH 26	Dentsply Maillefer, Ballaigues, Switzerland
甲基丙烯酸树脂	第一代：Hydron 第二代：EndoREZ 第三代：Epiphany Fibrefill	Hydron Technologies, Pompano Beach, FL, USA Ultradent, South Jordan, UT, USA Pentron Clinical Technologies, Wallingford, CT, USA
	第四代：Realseal SE Metaseal SE Smartseal	Sybron Endo, Orange, CA, USA Parkell Inc, Stamford, UK
硅酮	RoekoSeal GuttaFlow	Roeko/Coltene/Whaledent, Langenau, Germany
三氧化矿物聚合物	Endo-CPM-Sealer MTA Obtura MTA Fillapex	EGEO srl, Buenos Aires, Argentina Angelus, Londrina PR, Brazil
磷酸钙	Capseal Ⅰ Capseal Ⅱ	Sankin Apatite Sealer, Sankin Kogyo, Tokyo, Japan
硅酸磷酸钙基生物陶瓷	Endosequence iRoot BP Bioaggregate	Brasseler, USA Innovative Bioceramix, Vancouver, Canada

因此，目前问题是找到一种同时与根管壁和牙胶或类似核心充填材料结合的封闭剂。牙髓学家已经意识到，如果能够解决这一问题，我们就有可能创造一个真正的一体化充填（monoblock）（在本章的后面解释）。

为了解决微渗漏和材料与牙齿结构粘接不足的问题，Buonocore 公司在 1950 年引进了酸蚀技术。理想的产品应该对牙本质和充填材料都具有良好的黏附，亲水性好，良好的稳定性（包括低溶解度，材料无明显收缩或膨胀），可操作性和良好的阻射性。

随着树脂类封闭剂不断发展，与传统材料相比，根管封闭效果得到提升，并且强度更大。封闭剂还包括硅基封闭剂、环氧树脂基封闭剂、MTA 封闭剂。

现代封闭剂

环氧树脂基封闭剂：AH Plus（Dentsply Maillefer，Tulsa，OK，USA）

AH Plus 克服其前身 AH 26 的缺点。在保留 AH 26 阻射性高、溶解度低、收缩率低、组织相容性好等优点的同时，消除了其易变色、释放甲醛等缺点。AH Plus 双糊剂系统（胺和环氧树脂），使用 AH Plus Jet 双管注射器充分混合后使用。

AH Plus 保留了 AH 26 中的化学成

分——环氧胺，并加入了高阻射性的填料和颗粒。胺剂中加入了三种不同类型的胺，即氨基金刚烷、二苯基二胺，三环癸烷二胺。除了双环氧化合物外，环氧糊内还加入了阻射填料，如钨酸钙、氧化锆和气态硅胶。

根据ISO根管封闭材料标准，封闭剂的膜厚应< 50μm。由于AH Plus封闭剂具有触变性，其厚度仅为26μm，低于限定值。因此，它与根牙本质有更强的黏附力。这种封闭剂流动性较强且凝固时间长，所以能更好地渗透到不规则的根管解剖结构中。在体内无遗传毒性或致突变性。因其良好的特性AH Plus被视为金标准，如溶解度低，膨胀系数小，黏附牙本质，良好的封闭性能。

GuttaFlow Sealer（Coltène/Whaledent，Altstätten，Switzerland）

1984年硅酮被用于制作根管封闭剂。这类封闭剂几乎没有微渗漏，基本无毒，没有抗菌活性。添加银颗粒作为防腐剂。GuttaFlow在经过乙二胺四乙酸（EDTA）和次氯酸钠（NaOCl）处理后的根管内具有良好的延展性，原因就是去除玷污层可以增加根牙本质壁的表面能，包裹牙胶的硅酮封闭剂会轻微膨胀，因此有研究指出：在12个月后，硅酮封闭剂的渗漏率小于AH 26。

GuttaFlow 2 Fast（Coltène / Whaledent，Altstätten，Switzerland），是GuttaFlow的新一代升级产品，加入了直径< 30nm的牙胶颗粒，附带双管注射器、混合头和胶囊。GuttaFlow Bioseal有天然再生修复机制，可形成羟基磷灰石晶体。可作为注射型器使用。

NanoSeal Plus封闭剂

马来西亚圣恩大学（Universiti Sains Malaysia）的研究人员首次开发基于纳米技术的根管封闭剂，这种封闭剂可以有效地封闭微小的缝隙。它由40～60nm的磷酸钙羟基磷灰石纳米颗粒组成。因此，NanoSeal Plus具有与牙齿相似的结构。这些颗粒可以穿透牙本质小管，进入副根管，确保有效封闭所有的空间。该封闭剂生物相容性好，抗菌，可促进根尖愈合，根尖封闭良好，价格低廉，黏附强度较高，可防止渗漏。

生物陶瓷：iRoot SP/EndoSequence Sealer（Brasseler，Savannah，GA，USA）

生物陶瓷的相关特性对牙科非常有利，例如无毒。可以分为生物惰性材料、生物活性材料或生物可降解材料。生物惰性材料不与生物系统相互作用。生物活性材料经久耐用，能够与周围组织界面发生相互作用。生物可降解材料最终替代或融入组织中。

目前牙科生物陶瓷材料多种多样。氧化铝和氧化锆是生物惰性陶瓷，可用于修复。MTA和BioAggregate（DiaDent，Burnaby，BC，Canada）等硅酸钙可作为牙根修补材料和根尖倒充填材料。

生物陶瓷具有生物相容性好、无毒、不收缩、在生物环境中化学稳定性好等特点。最重要的是，如果在根充过程中超出根尖孔，不会引起炎症反应。这在根管治疗中是最重要的。该材料的另一个优点是它能够形成羟基磷灰石，并在牙本质和合适的填充材料之间形成黏附。

EndoSequence BC Sealer（Brasseler）具备上述生物陶瓷的所有优点。它是一种无毒的水合硅酸钙水门汀，用作根管封闭剂。商品名为iRoot SP（可注射根管封闭剂）（Innovative BioCeramix，Vancouver，BC，Canada）。主要无机成分包括硅酸三钙、硅酸二钙、磷酸钙、硅胶和氢氧化钙。还含有氧化锆作为阻射剂和非水性载体作为增稠剂。它是一种预混糊剂，注射器前端的口内尖可将糊剂注射到根管内，使用方便。预混封闭剂使混合更为充分和均匀。

EndoSequence BC 封闭剂只有在被水活化后才会固化，因此终末冲洗后，利用牙本质小管中存在的水分来启动固化过程，加快水合反应，从而减少整体固化时间。当封闭剂被放置在根管内时，材料从牙本质小管中吸收水分，引起硅酸二钙和硅酸三钙的水合反应。磷酸钙与氢氧化钙同时参与反应生成羟基磷灰石沉淀和水。这些水继续被用于硅酸钙的水合作用，并形成凝胶状水化硅酸钙的复合网络，与羟基磷灰石生物陶瓷混合，在根管内形成严密的封闭。固化过程中的 pH 值为强碱性 (pH 12.9)，增强了其杀菌能力。

一项关于生物陶瓷封闭剂的研究表明，与其他传统封闭剂相比，即使封闭剂从根管中溢出，患者可能也不会感到任何疼痛，因为封闭剂会硬化形成羟基磷灰石，羟基磷灰石可促进成骨。这种羟基磷灰石能够在根管内膨胀和硬化，有助于与根管壁形成严密的封闭。

封闭剂与牙胶结合使用的病例，可以用传统的再治疗技术来去除这种封闭剂，但 Hess 和同事在再治疗病例中观察到，使用溶剂和旋转器械去除生物陶瓷封闭剂并达到正确的工作长度并不容易，只有 20% 的实验样本形成根管通畅。

Ghoneim 和同事的研究发现生物陶瓷封闭剂是一种很有应用前景的封闭剂，可以增强根管治疗后牙根的体外抗折能力。EndoSequence BC 封闭剂的细胞毒性还需深入研究。

三氧化矿物聚合物封闭剂

1993 年，Torabinejad 将三氧化矿物聚合物 MTA，一种钙基材料引入牙髓治疗。MTA 已被广泛推荐用于盖髓、牙髓切断术、根尖屏障术、牙根穿孔修补术和根管封闭。1999 年，Holland 和他的同事得出结论，MTA 作为一种封闭剂，在没有炎症细胞的情况下，通过水门汀沉积诱导主根尖孔的闭合（框 5-1）。它产生氢氧化钙，并将其释放至溶液中。在模拟体液中形成类似于羟基磷灰石结构的间质层。必须有水（生物体液）的参与，才能启动 MTA 的固化反应和诱导生物活性，进而形成磷灰石沉淀。

MTA 主要由 Portland 水门汀组成，并加入三氧化铋阻射剂。作为一种无机材料，硅酸盐水门汀在水合后会产生化学收缩。此外，水合形成水合硅酸钙（CSH）凝胶附着在牙胶核上。作为封闭剂 MTA 可以很好地附着在牙本质和充填材料上，之后从它的粘接力、湿润性、低黏度、细胞毒性和生物相容性与其他封闭剂进行比较。

新型MTA封闭剂具有良好的封闭能力。接触模拟体液后，MTA 释放钙离子，并促进磷酸钙晶体的沉积。但是 MTA 根管封闭剂并不能完全满足 Grossman 提出的所有标准。大多数结论是基于实验室或动物模型中得到的，可能与临床实际情况不符。

目前，MTA 封闭剂产品包括 Endo CPM Sealer（EGEO SRL，Buenos Aires，Argentina），MTA Obtura（Angelus Odonto，Londrina，Brazil），ProRoot Endo Sealer（Dentsply Maillefer，Ballaigues，Switzerland）和 Fillapex （Angelus Odonto）(框 5-1)。

ProRoot Endo Sealer（Dentsply Tulsa）

ProRoot Endo Sealer 是一种硅酸钙根管封闭剂，用于侧方加压或者热垂直加压充填技术。主要成分是硅酸三钙和硅酸二钙，其中包含阻凝剂硫酸钙、阻射剂氧化铋和少量的铝酸三钙。铝酸三钙是水门汀开始水合反应所必需的。液体部分由含水溶性聚合物的黏性水溶液组成，提高可操作性和增加流动性。添加物不会影响材料的生物相容性，也不会改变 MTA 的水合特性。当放置在根管中时，封闭剂凝固过程中产生的液体中有钙离子和羟基离子，进而产生羟基磷灰石，有助于形成封闭剂和 MTA 之间的物理黏附。

框 5-1 作为根管封闭剂的三氧化矿物聚合物

优势

兼容并促进矿化

抗菌剂

在表面形成羟基磷灰石并提供生物封闭

生物活性；例如，它促进产生硬组织的细胞分化和迁移

与其他传统封闭剂相比，它对牙本质具有高黏附性

封闭能力与环氧树脂封闭剂相似

形成释放钙离子的氢氧化钙

无毒无突变

有效封闭牙本质和牙骨质，促进牙周膜的生物修复和再生

缺点

由于亚铁离子的释放，可能导致变色

固化时间长

工作时间短，< 4min

抗压强度不足

不便利的操作特性

没有已知的溶剂可用

Endo CPM Sealer（EGEO SRL）

2004 年开发出新产品 Endo CPM Sealer，该产品将根管封闭剂的封闭性和理化特性与 MTA 的生物学特性相结合。粉剂由亲水微粒组成，主要成分为硅酸三钙、氧化三钙和铝酸三钙，在含水的条件下可形成凝胶。液体部分为盐溶液和氯化钙。研究表明，在 MTA 中加入氯化钙可以缩短固化时间，提高其封闭性，并有助于嵌入空腔内。这种材料在 1h 内固化并形成一种坚硬的封闭剂。产品剂型是一种白色的硅酸盐水门汀。

最显著的差别是存在大量的碳酸钙。这样可以更多地释放钙离子，增强与牙本质壁的黏附力，同时具有更好的流动性和生物相容性。据报道，Endo CPM 封闭剂的 pH 为碱性。加入碳酸钙可以将固化过程中的 pH 从 12.5 降低到 10，磷酸酶在这样的 pH 条件下可以更好地发挥作用。但与 AH Plus 和 Sealapex 相比，CPM 封闭剂的渗漏率更高。

Fillapex（Angelus Odonto）

Fillapex 是最新产品：由双组分糊剂组成。第一种糊剂含有 MTA 水杨酸树脂、三氧化铋和气相二氧化硅，适用于各种充填技术。该产品输送方便，展现了出色的操作特性并且改进了固化时间。MTA Fillapex 糊剂的另一半含有气相二氧化硅、二氧化钛、MTA（40%）和基质树脂。因为水杨酸酯树脂亲和组织，所以是替代环氧基树脂的更好选择。

固化反应发生在水杨酸盐与氢氧化钙之间。由于糊剂中没有氢氧化钙，混合物中的MTA与牙本质液中的水发生化学反应。这两种糊剂混合均匀，形成刚性但半渗透的结构。pH 为碱性，流动性良好，理想工作时间为 35min，具有抗菌性，成膜厚度低，利于渗透至副根管等优点。

然而，也有一些缺陷。据报道，它的溶解度非常高，没有达到 ANSI/ADA 对溶解度的要求。溶解度增大会导致细胞毒性增高，因为材料会持续渗漏并持续刺激周围组织。

MTA Obtura（Angelus Odonto）

MTA Obtura 使用液态树脂代替盐水作为阻凝剂。由白色 MTA 与含有 Portland 水门汀的黏性液体和氧化铋的混合物构成。该封闭剂在第 15 天和第 30 天表现出稳定的渗透值及良好的封闭能力。然而，在 60d 后，该材料表现出渗透显著增加和低流速溢出。

Fluoride-doped MTA cements

在含氟的 MTA 水门汀中，粉剂由白色 Portland 水门汀、氧化铋、硬石膏和氟化钠（NaF）组成。液体成分中含有 alphacaine SP 溶液。加入氟化钠作为膨胀剂和阻凝剂。因为可以膨胀体积增大，所以提高了封闭剂的封闭能力。氟离子能渗透到牙本质中促进牙本质的矿化。

固化反应涉及水合产物的持续形成，水合产物有助于减少封闭剂中的微型通道。pH 值升至 12，可以起到防止已填充根管细菌再污染的保护作用。有结果表明，MTA-F 的细胞毒性降低，并表现出适宜的生物活性，促进羟基磷灰石晶体成核。

甲基丙烯酸酯树脂封闭材料

甲基丙烯酸酯树脂封闭剂（MRBSs）因其亲水性，可以润湿牙本质管壁并渗透至牙本质小管而获得广泛的应用。其与根牙本质和根管材料的粘结性也优于其他水门汀。

目前已开发了四代。为了更好地理解它们的固化反应，首先解释一体化概念。

一体化概念

自世纪之初以来，牙科中就使用了“一体化”一词，意思是一个均一的单元。一体化系统是将核心材料、封闭剂和根管牙本质组成一个单一的粘接单元。一体化作为均质单元发挥作用有两个先决条件。首先，组成整体的材料应该具有相互之间牢固结合的能力，以及与想要加固的基底之间的结合能力。其次，这些材料的弹性模量应该与基底的弹性模量相似。根管间隙中的一体化充填可分为初级、二级或三级，这取决于连接基底和核心材料之间的界面数量（图 5-1）。

初级一体化

初级一体化有一个单一的界面，该界面在材料和根管壁之间环绕延伸。Hydron MTA 就是一个例子。用 MTA（ProRoot MTA，Dentsply Tulsa）作为根尖成形材料进行正向充填代表了初级一体化的常见形式，目的是强化未成熟牙根。无封闭剂的牙胶根管充填而是典型的初级一体化，缺乏足够的强度和刚度是最大的缺点，这带来了二级一体化的发展。

二级一体化

传统的封闭剂不能与牙本质和牙胶紧密粘结；因此，即使用树脂封闭剂，牙胶也无法与它形成一个整体。虽然玻璃离子水门汀和树脂改良型玻璃离子水门汀可与根牙本质粘接并作为根管封闭剂进行使

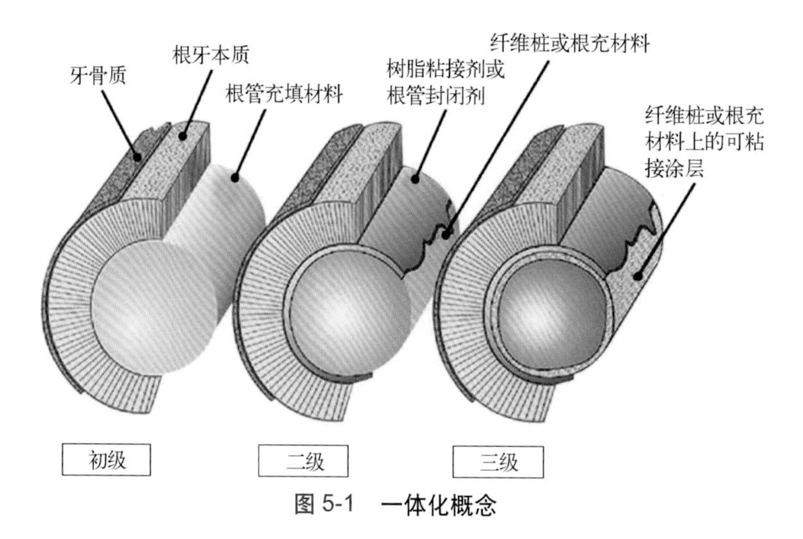

图 5-1　一体化概念

用，但它们不能与牙胶粘接。封闭剂和核心充填材料的联合使用在充填过程中为一体化带来了更多的界面。二级一体化有两个环绕界面，一个在封闭剂和牙本质之间，另一个在封闭剂和核心充填材料之间。这在修复和根管治疗中是非常重要的。典型的例子是在充填中使用封闭剂，其中一个界面在牙胶尖和封闭剂之间，第二个界面在封闭剂和根管壁之间。例如 Resilon 和 iRoot SP。

2004年，Resilon/Epiphany系统（Epiphany，Pentron Clinical Technologies，Wallingford，CT）再次采用可粘接填充材料来加强根管。概念是创建根管一体化，以实现根管内的完全粘接和完全封闭，这是由于牙胶和树脂或玻璃离子封闭剂之间缺乏化学粘接而造成的。

三级一体化

在不可粘接的牙胶上涂覆使其可粘接到封闭剂的材料，在粘接底物和封闭材料之间引入第三个环绕界面，从而形成第三个一体化。由于第三个界面作为一种外涂层存在于牙胶表面，因此该系统设计用于不需要侧方加压或放置辅尖的单尖充填技术，以避免破坏外部涂层。含有外部硅酸盐涂层或非聚合树脂复合材料的纤维桩，在椭圆形或不完全圆形或粗大根管中使用，也认为是三级一体化。三级一体化的产品有 ActiveGP 和 Endorez （Ultradent，South Jordan，UT）。

一体化存在的争议

虽然从理论上来说，将根牙本质制成一个均匀整体的想法非常好，但在根管内形成这样理想的一体化是有争议的，因为在聚合过程中树脂材料的体积变化会影响到与牙本质的结合。

似乎没有一种根管粘接材料能够通过构成不同界面紧密封闭来完全充填根管，同时提高牙齿的抗折性。即使是根管治疗后的牙齿，当牙本质渗透性的影响很小时，滞留在根管内的未结合的水可以通过亲水粘接层渗透。在力沿界面加载过程中，它可以作为应力的增强剂，促进裂纹的延伸。研究证实根管空间内复杂的几何形状不利于树脂水门汀或封闭剂的聚合。尽管如此，随着研究和发展的不断进步，很可能会解决这些问题。

一体化的目的是实现单一单元，以增强牙齿结构。然而，目前所有可用的根管填充材料弹性模量都远低于牙本质（即 14 000MPa），因此这一概念是无法实现。

第一代甲基丙烯酸树脂基封闭剂

Hydron（Hydron technologies，Inc. Pompano Beach，FL，USA）是 20 世纪 70 年代晚期广泛用于填充根管的初级一体化产品。它由 2-羟基甲基丙烯酸乙酯（HEMA）组成。但它硬度不够，不足以加固根管表面。虽然它表现出使用方便、抑菌性和对根管壁的适应性良好等优点，但也出现了不良炎症反应和渗漏等问题。

第二代甲基丙烯酸树脂封闭剂

第二代 MRBS 材料不依赖隔绝的牙本质条件。亲水封闭剂在清除玷污层后渗透到牙本质小管和侧根管，形成根管封闭。通过创建与胶原蛋白网结合的树脂突，形成混合层。尽管使用双固化自酸蚀底漆 / 粘接剂可提高根牙本质的拉伸粘接强度和根尖密闭性，但在低氧的环境中，粘接剂会快速聚合，这是一个潜在问题。

EndoReZ Sealer （Ultradent Products，South Jordan，UT）

EndoReZ 是通过在牙胶上涂覆聚丁二烯二异氰酸酯-甲基丙烯酸酯粘接剂研发的。封闭剂可与牙胶或树脂涂层牙胶一起使用，后者的目的是形成一体化。

它是一个带有双管自动注射器的双组

分系统，由二聚氨酯二甲基丙烯酸酯单体（UDMA）、三乙二醇二甲基丙烯酸酯、铋化合物、作为填料的硫酸钡、过氧化物引发剂和光引发剂组成。该催化剂还含有二聚氨酯二甲基丙烯酸酯、三乙二醇二甲基丙烯酸酯、铋化合物和一些其他成分作为阻射的填料。这种封闭剂具有亲水性，因此可用于湿润的根管。在该系统中，不使用牙本质粘接剂，同时使用树脂包被牙胶与加速剂催化剂，可以加快固化速度，并促进牙胶和封闭剂之间的更好粘接，进而将牙胶和封闭剂充分地粘接到根管壁上，建立完整的一体化。

这种粘接树脂包括与疏水聚异戊二烯基材化学结合的疏水部分和与亲水性牙本质壁化学相容的亲水部分。使用这种黏性树脂包被，牙胶和 MRBS 之间可能会产生紧密的化学结合。这种类型的树脂包被牙胶尖推荐与EndoReZ系统一起使用(详见下文)。然而，期待 EndoReZ 系统在根管中形成一个均一的单元仍然是不现实的，因为根管内部的大部分材料仍然由热塑性牙胶组成，这是一种弹性体聚合物，在受压时会流动。

第三代甲基丙烯酸树脂封闭剂

随着树脂时代的进步，第三代自酸蚀封闭剂被引入，它包含自酸蚀底漆和双固化树脂封闭剂，用于根管充填步骤。将玷污层引入到封闭剂 - 牙本质界面的概念中。

树脂纤维封闭剂（Pentron Clinical Technologies）

Fibrefill 是一种不透光的双固化甲基丙烯酸树脂封闭剂，主要由聚氨酯二甲基丙烯酸酯（UDMA）组成，与自固化、自酸蚀底漆系统（Fibrefill Primer A and B）结合使用。该系统由纤维增强充填物组成。根尖部分的充填物是牙胶，冠 2/3 由树脂和玻璃纤维桩粘接组成。研究表明，Fibrefill 根管封闭剂对根牙本质具有良好的封闭能力和粘结性能。建议用 MTAD 作为根管冲洗的终末冲洗液，以增强材料的粘结强度。

Epiphany（Pentron Clinical Technologies）

Epiphany 是第三代双固化树脂封闭剂（图 5-2）。该系统使用自酸蚀底漆并包括 Resilon 尖。Resilon （Resilon Research LLC，Madison，CT）是一种含有二甲基丙烯酸酯，聚丙内酯基热塑性根管填充材料，含有生物活性玻璃、氧化氯铋和硫酸钡。

这种封闭剂是包含聚氨酯二甲基丙烯酸酯（UDMA）、聚二甲基丙烯酸酯组成的双固化封闭剂（PEGDMA）、乙氧基双酚 A 二甲基丙烯酸酯（EBPADMA）、双酚 A 甲基缩水甘油酯（BIS-GMA）、硼硅酸钡、硫酸钡（$BaSO_4$）、氯氧化铋、氢氧化钙、光引发剂和树脂溶液（稀释树脂）。进行光固化时，稀释树脂增加了 Epiphany 封闭剂与牙本质壁的粘接强度。Epiphany 封闭剂是双固化形式的，在根管内完全自固化需要约 45min，因此很容易操作。它可以通过光固化实现冠向封闭，防止污染问题。Epiphany 底漆是一种自酸蚀底漆，含有磺酸端酸功能单体、HEMA、水、聚合引发剂。底漆涂在将用树脂充填材料充填的根管牙本质壁上。通过这些化学试剂处理牙本质可防止树脂填充物从牙本质壁收缩，并有助于使用 Resilon 材料封闭牙根。

自酸蚀底漆进一步由双瓶系统减少为单瓶系统。在单瓶自酸蚀底漆中，功能酸性单体、酸性单体电离所必需的溶剂、水和自固化催化剂被合并成单一组分。

使用这种材料的前提是形成一体化，即底漆形成一个与牙本质的混合层，它与封闭剂结合，然后与 Resilon 尖结合。降低根尖渗漏并具有良好的抗菌、渗透性（图 5-3）。Resilon 粘接甲丙烯酸酯根管封闭剂的能力一直受到质疑。在核心充填材料和树脂封闭剂之间仍存在未聚合的树脂。

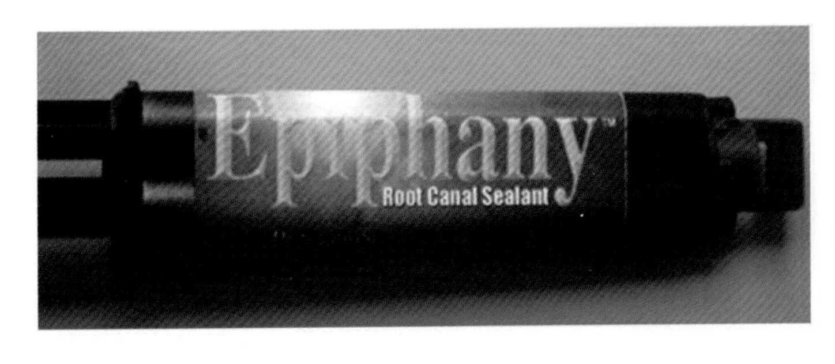

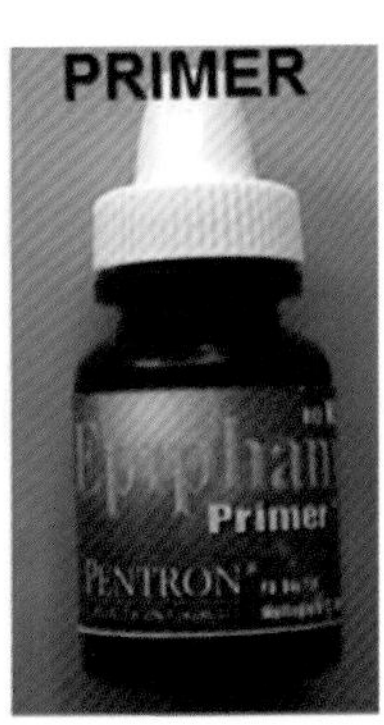

图 5-2　Epiphany 根管底胶和封闭剂

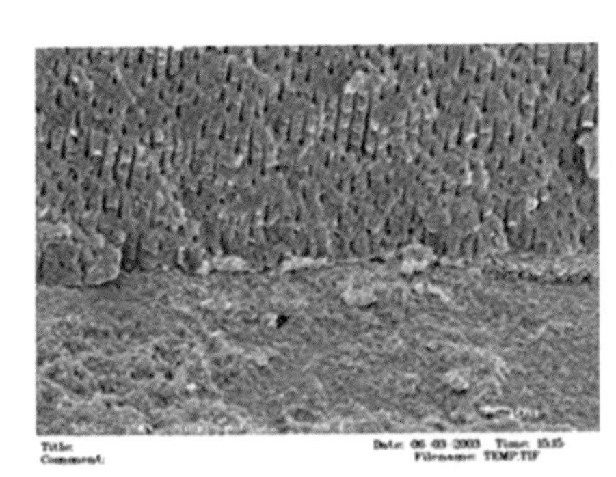
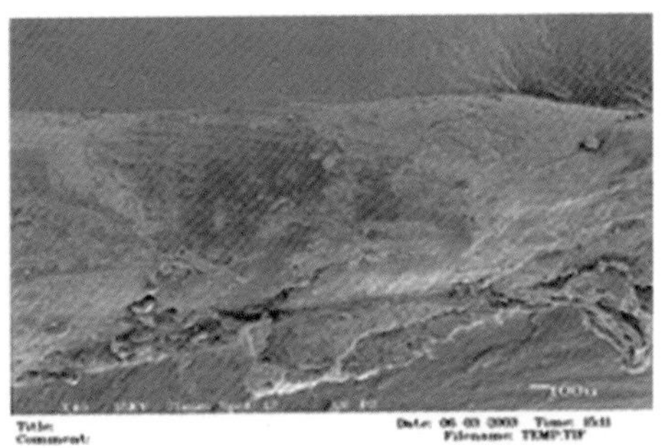

图 5-3　Resilon Epiphany 系统的扫描电子显微镜图像（图片由 Mohan Sakri 提供）

由此推断，热塑性复合材料中二甲基丙烯酸酯的含量可能达不到最佳化学偶联效果的数值。因此，尽管封闭剂的黏性较低，但考虑到上述所有因素，根管内薄膜的封闭能力仍存在疑问。

RealSeal（SybronEndo，Orange，CA，USA）

通过自酸蚀粘接剂将甲基丙烯酸酯树脂与 Resilon 结合，制造商开创了根管充填的新时代。Resilon/Epiphany 封闭剂再次作为 RealSeal 引入，通过添加稀释溶剂乙氧基双酚 a - 二甲基丙烯酸酯来调整黏度，但不含光固化。然而，在没有光固化的封闭剂中加入稀释溶剂并不能增加对牙本质的粘接力。

第四代丙烯酸甲酯树脂封闭材料

第四代 MRBSs 在功能上类似于自酸蚀树脂粘接复合材料，它们进一步去除了单独的酸蚀 / 粘接步骤。将牙本质粘接剂底漆加入树脂基封闭 / 复合材料中，使其自粘接到牙本质基质。将酸蚀剂、粘接剂和封闭剂组合成一种一体化自酸蚀、自粘接封闭剂，其优点在于它减少了操作时间以及每个粘接步骤中可能发生的错误。因此，从理论上讲，自粘接封闭剂的粘接机制与自粘接树脂材料相似。这些材料是相对较新的，详细的信息和研究有限。

MetaSEAL（Parkell）

MetaSEAL 是首个上市的第四代自粘接双固化封闭剂。加入酸性树脂单体 4- 甲基丙烯酰氧乙基三甲基酸酐（4-META）的封闭剂具有自酸蚀性和亲水性，并促进单体扩散到下方完整的牙本质中，聚合后产生混合层。推荐用于冷侧压或单尖技术。该封闭剂通过在两种基质中形成混合层，与热塑性根管填充材料以及根牙本质结合。MetaSEAL 在日本也被称为 Hybrid Bond SEAL（Sun Medical Co Ltd，Shiga，Japan），据报道其封闭性能与传统的非粘接环氧树脂封闭剂相似或略差。

RealSeal SE 和 RealSeal 1（Sybron Endo）

RealSeal SE 是 RealSeal 简化后的双固化版本，使用可聚合的甲基丙烯酸羧酸酐（即 4-META）作为酸性树脂单体，从而消除了单独的酸蚀 / 粘接步骤。自酸蚀粘接剂中的酸性树脂单体加入到 RealSeal SE 封闭剂中，从而使该技术实现一步完成。这种封闭剂通过两种基质的混合层与 Resilon 尖和根牙本质结合，形成一体化单元。

它可以通过冷侧压或垂直加压技术与 Resilon 尖或颗粒一起使用，也可以与 RealSeal 1（一种树脂类的封闭系统）一起使用。该技术结合了粘接技术和输送产品，并提供了有效的封闭技术和最佳的防渗漏性能（详见下文）。

与树脂封闭剂相关的问题

由于根管的形状复杂，在深而窄的根管中粘接是一个挑战。树脂渗透到牙本质小管，而填料颗粒留在交界面。这会导致粘接强度降低。此外，固化光在根管系统的穿透是有限的。正确和均匀地涂抹粘接剂和底漆是至关重要的，但在根管的根尖 1/3 很难做到这一点。聚合收缩是甲基丙烯酸树脂基封闭剂固有的特性，它经常在树脂 - 牙本质界面失粘接。

现代根管充填核心材料

牙胶

自 1914 年由 Callahan 引入以来，牙胶一直作为固体填充材料是根管充填的标准材料选择（框 5-2）。它是聚异戊二烯的反式异构体，以两种不同性质的晶体形式（α 和 β）存在。随着热塑技术越来越流行，α 相牙胶的使用也越来越多。大锥度牙胶约由 20% 牙胶、65% 氧化锌、10% 阻射剂和 5% 增塑剂组成。α 相牙胶在室温下易碎，是流质、黏性的（低黏度），而 β 相牙胶在室温下稳定有弹性，是固态、致密的（高黏度）。β 相牙胶分为标准化和非标准化。

尽管牙胶有许多可取的特性，如化学稳定性、生物相容性、无孔、阻射性以及可操作和移除的能力，但它无法与牙内部结构结合，因此无法达到完全封闭（框 5-2）。这对细菌的微渗漏来说是很差的屏障。为了解决这一问题，人们尝试了许多不同的充填技术，如垂直和侧向加压，使用倒填充或热牙胶系统。这些方法在一定程度上减少了微渗漏，但没有完全杜绝。

牙胶在牙髓治疗中的缺陷带来了一种称为 Resilon/Epiphany （R/E）系统的新材料的发展。

框 5-2 牙胶的特性

优势
生物相容性
技术的灵活性
容易移除
热塑性
缺点
不能提供良好的封闭
不能与牙本质粘合
空隙可能性
冷却后收缩

Resilon（Pentron Clinical Technologies）

Resilon 是一种替代牙胶的核心充填材料，需要与封闭剂合用来完成根管系统的充填。Resilon 是一种合成树脂基聚已内酯聚合物，与树脂封闭剂 Ephiphany（Penttron Clinical Technologies）一起使用，在合成聚合物基核心充填材料、根管壁和封闭剂的界面上形成粘接层。它们具有类似于牙胶的处理特性，并且能够与封闭剂粘接，封闭剂又会与根管内的牙本质粘接。这降低了充填材料 - 封闭剂界面和封闭剂 - 牙本质界面之间的微渗漏概率。2003 年，Resilon Research 将 Resilon 充填尖和 Epiphany 封闭剂引入商业市场。SybronEndo 注册该材料为 RealSeal。该系统由 Epiphany 底漆、Epiphany 封闭剂和 Resilon 核心充填材料（框 5-3）组成。

框 5-3 Resilon 系统的组成

Resilon 底漆

底漆是由封闭剂固化的自蚀刻系统。

底漆穿透所有牙本质小管。

成分：磺酸封端功能单体、HEMA、水、聚合引发剂

Resilon 封闭剂

封闭剂与底漆粘合，从而消除微泄漏的可能性。

有机部分：BisGMA、乙氧基化 BisGMA、UDMA、亲水性双官能团甲基丙烯酸酯

无机部分：氢氧化钙、硫酸钡、钡玻璃、二氧化硅、氯氧化铋

Resilon 核材料（封闭物）

Resilon 封闭物是一种热塑性聚酯，可粘合到封闭剂表面，进而粘合到与根管表面的底漆上

有机成分：热塑性合成聚合物聚己内酯

无机成分：生物活性玻璃、氯氧化铋、硫酸钡

稀释树脂

大多数系统包括稀释树脂，可添加该树脂以将封闭剂稀释至所需黏度

BisGMA. 双酚 A- 甲基丙烯酸缩水甘油酯，UDMA. 聚氨酯二甲基丙烯酸酯

以聚酯聚合物为主要材料，Resilon Material 还包含生物玻璃和阻射填料。它是一种适用于牙根治疗的高性能工业聚氨酯，在颜色、质地、阻射性和处理性能方面与牙胶相似。它包括树脂核充填材料，树脂核充填材料有传统 / 标准尖或颗粒形式。树脂中的填料含量约为 65%（按重量计）。它使用 RealSeal 封闭剂充填，以前称为 Epiphany，其中包含自酸蚀底漆。

树脂无毒、不致突变且具有生物相容性。

制造商声称该系统与根管壁形成了一体化效应。这样一体化消除了核心充填材料和封闭剂之间的间隙，抗收缩，并加固了牙根。由于 Resilon/Epiphany 根管充填材料是一种复合树脂系统，它不会对后期用于冠修复的树脂粘接过程产生有害影响。

任何充填技术都可以使用 Resilon 系统，但它与垂直和侧向加压技术合用更有效。Resilon 熔点比牙胶熔点温度低：70 ～ 80 ℃。对使用 Resilon 系统进行根尖封闭的研究表明，无论使用何种技术进行封闭 - 冷侧压或热垂直加压，与各种封闭剂与牙胶组合或热牙胶系统相比，使用 Resilon 系统根尖渗漏出现更少。Resilon 的优势是：

- 降低根折发生率
- 比牙胶有更好的阻射效果
- 双向封闭
- 比环氧树脂或 ZOE 封闭剂刺激性小

包被尖

使用包被牙胶可以预防固体核心材料和封闭剂之间的渗漏。目前，市场上的 Resilon 替代品包括涂有树脂的牙胶尖（EndoRez 尖）。当树脂封闭剂接触树脂包被的牙胶尖时形成粘接。Resilon 也可作为根尖充填物，封闭根管的同时用甲基丙烯酸酯封层植入纤维桩。另一个产品是表层被玻璃离子包裹的牙胶尖。该系统被称为 Active GP Plus （Brasseler USA）。

牙胶充填

根管治疗有多种充填技术（表 5-2）。选择取决于每个病例的根管解剖和独特的治疗目标。牙胶的冷侧压和热垂直加压通过了时间的考验。较新的方法包括使用可注射的热牙胶系统；涂有 α 相牙胶的载体；结合牙胶和封闭剂的流动材料；以及玻璃离子包裹的牙胶尖。

表 5-2 根管系统充填技术

使用牙胶充填		
技术	说明	可用系统
侧方加压	选择适当锥度与长度的主尖，涂布封闭剂后插入根管中，使用侧压针侧向压实，并填充辅尖	
热垂直加压充填	选择适当锥度与长度的主尖，涂布有封闭剂，加热并用加压器垂直压实	
连续波加压	连续波本质上是热垂直加压的改版，使用加热装置在根管的根尖压实牙尖和封闭剂，然后注射热牙胶充填根管的其余部分	Downpacking Devices：System B（SybronEndo，Orange，CA）and Elements Obturation Unit（SybronEndo，Orange，CA）Backfilling devices：Obtura （Obtura Spartan，Earth City，MO），Elements Obturation Unit（SybronEndo）
热侧压	选择适当锥度与长度的主尖涂布封闭剂，插入根管中，用高温的侧压装置加热，用侧压装置横向压实，并填充辅尖。除了加热装置外，某些设备还使用振动	
注射技术	将预热、热塑性、可注射牙胶直接注射到根管中。不使用主尖，但在注射前将封闭剂放置在根管中	Obtura（Obtura Spartan，Earth City，MO），or Ultrafil （Coltene Whaledent） or Calamus（Dentsply Tulsa Dental Specialties）
	经过研磨的、由添加树脂封闭剂牙胶组成的低温、可流动基质。该技术需要将材料注入根管中并放置单个主尖	GuttaFlow （Coltene Whaledent）
机械热压	将涂有封闭剂的主尖放置在根管中，然后仪器接触，加热，塑形并将其压实到根管中	
载体	载体热塑：热牙胶使用塑料载体，作为根管充填物直接送入根管	ThermaFil（Dentsply Tulsa Dental Specialties），Realseal 1 （Sybron），Densfil（Dentsply Maillefer，Tulsa，OK）
	载体组合：将大小合适的牙胶和封闭剂插入距根尖 4mm 处。根管的剩余部分用注射枪注入热塑化牙胶	SimpliFill（Discus Dental）

输送牙胶的温控装置

DownPak 无线设备（EI，a Hu-Friedy Company，Chicago，IL）、System B 和 Touch'n Heat （SybronEndo）可以替代火焰加热设备进行加热，因为它们有温度控制功能（图 5-4）。

Downpak（Hu-Freidy）

冷侧压的另一种替代方法是超声波，以及最近使用振动和加热组合的 DownPak 充填装置。每个副牙胶放入根管后可以采取加热、冷侧压交替；热可以传递到

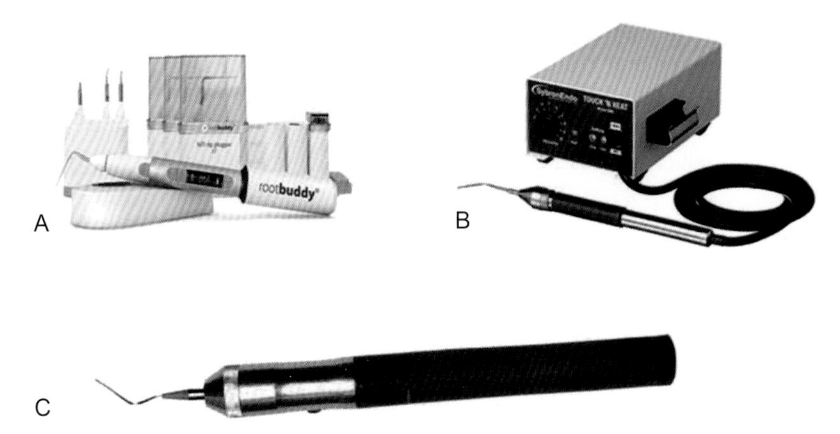

C

图 5-4　A. Downpak 充填系统（现以 Root Buddy 的名义销售）（Nikinc Dental，Eindhoven，Netherlands）。B. Touch ’N Heat System（SybronEndo，Orange，CA，USA）. C. Endotec Ⅱ（Medidenta International Inc.）

根管中以软化牙胶尖，使封闭剂和牙胶有更好的结合与混合。它在欧洲被称为 EndoTwinn。

2007 年推出的 Downpak 是无线的，具有根管治疗多功能加热和振动加压的装置；它可用于垂直和侧向充填。使用可控加热和声波振动的组合来塑形牙胶。可以在过程中控制温度级别和强度，也可以在必要时关闭振动。这使得 Downpak 可以使用不同的材料，如牙胶、弹性材料和具有不同熔点的混合树脂填充材料，使其成为一个多功能系统。

携热器由镍钛和超软不锈钢制成，适用于锥形根管。这个技术通过与侧压相同的方式调整主尖。选择一个到达工作长度的主尖。接下来是选择一个合适的系统加压，比工作长度短 2.0mm。系统被激活并在温度和振动模式下加热 2s，然后伸入直到达到设置的定点。然后使用加压器压实充填材料。接着插入副尖，重复这个过程，直到加压器能伸入根管内不超过 2.0mm。

该系统使用热量和振动的组合已被证明比单独的热量提供更致密、更坚实的填充。该系统不再由 Hu-Freidy 管理，现在由 Nikinc Dental 诊所以 Root Buddy 的名字管理。

Endotec Ⅱ（Medidenta International，Woodside，NY，USA）

这是 Harvard Martin 开发的设备，由电池供电，可控温的侧方加压器 / 垂直加压器，用来对牙胶进行热压。它结合了侧压技术的简便和精确的长度控制，以及垂直热压技术的临床优势，实现了出色的充填，使牙胶融合成致密、均匀的物质，对根管有更好的适应性。研究人员发现，与传统的冷侧压相比，Endotec Ⅱ 热侧压增加了牙胶的重量。据报道，Endotec Ⅱ 热压装置可用于任何弯曲根管预备技术，并为 3D 填充提供校准加热。

该仪器包含装有电池的机头，机头带有精确温度控制的降温按钮以及一个可快速替换的功能头，这个功能头可以传输热量并且使用特殊设计的尖端对牙胶进行热塑。尖端包含一个微型加热元件，可通过高压灭菌，可以调整角度，以适应任何形状。

放置主尖后，安装 Endotec 尖，并将根管长度标记为距根尖 2 ～ 4mm。然后，在根管外热激活尖 3 ～ 4s，并以旋转方式插入标记长度 5 ～ 8s，冷却后移开，同时侧向加压。重复这个过程直到整个根管完全填实。

Touch'n Heat System（Sybron Endo）

Touch'n Heat 系统是由 Herbert Schilder 设计的，它为各种充填技术中去掉多余的牙胶提供了极好的热源。Touch'n Heat 消除了操作室内明火的需要，从而增加了安全性，并可控制向工作区的热量传递。它还具有可调节匹配加热强度和单触激活的附加优势，并可容纳多种尖端。研究表明，与其他温度控制设备（如 System B）相比，Touch'n Heat 在根管填充中产生的空隙更小。

System B Heat Source（Sybron Endo）

System B 是新一代的便携式充填装置。这种无线充填系统允许填充和加压装置与任何热垂直技术一起使用。System B 采用连续波加压技术，这是热垂直加压的一种变体。该技术中 System B 使用锥形不锈钢加压器。牙胶尖与根管预备匹配，在压实过程中产生更大的液压。放入主尖后，加压器进入根管长度中 5 ～ 7mm。

在接触模式下 System B 组件设置为 200℃，将携热器插入根管内，以去除多余的冠部材料。将加压器放置在根管口处对牙胶进行压实。在加热的同时施加稳定的压力。携热器快速移动（1 ～ 2s）至止点 3mm 范围内。在携热器上保持 5 ～ 10s 的稳定压力后，停止加热。牙胶冷却后，取出携热器。在椭圆形的根管内，根管形态可能阻碍压力传递时，可在压实前将辅尖放置在主尖旁边。留下的剩余空间可以通过热塑性塑料注射技术完成，或者通过在空隙中放入一个带有封闭剂的辅尖，对其进行加热，并通过短时间的加热和垂直压力将其压实。

牙胶注射技术

Obtura（Obtura Spartan，Earth City，MO，USA）

Obtura Ⅱ系统由一个手持式“枪”组成，其中包含一个腔室，装有牙胶颗粒，以及 20、23 和 25 号不同规格的银针，用于将热塑性材料输送至根管内。通过调控腔内温度来调节牙胶的黏度。建议采用混合充填技术，使用侧压技术将根管充填至距根尖 4 ～ 5mm 的位置，然后用热塑性牙胶逐渐填充冠部。填充后，注射针头从根管中退出，然后使用加压器压紧牙胶。压实过程要持续到牙胶冷却并固化。

Obtura Ⅲ Max 提供了更好的触感和人体工程学。它有一个重新设计的手机和一个热塑性牙胶装置。该装置比 Obtura 占用更少的空间（图 5-5）。

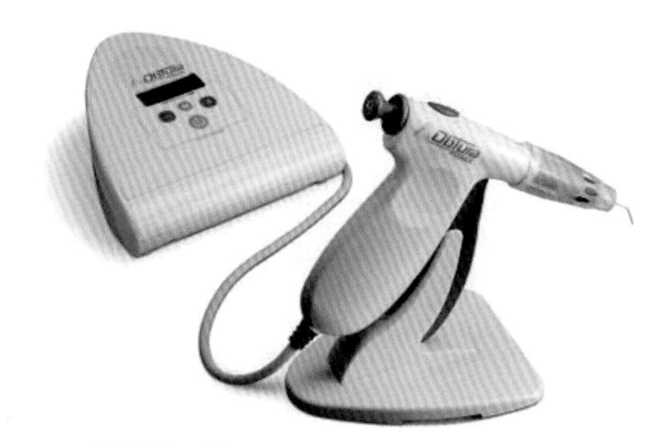

图 5-5　Obtura Ⅲ（Obtura Spartan）

Calamus 3D Obturation System（Dentsply，Tulsa Dental Speciality）

该系统采用热垂直加压法充填根管。自从 Schilder 在 40 多年前引入垂直加压技术以来，热牙胶方法取得了各种进步，这些进步有助于充填副根管。这项研究带来 Calamus 3D 充填系统的发展，该系统从根管的冠部到根尖孔，沿着主尖持续地输送更多的牙胶。

Calamus Dual 3D 充填系统包括用于充填的 Calamus Pack 手机和用于回填的 Flow 手机（图 5-6）。Calamus Pack 手机是一个热源，与适当尺寸的电热插件配合使用，用于充填阶段对牙胶进行加热和压实。有三种不同尺寸的 EHP，它们是根据根管预备成品的根尖尺寸、锥度和曲度选择的。

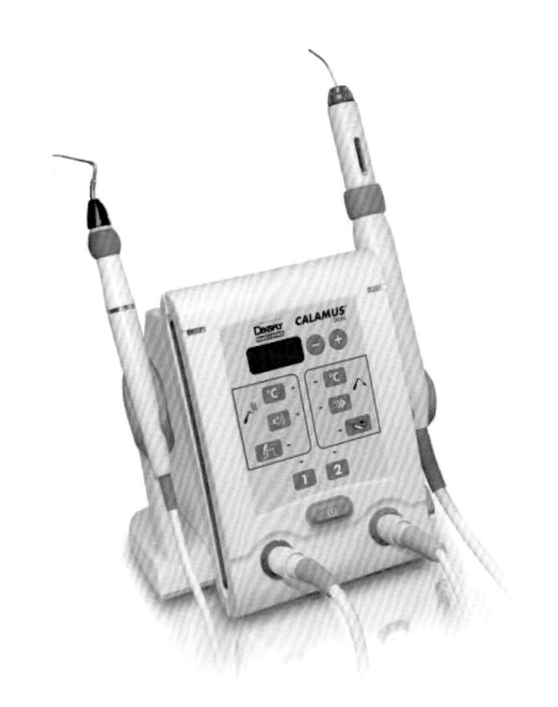

图5-6　Calamus Obturation System (Dentsply)，带有两个用于下充填和倒充填的手柄

Calamus Flow 手机与牙胶筒和集成套管一起使用，在回填阶段将热牙胶输送到预备好的根管中。套管有 20 和 23 号规格可供选择。Calamus Dual 3D 充填系统提供了一种弯曲工具，可用于在套管上放置平滑的曲度。牙胶套管的选择取决于所需的稠度以及是否对牙胶加压。对热塑牙胶加压成形时的温度范围为 38 ～ 44℃。牙胶根据黏度的不同，能够流动 45 ～ 60s。

充填阶段包括选择合适的电热加压器，用于在选择主尖后去掉管口处的牙胶。加压器的工作端垂直加压热牙胶 5s，对根管进行多维度充填。这被称为加压波。这种加压波在封闭剂上产生活塞效应，并产生适当的压力，有助于侧向和垂直压实牙胶。然后关闭电热加压器，使其冷却，然后将其拆下。然后进行第二波加压。根据根管的长度，需要三个或四个加热循环，将电热加压器放置在根尖孔 5mm 范围内。

回填阶段是指根管冠部剩余部分的牙胶充填或反向充填。将热软化的牙胶筒放入热套管中，并将其流动到压实的牙胶上。启动 Calamus 手机，2 ～ 3mm 牙胶被输送到根管的根尖方。手机能带动从根管内里倒退。充填继续进行，直至充填完整个根管。

The Elements Obturation Unit (Sybron Endo)

Elements 系统将一个 System B 装置和一个牙胶加压器结合在一个电动手机上，以使充填高效、可预测且准确（图 5-7 和图 5-8）。从充填到回填，Elements Obturation Unit 将连续加压波技术合入一个操作简单的装置，该装置仅占两台独立机器空间的 1/3。加压机的尖大小分为 20、23 和 25 号规格并且预弯。

System B 构成系统的右侧部分，有预置温度和持续时间的功能。尖端温度持续显示，并且系统有一个防止超时过热的功能。加压器构成系统的左侧部分，这是一个输送牙胶的手机。它由一个精确的温度控制的电动手机组成，可消除手部疲劳和排除空隙。这两款手机都有一个硅引导装置，作为绝缘体，以避免在操作过程中热传导到医师的手上。

GuttaFlow Obturation System（Coltène/Whaledent，Altstätten，Switzerland）

GuttaFlow 是为了追求根管壁的完全三维充填而引入的。它使用硅树脂聚合物技术，由精细研磨的牙胶（Roekoseal）和纳米银（Inside Dentistry）组成。这是一种冷流体充填系统，结合了聚二甲基硅氧烷封闭剂（之前说明过）、粉胶剂（粒径＜ 30μm）和纳米银颗粒（图 5-9 和图 5-10）。制造商声称，GuttaFlow 不会收缩，但它充填根管会有微小的膨胀（0.2%），具有触变性，这降低了黏度使它在副根管中流动。由于其不溶性、生物相容性、固化后膨胀、高流动性和形成封闭剂薄膜的能力，因此与牙本质壁和牙胶 - 牙胶主尖具有更大的附着力。GuttaFlow 由

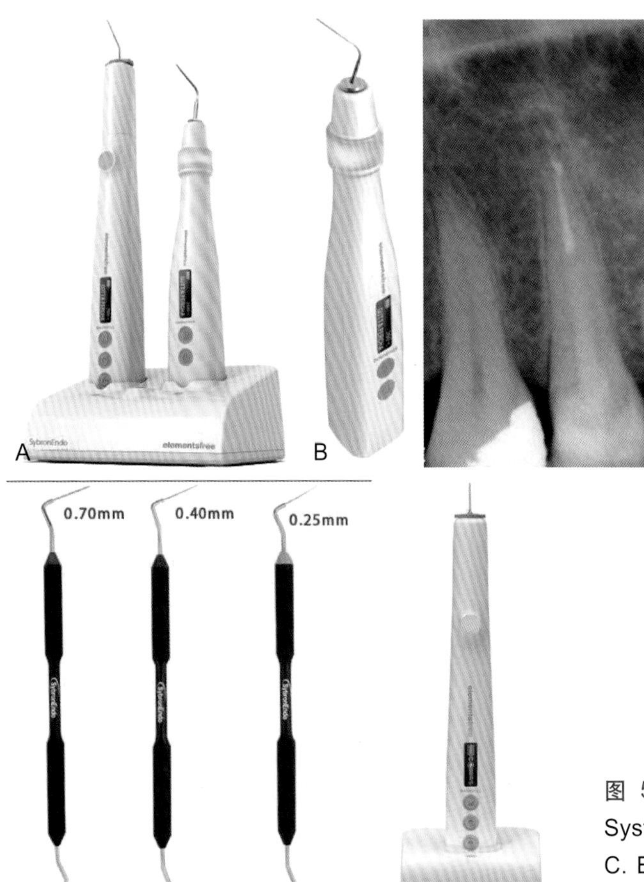

图 5-7 A. Elements Free Obturation System。B. 使用 Downpack Unit 进行下充填。C. Buchanan 手动插头，一端为不锈钢，另一端为镍钛合金。D. 回填装置

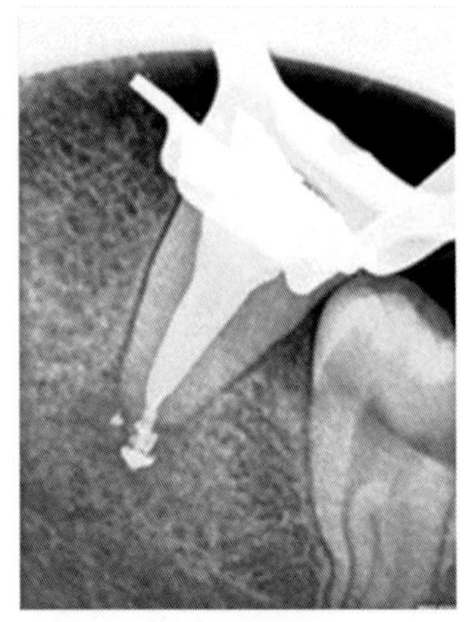

图 5-8 使用 Elements Obturation Unit 的病例（图片由 Shilpa V.Shettigar 提供）

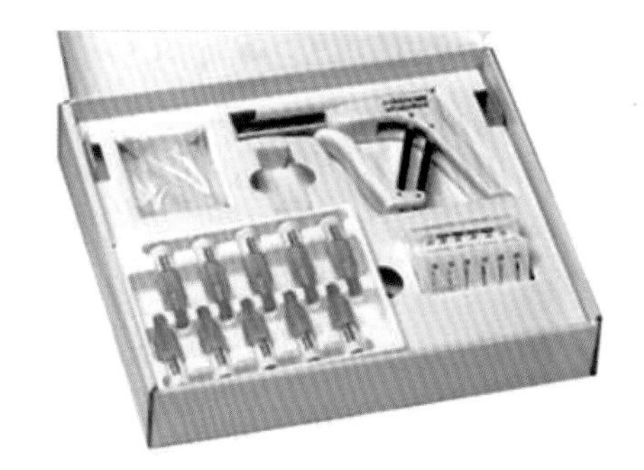

图 5-9 GuttaFlow 系统，包括胶囊，ISO 规格的根管尖和分配器（图片由 Ruchika Roongta 提供）

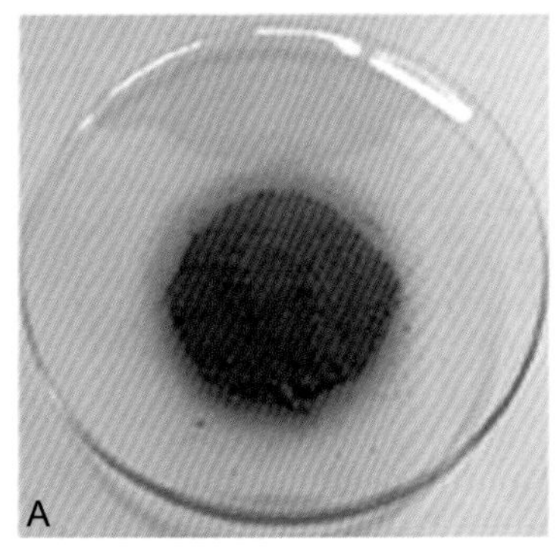
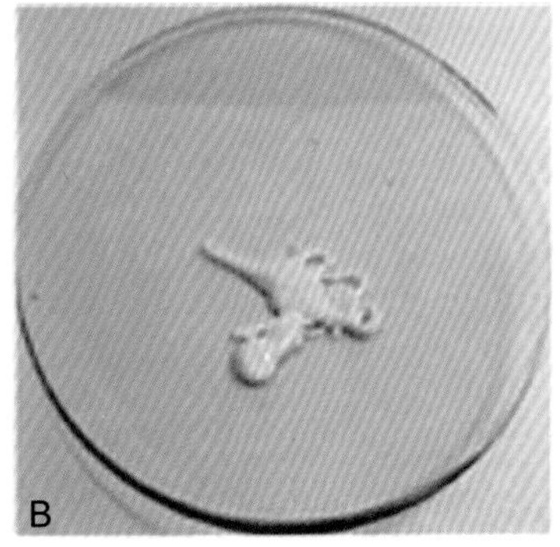
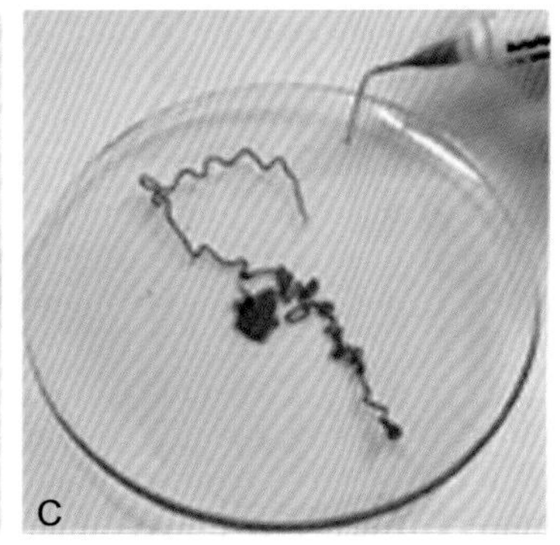

图 5-10 A. GuttaFlow 粉。B. GuttaFlow 封闭剂。C. GuttaFlow 粉与 GuttaFlow 封闭剂混合物（图片由 Ruchika 提供）

纳米银组成。纳米银是一种均匀分布于充填体表面的金属银。在 GuttaFlow 中发现纳米银颗粒对防止再感染提供了更好的保护，高度相容，并防止腐蚀或变色。

根尖预备应尽可能小，以防止挤出根尖孔。在压力的作用下，液体的黏度降低，从而可以流入最细的根管中。GuttaFlow 可以直接应用于根管。根管经过彻底的清洁、消毒和预备后，大量的冲洗，根管干燥，选择主尖。牙胶液是胶囊形式，可在研磨机中混合。管尖安在胶囊上，胶囊安装在点胶枪上。将一些混合后的 GuttaFlow 滴在垫子上，确认颜色为粉红色，这是完全混合的标志。充填开始时，使用根管主尖或主尖锉将少量的牙胶液注入根管，或者用管尖直接将 GuttaFlow 注入根管。然后在主尖上涂上 GuttaFlow，并插入到工作长度。GuttaFlow 输送器用于回填根管，并在根管口停止。工作时间为 15min，GuttaFlow 凝固时间为 25 ～ 30min。

Ultrafil System（Hygienic-Coltene-Whaledent，Akron，OH，USA）

Ultrafil 系统使用低温（70℃）技术注射热牙胶。将含有牙胶的套管预热并用注射器插入根管。该系统配有便携式加热装置，无论温度或湿度如何设置。它的溶解度都很低。

Carrier-based obturation（CBO）

牙髓充填物是一种带有附柄的塑料棒（结合起来称为载体），上面附着有牙胶或树脂。载体充填是目前世界上最流行的根管充填技术之一。这种简单而有效的方法大大减少了牙医的工作时间，同时确保了高质量的充填，特别是在狭窄的根管和解剖复杂的根管中。

1978 年首次描述了以载体为基础的充填术，包括用热牙胶包裹根管锉，载体作为充填材料的一个组成部分留在根管中。用于核心技术的载体可以使用不同的材料制造。Thermafil 小型充填物（最大尺寸 40）（Dentsply Tulsa Dental，Tulsa，OK，USA）由 Vectra 制成，Vectra 是一种液晶聚合物，较大尺寸的充填物由聚砜制成，而牙胶核载体（Dentsply Tulsa Dental）由交联牙胶制成。这些材料涂有 α 相牙胶。

Thermafil（Dentsply Tulsa Dental，Tulsa，OK，USA）

Thermafil 最早是在美国推出的，为涂有牙胶的金属载体。这个现代版本使用涂有牙胶的专用塑料载体，在将其插入根管内之前，在特殊烤箱中对其进行热塑（图 5-11）。它们被称为 Thermafil Plus。新系统和旧系统都具有生物相容性。

SimpliFill（Discus Dental，Culver City，CA，USA）

SimpliFill 装置是一种冷载体的充填系统，其特点是具有可移动载体，除了充填

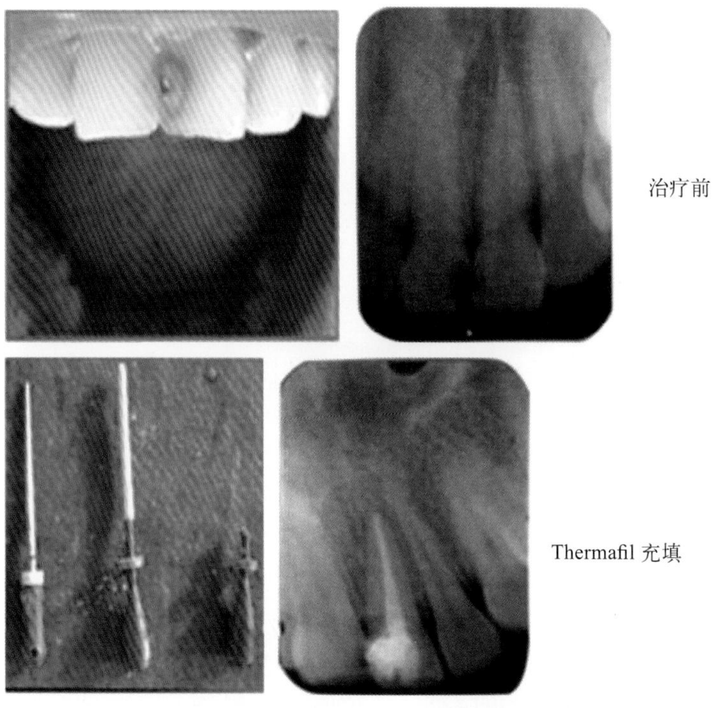

图 5-11 Thermafil 充填

材料外，在管内不留下任何东西。只有载体的根尖部分有一层牙胶或树脂涂层。该技术可用于传统封闭剂或树脂封闭剂。载体尖端覆盖着 5mm 的牙胶。当载体处于正确的工作长度时，手柄快速逆时针旋转至少 4 圈。然后可以用牙胶填充冠部空间。

其他系统

Successfil（Coltene Whaledent）在注射器中使用牙胶。载体可以是钛或不透射线的塑料。这种技术在形状和挤压到载体上的牙胶量方面提供了灵活性。

JS Quick Fill（JS Manufacturing）是一种在特殊设计的钛载体上带有 α 相牙胶的密闭系统。

Microseal 根管充填系统（Sybron Endo）将主尖与热牙胶相关联，通过压实器插入根管。

目前可用的其他载体充填系统包括 ProSystem GT Obturators（Dentsply），Soft Core（Axis Dental，Coppell，TX，USA），和 Densfil（Dentsply）。

载体充填的局限性

与侧向加压相比，热牙胶和作为加压器插入工作长度附近的塑料载体的组合似乎可以最大限度地减少空隙的存在。对载体充填技术的批评之一是其有从根尖孔挤出封闭剂和牙胶的风险，尽管目前在文献中存在相互矛盾的结果。

载体根管充填系统的一个潜在缺点是，剥离牙胶涂层会导致核心剥蚀。将牙胶从载体上剥离可能发生在载体插入根管间隙的过程中，尤其是在狭窄或严重弯曲的根管中。这将导致根管空隙和充填不足。研究表明，牙胶涂层剥离的最常见原因是在插入根管间隙期间扭曲载体。载体和牙胶涂层之间的黏附是选择核心充填系统的一个重要方面，有助于避免牙胶涂层剥离，从而使根管充填空隙较少。

目前可用的载体充填系统的另一个潜在缺点是，牙胶的体积在载体周围分布不均匀。当加压器插入根管间隙时，这可能会导致牙胶从载体材料中剥离，导致可能的空隙。牙胶和根管壁之间存在的摩擦力可产生挤压效应，从而使充填材料保留在根管口。

关于载体充填的使用有很多误区。有研究者认为，应用充填物会导致牙周组织损伤，表现为术后敏感。这可能是因为在插入充填物期间，空气从根管间隙挤压到根尖周组织。这种敏感会自发消失，不会出现任何并发症。此外，一些临床医师认为很难从根管中取出充填进行再治疗，但文献表明，从根管中取出充填物所需的时间甚至比再次治疗充填牙胶的根管所需的时间更少。牙医也发现，当使用载体技术时，很难预备桩的空间。

GuttaCore System （Dentsply Tulsa Dental Specialties）

使用载体系统的牙医主要关注的是其中是否存在塑料载体。GuttaCore 系统展示了载体牙胶概念的新应用。充填载体并非由塑料制成，而是由具有分子间交联（交联牙胶）的牙胶弹性体制成。因此，充填物完全由两种不同形式的牙胶制成，并且没有聚砜载体。它的内部核心是交联的牙胶，交联牙胶的外表面有 α 相牙胶。这就是牙胶三明治（图 5-12）。

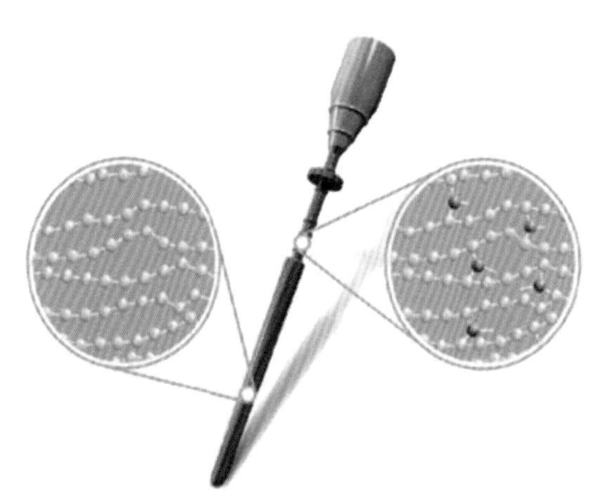

图 5-12 GuttaCore 充填物结构（图片由 Dentsply MEA 提供）

这不仅可以快速、高质量地进行三维根管充填，而且在需要再治疗的情况下，还可以方便地进行根管预备和去除根管充填。载体可以像牙胶一样容易地从根管中取出，因为它也是牙胶。可使用侧向或垂直冷加压技术中相同的仪器。

技术

根管必须充分预备并消毒。建议使用 GuttaCore 系统时，根管必须扩至至少 20/0.06 或 25/0.04。选择合适的 GuttaCore 充填物直径。如果使用 0.06 或更大的器械预备根管，则选择与最终镍钛锉尺寸相同的充填物。如果使用 0.04，则选择一个较小尺寸的充填物。在任何情况下都不应将任何牙胶从充填物上切断，因为这会损坏载体。

测量根管是一个非常重要的步骤。通过被动插入根管工作长度的仪器来完成。如果仪器不能被动地适应工作长度，它可以用作根尖扩大的修整锉。

然后在冠部涂上一层薄薄的封闭剂，如果根管较长，则涂在冠部和根管的中 1/3 处。工作长度标记在充填物上，之后将其放入 ThermaPrep 2（Dentsply Tulsa Dental Specialties）烤箱加热元件的支架中。与塑料载体的充填物不同，要求最低加热温度为 20 ～ 25℃，与 GuttaCore 系统的充填物大小无关，ThermaPrep 2 烤箱的显著特点是在保持牙胶载体特性的同时，快速对充填物进行三维加热，以及同时操作两个加热元件。

将充填物缓慢插入根管至工作长度，不旋转。加热后的牙胶可以用根管冠部的加压器加压。这就产生了额外的液压，使得牙胶能够填满根管的分支。然后，可以在根管口处切断载体。

粘合充填

随着新材料 Resilon 的发展，许多制造商已经推出了新的 Resilon 充填系统。

Epiphany System（Pentron Clinical Technologies）

Epiphany 可作为标准尖或颗粒与传统热牙胶系统一起使用。建议将 Epiphany 封闭剂与 Epiphany 自蚀刻底漆一起使用。

RealSeal/RealSeal SE（SybronEndo）

RealSeal 尖与 Resilon 充填尖相同，后者由聚酯聚合物、甲基丙烯酸树脂、生物活性玻璃和不透光填料组成。这些尖外观、触感和临床处理几乎与牙胶完全相同。该材料可以用牙胶溶剂进行再处理。RealSeal 封闭剂包含 UDMA、PEGDMA、EBPADMA 和 BisGMA 树脂，硅烷处理硼硅酸盐钡玻璃、硫酸钡、二氧化硅、氢氧化钙、胺氧化铋氯、过氧化物、光引发剂、稳定剂和颜料。RealSeal 底漆为酸性单体水溶液。

RealSeal 系统与 Epiphany 系统非常相似：它包括标准化和非标准化的充填尖和颗粒。该系统有两种型号：RealSeal 系统和 RealSeal 自蚀刻（SE）系统。自酸蚀系统消除了涂底漆步骤。RealSeal Hi-Flow 颗粒可与 RealSeal 系统的 Elements 充填单元一起使用。RealSeal 能够通过混合层与根管壁结合，从而减少冠部微渗漏。这就需要用 EDTA 冲洗来去除玷污层。这会打开小管，然后用自酸蚀底漆涂于牙本质壁。通过涂布封闭剂，在其顶部创建一个混合层。这种结合有助于减少可能沿冠部向根尖方向移动的细菌数量。然后用侧向或垂直的加压技术充填根管。RealSeal 可以压实，也可以在 Obtura 枪中作为注射填充材料使用。

载体粘接充填

RealSeal One（SybronEndo）

RealSeal One 是一种基于载体的粘接充填材料，其中包含一个阻射的聚砜芯，涂层为 RealSeal。与原 RealSeal 充填系统一样，RealSeal One 使用弹性材料作为填充材料。它覆盖在核心的外面，并通过专用烤箱进行热塑。目前的载体充填系统使用牙胶。由于牙胶的性质，它不能注射。相反，它必须通过浸渍的方式应用于载体。这个过程会导致牙胶在载体上的分布不均匀。当这些载体在根管中遇到狭窄时，牙胶涂层可以很容易地被剥离，就像前面解释的那样。

另一方面，RealSeal One 通过注射成形并用树脂进行充填，从而形成对核的均匀覆盖。树脂基 Resilon 和树脂核材料的相容性允许树脂与核的结合。因此，当充填物在根管中遇到狭窄时，只有 Resilon 的表面部分被剥离。薄层的树脂仍然黏附在载体上，这足以允许树脂基封闭剂结合到核上。

对于打桩和再处理治疗的目的，去除 Resilon 填充材料和 RealSeal One 充填物核相对容易完成。再治疗时，溶剂会在几分钟内软化树脂和充填核。

因为 RS One 是一个注射成型单元，所以核始终位于充填尖的中心。这有助于核心居中放置，并在周围有一层均匀的 RealSeal 粘接到封闭剂。只有甲基丙烯酸盐封闭剂可与此配合使用，禁止使用其他封闭剂。RealSeal One 推荐与 RealSeal SE 自蚀刻双固化树脂底漆配套使用。由于 Resilon 是亲水的，所以需要一个稍微潮湿的根管来获得最佳的粘接强度。这与 RealSeal 和 Resilon 具有相同的优点，有可能减少微渗漏，并实现根管的整体粘接充填。

Resinate（Obtura Spartan）

Resinate 系统与 Epiphany 系统类似，它包括标准化和非标准化的尖和颗粒。封闭剂由自动注射器输送。Resinate 微粒设计用于 Obtura 热塑充填系统。

结构充填物：树脂纤维桩充填系统

2001 年，Pentron Clinical Technologies 推出了第一个充填物 FibreFill，在其高度成形的树脂纤维桩末端安装了一个精确大小牙胶尖，可以同时放置充填物和桩。2005 年，Heraeus Kulzer 引入了一种类似的系统，即 InnoEndo，该系统使用树脂代替牙胶作为充填材料。

两种系统都使用同一种粘接剂、光固化的 $Ca(OH)_2$ 树脂封闭剂和末端为 Resilon 的纤维柱。该系统中包含的底漆是一种自酸蚀双瓶液体，它允许封闭剂通过化学方式与根管牙本质粘接。底漆为自固化粘合剂。根管封闭剂是一种不透射线的双固化树脂封闭剂，它包含 UDMA、PEGDMA、HDDMA 和 BisGMA 树脂，硅烷处理的硼硅酸盐钡玻璃、硫酸钡、氢氧化钙及聚合引发剂。该材料采用双筒自动混合注射器填充

这些系统有许多优势。研究表明，这些根尖和冠部粘接的树脂，优于牙胶、AH-26，可以侧向加压或热垂直加压。充填物和封闭剂可增强牙根的抗折能力，有助于保护牙根。由于封闭物是被动放置的，它消除了任何导致牙根断裂的根应变的可能性。封闭剂具有生物相容性、非炎性和非致突变性。

InnoEndo 系统包含无钴桩（尺寸和锥度与 0.04 锉相同），无需从根管移除多余的结构，缩短了治疗过程，并保护牙根避免断裂。桩与根牙本质形成最大化结合，因为没有机会将封闭材料涂布到牙本质的内壁，从而减少结合位点。

Fiberfill 提供一种平行的纤维桩，具有 5mm 或 8mm 的牙胶末端，或具有 Resilon 末端的锥形充填物。锥形充填物有一个连续的锥度，有 0.02 或 0.04 锥度，带有 12 mm Resilon 端。可在必要时对根管进行再治疗。牙胶有 5mm 或 8mm 的长度。桩的尺寸包括 30、40、50、60、70 和 80。

Next 根管充填系统首先推出，随后推出了 InnoEndo 根管充填系统。该系统使用双瓶粘接系统，然后使用 InnoEndo 充填物（用于单根管）或锥形充填物，该充填物采用树脂纤维载体（用于后牙），使用双固化根管封闭剂粘接。其优点是，该系统可在一次复诊中形成了桩与核。

消毒和预备程序完成后，根据根管直径选择大小合适的充填物。插入黄色的 Peeso- 扩孔钻（工具包中），将其设定在距根尖 5mm 或 8mm 处，然后将蓝色的 Peeso - 扩孔钻插入到相似的深度。根管经过冲洗、清洁和干燥。之后涂底漆。底漆涂在由 Peeso 扩孔钻形成的深度。然后将封闭剂引入根管中。充填物被轻轻地放置到工作长度，使多余的封闭剂从冠部排出。然后固化 Fiberfill RCS 以稳定冠部。接下来是树脂核在充填物上堆积，光固化材料被。

SmartSeal（Prosmart–DRFP Ltd., Stamford，UK）

根据与环境的相互作用，用于牙科的材料可分为生物惰性（被动）、生物活性和智能反应材料。智能材料可以定义为具有一种或多种特性的设计材料，这些特性可以通过外部刺激（如应力、温度、湿度、pH 和电场或磁场）以可控的方式显著改变。这些材料也被称为响应性材料。

SmartSeal 是一种基于聚合物技术的根管系统。它的原理是基于充填尖的亲水性，它能吸收周围的水分并膨胀，从而填充空隙和空间。这在英国以外被称为 ProSmart。SmartSeal 是一个由 Propoint 和 Smart paste/ Smart paste Bio 组成的两部分系统。

Propoint

Propoint 也被称为 C 牙胶尖。C Point 系

统（EndoTechnologies，LLC，Shrewsbury，MA，USA）是一种牙胶尖与糊剂根管充填技术，由预制的亲水性管尖和一个配套的封闭剂组成。它由两部分组成。C Point 的核心是两种专有尼龙聚合物的混合：Trogamid T 和 Trogamid CX。这提供了尖的灵活性，使其能够轻松地绕过根管空间的任何弯曲，同时具有足够的刚性，可以轻松地通过狭窄到达根管长度。

外层聚合物层是丙烯腈和乙烯基吡咯烷酮的交联共聚物，该共聚物通过甲基丙烯酸烯丙酯和热引发剂进行聚合和交联。亲水性凝胶层通过吸收预备过的根管和根管内自然产生的水分中的残余液体，使充填尖横向膨胀。轴向不发生膨胀，因此长度不会变化，一旦形成封闭，径向膨胀就会停止。C 充填尖的横向膨胀取决于亲水性聚合物的预应力程度（即与管壁接触可降低聚合物膨胀的速率或程度）。这些充填尖可以膨胀 17% 左右，并且仍然可以与传统根管填充材料的 X 线片表现相同。膨胀量十分微小，制造商声称膨胀量在报告的牙本质抗拉强度范围内。膨胀主要发生在将充填尖放入根管内的 4h 内。这使封闭剂和聚合物渗透到牙本质并产生一种对细菌微渗漏高度防渗的封闭。

临床步骤包括选择与预备根管时使用的最后一个根管锉相匹配的 Propoint 尖。它被试着插入根管直到工作长度，并通过 X 线片确认长度。然后使用注射器头将预先混合的封闭剂注入管中。然后使用镊子将 Propoint 缓慢而均匀地压入根管内。需要注意的是，封闭剂要均匀地涂在根管壁上，Propoint 要在根管口使用带钻的高速手机进行修正，最后使用常规材料进行修复。

Smartpaste

Smartpaste 是一种基于树脂的封闭剂，它含有一种活性聚合物，膨胀后可以填充根管中的任何空隙或空洞。膨胀的程度是由使用的活性聚合物的数量控制的。这种聚合物还可以在充填后膨胀，以填补可能出现的任何空隙。

Smartpaste Bio 是一种添加了生物陶瓷的树脂封闭胶。制造商称，这使封闭剂具有非常好的尺寸稳定性，在根管内不可吸收。Smartpaste Bio 生产氢氧化钙和羟基磷灰石作为固化反应的副产物，使材料具有抗菌和生物相容性。固化时间被延长（4～10h），从而使 Propoint 水合物和膨胀填充所有空隙。封闭剂是在预先混合的注射器中输送的，不需要混合，所以它可以直接注入根管内，最大限度地减少材料的浪费。水门汀从根管中吸收水分，一旦 Smartpaste Bio 固化，就会产生一种不透光的生物相容水门汀。

Activ GP Precision Obturation System（单尖法）（Endosequence and Brasseler USA）

Activ GP 是第二种三级一体化材料，使用传统的牙胶尖，利用特有技术在其表面涂覆玻璃离子填料。第一个是 EndoREZ，前面已经说明。这两种系统都需要使用单尖体技术或涉及被动放置辅助尖而无需侧向挤压的技术，以避免破坏这些外部涂层。

Activ GP 精密充填系统使用了玻璃离子技术，通过将玻璃离子的粒径调整到纳米级，延长了玻璃离子封闭剂的工作时间（图 5-13）。在牙胶尖表面涂覆了厚度为 2μm 的玻璃离子粒子。通过包覆获得更硬的牙胶尖，将其转化为牙胶核 / 锥，使后者既可以作为锥形充填尖，又可以作为自己的载体核，从而避免了需要单独的塑料或金属内部载体。这也允许它通过玻璃离子封闭剂与根牙本质结合。由于这个系统较新，可用的信息有限。

ISO 中锥体尺寸有 15 到 60 的标准类型有 0.04 或 0.06 锥度。封闭剂采用液体 -

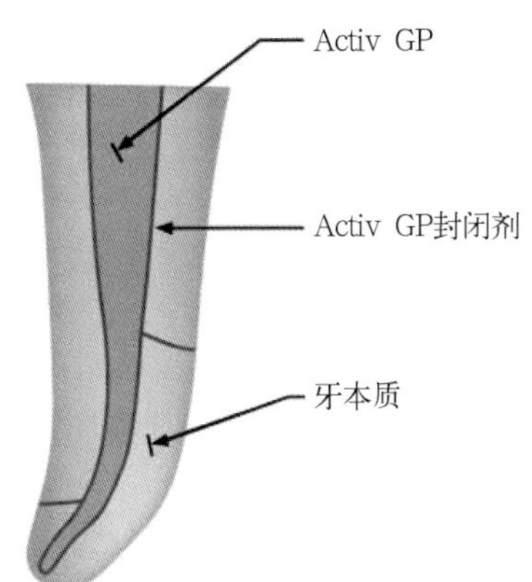

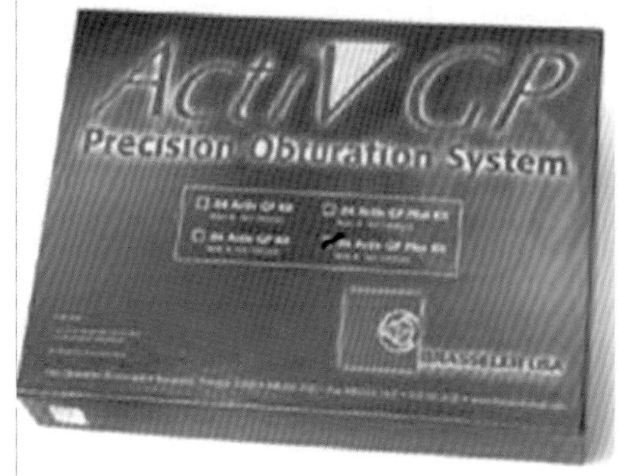

图 5-13　Activ GP

粉配方，工作时间为 12min。不建议使用加热充填技术，因为加热会加速封闭剂的定型。Activ GP 系统尖有两种设计：传统设计和更新的增强型 Activ GP Plus。Activ GP Plus 具有校准环，便于根管长度测量，当与输送器一起使用时，具有独特的手柄，便于插入根管中。Activ GP 尖体通过激光测量进行验证，以匹配由 0.04 或 0.06 锥度 EndoSequence 根管锉系统预备的形态。

临床步骤包括完成准备工作，然后验证 Activ GP 尖的适合性。次氯酸钠可用作最后的冲洗液。锉涂上 Activ GP 封闭剂，并应用于管壁。Activ GP 尖也涂上了封闭剂，然后慢慢地插入根管中，直至工作长度。如果存在多余的封闭剂从冠部挤出。Activ GP 尖就位后，去掉 GP 冠部 2mm，并在顶部填充 GP 封闭剂。封闭剂和 Activ GP 尖提供致密的不透光填充。

尖可以弯曲到 180°，大小与锉形成的预备形态相匹配。对于任何单尖体技术来说，主尖与预备根管的匹配都是非常重要的，因为尖与预备根管的精确匹配可以最大限度地减少封闭剂的使用量，同时最大限度地减少任何潜在的收缩。然而，研究已经证明由于 Activ GP 系统是单尖技术，其冠部渗漏可能是由于玻璃离子水门汀封闭剂体积增加所致。因此，Activ GP 系统的使用也不太可能提高根管治疗牙齿的抗折能力。

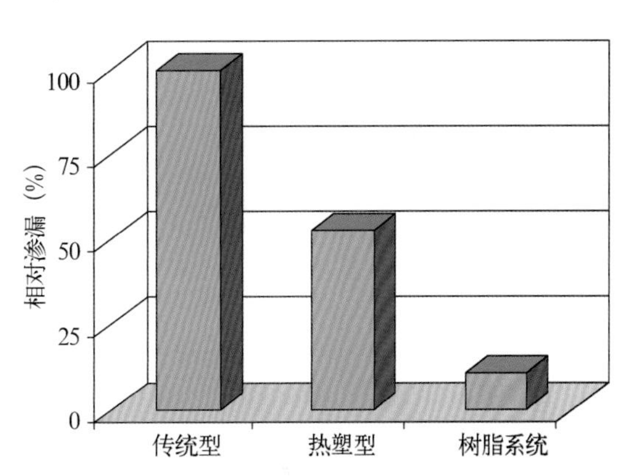

图 5-14　**不同牙髓充填技术的渗漏比较（摘自 Von Fraunofer JA. Dental materials at a glance. Oxford：Wiley-Blackwell；2009）**

小结

随着循证治疗方案的发展，根管治疗的艺术和科学发生了巨大的变化（图 5-14）。虽然牙胶和传统的封闭剂可能不符合理想根管填充材料的所有标准，但它们经受住了时间的考验。无论是传统的还是更现代材料的选择，都必须符合临床实践的原则，即为患者提供最好的治疗。对根管系统进行封闭是治疗成功的必要条件，但现代充填材料和方法并不能确保达到这个形态和生物效果。临床医师必须适当地使用所选的材料和方法。

新设备和新技术的出现正在彻底改变牙髓学科，并使牙根充填过程具有更多可预见性。

参考文献

[1] Koch K, Brave D. A new endodontic obturation technique, http: //www.dentistrytoday.com/endodontics/1104.

[2] al-Khatib ZZ, Baum RH, Morse DR, Yesilsoy C, Bhambhani S, Furst ML. The antimicrobial effect of various endodontic sealers. Oral Surg Oral Med Oral Pathol Oral Radiol Endod 1990; 70: 784.

[3] Peters LB, Wesselink PR, Moorer WR. The fate and role of bacteria left in root dentinal tubules. Int Endod J 1995; 28: 95.

[4] Kontakiotis EG, Tzanetakis GN, Loizides AL. A 12-month longitudinal in vitro leakage study on a new silicon-based root canal filling material (Gutta-Flow). Oral Surg Oral Med Oral Pathol Oral Radiol Endod 2007; 103: 854-859.

[5] Willershausen I, Callaway A, Briseño B, Willershausen B. In vitro analysis of the cytotoxicity and the antimicrobial effect of four endodontic sealers. Head Face Med 2011; 7: 15.

[6] Saleh IM, Ruyter IE, Haapasalo M, Ørstavik D. Survival of Enterococcus faecalis in infected dentinal tubules after root canal filling with different root canal sealers in vitro. Int Endod J 2004; 37: 193-198.

[7] Upadhyay V, Upadhyay M, Panday RK, Chturvedi TP, Bajpai U. A SEM evaluation of dentinal adaptation of root canal obturation with GuttaFlow and conventional obturating material. Indian J Dent Res 2011; 22: 1-6.

[8] Buonocore MG. A simple method of increasing the adhesion of acrylic filling materials to enamel surfaces. J Dent Res 1955 Dec; 34(6): 849-853.

[9] Schäfer E, Zandbiglari T. Solubility of root-canal sealers in water and artificial saliva. Int Endod J 2003; 36: 660-669.

[10] Bouillaguet S, Shaw L, Barthelemy J, Krejci I, Wataha JC. Long-term sealing ability of pulp canal sealer, AH-Plus, GuttaFlow and epiphany. Int Endod J 2008; 41: 219-226.

[11] Roggendorf M. Wurzelkanalfüllmaterialien up-to-date Klassische und moderne Wurzelkanalsealer im Vergleich. Bayerisches Zahnäzteblatt. 2004 (Sept); 32-34.

[12] Bouillaguet S, Wataha JC, Tay FR, Brackett MG, Lockwood PE. Initial in vitro biological response to contemporary endodontic sealers. J. Endod 2006; 32: 989-992.

[13] Coltene Group. ROEKO GuttaFlow® 2 / ROEKO GuttaFlow® 2 FAST: Root Canal Obturation. https: //www.coltene.com/products-coltenewhaledent/endodontics/root-canal-obturation/roeko-guttaflowR-2-roekoguttaflowR-2-fast/

[14] De Deus G, Brandão MC, Fidel RA, Fidel SR. The sealing ability of GuttaFlow in oval-shaped canals: an ex vivo study using a polymicrobial leakage model. Int Endod J 2007; 40: 794-799.

[15] Nakashima K, Terata R. Effect of pH modified EDTA solution to the properties of dentin. J Endod 2005; 31: 47-49.

[16] Best SM, Porter AE, Thian ES, Huang J. Bioceramics: past, present and for the future. J Eur Ceram Soc 2008; 28: 1319-1327.

[17] Dubok VA. Bioceramics-yesterday, today, tomorrow. Powder Metallurgy Metal Ceram 2000; 39: 7-8.

[18] Hench L. Bioceramics: from concept to clinic. J Am Ceram Soc 1991; 74(7): 1487-510.

[19] Richardson IG. The calcium silicate hydrates. Cem Concr Res 2008; 38: 137-158.

[20] Koch K, Brave DG. A new day has dawned: The increased use of bioceramics in endodontics. Dental Town. 2009 (April): 39-43.

[21] Yang Q, Lu D. Premix biological hydraulic cement paste composition and using the same. United States Patent Application 2, 008, 029, 909, 2008.

[22] Xu HH, Carey LE, Simon CG Jr, , Takagi S, Chow LC. Premixed calcium phosphate cements: Synthesis, physical properties, and cell cytotoxicity. Dent Mater 2007; 23: 433-441.

[23] Kossev D, Stefanov V. Ceramics-based sealers

as new alternative to currently used endodontic sealers. Roots. 2009; 1: 42-48.

[24] Hess D, Solomon E, Spears R, He J. Retreatability of a bioceramic root canal sealing material. J Endod 2011; 37: 1-3.

[25] Ghoneim AG, Lutfy RA, Sabet NE, Fayyad DM. Resistance to fracture of roots obturated with novel canal-filling systems. J Endod 2011; 37: 1590-1592.

[26] Camilleri J, Montesin FE, Brady K, Sweeney R, Curtis RV, Ford TR. The constitution of mineral trioxide aggregate. Dent Mater 2005; 21: 297-303.

[27] Camilleri J. The physical properties of accelerated Portland cement for endodontic use. Int Endod J 2008; 41: 151-157.

[28] Camilleri J. Characterization and chemical activity of the Portland cement and two experimental cements with potential for use in dentistry. Int Endod J 2008; 41: 791-799.

[29] Camilleri J. Modification of MTA. Physical and mechanical properties. Int Endod J 2008; 41: 843-849.

[30] Borges RP, Sousa-Neto MD, Versiani MA, Rached-Júnior FA, D-Deus G, Miranda CE, et al. Changes in the surface of four calcium silicate-containing endodontic materials and an epoxy resin-based sealer after a solubility test. Int Endod J 2012; 45: 419-428.

[31] Faria-Junior NB, Tanomaru-Filho M, Berbert FL, Guerreiro-Tanomaru JM. Antibiofilm activity, pH and solubility of endodontic sealers. Int Endod J 2013; 46(8): 755-762.

[32] Silva EJ, Rosa TP, Herrera DR, Duque TM, Jacinto RC, Gomes BP, et al. Evaluation of cytotoxicity and physicochemical properties of calcium silicate-based endodontic sealer MTA Fillapex. J Endod 2013; 39: 274-277.

[33] Silva EJ, Santos CC, Zaia AA. Long-term cytotoxic effects of contemporary root canal sealers. J Appl Oral Sci 2013; 21: 43-47.

[34] Salles LP, Gomes-Cornélio AL, Guimarães FC, Herrera BS, Bao SN, Rossa-Junior C, et al. Mineral trioxide aggregate-based endodontic sealer stimulates hydroxyapatite nucleation in human osteoblastlike cell culture. J Endod 2012; 38: 971-976.

[35] Koch K, Min PS, Stewart GG. Comparison of apical leakage between Ketac Endo sealer and Grossman sealer. Oral Surg Oral Med Oral Pathol 1994; 78: 784-787.

[36] SaundersWP, Saunders EM, Herd D, Stephens E. The use of glass ionomer as a root canal sealer: a pilot study. Int Endod J 1992; 25: 238-244.

[37] Fogel HM, Marshall FJ, Pashley DH. Effects of distance from the pulp and thickness on the hydraulic conductance of human radicular dentin. J Dent Res 1988; 67: 1381-1385.

[38] King NM, Hiraishi N, Yiu CK, Pashley EL, Loushine RJ, Rueggeberg FA, et al. Effect of resin hydrophilicity on water-vapour permeability of dental adhesive films. Eur J Oral Sci 2005; 113: 436-442.

[39] Langeland K, Olsson B, Pascon EA. Biological evaluation of Hydron. J Endod 1981; 7: 196-204.

[40] Rhome BH, Solomon EA, Rabinowitz JL. Isotopic evaluation of the sealing properties of lateral condensation, vertical condensation, and Hydron. J Endod 1981; 7: 458-461.

[41] Hammad M, Qualtrough A, Silikas N. Extended setting shrinkage behavior of endodontic sealers. J Endod 2008; 34: 90-93.

[42] Tay FR, Loushine RJ, Monticelli F, et al. Effectiveness of resin-coated gutta-percha cones and a dual-cured, hydrophilic methacrylate resin-based sealer in obturating root canals. J Endod 2005; 31: 659-664.

[43] Bergmans L, Moisiadis P, De Munck J, Van Meerbeek B, Lambrechts P. Effect of polymerization shrinkage on the sealing capacity of resin fillers for endodontic use. J Adhes Dent 2005; 7: 321-329.

[44] Doyle MD, Loushine RJ, Agee KA, Gillespie WT, Weller RN, Pashley DH, et al. Improving the performance of EndoRez root canal sealer with a dual-cured two-step self-etch adhesive. I. Adhesive strength to dentin. J Endod 2006; 32: 766-770.

[45] Gillespie WT, Loushine RJ, Weller RN,

Mazzoni A, Doyle MD, Waller JL, et al. Improving the performance of EndoREZ root canal sealer with a dual-cured two-step self-etch adhesive. II. Apical and coronal seal. J Endod 2006; 32: 771-775.

[46] Jensen SD, Fisher DJ. Method for filling and sealing a root canal. United States Patent & Trademark Office. Patent number 6, 811, 400, November 2, 2004.

[47] Jainaen A, Palamara JE, Messer HH. Push-out bond strengths of the dentine-sealer interface with and without a main conc. Int Endod J 2007; 40: 882-890.

[48] Baroudi K, Saleh AM, Silikas N, Watts DC. Shrinkage behaviour of flowable resin composites related to conversion and filler-fraction. J Dent 2007; 35: 651-655.

[49] Jia WT, Trope M, Alpert B. Dental filling material. United States Patent & Trademark Office. Patent number 7, 211, 136, May 1, 2007.

[50] Rached-Junior FJ, Souza-Gabriel AE, Alfredo E, Miranda CE, Silva-Sousa YT, Sousa-Neto MD. Bond strength of Epiphany sealer prepared with resinous solvent. J Endod 2009; 35: 251-255.

[51] Radovic I, Monticelli F, Goracci C, Vulicevic ZR, Ferrari M. Self-adhesive resin cements: a literature review. J Adhes Dent 2008; 10: 251-258.

[52] Lawson MS, Loushine B, Mai S, Weller RN, Pashley DH, Tay FR, et al. Resistance of a 4-META-containing, methacrylatebased sealer to dislocation in root canals. J Endod 2008; 34: 833-837.

[53] Pinna L, Brackett MG, Lockwood PE, Huffman BP, Mai S, Cotti E, et al. In vitro cytotoxicity evaluation of a self-adhesive, methacrylate resin-based root canal sealer. J Endod 2008; 34: 1085-108.

[54] Belli S, Ozcan E, Derinbay O, Eldeniz AU. A comparative evaluation of sealing ability of a new, self-etching, dual-curable sealer: hybrid root seal (MetaSEAL). Oral Surg Oral Med Oral Pathol Oral Radiol Endod 2008; 106: 45-52.

[55] Onay EO, Ungor M, Unver S, Ari H, Belli S. An in vitro evaluation of the apical sealing ability of new polymeric endodontic filling systems. Oral Surg Oral Med Oral Pathol Oral Radiol Endod 2009; 108: 49-54.

[56] Babb BR, Loushine RJ, Bryan TE, Ames JM, Causey MS, Kim J, et al. Bonding of self adhesive (self-etching)root canal sealers to radicular dentin. J Endod 2009; 35: 578-582.

[57] Mai S, KimYK, Hiraishi N, Ling J, PashleyDH, Tay FR. Evaluation of the true self-etching potential of a fourth generation self-adhesive methacrylate resin-based sealer. J Endod 2009; 35: 870-874.

[58] Duggan D, Arnold RR, Teixeira FB, Caplan DJ, Tawil P. Periapical inflammation and bacterial penetration after coronal inoculation of dog roots filled with RealSeal 1 or Thermafil. J Endod 2009; 35: 852-857.

[59] Saunders WP, Saunders EM. Assessment of leakage in the restored pulp chamber of endodontically treated multirooted teeth. Int Endod J 1990; 23(1): 28-33.

[60] Fransen JN, He J, Glickman GN, Rios A, Shulman JD, Honeyman A. Comparative assessment of ActiV GP/Glass ionomer sealer, Resilon-Epiphany and gutta-percha/AH PLUS obturation: a bacterial leakage study. J Endod 2008; 34(6): 725-727.

[61] Sagsen B, Er O, Kahraman Y, Orucoglu H. Evaluation of microleakage of roots filled with different techniques with a omputerized fluid filtration technique. J Endod 2006; 32(12): 1168-1170.

[62] Sahli-Canalda C, Jimeno-Berastegui E, Aguade-Brau E. Apical sealing using two thermoplasticized gutta-percha techniques compared with lateral condensation. J Endod 1997; 23(10): 636-638.

[63] Liewehr FR, Kulild JC, Primack PD. Improved density of gutta-percha after warm lateral condensation. J Endod 1993; 19: 489-491.

[64] Castelli WA, Caffesse RG, Pameijer CH, Diaz-Perez R, Farquhar J. Periodontium response to a root canal condensing device (Endotec). Oral Surg Oral Med Oral Pathol 1991; 71: 333-337.

[65] Caicedo R, Clark SJ. Modern perspectives in

root canal obturation. Dent C E Dig 2007; 4: 1-12.

[66] Silver GK, Love RM, Purton DG. Comparison of two vertical condensation obturation techniques: Touch n Heat modified and System B. Int Endod J 1999; 32(4): 287-295.

[67] Johnson BT, Bond MS. Leakage associated with single or multiple increment backfill with the Obtura II gutta-percha system. J Endod 1999; 5: 613-614.

[68] QED Endo. Obtura III Max. http: //www.qedendo.co.uk/ acatalog/Obtura_III_Max.html.

[69] Ruddle CJ. Filling root canal systems: the calamus 3D obturation technique. Dent Today April 1, 2010. http: // www.dentistrytoday.com/endodontics/2611-filling-rootcanal- systems-the-calamus-3-d-obturation-technique

[70] Kerr Dental. Elements product brochure. https: //www.kerrdental.com/kerr-endodontics/elements-free-cordlesscontinuous-wave-obturation-system

[71] GuttaFlow for the permanent obturation of root canals: a technique review. Inside Dentistry. 2006 Jan/Feb; 2(1). https: //www.dentalaegis.com/id/2006/02/guttaflow-forthe-permanent-obturation-of-root-canals-a-techniquereview

[72] Coltene. Roeko GuttaFlow 2 / Roeko GuttaFlow 2 FAST Root Canal Obturation. https: //www.coltene.com/ products-coltenewhaledent/endodontics/root-canalobturation/roeko-guttaflowR-2-roeko-guttaflowR-2-fast/

[73] Rapisarda E, Bonaccorso A, Tripi TR. Evaluation of two root canal preparation and obturation methods: the McSpadden method and the use of ProFile-Thermafil. Minerva Stomatol 1999; 48(1-2): 29-38.

[74] Weller RN, Kimbrough WF, Anderson RW. A comparison of thermoplastic obturation techniques: adaptation to the canal walls. J Endod 1997; 23(11): 703-706.

[75] Levitan ME, Himel VT, Luckey JB. The effect of insertion rates on fill length and adaptation of a thermoplasticized gutta-percha technique. J Endod 2003; 29(8): 505-508.

[76] DuLac KA, Nielsen CJ, Tomazic TJ, Ferrillo Jr, PJ, Hatton JF, Comparison of the obturation of lateral canals by six techniques. J Endod 1999; 25(5): 376-380.

[77] Bertacci A, Baroni C, Breschi L, Venturi M, Prati C. The influence of smear layer in lateral channels filling. Clin Oral Investig 2007; 11(4): 353-359.

[78] Frajlich SR, Goldberg F, Massone EJ, Cantarini C, Artaza LP. Comparative study of retreatment of Thermafil and lateral condensation endodontic fillings. Int Endod J 1998; 31(5): 354-357.

[79] Royzenblat A, Goodell GG. Comparison of removal times of Thermafil plastic obturators using ProFile rotary instruments at different rotational speeds in moderately curved canals. J Endod 2007; 33(3): 256-258.

[80] Shipper G, Trope M. In vitro microbial leakage of endodontically treated teeth using new and standard obturation techniques. J Endod 2004; 30(3): 154-158.

[81] Platt J, Duke S, Moore K, et al. An in vitro evaluation of a novel endodontic obturation system. University of Indiana Dental School. Unpublished study.

[82] Kim S, Chang P, Iqbal M; University of Pennsylvania School of Dental Medicine. A comparison of coronal and apical dye leakage with two obturation systems. Abstract submitted to American Association of Endodontists meeting, 2002.

[83] Ferrari M. University of Sienna. Fracture strength of endodontically treated monoradicular teeth with a new endodontic obturating system (Fibrefill): an in vitro study. Unpublished study.

[84] Thongthammachat S, Platt JA, Katona TR, Hovijitra S, Moore BK. Fracture resistance and fracture resistance after fatigue loading of 4 different post and cores in endodontically treated teeth. Compend Contin Educ Dent 2006; 27(7): 340-346.

[85] Serafino C, Gallina G, Cumbo E, Ferrari M. Surface debris of canal walls after post space preparation in endodontically treated teeth: a scanning electron microscopic study. Oral Surg

Oral Med Oral Pathol Oral Radiol Endod 2004; 97(3): 381-387.

[86] Wikipedia. Smart material. http: //en.wikipedia.org/wiki/ Smartmaterial.

[87] Highgate DJ, Lloyd JA. Expandable/contractable composition for surgical or dental use. US patent no. 7, 210, 935, 2007.

[88] Smartseal DRFP Limited. How It Works. 2012, http: //www.smart-seal.co.uk/how-it-works.

[89] Pathivada L, Munagala KK, Dang AB. Smartseal: a new age obturation. Ann Dent Spec 2013; 1(1): 13-15.

[90] Koch K, Brave D. Integral gutta percha core/cone obturation technique. United States Patent 7, 021, 936, 2006.

[91] Hiraishi N, Loushine RJ, Vano M, Chieffi N, Weller RN, Ferrari M, et al. Is an oxygen inhibited layer required for bonding of resin-coated gutta-percha to a methacrylate-based root canal sealer? J Endod 2006; 32: 429-433.

[92] Monticelli F, Sword J, Martin RL, Schuster GS, Weller RN, Ferrari M, et al. Sealing properties of two contemporary single-cone obturation systems. Int Endod J 2007; 40(5): 374-385.

练习题

1. 根管系统封闭的基本原理说明（　　）

i. 根尖封闭比冠部封闭更重要

ii. 封闭的主要目的是防止根管再感染，并将残留的微生物隔绝

iii. 根管充填材料应具有抑菌、可消毒和不透射线等特性

A. 都是对的

B. ii 和 iii 都是对的

C. i 和 ii 都是对的

D. 都是错的

2. 以下哪一项没有用作封闭剂（　　）

A. 氧化锌丁香油

B. 氢氧化钙

C. 硅酸钙

D. 银汞合金

3. 根管封闭剂需要（　　）

A. 用于密封牙本质壁和封闭核心界面之间的空间

B. 提供密封

C. 适用于所有技术

D. A 和 C 都是

4. α 相牙胶（　　）

A. 不流动的

B. 柔韧的

C. 能够在压力下流动

D. B 和 C 都是

5. 热压技术的温度控制可以使用该设备（　　）

A. DownPak

B. System B

C. Endotec Ⅱ

D. 以上所有

6. 塑形注射技术有可能导致根管内明显过度填充（　　）

A. 对

B. 错

7. 载体技术（　　）

A. 可使牙胶进入侧管和副管

B. 可以加热使用，也可以不加热使用，具体取决于使用的特定产品

C. A 和 B 都是对的

D. A 和 B 都是错的

8. GuttaFlow 是一个（　　）

A. 低温流动技术

B. 注入技术

C. 载体系统

D. A 和 B 都是

9. 可通过以下方式实现一体化（　　）

A. 牙胶

B. Resilon

C. A 和 B 都是

D. 既不是 A 也不是 B

第六章

无髓牙的修复计划

Faysal Succaria 和 Sami M. Chogle

在对根管治疗后的牙齿进行修复设计时，首先要考虑到它们与活髓牙之间存在的结构差异。牙齿初期的弱化是由于龋齿导致牙齿结构的缺失引起的。这种弱化随着连续的修复进程而不断深入。最后，牙髓通路和根管成形造成了更多的牙体组织缺失,其结果是结构表现出较低的抗断裂性。因此，大部分的治疗方案是为了最大限度确保结构的完整性，从而延长牙齿的使用寿命。

牙齿折裂的主要原因归结为牙尖韧性。尽管一些口腔医师相信牙本质的脆性与水含量的减少和胶原纤维的变化有关，但另外一些证据表明牙本质的脆性没有变化。牙齿在牙弓中的位置对其所承受的负荷量和方向有影响（图 6-1）。除了考虑不同的牙根解剖结构因素外，还需要对前牙和后牙的治疗计划方案进行一些区分。

治疗方案选择

根管治疗后的方案选择多种多样，从简单的复合树脂修复到全覆盖修复等。在有些情况下，需要使用根管桩，而在其他情况下，根管桩的使用可能会产生负面影响。治疗方案会受到许多因素的影响，如牙齿结构缺失的程度和牙齿在牙弓中的位置。研究表明，经过根管治疗的后牙比活髓牙更容易发生折断。一项为期 20 年的回顾性研究显示，用银汞合金修复而不覆盖牙尖的前磨牙治疗失败率高达 73%。另一项体内研究跟踪了根管治疗后的而没有牙尖覆盖的磨牙，结果显示，5 年后的存活率仅为 36%。

前牙的离轴载荷已被证明比轴向载荷引起更多的结构损伤。这一事实，再加上前牙相对较窄的尺寸，使得牙体组织的保护至关重要。如果是小的牙洞或很少的牙齿缺失，复合树脂修复就足够了。只有在牙齿大量缺失或需要提高美观的情况下，才有必要戴牙冠。如果剩余的牙齿结构不足以佩戴牙冠，可以使用根管桩。但是，最终的牙齿厚度、高度和位置是要保证的，以便牙齿能够抵抗断裂。治疗方案总结见表 6-1。

牙本质肩领

牙本质肩领是牙体预备后牙体组织在龈方向所获得的袋状包绕，一个环或一个帽，放置在结构周围，以加强其抗断裂能力。Eissman 和 Radke 在口腔领域引入了牙本质肩领这一术语,尽管这一概念早有描述。以往研究对牙本质肩领效应进行了广泛的研究，表明对修复后牙髓治疗牙齿的强度有积极影响。1961 年，Rosen 描述了“拥抱动作”，其强化了牙冠 - 牙齿复合体。牙本质肩领效应是牙本质肩领高度、厚度和连续

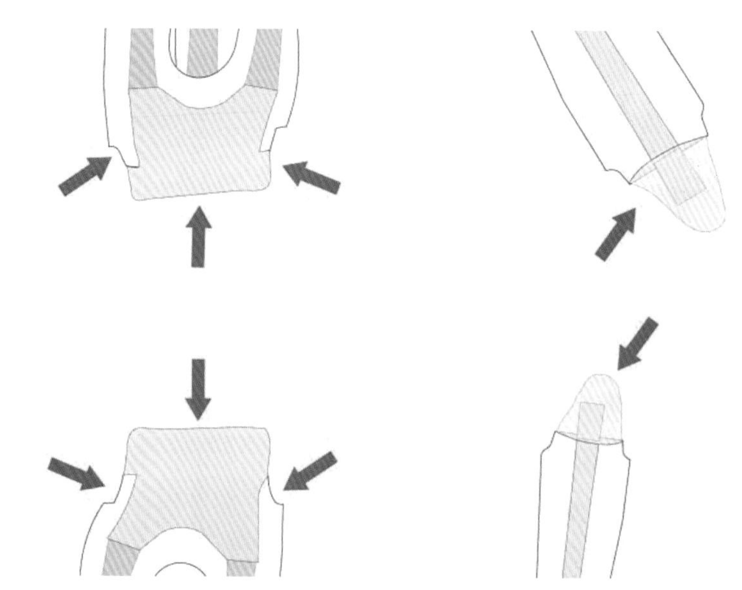

图 6-1 前牙和后牙力的矢量。前牙承受离轴载荷，后牙承受轴向及离轴载荷

性的一个函数。

表 6-1 前牙和后牙的修复治疗方案

位置	牙齿缺失程度	推荐修复方案
后牙	中度至重度牙齿缺失	牙尖覆盖（冠）
	中度牙齿缺失	牙尖覆盖（嵌体）
	少量牙齿缺失	非牙尖覆盖
前牙	中度至重度牙齿缺失	根管桩或者冠
	中度牙齿缺失	根据美学需要，选择复合树脂修复或陶瓷部分或全覆盖
	少量牙齿缺失	复合树脂修复

此外，还研究了高度的影响。与没有牙本质肩领的牙齿相比，1mm 的高度使抗断裂能力增加了 1 倍。一些作者建议至少 2mm，而其他人建议垂直高度为 3mm（图 6-2）。

尽管在牙本质肩领高度上达成了一些共识，但在宽度（厚度）上却存在矛盾。一些研究表明，宽度（厚度）对抗断裂能力有积极影响，但其他研究没有发现明显的影响。目前，还没有足够的证据表明宽度是否存在确切的临床意义。无论如何，还是建议最大限度地保持轴向厚度。

理论上，360° 的牙本质肩领更有优势；然而，临床上并不总是如此。一些研究探讨了牙壁数量减少对抗断裂能力的影响。一项研究表明，剩余牙齿结构的四壁表现出的抗断裂强度明显高于三壁。

体内和体外研究都表明，与其他因素（如桩核系统或使用的粘接剂）相比，剩余牙齿结构的数量以及牙本质肩领对强度的影响更大。牙本质肩领的优点包括减少牙根和根管桩断裂的发生率、减少根管桩移位以及减少粘接剂密封的泄漏和失效。

牙本质肩领不足的情况下的治疗方案

牙冠延长

牙冠延长术是一种外科手术，旨在通过牙根定位牙龈边缘、去除支撑骨或两者都做，来增加龈上牙齿结构的范围。适应证可以是功能性的，也可以是审美性的，或者两者兼有。虽然牙冠延长手术可以用于整个牙列，但它有一定的局限性。牙根短是一个限制因素，因为手术会增加冠根比。其他解剖学上的限制，如磨牙分叉和角化

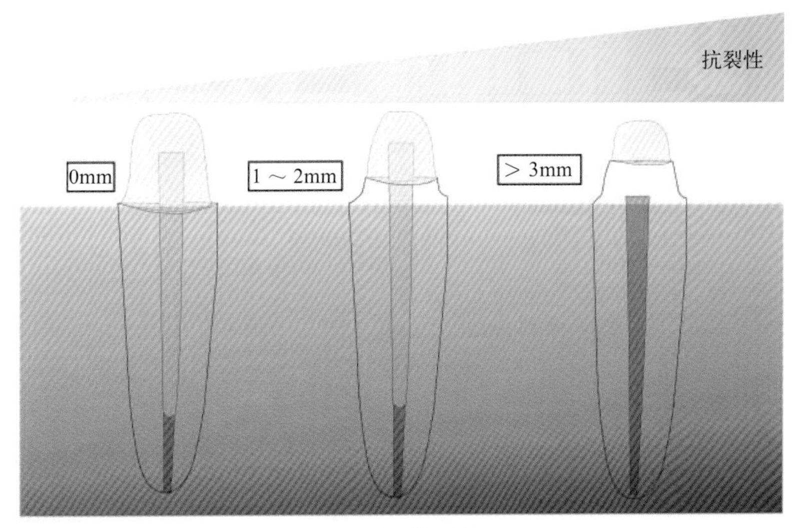

图 6-2　抗裂性

组织，可能会限制手术的范围。由于愈合后出现的齿间三角形空间，锥形牙根在前部呈现出美学限制。最后，在美观度上，牙冠延长增加了牙冠与牙根的比例（图 6-3）。体外研究测试了冠延长后拔除牙的抗断裂能力，结果显示，模拟冠延长后，抗断裂能力有所下降。因此，进行冠延长所获得的效果应该考虑到是否削弱牙齿的抗折裂能力。

正畸牵引

牙根的牵引是通过施加垂直牵引力完成的。在适度的力量下，牙根会拉动牙周组织，牙龈会随着牙齿冠向移动。这种结果对于暴露牙根的冠状部分会适得其反。为了在没有组织迁移的情况下实现牵出，需要更强的牵引力。在牵出成功后，建议提供长期保留牵引力以防其反弹。牙根短小、存在根分叉以及多根牙等解剖结构不适合使用正畸牵引术。与外科牙冠延长术相比，冠根比没有增加很多，如图 6-3 所示。因此，研究已经证实这种技术具有更高的抗断裂性。

深色无髓牙的美观度考量

牙髓治疗不仅要关注生物和功能方面，还应该考虑到美观度。为了减少治疗后牙齿变色的风险，所有的材料都应谨慎应用。特别是在修复区，牙齿变色会对美观产生负面影响。牙髓出血、牙髓残留物、牙髓封闭材料、根管内药物或修复材料都可能导致变色。牙髓材料如 MTA 和生物陶瓷也会导致变色。

导致变色的原因

牙髓出血引起的变色往往是牙齿受到创伤的结果。由此产生的冠状血管外渗进入牙本质小管，导致红细胞中的铁元素释放。在微生物来源的硫化氢存在的情况下，就会形成硫化铁，使牙齿呈灰色甚至黑色。由于牙髓切开术或牙髓切除术不充分导致髓室中的牙髓残留，牙齿也可能出现变色。变色的发生和程度通常取决于牙髓出血和（或）坏死与牙髓治疗开始之间的时间间隔。此间隔越长，变色程度越大，通过漂白恢复正常颜色的难度就越大。

根管封闭材料可能是单颗牙齿变色的最常见原因。在治疗完成后，牙髓腔内存在的牙胶和封闭剂通常会导致颜色变深。封闭剂，无论是氧化锌 - 丁香酚（ZOE）基的还是树脂的，都是主要的罪魁祸首，它们本身就会变色，并会随着时间的推移造

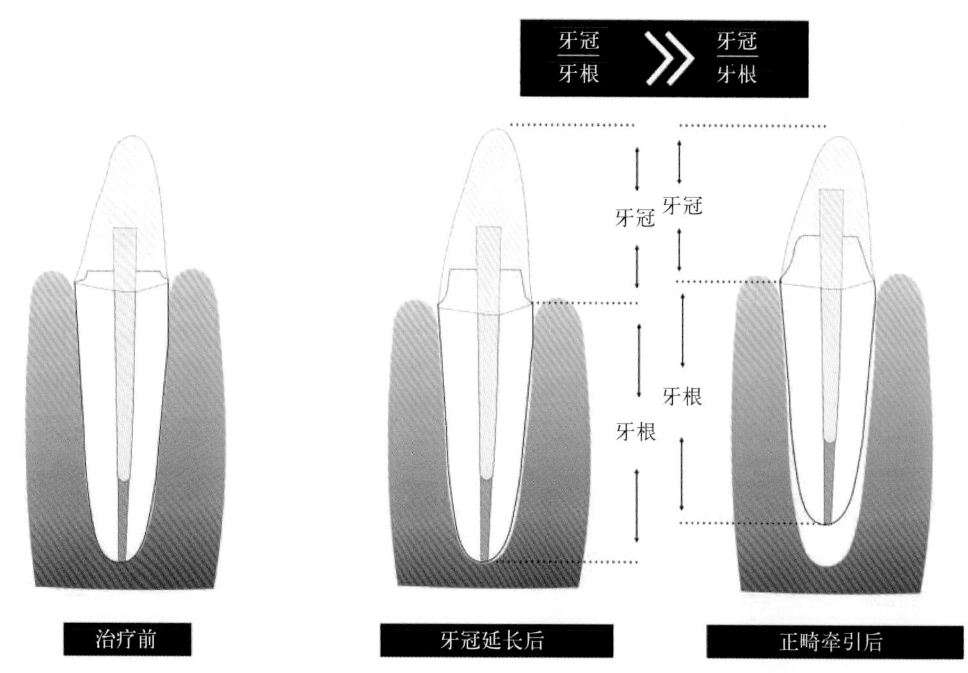

图 6-3　牙冠延长和正畸牵引后冠根比的变化。正畸牵引后的比率更有利

成冠状沟变色。然而，牙胶也含有染色颜料，可以使牙齿着色。因此，特别是在前牙，封闭应该终止在颊面牙釉质交界处或以下，以防止冠部变色。在这种变色的情况下，漂白的预后取决于封闭材料的成分。含有金属成分的封闭剂不能很好地漂白，甚至会随着时间的推移而退色。

酚类和碘仿类药物也有可能导致内部变色。这种牙髓内药物长期与牙本质直接接触，可能会发生渗透和氧化。幸运的是，尽管碘仿引起的变色往往更严重，这些类型的变色很容易通过漂白得到永久纠正。

冠部修复体通常是金属的或复合的。银汞合金最严重后果会使牙本质呈现深灰色甚至黑色。这种颜色很难通过漂白来纠正，并且不能令人满意。事实上，Goldstein 和 Feinman 认为，银汞合金的变色是漂白的禁忌证，这可能需要用全覆盖牙冠进行修复。Zerbinati 和 Pirero 建议，由汞合金引起着色的牙齿需要进行修复治疗。金属桩和金属钉也会导致较薄的牙齿结构发生变色，由于半透明性增加而产生金属色泽。在这种情况下，用树脂复合修复体替代可能就足够了。

使用复合树脂修复体时，微渗漏更受关注，因为变色会使其他着色化学物质渗入牙本质并使牙本质变色。复合树脂本身也会随着时间的推移而变色，用适当的密封复合树脂修复体替代可能就足够了。如果需要，在更换修复体之前，内部漂白可以达到良好的效果。

一些新配方的 MTA，如白色和灰色 MTA（ProRoot Dentsply，York，PA）、MTA Plus、Neo MTA Plus（Avalon Biomed Inc，Bradenton，FL），以及生物陶瓷，如 EndoSequence 封闭剂（Brasseler，Savannah，GA），以及 Biodentine（Septodont，France），已经推出。这些材料被用于颈部或分叉穿孔、血管重建和牙髓盖髓术，效果可以接受。然而，大多数研究报告称，所有形式的 MTA 测试都显示出浅黄色至深棕色的冠状面变色，并可能破坏原本成功的手术。虽然变色没有 ZOE 封闭剂那么严重，但它可能在美观度方面出现严重的临床并发症。可能是与三氧化铋含量及所使用的冲洗液相关，这些材料的存在会导致漂白剂对牙齿不显效。尽可能将这些材料放置在釉牙骨质界以下，以避免冠部变色至关重要。在冠部需要使用这些材料时，建议进行全冠修复。

在盖髓术中建议的另一个选择是，在确认 MTA 下的牙本质桥形成后，移除材料，然后可能进行内部漂白。在这种情况下，可能需要关注牙髓活力，需要进行随访以证明牙髓的活力且没有出现临床症状。

变色无髓牙

内部漂白

内漂白对经过根管治疗的前牙特别有效，这些前牙由于长期的牙髓坏死或残留的封闭剂在内部瓦解而变色（图 6-4）。早在 20 世纪 60 年代，有文献报道使用过氧化氢和高硼酸钠。后来，过硼酸钠加水的方法也开始使用。

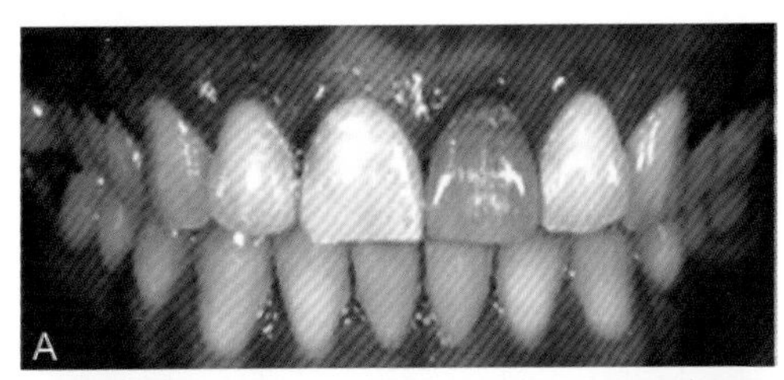

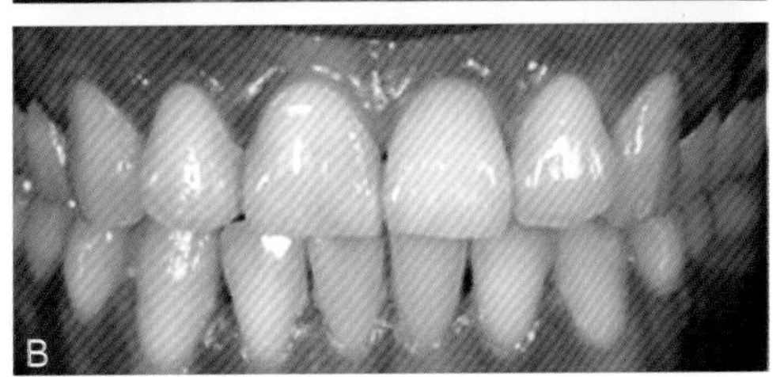

图 6-4　A. 术前 #9 牙严重变色；B. 内部漂白后

内部漂白主要依靠释放新生氧的氧化凝胶。这些凝胶可以是过氧化氢、过氧化碳酰胺或过硼酸钠的形式。在仔细清洁并用合适的基底材料（如玻璃离子水门汀）密封根管后，将凝胶放入牙髓腔。

必须注意避免凝胶通过牙骨质渗漏到牙槽骨，造成外部吸收。文献建议保持在釉牙骨质界 1mm 以内，确保基底适应性良好，并使用过硼酸钠代替过氧化氢。

这种方法是最保守的，适用于需要微创修复和（或）需要重建的变色牙齿。如果这种方法失败，就需要进行陶瓷覆盖修复。

部分和全覆盖修复

变色范围较大、修复后变色范围较大，或出现牙体硬组织的缺失，则需要另一种治疗方式来改善美观和延长寿命。根据严重程度的不同，治疗范围可以从最小的修复贴面到全覆盖的牙冠。这种遮盖能力包括所使用的陶瓷材料类型、厚度和使用的粘接剂（图 6-5）。

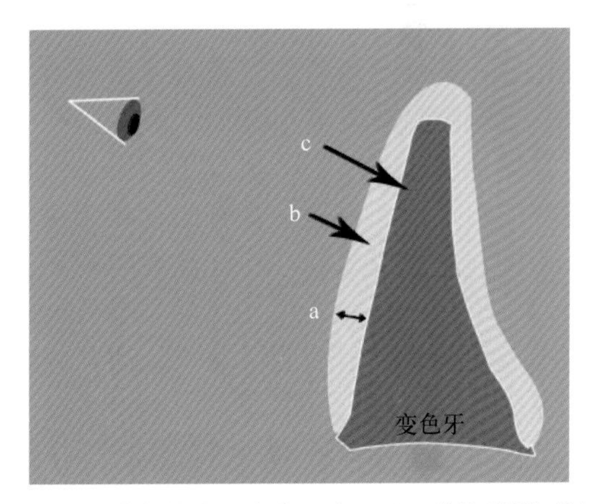

图 6-5　遮色能力：陶瓷厚度（a）、陶瓷类型（b）和粘接剂不透明度（c）的综合

全瓷材料的遮色能力

目前使用的两种主要全瓷材料是二硅酸锂和氧化锆基质材料。牙科技师可以使用适当的基底材料和贴面材料来达到理想的遮色效果。

口腔医师有责任向技师提供牙齿照片和比色情况，以便技师能够准确选择陶瓷类型。

厚度的影响

较厚的陶瓷修复体可以更好地掩盖潜在的变色。因此，在这些情况下，需要预备更多的牙体组织为陶瓷材料提供更多的修复空间。

粘接剂的影响

早期的粘接剂具有特定的色调和不透明度。目前，树脂粘接剂具有多种色调和不透明度。如果修复体粘合到严重变色的牙齿上，建议使用遮色能力更强的粘接剂。

根管桩

根管桩作为核心的固定结构进行最终的修复。最早的根管桩是铸造金属，从那时起，也出现了其他设计和材料。

关于根管桩对牙齿的强化作用存在一些争议。虽然一些临床医师认为桩可以增强牙齿，但研究表明根管桩对牙齿强度没有积极影响。此外，一些研究表明，在有足够健全的牙齿结构的情况下，制备根管桩空间的过程和根管桩本身的存在会降低牙齿的强度。因此，当有可保留的解剖结构时，临床医师应避免使用桩。磨牙可能不需要根管桩，因为其通常可以由牙髓腔和根管固定。

当需要做根管桩时，建议放置在下颌磨牙的远端根管和上颌磨牙的腭根中，因为其他根管通常更薄且更弯曲。在具有多个根管的前磨牙中，应使用更直的根管。很少情况需要多个根管桩。根管桩可以是预成的（金属、碳纤维、玻璃纤维、石英纤维或氧化锆）或定制的。

影响根管桩设计的因素

牙根长度

剩余根部的长度和形状决定了根管桩的长度。事实证明，根管桩越长，固位力和应力分布就越好。根管桩的固位力与它的长度成正比。因为根管桩失败的最常见原因是桩脱落，所以在不影响根尖密封的情况下最大限度地延长桩的长度非常重要。保留 3 ～ 5mm 的根尖区牙胶已被证明可以保持根尖密封。但并非总能使用长的桩，特别是当剩余牙根较短或弯曲时。在这种情况下，必须考虑到增加长度是否可能导致侧穿孔或削弱根尖区的封闭。

当牙根长度较短时，临床医师必须决定是使用更长的桩，还是保持推荐的根尖密封并使用平行边螺纹桩。根管桩短不仅不利于固位，还与较高的根折发生率有关。

根管桩宽度（直径）

保留牙齿结构，减少穿孔的机会，并使修复后的牙齿抵抗断裂，是选择根管桩宽度的标准。关于根管桩直径的选择，有不同的方法。一种方法是建议根管桩的宽度不应大于其最窄尺寸处牙根宽度的 1/3，而另一种方法是建议根管桩周围应至少有 1mm 的健康牙本质。

与根管桩的长度相反，直径的增加不利于根管桩的固位。此外，增加桩的直径是不可取的，会出现根折导致更高的失败率。这是因为抗断裂性与剩余牙本质的厚度直接相关，尤其是在颊舌方向。

根管桩的直径应尽可能小，同时提供必要的硬度；在治疗的各个阶段，尽可能多地保留牙齿结构至关重要。因此，在预成根管桩系统中，应使用适合根管空间的尽可能细的根管桩。在预备铸造桩核时尽量减少牙体组织的切割，尽可能多地保存牙体组织。

根管桩设计

根管桩有几种设计：柱状、锥状和平行锥状。柱状根管桩可以提供更多的固位。然而，锥状根管桩，特别是定制的根管桩，不需要更多的根管预备，因此保留了牙齿结构。另一个区别是应力分布。对于锥状根管桩，应力集中在牙颈部，而对于柱状根管桩，应力集中在牙顶。

根管桩表面形态可以是光滑的、锯齿状的或自螺纹的。锯齿状的根管桩保留率较高。但是，不建议使用自攻型，因为它与牙本质啮合，会导致牙根内不良应力增加。

预成桩与定制桩核

根管结构、美观、椅旁时间和强度是决定使用哪种系统的因素。有人建议，根管需要大量准备，则更适合采用适应性强的铸造根管桩修复，比如下颌前牙的狭窄根管。磨牙的情况则正好相反。在磨牙中，现有的牙壁会干扰到桩的插入路径。去除这些干扰会进一步削弱牙齿的强度。因此，建议使用预成根管桩。

与金属桩和碳纤维桩相比，非金属色的预成桩具有美学优势。虽然可利用不透明陶瓷对金属铸造桩和金合金铸造桩进行遮色，但使用复合材料的非金属桩在颜色方面具有更大的灵活性。预成桩的明显优势在于就诊次数和椅旁时间。铸造的根管桩核需要两次诊疗，而预成桩可以在一次就诊中完成。对患者来说另一个明显的优势是根管被密封而不会在两次复诊之间发生泄漏。

在比较抗断裂性时，有证据表明，一般来说，用铸造根管桩核修复的牙齿表现出比纤维柱和金属预成柱更高的抗断裂性。这反驳了早先的说法，即桩的抗弯强度会增加抗断裂性。

根管桩材料

在用根管桩修复牙齿时，仔细选择材料是很重要的。在过去，所有的根管桩都是以金属为基础的。合金的范围从铬钴合金到半贵重的银基合金再到贵重的金基合金。银基和金基合金更易磨改。此外，黄金合金提供了更温暖的非灰色牙桩色调，可以与全瓷牙冠一起使用。

在20世纪90年代，早期的碳纤维柱出现了。最初的产品是黑色的。这些根管桩的颜色使它们与金属桩相比没有优势。此外，它们是不透光的，很难从管内取出。后来的修饰增加了一个涂层，使其更加美观。随着全瓷修复体的使用增加，对根管桩核的需求也越来越大。近年出现了几个系统，包括氧化锆、玻璃纤维和石英纤维桩。

氧化锆桩是由细粒、致密的四边形锆多晶体（TZP）制成。这些根管桩是刚性的，弹性模量高于不锈钢。使用氧化锆柱的主要缺点是，如果发生断裂，桩是无法收回的，而且核与根管桩的连接也可能是氧化锆桩的一个问题。

玻璃和石英纤维柱的硬度低于氧化锆，并且弹性模量与牙本质相似。这使它们成为碳纤维柱的良好替代品。它们很容易与树脂核结合，并且容易操作（图6-6）。尽管如此，与金属桩相比，可回收性仍然是一个问题。

非金属桩（牙色桩）

根管桩的粘接

粘接依赖于粘接剂的物理特性和使用的技术。粘接剂应该具有较高的抗拉和抗压强度，与牙本质结合，在口腔液体中的溶解度低，并且易于处理。至于技术，无论使用哪种方法，都建议将粘接剂最大限度地铺在根管桩表面，并尽量减少空隙。有许多类型的粘接剂可用于根管桩核的粘结。这些粘接剂在机械性能、临床处理和适应证方面有所不同。

磷酸锌是牙科中最早使用的粘接剂之一。它具有良好的物理特性，价格低廉，易于使用，并且仍然是后牙粘接的最佳选择。玻璃离子体具有足够的物理特性，但它是一种慢速凝固的材料，需要数小时才能达到足够的强度，并且在口腔液体中的初始溶解度很高。最初配制的树脂改良玻璃离子体粘接剂有明显的延迟膨胀，可能导致牙根断裂。最新一代的复合树脂粘接剂已经克服了这个缺点。

现在，使用树脂粘接剂来粘桩更受欢迎。这些粘接剂可以立即凝固，并有更好的固位力。由于丁香油会干扰树脂粘接剂的固化，因此在使用树脂粘接剂避免使用含 ZOE 的封闭剂。有争议的是，有人研究在类似的条件下，桩的粘接强度没有下降（表 6-2）。

表面处理

为了达到最佳的粘接效果，应该仔细清除牙本质表面的牙髓封闭剂和牙胶的残留物。无论密封剂的类型和粘接剂的选择如何，残留的残余物都会降低粘接剂的效果。根管桩的表面也应该进行处理。对于铸造的根管桩核，用 50μm 的氧化铝颗粒喷砂，可以增加微观粗糙度，提高粘接剂强度的有效性。对于玻璃纤维根管桩，如果是试戴的桩，表面应该用乙醇进行清洗。然后涂上硅烷以提高树脂粘接剂与根管桩之间的粘接强度。

粘接剂的应用

对于磷酸锌、玻璃离子和树脂改性玻璃离子粘接剂，将粘接剂涂在根管桩并使用 Lentulo 螺旋输送器将粘接剂输送到根管

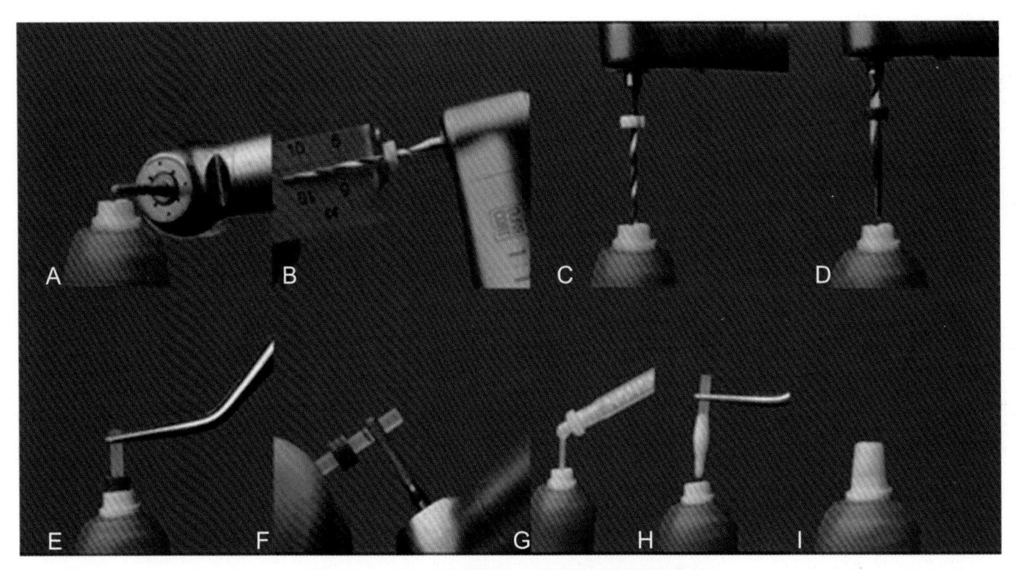

图 6-6 预成纤维强化复合桩核的技术

A. 初始准备；B. 测量最终桩所需的长度；C. 使用初始钻头清除根管充填材料；D. 根据牙根管的大小，使用最终钻头；E. 试着放入复合树脂纤维桩，确保其完全就位；F. 切断多余的桩；G 和 H. 将双聚合复合树脂粘接剂涂在根管内（G）和桩上（H）；I. 堆积桩核完成最终制备。

表 6-2 牙科水门汀

粘接剂	优点	缺点	适应证
磷酸锌	价格低，可用时间长，快速凝固	未按规定混合会造成断裂，仅为机械粘连	金属桩
玻璃离聚物	可与牙本质结合，易于混合和应用	可溶于唾液，终凝时间长	金属桩
树脂修饰体	可与牙本质结合	早期易过敏	金属桩
玻璃离子体	易于混合和应用	膨胀，导致牙根断裂	非金属桩
树脂粘接剂	可与牙齿和硅烷化的玻璃纤维桩粘连，可控固化（双重聚合）	价格高	金属桩，非金属桩

内。这种方法可以减少气泡的产生，从而增加粘接强度。对于树脂粘接剂，使用专门设计的细小的粘接剂混合器将粘接剂涂在桩上和根管内。不推荐使用 Lentulo 螺旋输送器，因为它会导致某些树脂粘接剂过快凝固。

小结

修复是否成功取决于牙齿系统的结构完整性。因此，保留冠部和根部牙本质至关重要。只有在需要堆核时才要打桩。修复计划的原则要尽可能多保留牙体硬组织，因此桩核系统的选择也不是必须的。

参考文献

[1] Aquilino SA, Caplan DJ. Relationship between crown placement and the survival of endodontically treated teeth. J Prosthet Dent 2002; 87(3): 256-263.

[2] Tidmarsh BG. Restoration of endodontically treated posterior teeth. J Endod 1976; 2(12): 374-375.

[3] Larson TD, Douglas WH, Geistfeld RE. Effect of prepared cavities on the strength of teeth. Oper Dent 1981; 6(1): 2-5.

[4] Panitvisai P, Messer HH. Cuspal deflection in molars in relation to endodontic and restorative procedures. J Endod1995; 21(2): 57-61.

[5] Bianchi E Silva AA, Ghiggi PC, Mota EG, Borges GA, Burnett LH Jr, Spohr AM. Influence of restorative techniques on fracture load of endodontically treated premolars. Stomatologija 2013; 15(4): 123-128.

[6] Scotti N, Rota R, Scansetti M, Paolino DS, Chiandussi G, Pasqualini D, Berutti E. Influence of adhesive techniques on fracture resistance of endodontically treated premolars with various residual wall thicknesses. J Prosthet Dent 2013; 110(5): 376-382.

[7] Pontius O, Nathanson D, Giordano R, Schilder H, Hutter JW. Survival rate and fracture strength of incisors restored with different post and core systems and endodontically treated incisors without coronoradicular reinforcement. J Endod 2002; 28(10): 710-715.

[8] Sedgley CM, Messer HH. Are endodontically treated teeth more brittle? J Endod 1992; 18(7): 332-335.

[9] Hansen EK, Asmussen E, Christiansen NC. In vivo fractures of endodontically treated posterior teeth restored with amalgam. Endod Dent Traumatol 1990; 6(2): 49-55.

[10] Nagasiri R. Chitmongkolsuk S. Long-term survival of endodontically treated molars without crown coverage: a retrospective cohort study. J Prosthet Dent 2005; 93(2): 164-170.

[11] Arunpraditkul S, Saengsanon S, Pakviwat W. Fracture resistance of endodontically treated teeth: three walls versus four walls of remaining coronal tooth structure. J Prosthodont 2009; 18(1): 49-53.

[12] Eissmann HF, Radke RA. Postendodontic Restoration. In: Cohen S, Burns RC, editors. Pathways of the pulp. St. Louis: CV Mosby Co; 1987.

[13] Santos-Filho PC, Veríssimo C, Soares PV, Saltarelo RC, Soares CJ, Marcondes Martins LR. Influence of ferrule, post system, and length on biomechanical behavior of endodontically treated anterior teeth. J Endod 2014; 40(1): 119-123.

[14] Sorensen JA, Engelman MJ. Ferrule design and fracture resistance of endodontically treated teeth. J Prosthet Dent 1990; 63(5): 529-536.

[15] Assif D, Bitenski A, Pilo R, Oren E. Effect of post design on resistance to fracture of endodontically treated teeth with complete crowns. J Prosthet Dent 1993; 69(1): 36-40.

[16] Trabert KC, Cooney JP. The endodontically treated tooth. Restorative concepts and techniques. Dent Clin North Am 1984; 28(4): 923-951.

[17] Pereira JR, de Ornelas F, Conti PC, do Valle AL. Effect of a crown ferrule on the fracture resistance of endodontically treated teeth restored with prefabricated posts. J Prosthet

Dent 2006; 95(1): 50-54.

[18] Mattison GD. Photoelastic stress analysis of cast-gold endodontic posts. J Prosthet Dent 1982; 48(4): 407-411.

[19] Trabert KC, Caput AA, Abou-Rass M. Tooth fracture—a comparison of endodontic and restorative treatments. J Endod 1978; 4(11): 341-345.

[20] Al-Wahadni A, Gutteridge DL. An in vitro investigation into the effects of retained coronal dentine on the strength of a tooth restored with a cemented post and partial core restoration. Int Endod J 2002; 35(11): 913-918.

[21] Morgano SM, Brackett SE. Foundation restorations in fixed prosthodontics: current knowledge and future needs. J Prosthet Dent 1999; 82(6): 643-657.

[22] Creugers NH, Mentink AG, Fokkinga WA, Kreulen CM. 5-year follow-up of a prospective clinical study on various types of core restorations. Int J Prosthodont 2005; 18(1): 34-39.

[23] Ichim I, Kuzmanovic DV, Love RM. A finite element analysis of ferrule design on restoration resistance and distribution of stress within a root. Int Endod J 2006; 39(6): 443-452.

[24] The glossary of prosthodontic terms. J Prosthet Dent, 2005. 94(1): 10-92.

[25] Meng QF, Chen LJ, Meng J, Chen YM, Smales RJ, Yip KH. Fracture resistance after simulated crown lengthening and forced tooth eruption of endodontically-treated teeth restored with a fiber post-and-core system. Am J Dent 2009; 22(3): 147-150.

[26] Gegauff AG. Effect of crown lengthening and ferrule placement on static load failure of cemented cast post-cores and crowns. J Prosthet Dent 2000; 84(2): 169-179.

[27] Bach N, Baylard JF, Voyer R. Orthodontic extrusion: periodontal considerations and applications. J Can Dent Assoc 2004; 70(11): 775-780.

[28] Zimmerli B, Jeger F, Lussi A. Bleaching of nonvital teeth. A clinically relevant literature review. Schweiz Monatsschr Zahnmed 2010; 120(4): 306-320.

[29] Brown G. Factors influencing successful bleaching of the discolored root-filled tooth. Oral Surg Oral Med Oral Pathol 1965; 20: 238-244.

[30] Davis MC, Walton RE, Rivera EM. Sealer distribution in coronal dentin. J Endod 2002; 28(6): 464-466.

[31] Parsons JR, Walton RE, Ricks-Williamson L. In vitro longitudinal assessment of coronal discoloration from endodontic sealers. J Endod 2001; 27(11): 699-702.

[32] Kim ST, Abbott PV, McGinley P. The effects of Ledermix paste on discoloration of mature teeth. Int Endod J 2000; 33(3): 227-232.

[33] Frank AL. Bleaching of vital and non-vital teeth. In Cohen S. , Burns R. C. eds. Pathways of the pulp. 2nd ed. St. Louis: C. V. Mosby; 1980. pp. 568-575.

[34] Goldstein RE, Feinman RA. Bleaching of vital and non-vital teeth. In Cohen S. , Burns R. C. eds. Pathways of the pulp. 4th ed. St. Louis. C. V. Mosby; 1994. pp. 593-598.

[35] Zerbinati A, Pirero M. Il trattamento delle alterazioni cromatiche dei denti. Il Dentista Moderno. 1984; 7: 969.

[36] Kohli MR, Yamaguchi M, Setzer FC, Karabucak B. Spectrophotometric analysis of coronal tooth discoloration induced by various bioceramic cements and other endodontic materials. J Endod 2015; 41(11): 1862-1866.

[37] Camilleri J. Staining potential of Neo MTA Plus, MTA Plus, and Biodentine used for pulpotomy procedures. J Endod 2015; 41(7): 1139-1145.

[38] Felman D, Parashos P. Coronal tooth discoloration and white mineral trioxide aggregate. J Endod 2013; 39(4): 484-487.

[39] Ioannidis K, Mistakidis I, Beltes P, Karagiannis V. Spectrophotometric analysis of coronal discolouration induced by grey and white MTA. Int Endod J 2013; 46(2): 137-144.

[40] Ioannidis K, Mistakidis I, Beltes P, Karagiannis

V. Spectrophotometric analysis of crown discoloration induced by MTA- and ZnOE-based sealers. J Appl Oral Sci 2013; 21(2): 138-144.

[41] Subay RK, Ilhan B, Ulukapi H. Mineral trioxide aggregate as a pulpotomy agent in immature teeth: long-term case report. Eur J Dent 2013; 7(1): 133-138.

[42] Marciano MA, Duarte MA, Camilleri J. Dental discoloration caused by bismuth oxide in MTA in the presence of sodium hypochlorite. Clin Oral Investig 2015; 19(9): 2201-2209.

[43] Berger T, Baratz AZ, Gutmann JL. In vitro investigations into the etiology of mineral trioxide tooth staining. J Conserv Dent 2014; 17(6): 526-530.

[44] Jang JH, Kang M, Ahn S, Kim S, Kim W, Kim Y, Kim E. Tooth discoloration after the use of new pozzolan cement(Endocem)and mineral trioxide aggregate and the effects of internal bleaching. J Endod 2013; 39(12): 1598-1602.

[45] Belobrov I, Parashos P. Treatment of tooth discoloration after the use of white mineral trioxide aggregate. J Endod 2011; 37(7): 1017-1020.

[46] Nutting EB, Poe GS. Chemical bleaching of discolored endodontically treated teeth. Dent Clin North Am 1967 Nov: 655-662.

[47] Fisher NL, Radford JR. Internal bleaching of discoloured teeth. Dent Update 1990; 17(3): 110-111, 113-114.

[48] Friedman S, Internal bleaching: long-term outcomes and complications. J Am Dent Assoc 1997; 128 Suppl: 51S-55S.

[49] Abbott P, Heah SY. Internal bleaching of teeth: an analysis of 255 teeth. Aust Dent J 2009; 54(4): 326-333.

[50] Attin T, Paqué F, Ajam F, Lennon AM. Review of the current status of tooth whitening with the walking bleach technique. Int Endod J 2003; 36(5): 313-329.

[51] Lee GP1, Lee MY, Lum SO, Poh RS, Lim KC. Extraradicular diffusion of hydrogen peroxide and pH changes associated with intracoronal bleaching of discoloured teeth using different bleaching agents. Int Endod J 2004; 37(7): 500-506.

[52] Antonson SA, Anusavice KJ. Contrast ratio of veneering and core ceramics as a function of thickness. Int J Prosthodont 2001; 14(4): 316-320.

[53] Claus H. The structure and microstructure of dental porcelain in relationship to the firing conditions. Int J Prosthodont 1989; 2(4): 376-384.

[54] Chang J, Da Silva JD, Sakai M, Kristiansen J, Ishikawa-Nagai S. The optical effect of composite luting cement on all ceramic crowns. J Dent 2009; 37(12): 937-943.

[55] Holloway JA, Miller RB. The effect of core translucency on the aesthetics of all-ceramic restorations. Pract Periodontics Aesthet Dent 1997; 9(5): 567-574; quiz 576.

[56] Shokry TE, Shen C, Elhosary MM, Elkhodary AM. Effect of core and veneer thicknesses on the color parameters of two all-ceramic systems. J Prosthet Dent 2006; 95(2): 124-129.

[57] Turgut S, Bagis B. Effect of resin cement and ceramic thickness on final color of laminate veneers: an in vitro study. J Prosthet Dent 2013; 109(3): 179-186.

[58] Morgano SM, Hashem AF, Fotoohi K, Rose L. A nationwide survey of contemporary philosophies and techniques of restoring endodontically treated teeth. J Prosthet Dent 1994; 72(3): 259-267.

[59] Sorensen JA, Martinoff JT. Clinically significant factors in dowel design. J Prosthet Dent 1984; 52(1): 28-35.

[60] Sorensen JA. Preservation of tooth structure. J Calif Dent Assoc 1988; 16(11): 15-22.

[61] Morgano SM. Restoration of pulpless teeth: application of traditional principles in present and future contexts. J Prosthet Dent 1996; 75(4): 375-380.

[62] Sidoli GE, King PA, Setchell DJ. An in vitro evaluation of a carbon fiber-based post and core system. J Prosthet Dent 1997; 78(1): 5-9.

[63] Guzy GE, Nicholls JI. In vitro comparison of intact endodontically treated teeth with and without endo-post reinforcement. J Prosthet Dent 1979; 42(1): 39-44.

[64] Trope M, Maltz DO, Tronstad L. Resistance to fracture of restored endodontically treated teeth. Endod Dent Traumatol 1985; 1(3): 108-111.

[65] Goodacre CJ, Spolnik KJ. The prosthodontic management of endodontically treated teeth: a literature review. Part Ⅰ. Success and failure data, treatment concepts. J Prosthodont 1994; 3(4): 243-250.

[66] Goodacre CJ, Spolnik KJ. The prosthodontic management of endodontically treated teeth: a literature review. Part Ⅱ. Maintaining the apical seal. J Prosthodont 1995; 4(1): 51-53.

[67] Cohen S, Blanco L, Berman L. Vertical root fractures: clinical and radiographic diagnosis. J Am Dent Assoc 2003; 134(4): 434-441.

[68] Kurer HG, Combe EC, Grant AA. Factors influencing the retention of dowels. J Prosthet Dent 1977; 38(5): 515-525.

[69] Tjan AH, Whang SB. Resistance to root fracture of dowel channels with various thicknesses of buccal dentin walls. J Prosthet Dent 1985; 53(4): 496-500.

练习题

1. 用于多根牙的根管桩的制作（　　）

A. 必须为每个根管制作桩

B. 无论牙髓长度如何，都应在较大的根管内备桩

C. 两种说法都是错误的

D. 两种说法都是正确的

2. 以下哪种水门汀不适合用于粘固根管桩（　　）

A. 氧化锌丁香醇

B. 磷酸锌

C. 树脂改性玻璃离子体

D. 树脂胶结物

3. 牙本质肩领效应是指（　　）

A. 牙齿预备必须超出牙齿颈缘 2mm

B. 提供牙体边缘和牙齿完整性

C. 两种说法都是正确的

D. 两种说法都是错误的

4. 铸桩中的根管桩长度应该是（　　）

A. 与牙根长度相等

B. 等于解剖冠的高度

C. 比根尖密封处短 1mm

D. 以上都不是

5. 关于牙髓治疗的牙齿的修复，一般认为以下所有的说法都是正确的，除了（　　）

A. 根管桩会削弱牙齿

B. 所有的根管桩设计都容易发生渗漏

C. 至少需要保留 4mm 的牙胶来保持根尖的密封

D. 螺纹桩比柱状或锥状桩好

6. 根管桩核适用于（　　）

A. 有近中邻面龋的活髓牙

B. 严重损坏的牙髓治疗过的牙齿

C. 严重损坏的活体牙

D. 切缘 1/3 处断裂的牙齿

7. 为什么在预备根管桩时尽可能多地保留冠状牙本质是重要的（　　）

A. 为了防止牙冠旋转

B. 为了防止桩旋转

C. 为了提供牙本质肩领效应

D. 以上都是

8. 铸造根管桩在试戴前应由技工室进行喷砂处理（　　）

A. 对　　　　B. 错

9. 锥状根管桩比柱状根管桩的固位力小（　　）

A. 对　　　　B. 错

10. 在粘接桩时（　　）

A. 粘接剂应该只放在根管桩上

B. 粘接剂应该只放在根管里

C. 粘接剂应该涂在桩上并放入根管内

D. 必须立即用同样的粘接剂混合物粘接牙冠

第七章
牙 外 伤

Zuhair Al Khatib 和 Edward Besner

牙外伤治疗的历史可以追溯到1965年，当时首次制定了牙外伤治疗指南。牙外伤是最常见的牙科急症之一，它常常发生于学龄前儿童、学龄儿童以及年轻人之中。牙外伤可以导致牙齿的折断、移位或缺失，对牙齿的功能或美观产生影响。牙外伤可以影响牵涉牙髓（直接或间接），并且会对周围组织造成损害。本章讨论了各种类型的牙外伤情况、根吸收情况及相应的治疗方案。

外伤性牙齿损伤（traumatic dental injury，TDI）可定义为由外力引起的损伤，涉及牙齿、上颌骨或下颌骨的牙槽部分以及相邻的软组织。必须排除任何神经系统损伤或其他系统损伤。乳牙外伤常发生于孩子的运动协调能力发育期。而恒牙的外伤大多数继发于跌倒、遭遇暴力及体育运动（图7-1）。牙外伤会影响软组织和硬组织，损伤的程度与作用在牙齿上力的方向有关。撞击物体的速度、大小和形状也会影响牙齿和周围支持结构的损坏程度。与较大的钝器（如足球、拳头或者篮球比赛中的肘部击打）相比，锋利的物体会造成更多的软组织损伤。覆盖超过4mm、开唇露齿且有张口呼吸习惯的儿童更易受到损伤。

在体育运动中，防护措施必不可少，如佩戴护齿及头盔。咬合关系不良也是外伤的危险因素。预防牙齿以及口腔外伤的最佳措施是教导学生、教师和家长应该如何避免此类意外的发生以及如果发生损伤应该怎么处理。

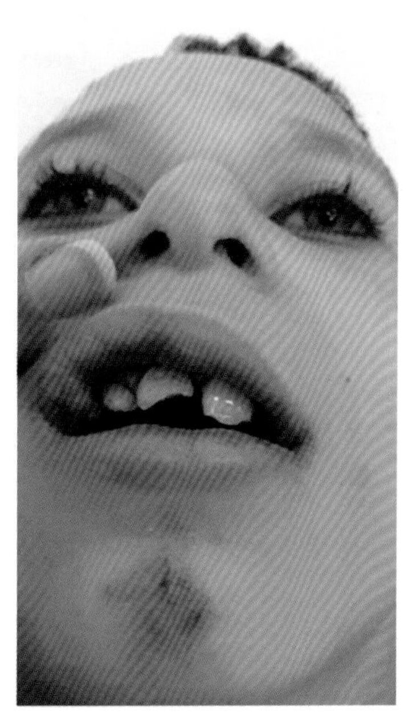

图7-1 涉及软、硬组织的牙外伤；图示损伤为患者在学校做游戏期间跌倒在地所致

常规注意事项

当面对牙外伤患者时，牙科医师最亟需的是如何让处于恐慌和迷茫状态的患者以及患者家属平静下来。如果他们是通过电话咨询，牙科医师需要安慰他们并指导他们应该如何处理。Porritt等的一项研究

调查了各种生物 - 心理 - 社会学变量如何影响父母对孩子牙外伤的态度。

从患者或者陪同人员那里获取标准化的相关信息至关重要。完整的信息应该包括损伤发生的时间、地点、损伤发生的方式以及损伤发生到患者就诊的时间间隔。如果损伤发生在污染处，应考虑注射破伤风抗毒素。检查是否有牙齿损伤的既往史、过敏史以及其他严重疾病的病史。这些因素都会对治疗的结果和预后甚至治疗计划产生影响。在这个阶段应同时确定患者的咬合关系类型以及有无咬合干扰。

其他信息，包括患者有无呕吐或失去知觉、受伤后鼻子或耳朵是否出血、有无意识模糊或视物模糊，可以帮助医师决定是否需要其他专科会诊。

在电话中，应要求患者或监护人说明与损伤有关的具体信息。告知家长或患者保持冷静，尽量不要惊慌。如果牙齿已经移位（从牙槽窝中的原始位置移动）但仍在牙槽窝中，患者应立即就诊。如果牙冠折断，患者应找到折断的部分并随身携带。如果牙齿脱落（完全脱出），患者应该尝试找到脱落的牙齿，捏住牙冠，将其放回牙槽窝中并轻轻咬住，或者将其存放于冷牛奶中并立即就诊。

正确的诊断、治疗计划和随访对于良好的治疗效果至关重要。国际牙科创伤学协会（International Association of Dental Traumatology，IADT）推荐的指南为外伤性牙齿损伤的即刻及紧急护理制定出了一套行之有效的治疗方法，有助于医师以及其他医疗保健人员做出正确的处理。患者的依从性有助于取得良好的愈合以及更好的治疗效果。

为取得长期有效的治疗效果，牙外伤病例需要至少五年的长期随访和评估。

临床检查

检查有无骨或牙槽复合体的骨折、牙齿的异常动度或者牙齿移位，以及触诊和（或）叩诊的疼痛。还应检查邻近的软组织是否有撕裂伤。通常外伤时牙髓活力测试结果为阴性。

影像学检查

X 线片用于检查牙根的断裂、嵌入、牙根的发育程度、根尖周损伤、牙齿移位程度、未萌出牙齿的位置、有无下颌骨或上颌骨骨折、有无牙齿碎片，以及软组织内有无异物。X 线片还能提供有关患者年龄和牙齿发育的信息。尽管首次就诊时一些 X 线片显示结果为阴性，但可作为重要的基准，用以与后续 X 线片相比较。

口内 X 线片通常足以评估大多数的牙槽损伤。常规推荐几种投影和角度，但患者需要拍摄哪些 X 线片需要牙科医师决定。推荐拍摄根尖片（平行投照技术）、𬌗片、X 线中心线向近中或远中偏斜角度的根尖片，以及软组织 X 线片以防发生软组织撕裂。锥形束计算机断层扫描（cone-beam computed tomography，CBCT）并不是必需的，但其增强的可视化影像可以辅助诊断并提供特定信息，特别是对根折和侧向脱位外伤牙的诊断。

初步治疗

确诊牙外伤并局部麻醉后，首先应检查牙齿状况，如果牙齿受到污染，应使用生理盐水和 0.1% 氯己定清洁牙齿表面，缝合软组织裂伤，应用复合树脂修复断裂的牙齿结构。出现牙根移位、根折或者牙槽骨折等情况，在夹板固定之前使用手指的压力将脱位牙齿复位到正常位置，并拍摄 X 线片确认牙齿是否正确复位。

对于牙折伴骨折、脱位或者完全脱出的牙齿，建议使用弹性夹板短期固定。在牙齿根中 1/3 或者根上 1/3 根折、牙槽骨骨折的情况下，建议使用刚性夹板固定。夹板能将复位的牙齿固定在正确的位置，改善功能并减轻患者不适。半脱位、脱出性脱位一般使用弹性夹板固定 2 周。侧向脱位（弹性夹板固定）、根折（刚性夹板固定）、牙槽骨骨折（刚性夹板固定）通常需要固定 4 周。在牙齿完全脱出的撕脱伤病例中，则通过压力复位骨折片来获得固定，并通过缝合牙龈组织来稳定该区域。需固定 4 周。

年轻恒牙外伤，尽量保留活髓，以使牙根继续发育。应该使用牙髓活力测试（热、冷和电活力测试）确定牙髓的状态。在损伤初期，牙髓活力测试诊断结果并不可靠，往往会出现假阳性结果或者假阴性结果。具有明确的体征及症状才能确诊为牙髓坏死。正在研发的新型治疗方法已经证实可以使牙髓组织再生，我们将在本书的后续章节单独讨论。对于未发育完全的牙外伤，在确诊牙髓坏死或 X 线片出现明确变化前，最好不要进行根管治疗。对于发育完全的恒牙外伤，由于牙根发育已经完成，出现牙髓坏死建议行预防性牙髓摘除术，在外伤后 7 ～ 10d，即将拆除固定夹板前开始根管治疗。

应用抗生素辅助治疗

目前没有足够的证据表明，牙外伤应该使用抗生素治疗。应用抗生素治疗仅限于某些牙齿撕脱性损伤的情况，例如，牙齿被土壤或碎屑污染、软组织撕裂伤、需要手术治疗并且主诊医师认为有需要应用抗生素的情况。也可根据患者的全身情况或既往病史情况应用抗生素。牙外伤首选抗生素是四环素，需要根据患者的年龄和体重调整剂量。但应注意四环素会引起牙齿变色，尤其是对于牙齿未完全萌出或者牙齿未发育完全的儿童。也可以使用苯氧甲基青霉素（penicillin V）或者阿莫西林。

患者指导和随访

为使外伤牙良好愈合并避免继发损伤，应告知患者和父母如何护理外伤牙。医嘱包括：一周内软食，避免参加接触性运动，使用软牙刷保持良好的口腔卫生，使用抗菌剂（如 0.1% 氯己定）冲洗口腔每天 2 次、持续 1 周，外伤牙避免受力。

根据牙外伤的类型，应在 2 ～ 4 周后拆除固定夹板。拆除夹板后，检查牙齿和周围组织是否愈合。拍摄 X 线片并与初始 X 线片进行比较。患者应在外伤后 2 周、6 至 8 周、6 个月、1 年和之后 5 年每年进行随访。

当随访外伤牙无症状，牙髓活力测试阳性，X 线片显示牙周间隙完整，根尖周组织无变化，无牙根吸收或根管钙化迹象，未发育完全的牙齿其牙根继续发育，说明预后良好。

当有牙根内吸收或者外吸收、牙髓坏死、根尖周炎，沿着根折线有骨密度减低影，牙下沉或者根骨固连，说明预后不佳。

牙外伤的分类

牙外伤可以根据损伤类型进行分类（框 7-1）。Andreasen 等对该分类进行了修正更新。IADT 等研究人员汇总了目前的数据，用以制定牙外伤的分类和治疗方式。所有牙外伤的类型于下文全部单独分类释义。

框 7-1 牙外伤的分类

牙周组织损伤

牙震荡

牙脱位

- 半脱位
- 脱出性脱位
- 侧向脱位
- 嵌入性脱位

牙体硬组织和牙髓损伤

完全脱出

牙釉质损伤（裂纹）

牙釉质折断

牙釉质 - 牙本质折断

牙釉质 - 牙本质折断，暴露牙髓

冠根联合折

- 简单的
- 复杂的

根折

牙槽骨骨折

牙周组织损伤的治疗

牙震荡

牙震荡是指牙齿支持组织的损伤，牙齿无异常松动或移位。这是牙外伤最简单的类型。由于牙齿支持组织损伤，可能会出现牙龈出血。由于牙周韧带损伤，外伤牙出现叩诊不适，有轻微动度。牙髓活力测试通常会给出阳性结果。X 线检查显示牙齿无移位。以促进牙周韧带的愈合、保持牙髓活力为治疗目的。首先应调整咬合，使外伤牙无咬合接触，嘱患者 1 周内避免使用外伤牙，进食软食 2 周以减轻受力、减少对牙周组织的压力。通常牙震荡不需要夹板固定，只需每隔 3 个月随访 1 次，随访 1 年时间。就诊时需拍摄 X 线片，测试牙髓活力，特别是发育完全的牙齿存在牙髓坏死的风险。在未发育完全的牙齿中，由于牙根不断发育，牙髓坏死的风险相对较小。

半脱位

半脱位是指牙齿支持组织受到损伤，牙齿异常松动但没有移位。诊断体征和治疗方法与牙震荡相似，不同的是半脱位的外伤牙往往需要控制松动度。首诊时，牙髓活力测试一般为阴性，提示一过性的牙髓损伤，通常是可逆的。乳牙的轻微松动通常不需额外治疗。通常预后良好，外伤牙一般可在 2 周内恢复正常。建议在 1 周、6 ～ 8 周进行后续治疗。

松动的恒牙需固定并去除咬合干扰。如果患者有疼痛或者不适感，可以应用弹性夹板固定 2 周。完全发育、根尖闭合的恒牙可能会因根尖血管的损伤而发生牙髓坏死，因此牙髓状态诊断明确前，需在 1 周、6 ～ 8 周和 1 年内随访和监测外伤牙的状况。

牙齿脱出或脱出性脱位

牙齿脱出是指牙齿从牙槽窝沿牙长轴方向的部分移位（图 7-2A）。在这种情况下，牙周韧带通常会撕裂，牙齿伸长或者突出，伴有牙齿的松动（图 7-2B）。牙槽骨通常保持完整。X 线片显示根尖周围的牙周间隙增加。牙齿叩诊不适，对牙髓活力测试几乎无反应。牙齿移位程度以及发育程度的不同都会表现出不同的症状。

未发育完全的乳牙损伤，治疗方法取决于外伤牙移位程度、是否存在咬合干扰以及牙齿脱出时间。如果损伤不严重（脱出＜ 3mm），牙齿可能会自行对齐。外伤牙发生牙髓血供重建的概率很高。牙髓活力测试结果阳性是出现牙髓血供重建的良好指征。但当损伤严重、牙齿接近脱落或者患者不配合时，应考虑拔除外伤牙。

发育完全的恒牙损伤，牙髓坏死和根尖周炎的风险增加，牙冠可能会变色。应尽快手法复位外伤牙到正确的解剖位置。

复位时使用持续稳定的手指压力，向根尖方向复位，以移除牙槽窝底部和牙根尖之间形成的血凝块。复位后使用弹性夹板固定2周。如果牙齿移位> 5mm 并且大概率会出现牙髓坏死，应在48h内去髓，根管内暂时充填氢氧化钙，3个月后再行根管充填。后续治疗在2周后拆除夹板时进行、并在4周、8周、6个月和1年随访（图7-2C）。对于患者的指导和随访对于良好的长期预后至关重要。

侧向脱位

侧向脱位被定义为牙齿在牙长轴以外的方向上的移位，通常是向舌/腭侧、唇侧或侧向移位（图7-3A），伴有牙周韧带损伤以及牙槽骨骨折（图7-3B）。牙齿移位到新位置并锁结固定，叩诊发出类似于根骨粘连的金属声，触诊疼痛，牙髓活力测试阴性。未发育完全的牙齿损伤，通常会出现牙髓血供重建。影像学检查结果显示牙周膜间隙增加、牙周韧带断裂、根尖方向移位或者穿过唇侧骨板。拍摄咬翼片结果显示最为明显。

发育完全牙齿损伤的治疗方法一般为牙齿复位固定。首先用镊子将牙齿脱离锁结位置，然后重新正确复位。侧方脱位往往伴有牙槽骨骨折，牙槽骨也需重新正确复位以保持牙槽窝的完整性。患牙用弹性夹板固定四周。需监测牙髓状况，如果牙髓坏死概率较大或者牙齿移位> 5mm，需在48h内去髓以预防出现牙根吸收。固定期间每2周进行1次随访，然后在6～8周、6个月、每年1次随访，随访5年。

未发育完全乳牙的损伤，可以通过X线片显示的牙髓血供重建来确认牙根是否持续发育。如果无咬合干扰，可以不做复位而让牙齿自行被动复位。如果存在咬合干扰，应该重新复位牙齿并固定于邻牙1～2周。与自行复位的牙齿相比，主动复位的牙齿发生牙髓坏死的风险更高。随访时间为2～3周、6～8周和1年，临床检查并拍摄X线片。如果3个月后无牙根的

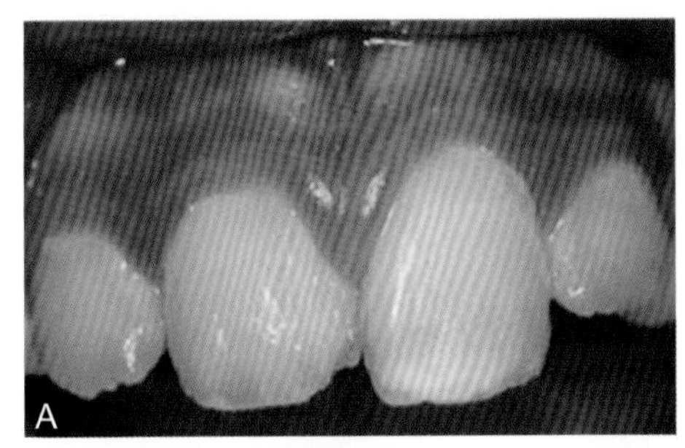

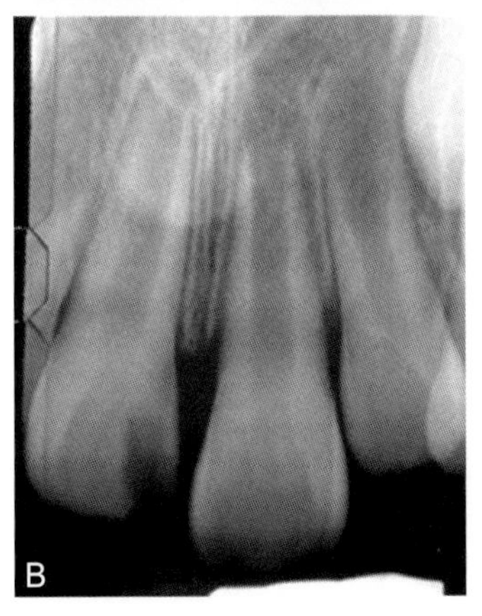

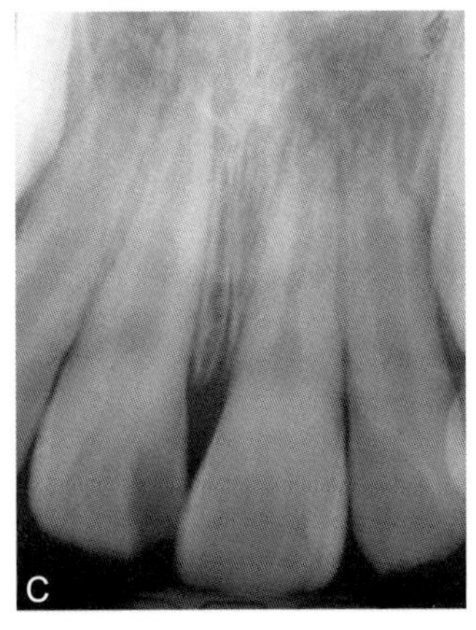

图7-2 脱出性脱位

A. 9岁男孩左上中切牙脱出性脱位。B. X线片示根尖孔喇叭口状和右上中切牙的牙冠切角缺损。C. 外伤两年后根尖闭合，根管钙化。左上侧切牙的根尖发育成熟伴根吸收。

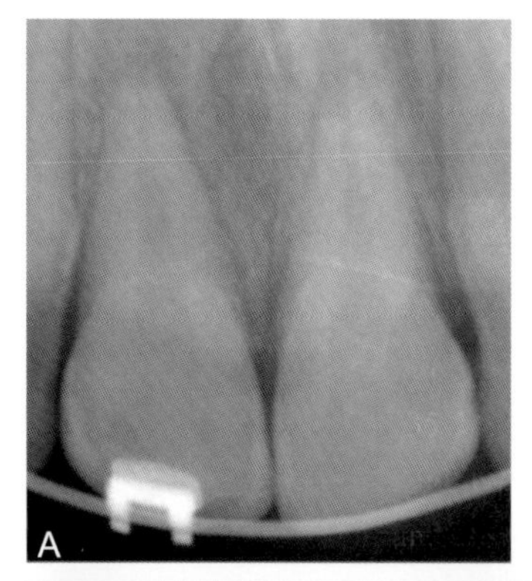

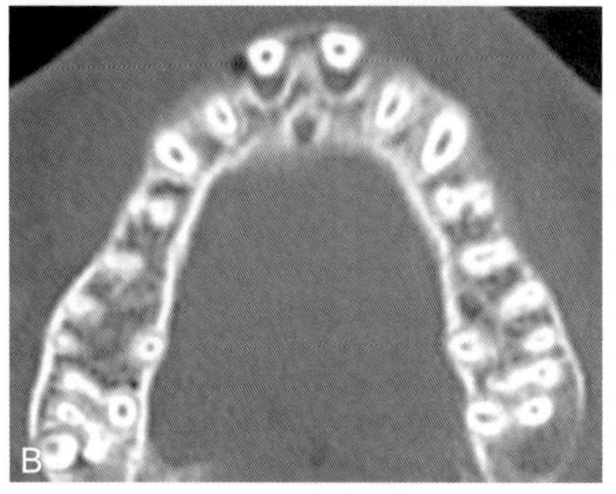

图 7-3 唇向脱位

A. 由于外伤导致牙齿唇向移位而正在接受正畸治疗的患者；B. CBCT 显示唇侧骨折伴上颌中切牙移位。

继续发育，应进行根管治疗并使用非固化型氢氧化钙充填，以形成根尖封闭。

牙齿嵌入或嵌入性脱位

嵌入是指牙齿向根尖方向移位，进入牙槽骨（图 7-4）。创伤严重时，牙齿会嵌入并锁结在牙槽骨中，导致牙周韧带损伤和牙槽窝骨折。嵌入的牙齿不松动，叩诊出现高亢的金属声。临床检查牙冠变短或消失，牙髓活力测试结果阴性。当乳牙创伤时，根尖通常向唇侧移位或穿过唇侧骨板。恒牙创伤时，根尖通常向牙槽骨移位。拍摄侧位片可以确定乳牙与发育中的恒牙的相对位置。

阅片发现患牙根尖向移位，牙周膜间隙不连续或消失。与邻牙相比，患牙的釉牙骨质界更偏向根方。复位患牙建议使用以下 3 种治疗方法。

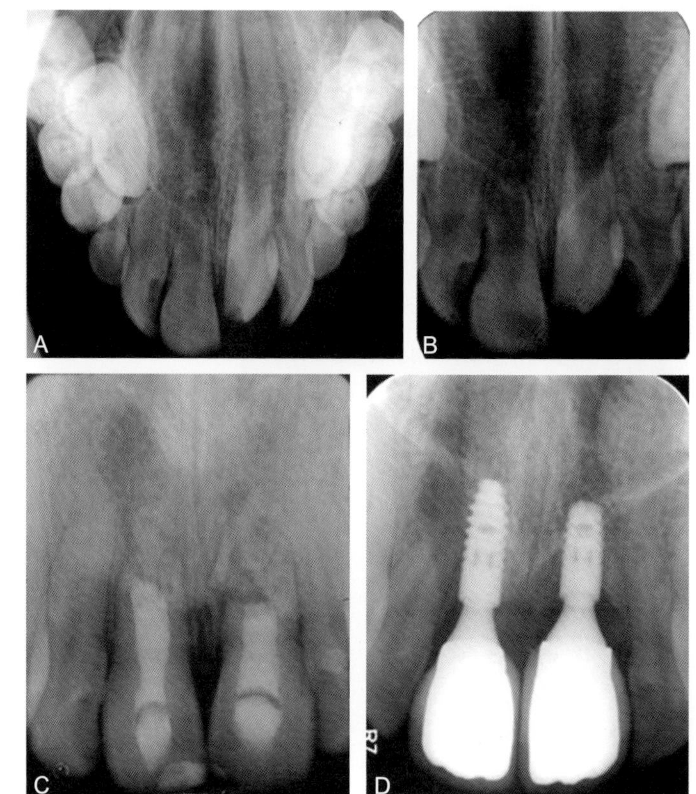

图 7-4 嵌入性脱位（左上侧切牙）

A. 咬翼片。B. 根尖片。C. 牙齿萌出，两个中切牙根管内放置 MTA；继发性根中折断。D. 11 年后，植入种植体。

①如果嵌入＜3mm，未发育完全的牙齿可采取自然再萌的方法，监测6周观察萌出情况。如果患牙在几周内没有移动，可采取正畸牵引的方法。对于发育完全的牙齿，不太可能发生自然再萌，采取早期干预对于预防根骨粘连必不可少，如果患牙没有自然再萌，就应及时正畸牵引或者手术复位。

②如果嵌入量为3～7mm，则应行正畸牵引复位数周，以促使根尖周组织愈合。采用较小的牵引力，以促进牙周韧带和牙槽骨愈合。患牙应使用弹性夹板固定，保持牙齿的生理动度，固定4周以防止牙齿再次嵌入牙槽骨。

③如果嵌入＞7mm，则可能需行手术复位。发育完全的恒牙可能会出现牙髓坏死。术后2～3周进行根管治疗，氢氧化钙充填根管，弹性夹板固定牙齿4～8周。

牙齿硬组织和牙髓损伤的治疗

撕脱性损伤（完全脱出）

撕脱性损伤是指牙齿从牙槽窝中完全脱出。牙齿的撕脱或者脱落是青少年可能发生的最严重的牙外伤。在年轻人中，大多数撕脱损伤发生在接触性运动中，如足球、篮球、手球、橄榄球和拳击。学校学生之间的打架和冲突也可能是造成这种情况的原因。在浴室或湿地板上滑倒、车祸和骑自行车摔倒是导致老年人和青少年撕脱性损伤的常见因素。恒牙的撕脱性损伤占牙外伤的0.5%～3%。

牙科医师在治疗处理外伤时最需要了解针对未发育完全牙齿和发育完全牙齿的不同治疗方式。撕脱性损伤可能伴有牙槽骨骨折。如果未找到脱落的牙齿，需要拍摄X线片以排除嵌入性损伤。

牙周细胞的活力取决于牙齿脱出口腔的时间长短、就诊之前保存牙齿使用的存储介质以及牙齿的发育阶段，这些因素都会影响治疗计划和预后结果。即刻治疗对于良好的预后至关重要。长期预后还取决于牙周韧带的细胞活力、牙骨质和牙髓组织的损伤程度。炎症性吸收、置换性吸收和根骨固连是完全脱出牙再植后最常见的并发症。

可以通过电话向父母、监护人或者患者说明他们在就诊之前可以采取什么现场措施。最佳的急救处置方法应该是：用流动的冷水冲洗牙齿几秒钟，然后捏住牙齿的牙冠部分，立即将牙齿重新放置于牙槽窝中，让患者咬住纱布固定。另一种选择是将牙齿放在存储介质中，最易获得的合适存储介质是冷牛奶。或者将牙齿放在口腔内牙齿和脸颊（颊前庭）之间，并告知患者小心不要误吞。如果在重新植入之前将完全脱出的牙齿存放在干燥的地方，会严重影响牙周细胞的活力，进而导致牙根吸收并阻碍牙周组织附着。

最初认为再植的成功率主要取决于脱落时间的长短。但目前研究人员已证实，存储介质才是决定完全脱出牙齿预后的最重要因素之一。储存介质是指能够复原口腔环境，具有符合要求的渗透压、pH和营养代谢物的生理溶液，从而创造最佳的储存条件，以帮助保持完全脱出后牙齿周围牙周膜细胞的活力。理想的储存介质应该能保持牙周成纤维细胞的活力，促进细胞增殖并重新附着于牙槽骨和牙根表面。存储介质应该模拟牙周膜细胞的生物学条件，例如渗透压320mOsm/kg和pH 7.2。

存储介质类型

存储介质的类型及其特性和功效如表7-1所示。

汉克平衡盐溶液

汉克平衡盐溶液（Hank's balanced

表 7-1 不同类型的存储介质

存储介质	所具特性	功效
汉克平衡盐溶液	中性 pH、渗透压，营养素	++
ViaSpan	pH、渗透压，有利于细胞生长	++
MEM 培养基	营养物质，抗菌剂，生长因子	++
盐水	中性 pH、渗透压	–
水	细菌污染，低渗，非生理 pH、渗透压	– –
唾液	细菌污染，低渗，非生理 pH、渗透压	– –
蜂胶和绿茶	抗炎、抗菌、抗氧化	++
牛奶	等渗，中性 pH、渗透压，营养物质，生长因子，容易获取	++
患者自身血清	中性 pH、渗透压，必需代谢物	+
佳得乐（运动型饮料）	低 pH，高渗	–
益生菌镜片药水	pH 和渗透压未确定，基本营养素	+
蛋清	低细菌污染，营养素，水	+
隐形眼镜药水	抗菌，防腐剂	–

++，非常好；+，好；–，差，– –，非常差。

solution，HBSS）（Biological Industries，Beit Haemek，Israel）是一种 pH 平衡溶液，其渗透压为 320mOsm/kg，pH 7.2。主要成分为 8g/L 氯化钠、0.4g/L D- 葡萄糖（右旋糖）、0.4g/L 氯化钾、0.35g/L 碳酸氢钠、0.09g/L 磷酸钠、0.14g/L 磷酸钾、0.14g/L 氯化钙、0.1g/L 氯化镁和 0.1g/L 硫酸镁。这些成分可以维持和重建牙周膜细胞。Krasner 以及 Ashkenazi 等认为，该溶液是目前最好的存储介质。因为它含有的葡萄糖和钙镁离子，可以在 4℃下保存牙周膜细胞长达 24h。这种溶液不需要冷藏，可以常温存储 2 年时间。商品化的 HBSS 溶液有 Save-A-Tooth（Save-A-Tooth，Inc.，Pottstown，PA，USA），但其效果差强人意，可能因 HBSS 溶液需要立刻配置才能发挥最大功效，但外伤时很难实现现场配置 HBSS。

培养基

Eagle 基础培养基包含 4ml/L 谷氨酰胺、10^5U/L 青霉素、100μg/ml 链霉素、10μg/ml 制霉菌素和小牛血清（10% v/v）。在 4℃条件下，它可以保持细胞活力和增殖能力长达 8h。

添加了生长因子的 Eagle 培养基是在 Eagle 基础培养基的成分上，将 15% 胎牛血清的生长因子和由 100U/ml 青霉素、50μg/ml 庆大霉素和 0.3μg/ml 两性霉素 B（Fungizone）组成的抗生素溶液添加其中。Ashkenazi 等认为，这是仅次于汉克平衡盐溶液的培养基。在 24℃室温下可以保持细胞活力、促进分裂和增殖能力长达 24h，这使得该培养基比不含生长因子补充剂的 Eagle 培养基能更好地保存细胞。

ViaSpan

ViaSpan（Belzer VW-CSS，Du Pont Pharmaceuticals，Wilmington，DE，USA）是一种用于运输器官的新型存储介质。它对于储存完全脱出的牙齿也非常有效。它在室温下渗透压 320mOsm/kg 和 pH 7.4，非常适合细胞生长。它还含有细胞分裂所必需的腺苷。是一种相对理想的存储介质，但 ViaSpan 必须冷藏保存、不易获得而且价格昂贵，造成其使用困难。

蛋清

蛋清的 pH 8.6 ～ 9.3，渗透压为 251 ～ 298mOsm/kg。Khademi 等将牛奶和蛋清储存完全脱出牙齿的处理方法进行了比较，结果表明，在蛋清中储存 6 ～ 10h 的牙齿比在牛奶中储存相同时间的牙齿细胞修复率更高。Sousa 等的研究也得出了相似的结果，他们证明牛奶和蛋清中的胶原纤维组织结构和细胞数量具有相似的特性，说明蛋清是一种完美的储存介质。

牛奶和配方奶

牛奶用作完全脱出牙齿的储存介质具有良好的特性。它是一种等渗、中性溶液（pH 6.5 ～ 6.7，生理渗透压为 273 mOsm/kg）。Krasner 表示，牛奶可以维持人牙周膜细胞的活力。美国牙髓病学协会（American Association of Endodontists，AAE）指出，牛奶可以作为完全脱出牙齿运送的存储介质。牛奶的优点：易于获得，无菌或者细菌含量低，并且含有细胞所必需的营养素，如氨基酸、碳水化合物和维生素。重点是应在撕脱性损伤发生后 20min 内使用。牛奶只能防止细胞死亡，但不促进细胞的有丝分裂。Blomlöf 等推荐新鲜的冷牛奶可以在 6h 内作为优秀的存储介质。Gamsen 等证实，牛奶能够维持牙周膜细胞的渗透压，但无法恢复已经衰败退化细胞的活力。低温能减少细胞的肿胀、增加细胞活力并提高细胞恢复率，因此冷牛奶维持细胞功能的时间几乎是室温牛奶的 2 倍。

保质期长的牛奶是一种有效的储存介质。Pearson 等比较了复原奶粉、淡炼乳和婴儿配方奶粉（Similac 或 Enfamil 等品牌）等几种乳制品与全脂奶的功效。他们的研究结果表明，Enfamil 不需要特殊储存，保质期为 18 个月，并且是一种比巴氏杀菌奶或全脂牛奶更有效的储存介质，至少能存放 4h。普通巴氏杀菌奶和保质期长的牛奶没有显着差异；保质期长的牛奶的唯一优点是不需要冷藏。普通巴氏杀菌奶的保质期较短，需要冷藏，现场不易获取。Harkacz 等建议，脂肪含量低的牛奶比脂肪含量高的牛奶更适合作为存储介质。

自来水

自来水是最不理想的存储介质。它会导致牙周膜细胞快速裂解，并且自来水中还有细菌污染、低渗透压（低渗）和非生理性 pH 和渗透压等缺点。

唾液 / 口腔前庭

口腔颊前庭可作为短时间的存储介质。缺点是非生理性 pH 和 60 ～ 70mOsm/kg 的渗透压，高细菌含量和低渗性。存储超过 2 ～ 3h 会导致细胞膜破坏。然而，当没有其他存储介质可用时，唾液储存优于将牙齿保持在干燥的环境中。

佳得乐

佳得乐是一种用于补液的运动饮料。由于其低酸性 pH 和高渗性，使得细胞无法生长，因此不太适合用作存储介质。如果没有其他选择，它只能作为短时间的存储介质，能比自来水保存更多的活细胞。

隐形眼镜液

隐形眼镜液含有脂肪酸单酯和阳离子抗菌成分。它比生理盐水效果更差。其配方中防腐剂的存在对牙周膜细胞有害。通常不推荐使用隐形眼镜溶液。

蜂胶

蜂胶是蜜蜂产生的一种天然物质，具有抗炎、抗氧化、抗菌、促进组织再生等特点。它含有约 50 种成分，主要是 50% 的树脂和植物香脂、30% 的蜡、10% 的精油和 5% 的花粉。Mori 等发现蜂胶是一种很有前景的存储介质。蜂胶的抗菌和抗炎作用能抑制前列腺素的合成，从而促进上皮组织的愈合。蜂胶还含有对胶原蛋白合成很重要的铁和锌，以及生物类黄酮，有助于防止牙周膜组织出血。主要的缺点是较难获取。

生理盐水

生理盐水具有与牙周膜细胞相容的生理 pH 和 280mOsm/kg 的渗透压。但它缺乏细胞代谢所需的必需营养素，如镁、钙和葡萄糖。有人建议将其用作 2h 以内的临时存储介质。

推荐

尽管 HBSS、ViaSpan 和 Eagle 培养基对保存撕脱性损伤牙齿的牙周膜细胞活力有巨大优势，但它们的实用性、成本以及获取难度较大。大多数情况下，牛奶仍然是最方便、最便宜和最容易获取的存储介质，同时还能保持牙周膜细胞的活力。其 pH 和渗透压在可接受的生物学范围内，是撕脱性损伤发生后无法立刻再植的完全脱出牙齿的首选储存介质。

存储介质的研究进展

抗生素溶液

少量的实验研究证明抗生素溶液具有抗吸收特性，从而促进愈合。它还促进成纤维细胞和结缔组织的附着，从而增强牙周膜细胞的再生。

Emdogain

Emdogain（Straumann Holding AG，Basel，Switzerland）是一种釉质基质蛋白，可促进牙周细胞的增殖。它由许多蛋白质构成，这些蛋白质自我组装形成基质。此基质中的活性蛋白是釉原蛋白，该蛋白在进化过程中非常保守，在许多物种中功能一致。Emdogain 中的基质蛋白来源于猪，但与人体细胞无排异反应。Ashkenazi 和 Shaked 发现它降低了牙周膜中成纤维细胞的百分比，并能够形成集落，从而降低了牙完全脱出后成纤维细胞再附着到根表面的能力。Emdogain 能延迟但不能阻止置换性吸收，促进完全脱出牙齿受损的牙周组织再生的能力有限。

阿仑膦酸钠

阿仑膦酸钠是第三代双膦酸盐，目前用于抑制病理性破骨细胞介导的硬组织再吸收。研究表明，与其他储存介质相比，将完全脱出的牙齿浸泡在阿仑膦酸钠中可显着减少牙根吸收。

氟化物

牙齿再植前用氟化物对根面进行处理有助于消除炎症性根吸收，并通过在根面形成氟磷灰石来防止替代性根吸收。当牙根表面细胞在 HBBS 或牛奶中无法保存活力的情况可采用氟化物处理。但相关结果目前仅在体外研究中得到证实。

治疗完全脱出的牙齿

关于治疗完全脱出恒牙的指南各不相同，理想的治疗方案是立即再植（图 7-5 和图 7-6）。但患者往往得不到及时的治疗。

牙根的发育程度（根尖开放或闭合）和牙周膜细胞的状况决定了完全脱出牙齿的治疗方案和长期预后情况。牙周膜细胞的状况取决于存储介质和牙齿脱离口腔的时间。干燥时间超过 60min，所有牙周膜细胞都无法存活。牙齿离体时间较长的患者，应将牙齿放置于合适的存储介质中，直到由医师将其再植。牙齿再植后需及时监测，并记录临床和影像学检查结果，因为在儿童和青少年中，再植牙常常会发生根骨粘连。

由于可能会损伤发育中的恒牙，因此没有关于乳牙再植的指南。然而，恒牙的再植最好是在创伤部位进行。

针对完全脱出的年轻恒牙（根尖孔未闭合）的治疗方案和基本原理

就诊前再植（即刻再植）

即刻再植的长期预后最好。再植后血供重建率很高，根尖能继续生长发育直至

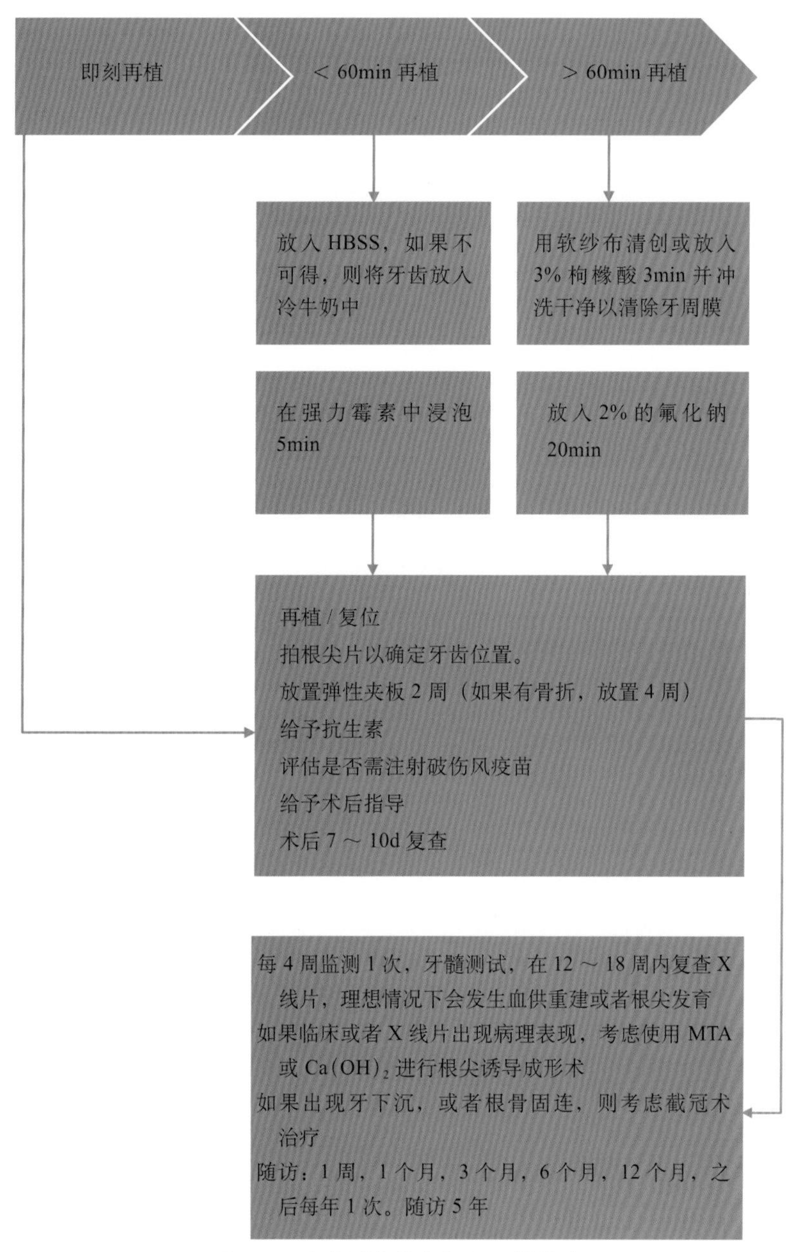

图 7-5　完全脱出的年轻恒牙的治疗

完全闭合。损伤时根部发育得越少，血管再形成的可能性就越大。牙齿保持在原位，进行外伤后的牙齿检查和初步治疗，使用弹性夹板固定牙齿 2 周，早期应用抗生素。除非有牙髓坏死的临床或放射影像学证据，否则避免进行根管治疗。如果牙髓坏死，应立即去髓并放置氢氧化钙，以刺激根尖形成并阻止炎症反应。遵循本章开头所述的医嘱和随访。

保留牙周附着（牙齿离体＜ 60min）：局部应用抗生素增强血供重建

未发育完全和发育完全牙齿的治疗方式不同。患者的年龄并不能明确表示牙齿的发育程度，牙科医师应将根尖闭合情况作为发育阶段的指标。未发育完全的牙齿（根尖孔未闭合）可以建立血供重建，发育

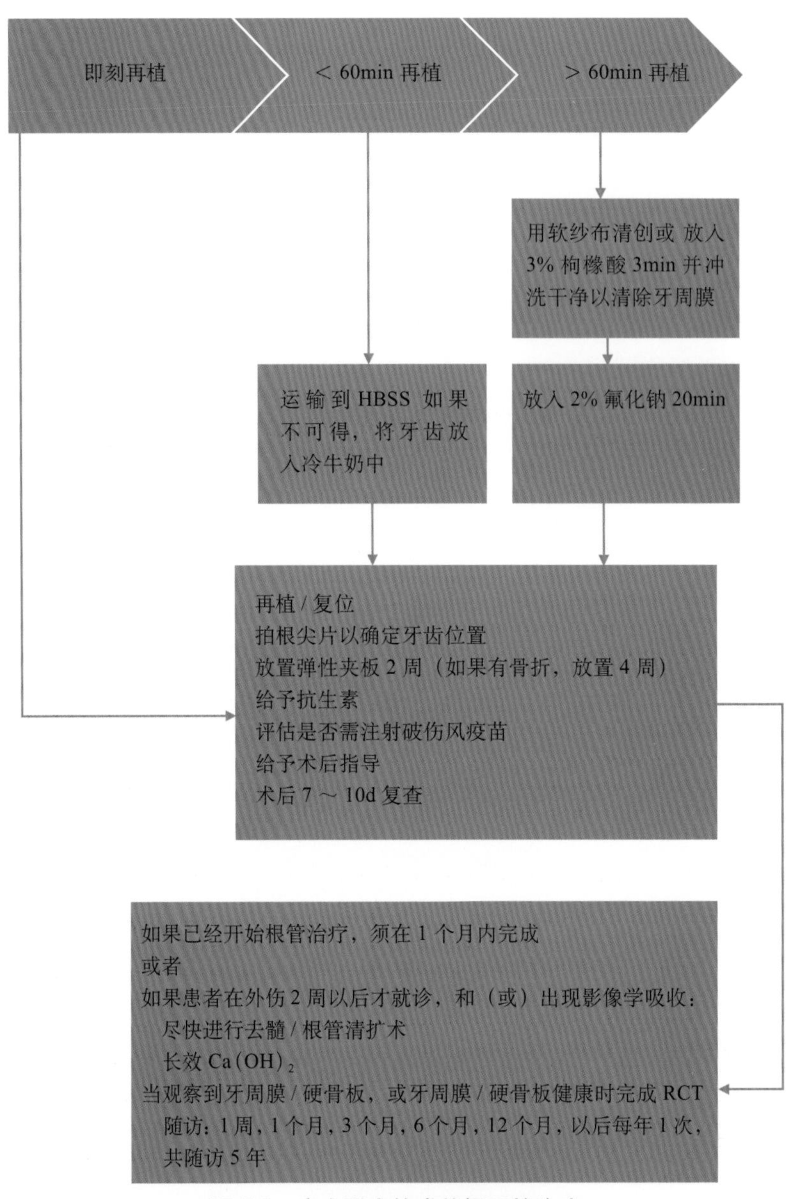

图 7-6　完全脱出的成熟恒牙的治疗

完全的牙齿很少能建立血供重建。

如果无法立即再植，则应将完全脱出的牙齿放在适当的存储介质中直至就诊。如果牙齿一直保持干燥会影响牙周膜活性。患者就诊时，应评估牙齿离体时间和储存介质，体外干燥保存超过 15min 根骨粘连的风险极大地增加，从而影响牙齿的美观。再植后，应密切监测。

再植时首先用生理盐水清洁牙根表面，不要接触牙冠部分。用生理盐水冲洗牙槽窝。将牙齿浸泡在米诺环素或 1% 多西环素溶液（20ml 盐水 + 1mg 多西环素溶液或 1000ml 盐水 + 50mg 多西环素胶囊）中 5min。Cvek 等发现局部应用多西环素增加了牙髓完全血供重建的可能性并抑制了牙髓腔中的微生物，降低了炎症性牙根吸收的风险。Ritter 等发现，米诺环素可促进再植后未发育完全牙齿的牙髓血供重建。

不要用太大力量。手指用稳定力度缓

慢而轻柔地重新再植牙齿，不要施加任何力。如果遇到阻力，检查是否存在牙槽骨骨折。通过临床和放射影像学检查牙齿在牙槽窝的位置。给予全身抗生素。除非有明确的牙髓坏死或影像学改变，否则不进行根管治疗。如果必须进行根管治疗，应在取下固定夹板之前，以尽量减少压力。根管内可充填氢氧化钙1个月时间，然后用生物相容性材料进行根管充填。Bryso 等研究证实，与氢氧化钙相比用 Ledermix Paste 处理的牙根愈合更好而牙根吸收少。

患者医嘱和随访同前。应在2周（固定夹板拆除时）、4周、8周、6个月和1年时随访，此后每年1次。如果牙齿出现症状、松动或根骨粘连，应考虑手术治疗。

离体 60min 以上的牙齿

延迟再植的长期预后很差。牙周韧带会坏死，很难愈合，可能会发生骨替代吸收或根骨粘连。对于这种牙齿是否再植存在争议。不过，最新的指南建议再植，以在美学和心理上维持牙槽骨外形。根骨固连通常伴随着再植牙齿的牙下沉（infraposition）。当牙下沉超过 1 mm 时，有必要做截冠术。尽管体外干燥储存时间过长，延迟再植的牙齿有可能在牙弓中稳固存在并可行使功能。对于生长发育期的患者，再植牙齿可以将牙周组织和周围牙槽骨保持数年，直到可以进行其他修复治疗，例如种植牙。

治疗需首先从牙根表面去除附着的牙周韧带，使用纱布或3% 枸橼酸轻轻擦洗 3min 然后将牙齿浸泡在2% 氟化钠中 20min。Selvig 表示，处理牙齿使用氟磷灰石比羟基磷灰石能更少地发生根骨粘连。使牙根表面减少破骨细胞活动，从而减少再吸收和根骨粘连的可能。再植牙齿后，夹板固定4周。

根管治疗通常在口外进行，冲洗根管并在根尖放置约 4mm 的糊剂，糊剂使用三氧化矿物聚合物（mineral trioxide aggregate，MTA）（ProRoot Endo Sealer，Dentsply Maillefer，Ballaigues，Switzerland） 或 TotalFill BC RRM putty（Peter Brasseler Holdings，Savannah，GA，USA）。Ghoneim 等研究表明，根管充填采用生物陶瓷材料可以强化牙根，增加根管治疗后牙齿的抗折能力。这有利于根管壁薄、未发育完全、将来若受外伤易折断的牙齿长期保留。

完全脱出的发育完全的恒牙（根尖孔闭合）

即刻再植的发育完全的牙齿

对于即刻再植的牙齿，未发育完全牙齿与发育完全牙齿的治疗方法相同。治疗步骤同前并进行临床和放射影像学监测。在再植后 7 ～ 10d 拆除固定夹板之前开始根管治疗。在发育完全的完全脱出牙中，很难发生牙髓血供重建。永久充填前，根管内放置氢氧化钙糊剂 1 个月。用生物材料填充根管并对病例进行随访。这些都有利于取得良好的预后效果。

离体＜ 60min 的发育完成的牙齿

保留在口腔外的完全脱出牙齿会有一些坏死的牙周膜细胞残留（图 7-7）。如果完全脱出的牙齿干燥保存，应用盐水清洗牙根表面，然后将其浸泡在适当的存储介质中（如 HBBS）。如果周围组织撕裂，应进行治疗。用盐水冲洗牙槽窝以去除血凝块。用轻柔的力量将牙齿重新植回牙槽窝中，不要使用太大力量。骨炎症性吸收（根骨固连）是一种不良的预后结果。必须对患者进行指导和随访，并在炎症出现的第一时间进行干预。

离体 60min 以上的发育完全的牙齿

离体时间超过 60min 的牙齿长期预后较差（图 7-8）。延迟再植是为了促进牙槽

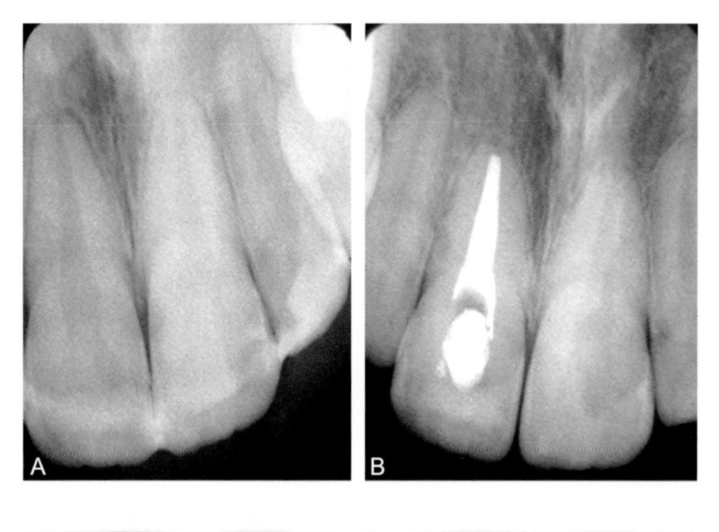

图 7-7 完全脱出口外时间＜ 60min

A. 右上中切牙再植。B. 4 年后随访。

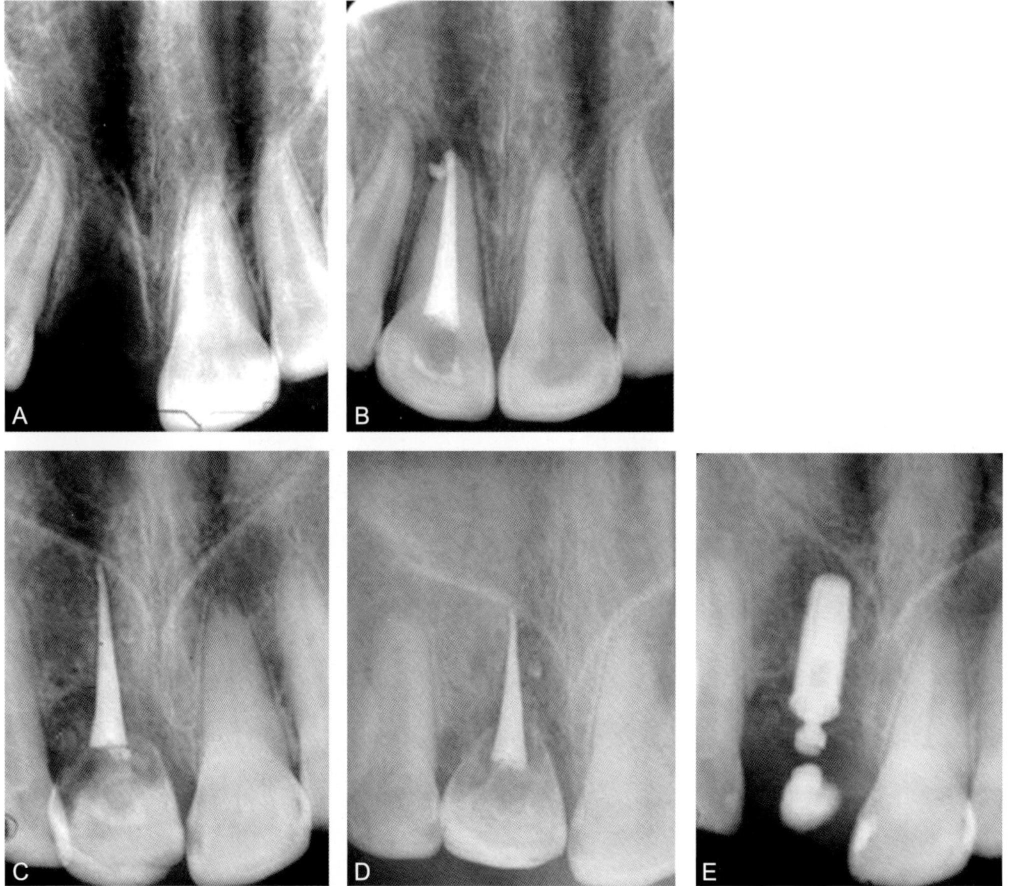

图 7-8 A. 完全脱出口外时间为 2h。B. 再植后 3 个月。C. 2.5 年后观察到炎症性牙根吸收。左上中切牙根管影像消失。D. 5.5 年后，牙齿连同根管充填物和游离龈情况，仍维持其在牙槽骨中的位置。E. 拔牙和植入种植体，没有进行骨增量术

骨生长包裹再植牙齿并保持牙槽窝的完整性（图 7-9）。治疗应首先温和擦洗清洁牙根表面。将牙齿在 3% 的枸橼酸中浸泡 3min。生理盐水冲洗，然后将其浸入 2%

氟化钠溶液中 20min。可以在再植前进行根管治疗，或者在再植 2 周后拆除固定夹板的当天进行根管治疗。

根骨固连或者无骨替代的炎症性牙根吸收是不良的预后结果，最终会导致牙齿的脱落（图 7-10）。如果牙下沉＞1mm，则需要行截冠术（decoronation）。Lin 等和 Malmgren 等一致认为，虽然根骨固连的年轻恒切牙行截冠术后，随着时间的推移，牙槽嵴宽度会缩窄，但是不会妨碍儿童的牙槽骨的生长发育，因此有助于保持牙槽骨嵴的宽度、高度和连续性，后期可以少量植骨来实现种植修复。目前，治疗的重点是牙髓坏死的完全脱出牙齿如何牙髓再生。

牙髓血供重建

外伤后未发育完全恒牙的牙髓坏死但未出现感染，这时采取牙髓再生有助于降低牙齿折断的风险。牙髓再生治疗是指基于生物学方法，有目的地替换受损、患病或缺失的结构，包括牙本质和牙根以及牙髓 - 牙本质细胞复合体，利用活组织，最好是同源的活组织，以恢复牙髓 - 牙本质复合体的正常生理功能。治疗方法包括直接盖髓术、血供重建术、根尖成形术、根尖诱导成形术、干细胞治疗和组织工程。

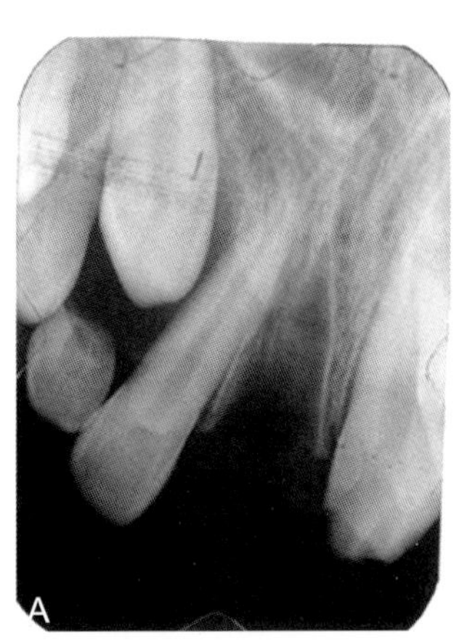

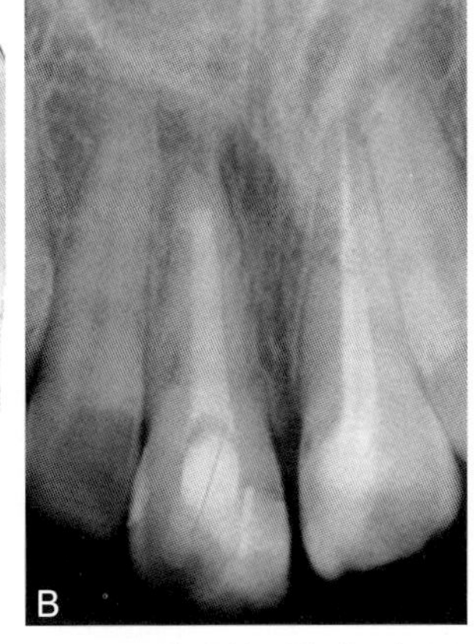

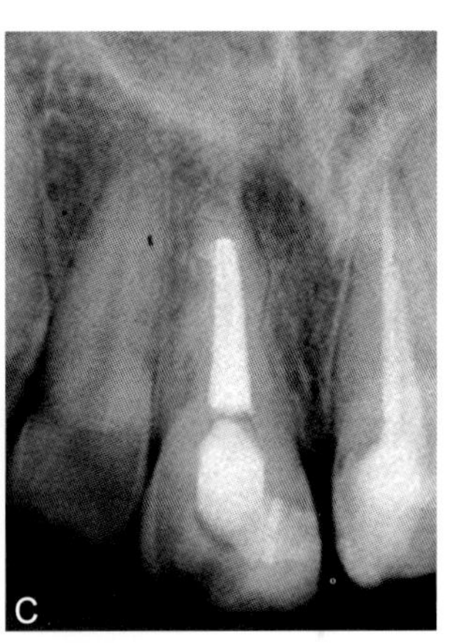

图 7-9　口外脱位时间超过 60min

A. 右上中切牙保持干燥 4h。B. 5 年后，近中和远中牙槽嵴吸收。C. 创伤 9 年后。

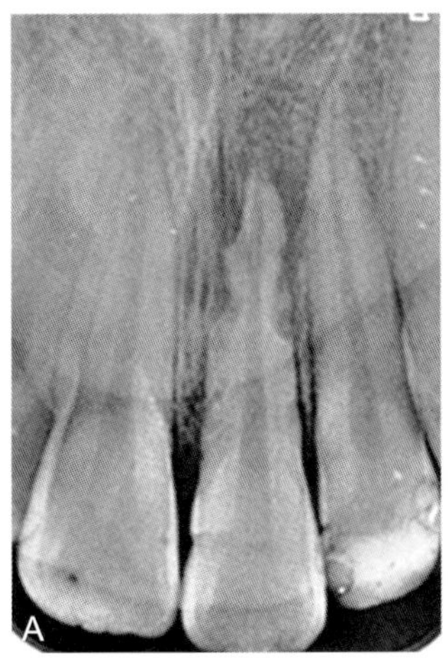

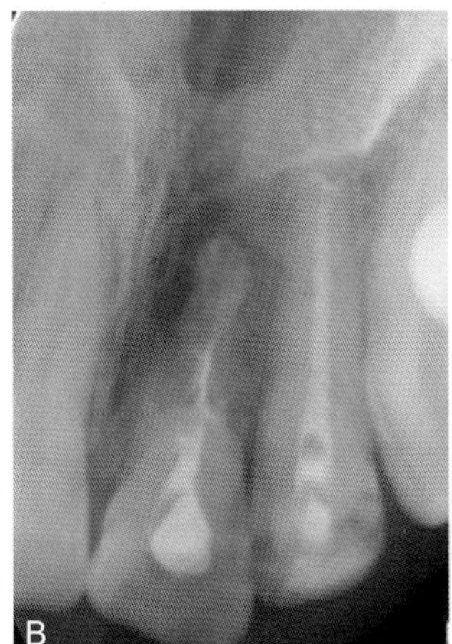

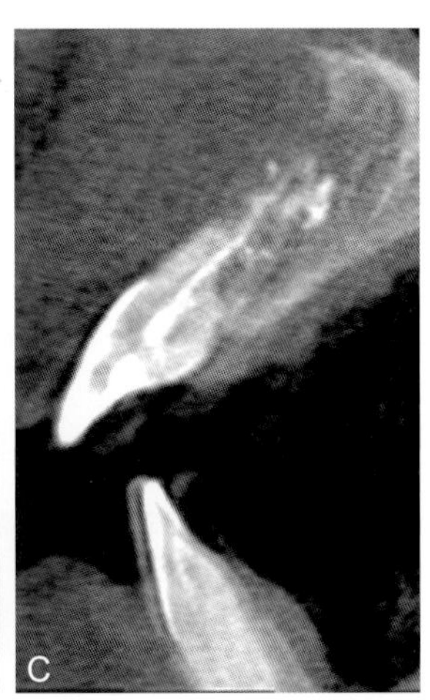

图 7-10　A. 炎症性牙根吸收。B. 脱位再植 2 年后。C. CBCT 图像显示牙根大部分吸收

大多数治疗方法使用的是宿主自身的血细胞，干细胞疗法目前也在研究和开发中（图7-11）。

Emdogain 等生物活性物质是一种牙釉质基质衍生物质，目前正在研究其促进牙周膜再生并抑制替代性和炎症性根吸收的作用。它仍处于评估应用的早期阶段。研究人员认为，用 Emdogain 覆盖完全脱出牙齿的牙根表面可以促进牙周膜成纤维细胞的迁移、增殖和分化。这些内容我们将在第 11 章中详细讨论。

釉质侵蚀（裂纹）

釉质侵蚀是指牙釉质的不完全断裂，而没有牙齿结构的丧失。是最简单的牙齿外伤形式。可以通过肉眼或透光镜观察到釉质中细小的裂纹线。需拍摄根尖周 X 线片以排除牙齿根折。牙髓活力测试最初可能出现阴性结果，表明存在暂时性牙髓损伤。治疗的目的在于保持牙齿结构的完整性。根据釉质损伤程度和患者的美学要求，采取观察随诊、复合树脂修复等治疗方法，无需随访。

牙釉质断裂

牙釉质断裂仅限于冠部牙釉质，临床上，可见牙釉质表面粗糙。治疗后应进行牙髓活力测试、牙齿动度检测和X线片检查。如果有可供使用的牙齿碎片，可以打磨锋利的釉质边缘并用复合树脂将碎片粘合到

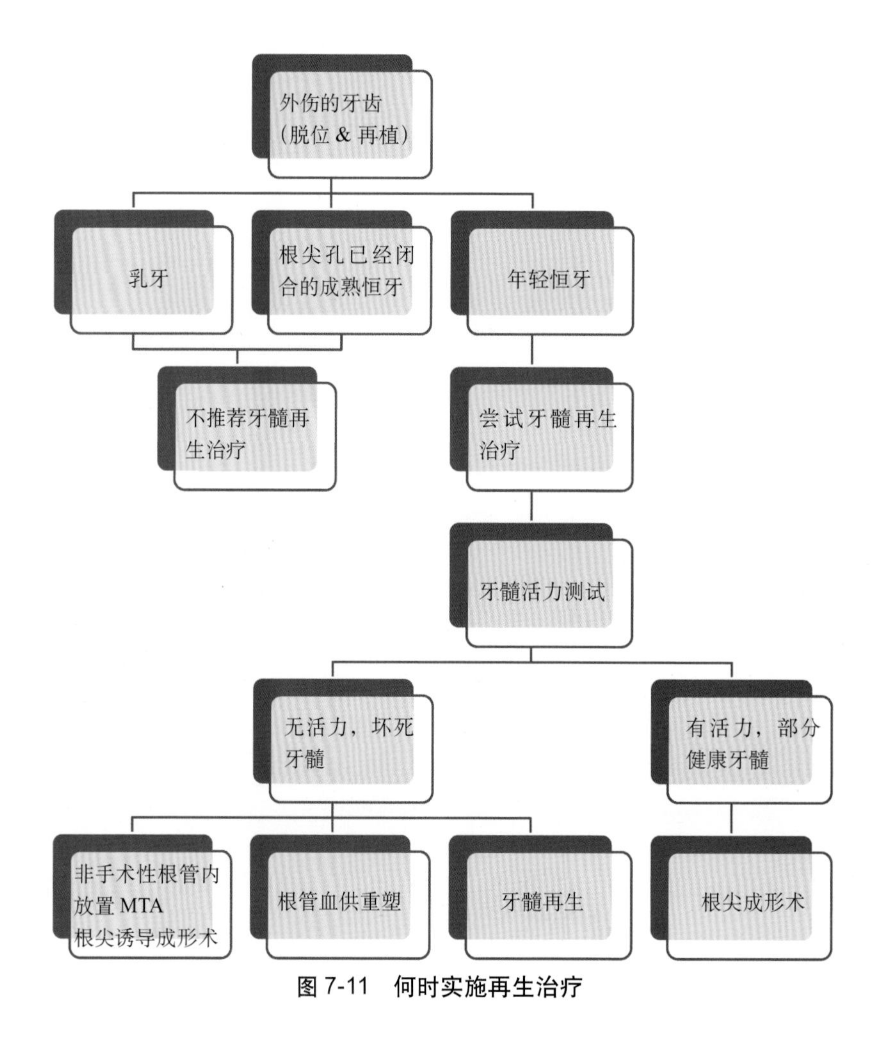

图 7-11　何时实施再生治疗

牙齿上。随访时间为 6 ～ 8 周，1 年。

不涉及牙髓的牙釉质 – 牙本质断裂（单纯冠折）

牙釉质 - 牙本质断裂仅涉及牙釉质和（或）牙釉质 - 牙本质结构，不涉及牙髓。通过临床检查可以进行诊断。还应检查嘴唇、舌头和牙龈是否有嵌入的牙齿碎片和碎屑。通过牙髓活力测试监测牙髓变化至关重要。初始检测结果可能为阴性，表明存在暂时性牙髓损伤。当患者出现软组织撕裂伤时，还应拍摄软组织 X 线片，因为有时牙齿碎片会嵌入其中（图 7-12）。

治疗目标是保持牙髓活力，恢复牙齿的美观和正常功能。微小的断裂，打磨粗糙的边缘即可。较大的冠折，可以使用氢氧化钙（如果折断部位靠近牙髓）、玻璃离子水门汀和复合树脂进行修复。单纯冠折的预后主要取决于牙本质暴露的程度。在 6 ～ 8 周和 1 年时进行临床和放射影像学随访。

牙釉质 – 牙本质断裂累及牙髓（复杂冠折）

复杂冠折是指牙釉质 - 牙本质折断并伴有牙髓暴露。与简单冠折一样，应检查嘴唇、舌头和牙龈是否有牙齿碎片和碎屑。常规拍摄 X 线片，包括根尖片、咬合片及软组织片。因临床上明显可见牙髓暴露，不建议进行牙髓活力测试。

对于乳牙，牙髓治疗可选择活髓切断术、牙髓摘除术或拔除，但最好能保留牙髓的活力。在恒牙中，牙髓治疗根据牙髓暴露的程度和时间，可选择直接盖髓（使用氢氧化钙或 MTA）、部分活髓切断术（使用氢氧化钙或 MTA）或者牙髓摘除术。牙齿首先应该隔湿并用氯己定消毒，然后用复合树脂修复。这些治疗方法可以保持牙髓组织细胞的活力，帮助未发育完全牙齿的牙根持续发育，牙根发育完全的牙齿保留活髓，预防牙髓并发症。随访时间为 6 ～ 8 周和 1 年。

无牙髓损伤的冠根折断

无牙髓损伤的冠根折断是指牙釉质、牙本质和牙骨质断裂，有或没有牙髓暴露。临床上明显可见牙龈处牙冠断裂，断端活动，有或没有牙髓暴露。折裂线延伸至龈缘以下，有时甚至延伸至牙槽嵴顶以下，看不见折裂线。在前牙区，折断的冠方部分向切端方向伸长，造成咬合时疼痛。在后牙区，牙折通常发生在颊尖。牙根折断情况只能通过影像学进行诊断。

一般应用垂直于牙长轴的投照角度，通常会显示出一个低密度的透射区域，表明出现折断。如果初诊时无法进行正确的

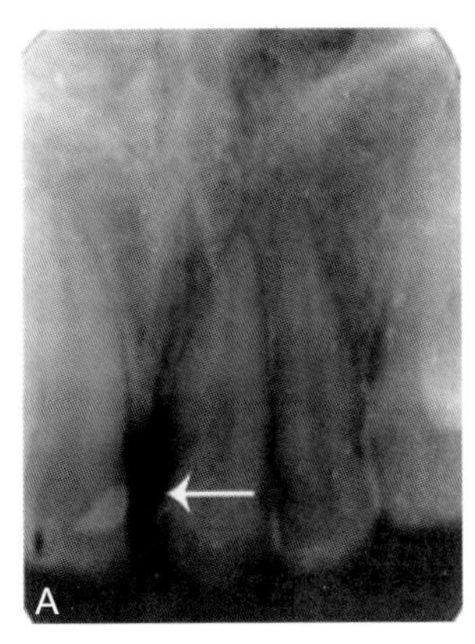

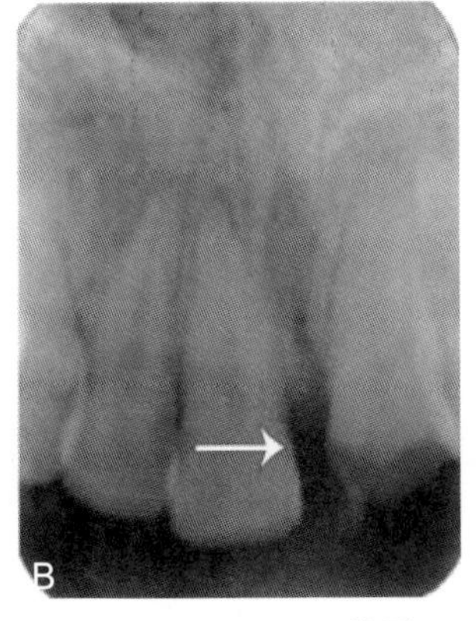

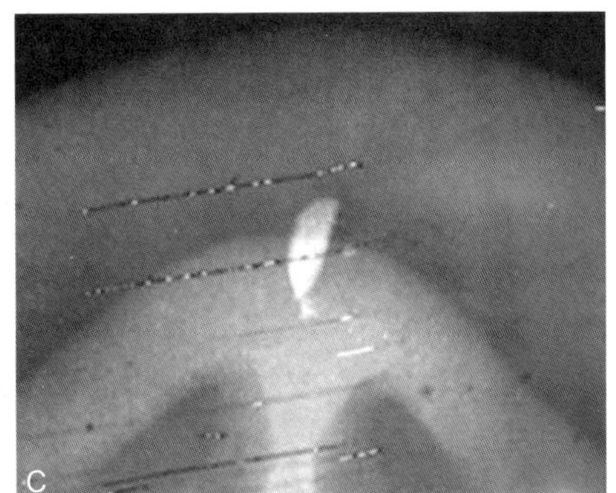

图 7-12　牙釉质 - 牙本质折断

A. 箭头指示折断的牙冠碎片。B. 箭头指示碎片移位。C. X 线片显示上唇软组织内折断的碎片。

治疗，应紧急处理，复位冠方断端，并用复合树脂材料临时固定于邻牙上4周，以减轻患者的不适症状。

治疗方法根据折断位置的不同（根据DiAngelis 等的说法）分为仅拔除断端、拔除断端+牙龈成形术和（或）骨成形术、正畸牵引、手术牵引、截冠术或拔除。

仅拔除断端

如果断端位于游离牙龈水平，则将其拔除。保护牙本质，采用复合树脂修复。不能保证长期预后。

拔除断端+牙龈成形术和（或）骨成形术

如果折断在龈下（止于或低于牙槽嵴顶水平），应用牙龈成形术或骨成形术手术暴露折断面，使其位于龈上。该方法仅用于腭侧折断，以免影响美观。牙冠延长手术之前应进行根管治疗。

正畸牵引

简单冠根折病例，如果需要保留牙髓活力，可采用正畸牵引的方法暴露龈下断面（图7-13）。拔除分离的断端后，首先进行根管治疗。利用根管粘接临时固位体，通过正畸托槽连接到邻牙，沿牙长轴牵引。如果剩余牙体组织足够，也可以在外伤牙唇面上放置托槽。将其牵引至所需的长度和位置，保持稳定以防止牙齿脱垂，之后可采用桩核冠修复。正畸牵引治疗时间长，老年患者会感到不适。

手术牵引

当牙根发育完成并且剩余牙根长度满足桩冠修复条件时，可采取手术牵引。拔

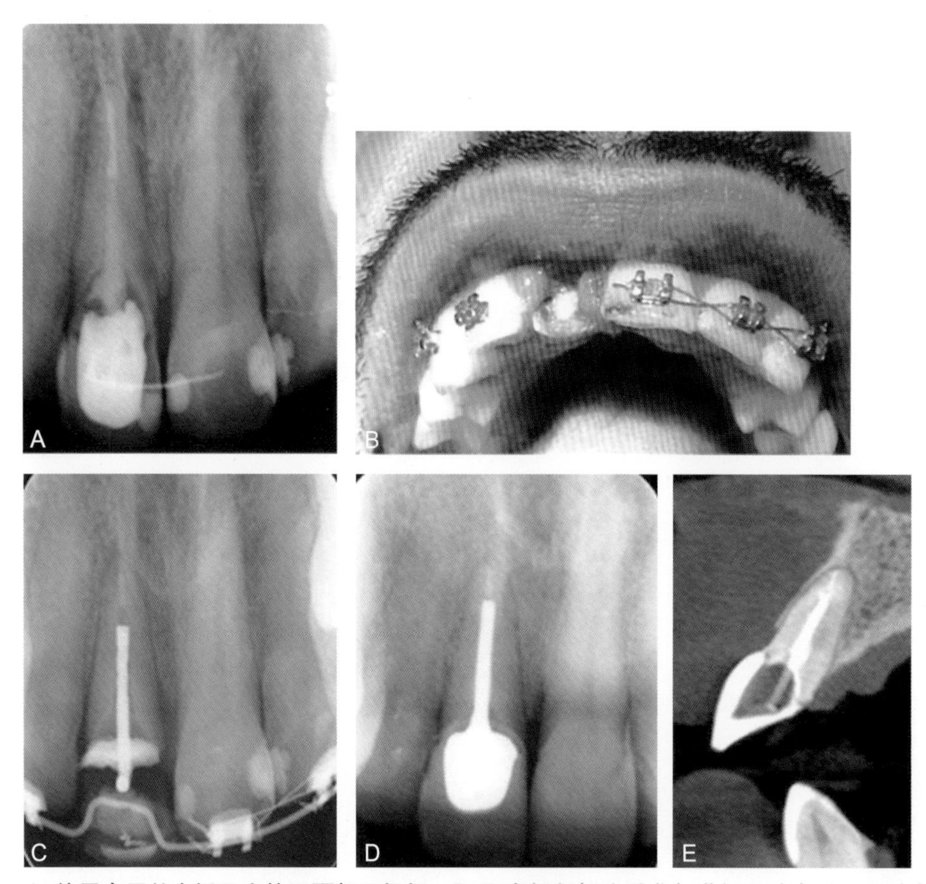

图7-13 A. 使用金属丝夹板固定的牙颈部冠根折。B. 取出折断部分后准备进行正畸牵引。C. 在根管内放置钩状金属丝，正畸丝放置在邻牙唇侧，加力向外迁出，持续至少2个月。D.4个月后铸造桩和冠修复。E. CBCT图像显示粘接的牙冠就位

除断端后，通过外科手术使用钳子将牙齿冠向移动到新的位置，同时使牙齿最小程度脱位。用弹性夹板固定。将牙齿旋转 90° 或 180° 可以使牙周膜更好地愈合。随着根部断端唇侧暴露，可以保存更多的牙周韧带。手术牵引会有牙根吸收和牙周组织破坏的风险。

截冠术

对于年轻患者来说，如果无法进行上述治疗，为便于后期种植修复，截冠术可以作为拔牙的替代方法。保留的牙根可以维持牙槽骨轮廓、防止牙槽骨吸收。

拔除

冠根折牙齿的预后取决于折断的位置以及牙釉质、牙本质、牙骨质和牙髓受累的程度。折裂线延伸到牙龈下方较深处，位于龈下后期无法修复的患牙应予拔除。4 周后拆除固定夹板。医嘱相同，随访时间为 6 ～ 8 周和 1 年，也可以每 3 个月 1 次。

牙髓受累的冠根折断

波及牙釉质、牙本质和牙骨质的冠根折断，牙髓暴露会影响未发育完全牙齿甚至发育完全的牙齿。应尽力促使未发育完全牙齿的牙根发育、预防发育完全牙齿的根吸收。除了仅拔除冠方断端不适用外，治疗方法与不暴露牙髓的冠根折断相同。患者医嘱和随访也相同。

根折

根折仅限于牙根，涉及牙骨质、牙本质和牙髓，垂直或横向的牙根断裂。它并不常见，发生率不到 3%。牙齿的长期预后取决于根折的方向和位置。由于牙冠通常是完整的，根折只能通过放射影像学确诊，可能需在不同的水平和垂直角度进行多次放射照相才能做出准确的诊断。乳牙的根折可能会被恒牙胚的叠加所掩盖。

根折位置越靠近牙颈部，预后越差。根折冠方断端移位时，根方断端通常不出现移位。如果横向折断靠近根尖，预后较好（图 7-14）。折裂线越靠近龈缘附近，越垂直，远期预后结果越差。具有活髓的未发育完全的牙齿很少发生根折。牙根折断的严重程度和位置取决于撞击物体的速度和方向。冠方段和根尖段之间的移位，会切断折裂线周围和牙周韧带分离处的神经血管供应。

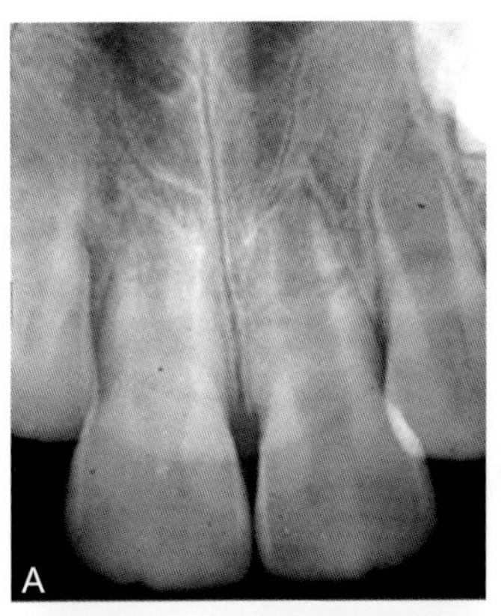

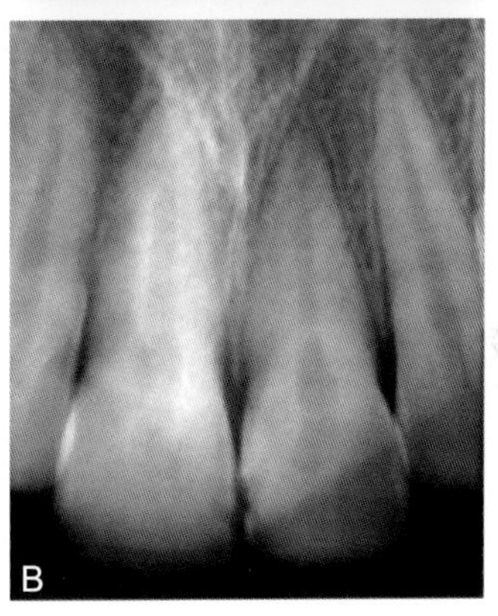

图 7-14　A. 年轻恒牙的根中折断，未移位；B. 未予治疗，创伤后 5 年，前牙全部发育成熟，折断线硬组织愈合

根据折裂线的位置，牙根横折可分为 3 种类型：根尖 1/3（图 7-15）、根中 1/3 或根上 1/3（图 7-16）。类似于脱位损伤，容易诊断。冠方断端可能出现动度，扪诊或叩诊疼痛。如果冠方移位，会出现咬合干扰。X 线片是必要的诊断工具，根尖片分角线投照技术定位根上 1/3 的根折，𬌗片定位根尖和根中 1/3 的根折。牙髓活力测试阳性

的根折恒牙可以重新复位并用弹性夹板固定 4 周，以使牙髓组织愈合和硬组织修复。如果根折靠近颈部区域，则可能需要更长时间的固定，长达 4 个月。

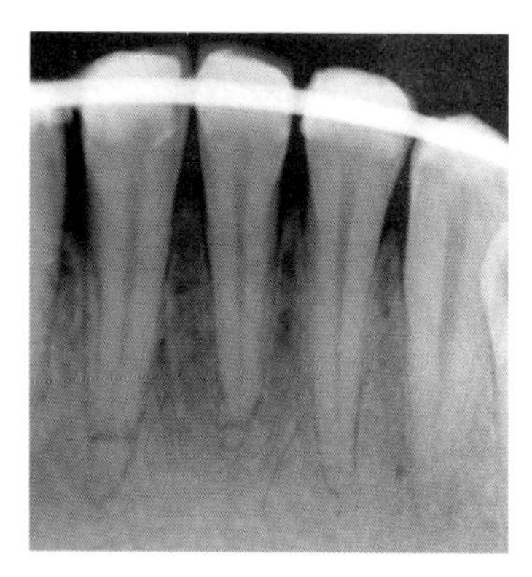

图 7-15 下前牙根尖 1/3 折断

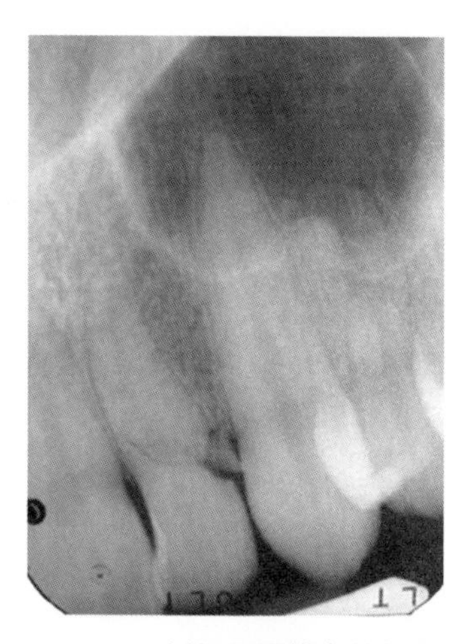

图 7-16 侧切牙颈缘多处折断

如果骨折在根上 1/3 处，则牙齿夹板固定 4 个月。根尖和根中 1/3 横折的处理方法几乎相同。如果冠方断端松动，则采用复合树脂 + 金属丝或正畸矫治器的弹性夹板重新复位和固定 4 周。

除非有明确的症状，否则不进行牙髓治疗。如果必须进行根管治疗，根管应仅预备至折裂线并充填氢氧化钙 3 个月，以使折裂线稳定并防止再吸收。随访时间为 6～8 周，然后每 3 个月复诊，随访 1 年（图 7-17）。患者医嘱与其他根折医嘱相同。

治疗根上 1/3 根折是最有难度和最需要技术的。由于骨折线靠近龈沟，其长期预后较差。根折在颈 1/3 处，夹板固定 4 个月。最重要是需保持良好的口腔卫生。口腔卫生不良会引起牙龈发炎和退缩，导致折裂处暴露并与口腔相通，从而造成冠部断端缺失。

折裂线愈合模式

几位作者的文献在放射影像学和组织学上描述了根折后不同的愈合方式。四种常见的描述是硬组织愈合、纤维结缔组织愈合、骨和结缔组织愈合和肉芽组织形成。

硬组织愈合

在这种类型的愈合模式中，在 X 线片上可以看见折裂线（图 7-18A）。根据 Andreasen 研究，可以通过随访后的 X 线片来确诊愈合情况。如果断端冠方根管形态保持不变，通常是硬组织愈合。

纤维结缔组织愈合

在这种类型的愈合模式中，结缔组织长入两个断端之间。断端在 X 线片上移位、断裂边缘呈圆形，随着时间的推移，断端冠方根管逐渐消失。

骨和结缔组织愈合

根部和冠部断端分开，放射影像学上可以在折裂线上看到骨嵴（图 7-18B）。

肉芽组织形成

由于冠方断端的炎症和坏死，X 线片折裂线未见愈合迹象或出现明显的透射影像。如果冠方断端经过牙髓治疗，愈合可能伴随结缔组织形成，具有良好的长期预后。

牙槽骨骨折

牙槽骨骨折常见于多颗牙齿同时受到外伤导致牙槽突骨折的情况。损伤不一定累及牙槽窝。在临床检查中，牙槽骨骨折会造成多颗牙齿同时松动。神经血管供应被切断，牙周韧带被压缩，根尖挤入颊侧骨板。断裂的牙槽骨移位会造成咬合错乱、

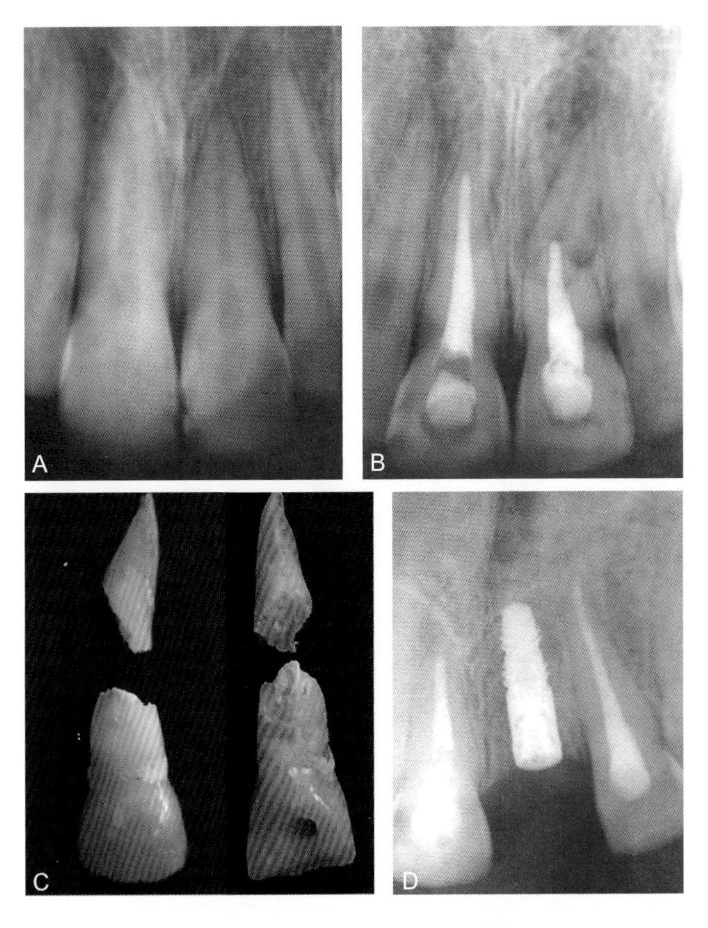

图 7-17 A. 根中折断，折断片没有移位。B. 创伤后 4 年，根尖移位，已经进行了部分牙髓治疗；C. 创伤后 9 年，拔出的牙齿显示 2 个分离的折断片；D. 拔牙后植入的种植体

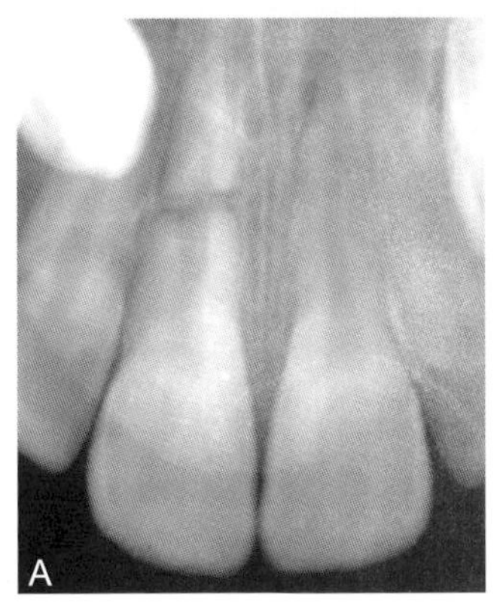

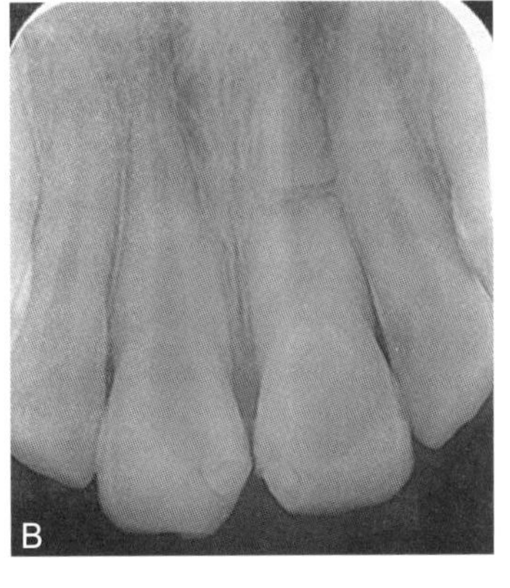

图 7-18 A. 骨和结缔组织愈合；B. 硬组织和结缔组织愈合，未行牙髓治疗

疼痛、触痛和叩诊疼痛。可能同时伴有牙根折断。

治疗方法包括复位和夹板固定，用稳定而轻柔的指压将牙槽骨和牙齿复位到原位，通过向下（轴向）和向后（颊向）移动牙齿有助于将牙齿从骨头上松解。推荐生理性夹板固定治疗 4 周，X 线片和复诊监测 1 年以上。根尖周如出现炎症，需行根管治疗。

根吸收

外伤后常见的并发症之一是牙根吸收。牙根吸收是一个发生在牙周韧带、牙骨质或牙本质损伤后，自限性或进行性的病理生理过程。吸收的程度取决于损伤的表面积和是否存在持续刺激。如果创伤是自限性的，牙周韧带的损伤轻微，那么新生的牙骨质会修复牙根。因为牙根吸收往往不与疼痛相关联，在创伤后必须进行常规随访。牙根吸收过程从牙齿外部开始，引起外吸收，或从根管内开始，称为内吸收（图 7-19）。

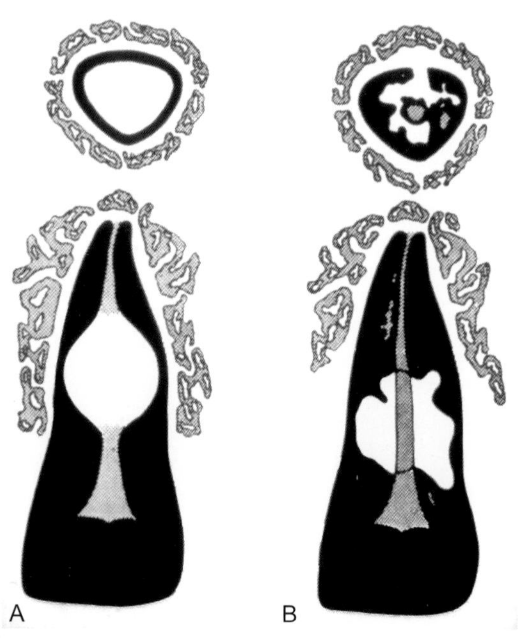

图 7-19　**内吸收和外吸收的鉴别诊断**
A. 内吸收。影像学上，根管显现中断。B. 外吸收。根管呈现不规则形态，出现 X 线透射区覆盖于根管上。

吸收类型

内吸收

内吸收是由取代正常牙髓的高度血管化肉芽组织滋养的破骨细胞活动的结果。逐步造成牙本质、牙釉质和牙骨质的溶解，只能通过去除牙髓来停止。内吸收可能会进展很快，几个月内就会毁掉一颗牙齿；吸收过程也可能需要数年时间。由于无法预测破坏的速度，因此在首次发现时必须去除病变的牙髓组织。如果吸收过程持续时间过长，牙根可能会穿孔（图 7-20）。向各个方向延伸扩大的、形状不均匀的吸收腔会给治疗造成额外的困难。在这种情况下，开髓孔必须充分扩大以提供宽敞的入路以到达不规则的化生组织（图 7-21 和图 7-22）。内吸收分为置换性内吸收和炎症性内吸收。

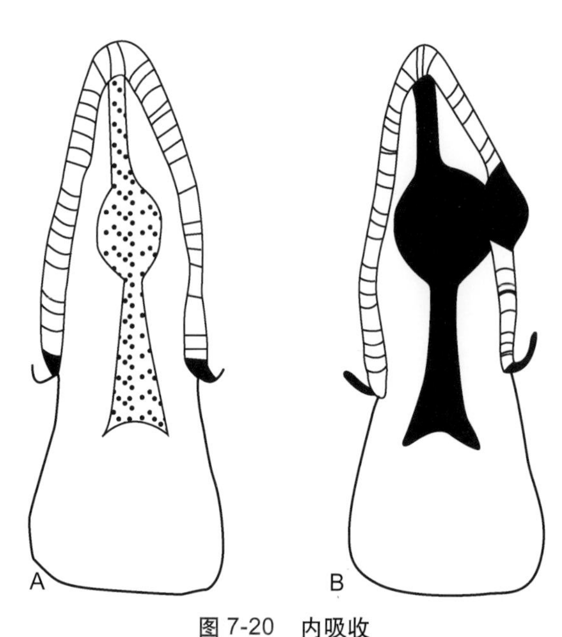

图 7-20　**内吸收**
A. 局限于根管内的吸收；B. 根管内吸收进展延伸至牙根以外，造成根部穿孔。

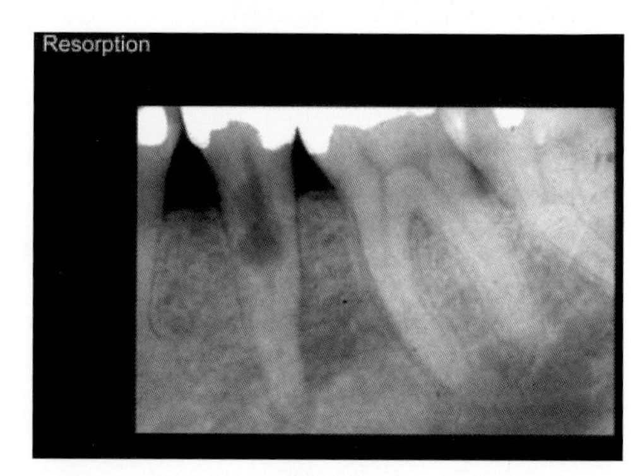

图 7-21　形状不规则的内吸收可能会给治疗带来挑战

外吸收

外吸收是牙根吸收的另一种形式，其特征是牙根上的牙骨质中出现小块凹陷（图 7-23）。诊断和治疗上可能要复杂得多。这种吸收过程在影像学上显示为覆盖在根管上的不规则的透射区。根管轮廓保持完好无损（图 7-19B）。在内吸收中，根管的轮廓不规则（图 7-19A）。

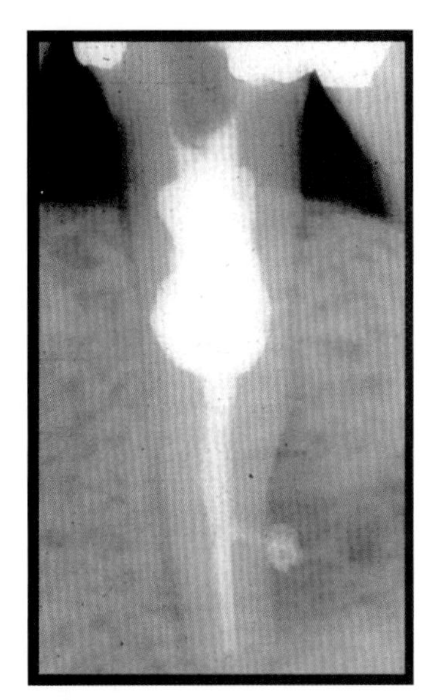

图 7-22 内吸收进行牙髓治疗后

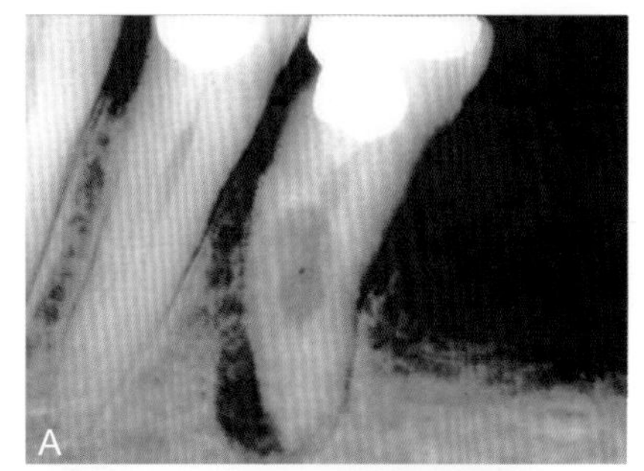

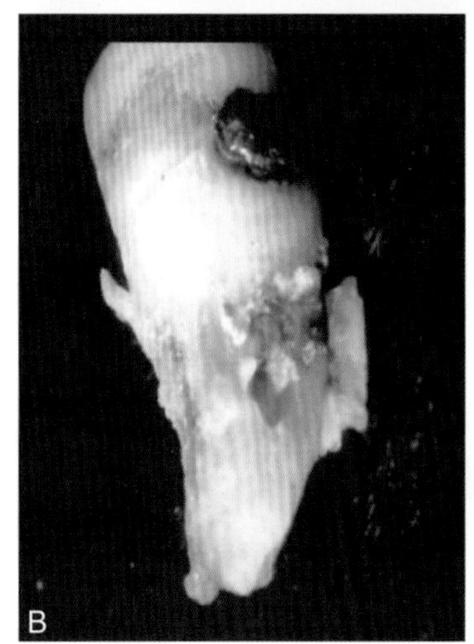

图 7-23 X 线片上的外吸收范围通常看起来比实际的吸收范围要小

A. X 线片显示的吸收范围；B. 拔出的牙齿显示的实际吸收范围。

使用 CBCT 有助于诊断牙根内、外吸收（图 7-24）。不同的位置及角度的 X 线片还可以帮助区分内吸收和外吸收。外吸收可以是一过性的或病理性的。一过性吸收可以是表面吸收或压力吸收的形式（图 7-25）。

表面吸收

表面吸收是发生在牙根表面的自限性吸收过程，随后发生自我修复（图 7-25A

根吸收：3D 视图显示了完整的吸收程度

先前的根管治疗遗漏了第四个根管（遗漏了 MB2）

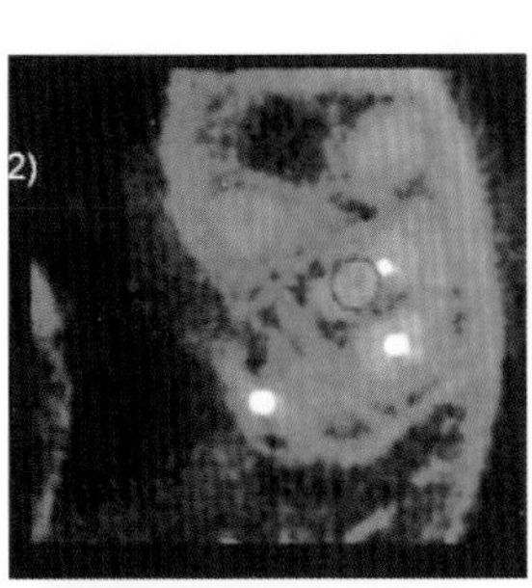

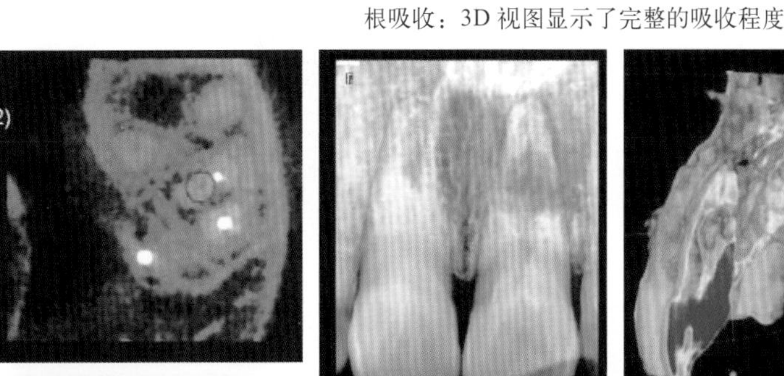

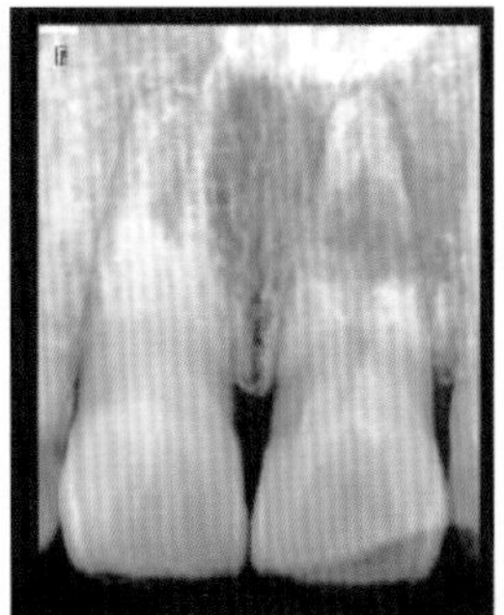

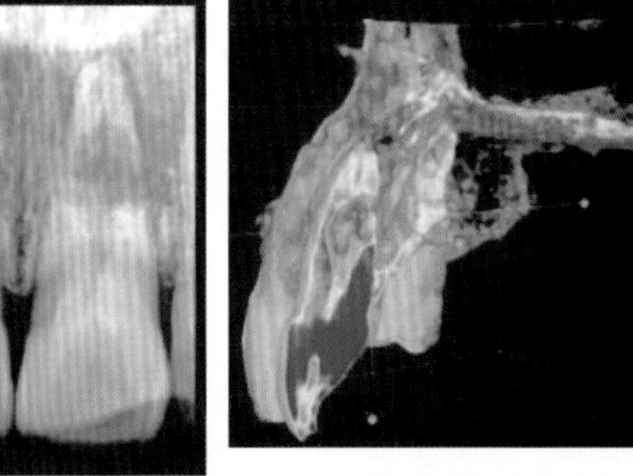

牙槽骨骨折

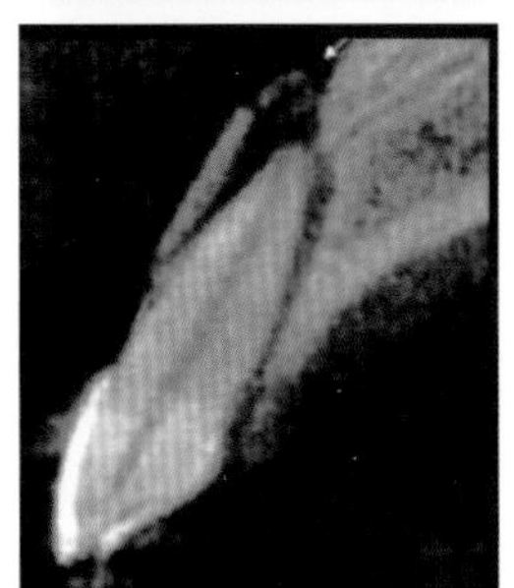

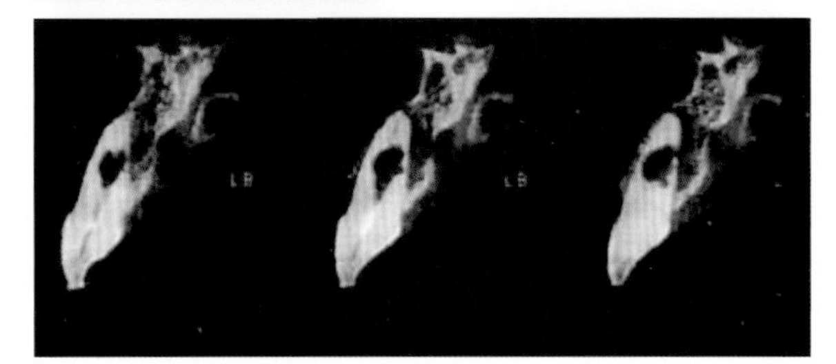

图 7-24 使用 CBCT 扫描诊断内吸收和外吸收

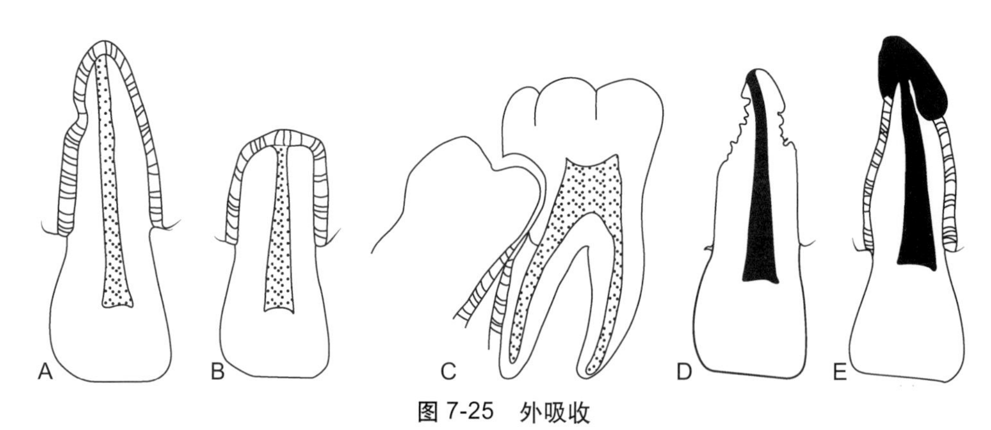

图 7-25 外吸收

A. 一过性吸收；B. 表面压力（正畸）；C. 表面压力（嵌入）；D. 病理性吸收（骨性粘连）；E. 病理性吸收（炎症）。

和 B）。大面积裸露的牙根表面会受到过度的破骨作用和骨置换。几周后，吸收腔被新生牙骨质和 Sharpey 纤维修复。表 7-2 列出了牙根吸收的分类。

压力吸收

压力吸收是由于牙齿萌出或阻生、正畸移动或咬合创伤所致。当压力去除后，吸收过程将停止。表面吸收和压力吸收无需根管治疗。当吸收部位周围没有牙周韧带间隙时，就会发生病理性吸收。初始吸收腔穿透牙骨质并到达牙本质小管，导致破骨细胞活动和牙根表面的逐渐吸收，最终穿孔到根管。如果通过牙髓治疗消除了根管和牙本质小管中的感染，破骨细胞的活动就会停止，新生的牙骨质和 Sharpey 纤维就会使吸收腔愈合（图 7-25D 和 E）。

当牙周韧带受到广泛损伤时，将会发生永久性根骨固连。这将导致牙根进行性炎症性外吸收。牙根吸收是对炎症过程的直接反应。通过牙髓治疗消除炎症可以减轻这一过程。如果吸收是牙周原因造成的，则需要进行牙周治疗。

浸润性颈部吸收

浸润性颈部吸收是一种侵袭性的牙根外吸收形式，其特点是一种位于根颈部，浸润性、进行性的吸收（图 7-26）。诱发因素有冠内漂白、外伤、正畸治疗和牙周手术等。浸润性颈部吸收的非手术治疗方法包括局部应用 90% 的三氯乙酸水溶液、根颈部刮治、必要时需进行牙髓治疗，并用生物骨水泥修复。当根颈部吸收与口腔相通时，需要手术治疗。

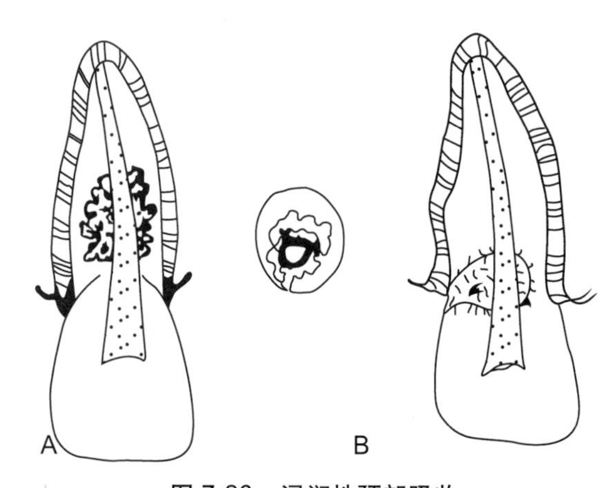

图 7-26 浸润性颈部吸收

A. 根吸收，未波及牙槽嵴顶。B. 根吸收，波及牙槽嵴顶。

如何开放吸收腔是治疗的关键。通过放置生物相容性的不溶性水门汀来达到灭活所有的吸收组织并修复吸收造成的缺陷的治疗目的。采用皮瓣，清理根表面的吸收坑，并使用修复材料进行修复。

BC 密封剂（Brasseler USA，Savannah，GA，USA）是一种很好的修复材料，它是预先混合好的，与牙本质化学结合，具有极高的生物相容性，不会收缩（图 7-27）。ProRoot MTA（Dentsply Tulsa Dental

表 7-2　根吸收的分类

类型	鉴别诊断	治疗	预后
外吸收			
一过性			
表面吸收	小的吸收陷窝与骨头被牙周膜分开 牙髓是有活力的	无需治疗	非常好
压力性吸收	牙髓是有活力的 当压力停止时吸收停止	纠正和停止压力无需根管治疗	在去除病因（压力）的情况下，预后非常好
病理性			
根骨粘连（替代性吸收）	吸收部位没有牙周间隙 缺损边缘不规则 根管保持原状	根管治疗	预后差
炎症性	邻近吸收部位有 X 线透射区 吸收边缘可能光滑，也可能参差不齐，但不规则程度较骨性粘连的不规则缺损显著轻微 当与牙髓叠加时，在多角度 X 线片上病灶会移动 根管保持原状 由于牙髓无活力，局部组织可能扪诊有波动感，或者有窦道	根管治疗	不可预测
浸润性颈部吸收			
	牙内有不规则透射区，常常叠加在根管影像上 当病情进展至后期阶段，透射区变得更加规则 根管保持原状 牙髓保持有活力	根管治疗 通过冠向通路开口，用慢速球钻，或通过外科手术的方式进行缺损部位清创 采用玻璃离子水门汀充填缺损	预后好坏取决于缺损部位清创的能力和充填过程的质量
内吸收			
无扩展穿孔的内吸收	髓室或根管球状扩大 活跃期牙髓有活力	根管治疗	非常好
伴随骨外穿孔的根管内吸收	球状膨大接近或进入口内 穿孔部位 X 线透射 牙髓无活力 局部组织扪诊有波动感或有窦道	根管治疗 完善的根管充填及吸收缺损部位充填	一般或非常好，取决于根管封闭和吸收缺损封闭的质量
伴随骨上穿孔的根管内吸收	球状膨大接近或进入口内 牙周破坏延伸至穿孔部位 牙髓无活力 局部组织可能扪诊有波动感	根管治疗和手术修复	取决于位置、手术入路和将持续存在的牙周组织缺损

Specialties，Tulsa，OK，USA）是另一种高度生物相容性材料，长期效果极好。将MTA粉末成分与水混合形成糊状物，放置并压实，建立根部封闭。Biodentine（Septodont，Saint Maurdes Fossés，France）是一种速凝类硅酸钙基修复材料，其生物相容性与MTA相似。与MTA相比，Biodentine凝固时间显著缩短且更易于处理，是一种修复吸收缺陷的可选材料。

Heithersay将颈部浸润性吸收分为4类：1类表示牙颈部小范围的浸润性吸收病损，仅波及牙本质浅层。2类表示边界清楚的浸润性吸收病损已经侵入靠近髓腔，但没有延伸到或少部分延伸至根部牙本质的吸收性病变。3级表示组织吸收更深地侵入牙本质，不仅涉及冠部的牙本质，而且还延伸到牙根的冠方1/3处。4级表示大范围的浸润性吸收病变已经超出了牙根的冠方1/3以外（图7-28）。

框7-2中列出了根据刺激因素进行的分类。图7-29展示了牙根吸收的过程。图7-30展示了与根骨固连相关的牙根吸收。

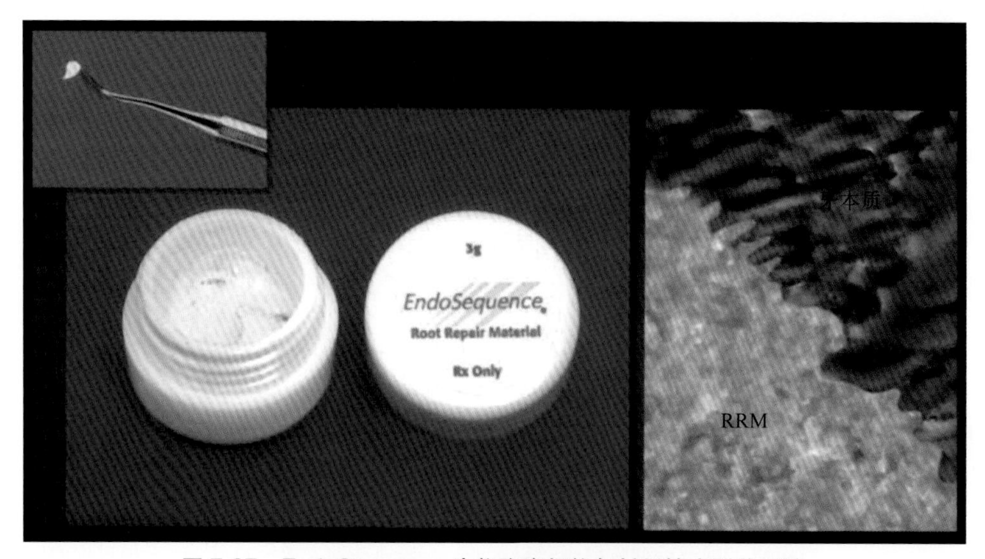

图7-27　EndoSequence 生物陶瓷根修复材料填充吸收凹陷

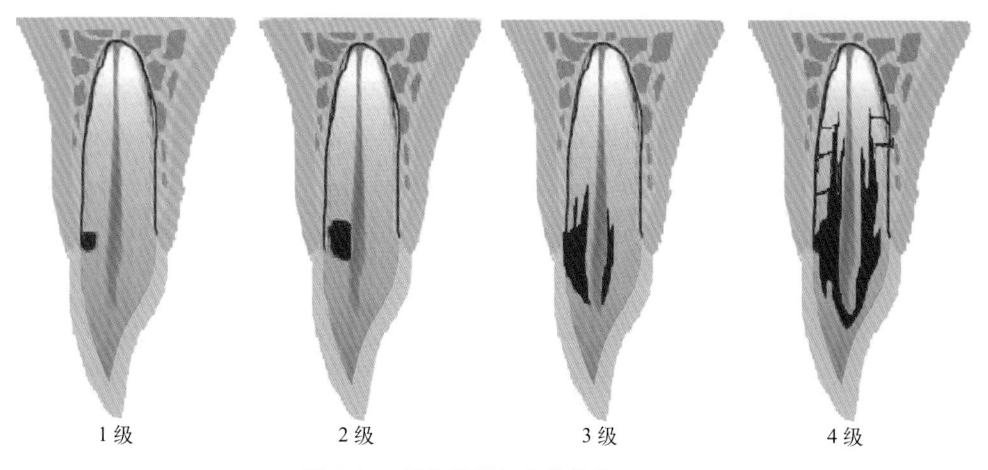

图7-28　浸润性颈部吸收的临床分类

1级：牙颈部小范围的浸润性吸收病灶，波及牙本质。2级：边界清楚的浸润性吸收病灶，已接近髓室。3级：组织吸收更深入的侵入牙本质；4级：大范围浸润性吸收，延伸至根上1/3以外。

框 7-2　根据刺激因素进行的吸收分类

仅有损伤：吸收的唯一刺激因素只有损伤本身；自限性

表面吸收

置换性吸收

损伤附加额外的炎症刺激；持续进展性

牙根炎症性内吸收

牙根炎症性外吸收

压力性吸收

浸润性牙颈部吸收

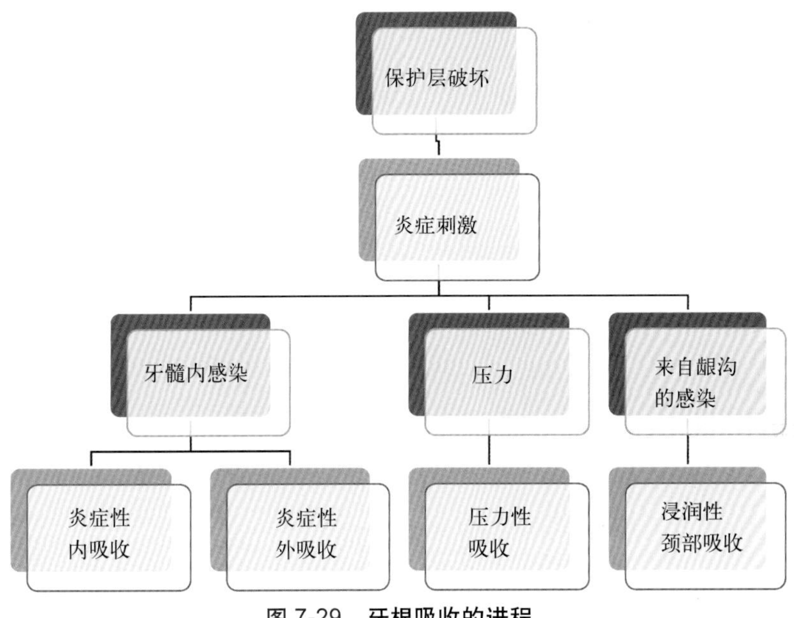

图 7-29　**牙根吸收的进程**

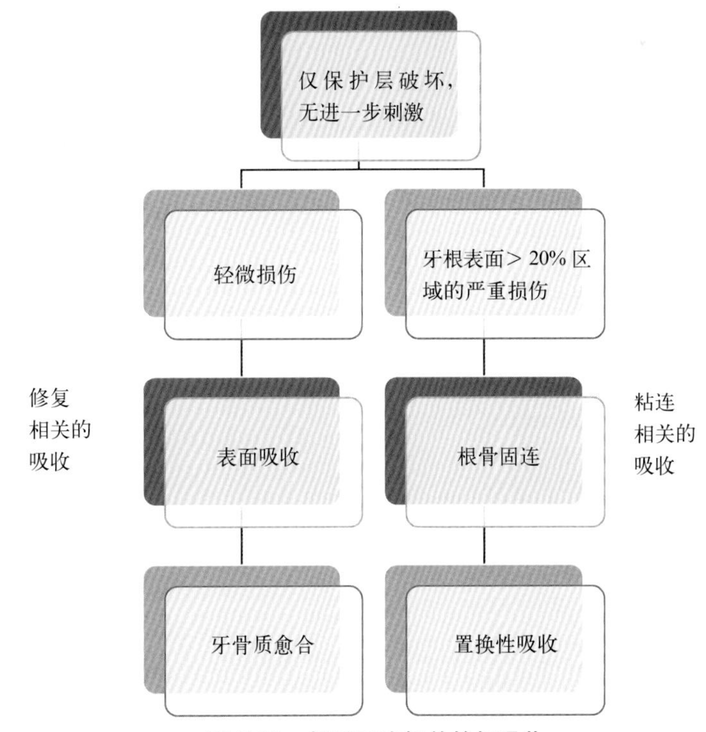

图 7-30　**根骨固连相关的根吸收**

展望

牙外伤的成功治疗涉及 4 个主要方面：外伤类型、牙髓活力变化的监测、炎症性牙周病的控制以及修复后的持续评估和管理。牙科医师应始终遵循目前的疾病指南和循证建议。如果尝试进行血供重建手术，需要特别慎重。

参考文献

[1] Andreasen JO, Ahrensburg SS. History of dental trauma. Dent Traumatol 2012; 28: 336-344.

[2] Gassner R, Tuli T, Hachl O, Moreira R, Ulmer H. Craniomaxillofacial trauma in children: a review of 3, 385 cases with 6060 injuries in 10 years. J Oral Maxillofac Surg 2004; 62: 399-407.

[3] Dale RA. Dentoalveolar trauma. Emerg Med Clin North Am 2000; 18: 521-538.

[4] Porritt JM, Rodd HD, Baker SR. Parental quality-of-life impacts following children's dento-alveolar trauma. Dent Traumatol 2013; 29: 92-98.

[5] Andreasen FM, Kahler B. Diagnosis of acute dental trauma: the importance of standardized documentation: a review. Dent Traumatol 2015; 31(5): 340-349.

[6] Hofman PA, Nelemans P, Kemerink GJ, Wilmink JT. Value of radiological diagnosis of skull fracture in the management of mild head injury: meta-analysis. J Neurol Neurosurg Psych 2000; 68: 416-422.

[7] Cohenca N, Simon JH, Roges R, Morag Y, Malfaz JM. Clinical indications for digital imaging in dento-alveolar trauma. Part 1: traumatic injuries. Dent Traumatol 2007; 23: 95-104.

[8] Cohenca N, Simon JH, Mathur A, Malfaz JM. Clinical indications for digital imaging in dento-alveolar trauma. Part 1: Root Resorption. Dent Traumatol 2007; 23: 105-113.

[9] Andreasen JO, Andreasen FM, Mejàre I, Cvek M. Healing of 400 intra-alveolar root fractures. 2. Effect of treatment factors such as treatment delay, repositioning, splinting type and period and antibiotics. Dent Traumatol 2004; 20: 203-211.

[10] Hinckfuss SE, Messer LB. An evidence-based assessment of the clinical guidelines for replanted avulsed teeth. Part II: prescription of systemic antibiotics. Dent Traumatol 2009; 25: 158-16

[11] Andreasen JO, Storgaard Jensen S, Sae-Lim V. The role of antibiotics in presenting healing complications after traumatic dental injuries: a literature review. Endod Topics 2006; 14: 80-92.

[12] Andreasen JO, Andreasen FM, Andersson L. Textbook and Color Atlas of Traumatic Injuries to the Teeth, 4th ed. Oxford: Wiley-Blackwell; 2007.

[13] International Association of Dental Traumatology. Guidelines for the evaluation and management of traumatic dental injuries. Dent Traumatol 2001; 17: 1, 49, 97, 145, 193.

[14] DiAngelis AJ, Andreasen JO, Ebeleseder KA, Kenny DJ, Trope M, Sigurdsson A, et al. International Association of Dental Traumatology guidelines for the management of traumatic dental injuries: 1. Fractures and luxations of permanent teeth. Dent Traumatol 2012; 28: 2-12.

[15] Andersson L, Andreasen JO, Day P, Heithersay G, Trope M, DiAngelis AJ, et al. International Association of Dental Traumatology guidelines for the management of traumatic dental injuries: 2. Avulsion of permanent teeth. Dent Traumatol 2012; 28: 88-96.

[16] Andreasen JO, Bakland LK, Flores MF, Andreasen FM, Andersson L. Traumatic Dental Injuries: A Manual. 3rd ed. Chichester, UK: Wiley-Blackwell; 2011.

[17] Lauridsen E, Hermann NV, Gerds TA, Ahrensburg SS, Kreiborg S, Andreasen JO. Combination injuries 1. The risk of pulp necrosis in permanent teeth with concussion injuries and concomitant crown fractures. Dent Traumatol 2012; 28: 364-370.

[18] Ingle JI, Bakland LK, Baumgartner JC. Ingles's endodontics. 6th ed. Hamilton, ON: B. C. Decker; 2008.

[19] Ashkenazi M, Sarnat H, Keila S. In vitro viability, mitogenicity and clonogenic capacity of periodontal ligament cells after storage in six different media. Dent Traumatol 1999; 15: 149-156.

[20] Ashkenazi M, Marouni M, Sarnat H. In vitro viability, mitogenicity and clonogenic capacity of periodontal ligament cells after storage in four media at room temperature. Dent Traumatol 2000; 16: 63-70.

[21] Ashkenazi M, Marouni M, Sarnat H. In vitro viability, mitogenicity and clonogenic capacity of periodontal ligament fibroblasts after storage in four media supplemented with growth factors. Dent Traumatol 2001; 17: 27-35.

[22] Blomlöf L. Milk and saliva as possible storage media for traumatically exarticulated teeth prior to replantation. Swed Dent 1981; 8: 1-26.

[23] Lindskog S, Blomlöf L. Influence of osmolality and composition of some storage media on human periodontal ligament cells. Act Odontol Scan 1982; 40: 435-441.

[24] Blomlöf L, Lindskog S, Andersson L, Hedström K-G, Hammarström L. Storage of experimentally avulsed teeth in milk prior to replantation. J Dent Res 1983; 62: 912-916.

[25] Lindskog S, Blomlöf L, Hammarström L. Mitoses and microorganisms in the periodontal membrane after storage in milk or saliva. Scand J Dent Res 1983; 91: 465-472.

[26] Krasner P, Person P. Preserving avulsed teeth for replantation. J Am Dent Assoc 1992; 23: 80-88.

[27] Krasner P. Tooth avulsion in the school setting. J Sch Nurs 1992; 8: 20-26.

[28] Özan F, Polat ZA, Er K, Özan Ü, Deger O. Effect of propolis on survival of periodontal ligament cells: new storage media for avulsed teeth. J Endod 2007; 33: 570-573.

[29] Khademi AA, Atbaee A, Razavi S-M, Shabanian M. Periodontal healing of replanted dog teeth stored in milk and egg albumen. Dent Traumatol 2008; 24: 510-514.

[30] Sousa HA, Alencar AHG, Bruno KF, Batista AC, Carvalho ACP. Microscopic evaluations of the effect of different storage media on the periodontal ligament of surgically extracted human teeth. Dent Traumatol 2008; 24: 628-632.

[31] Courts FJ, Mueller WA, Tabeling HJ. Milk as an interim storage media for avulsed teeth. Pediatr Dent 1983; 5: 183-186.

[32] Pearson RM, Liewehr FR, West L, Patton WR, McPherson J, Runner RR. Human periodontal ligament cell viability in milk and milk substitute. J Endod 2003; 29: 184-186.

[33] Gamson EK, Dusmsha TC, Sydiskis R. The effect of drying time on periodontal ligament cell vitality. J Endod 1992; 18: 186-189.

[34] Blomlöf L, Otteskog P, Hammarström L. Effect of storage in media with different ion strengths and osmolalities on human periodontal ligament cells. Scan J Dent Res 1981; 89: 180-187.

[35] Marino TG, West LA, Liewehr FR, Mailhot JM, Buxton TB, Runner RR, McPherson III, JC. Determination of periodontal ligament cell viability in long shelf-life milk. J Endod 2000; 26: 699-702.

[36] Harkacz OM, Carnes DL, Walker WA III, . Determination of periodontal ligament cell viability in the oral rehydration fluid Gatorade and milks of varying fat content. J Endod 1997; 23: 687-690.

[37] Chamorro MM, Regan JD, Opperman LA, Kramer PR. Effect of storage media on human periodontal ligament cell apoptosis. Dent Traumatol 2008; 24: 11-16.

[38] Sigalas E, Regan JD, Kramer PR, Witherspoon DE, Opperman LA. Survival of human periodontal ligament cells in media proposed for transport of avulsed teeth. Dent Traumatol 2004; 20: 21-28.

[39] Mori GG, Nunes DC, Castilho LR, de Moraes IG, Poi WR. Propolis as storage media for avulsed teeth: microscopic and morphometric analysis in rats. Dent Traumatol 2010; : 80-85.

[40] Ashkenazi M, Shaked I. In vitro clonogenic

capacity of periodonatal ligament fibroblasts cultured with Emdogain. Dent Traumatol 2006; 22: 25-29.

[41] Wiegand A, Attin T. Efficacy of enamel matrix derivatives(Emdogain) in treatment of replanted teeth: a systematic review based on animal studies. Dent Traumatol 2008; 24: 498-502.

[42] Selvig KA, Bjorvatn K, Bogle GC, Wokesjo UME. Effect of stannous fluoride and tetracycline on periodontal repair after delayed tooth replantation in dogs. Scand J Dent Res 100: 200-203.

[43] Kaba AD, Maréchaux SC. A fourteen-year follow-up study of traumatic injuries to the permanent dentition. ASDC J Dent Child 1989; 56(6): 417-425.

[44] Andreasen JO, Andreasen FM. "Avulsions," in Textbook and Color Atlas of Traumatic Injuries to the Teeth, J. O. Andreasen and F. M. Andreasen, Eds. , pp. 383-425, Mosby, Munksgard, Copenhagen, Denmark, 1994.

[45] Cohenca N, Karni S, Eidlitz D, Nuni E, Moshonov J. New treatment protocols for avulsed teeth. Refuat Hapeh Vehashinayim. 2004; 21: 48-53.

[46] Ram D Cohenca ON. Therapeutic protocols for avulsed permanent teeth: review and clinical update. Pediatr Dent 2004; 26(3): 251-255.

[47] Cvek M, Cleaton-Jones P, Austin J, Lownie J, Kling M, Fatti P. Effect of topical application of doxycycline on pulp revascularization and periodontal healing in reimplanted monkey incisors. Endod Dent Traumatol 1990; 6(4); 170-176.

[48] Andreasen JO, Borum MK, Andreasen FM. Replantation of 400 avulsed permanent incisors. 3. Factors related to root growth. Endod Dent Traumatol 1995; 11(2): 69-75, 1995.

[49] Barrett EJ, Kenny DJ. Avulsed permanent teeth: a review of the literature and treatment guidelines. Endod Dent Traumatol 1997; 13(4): 153-163.

[50] Pohl Y, Filippi A, Kirschner H. Results after replantation of avulsed permanent teeth. II. Periodontal healing and the role of physiologic storage and antiresorptive-regenerative therapy. Dent Traumatol 2005; 21(2): 93-101.

[51] Bryson EC, Levin L, Banchs F, Trope M. Effect of minocycline on healing of replanted dog teeth after extended dry times. Dent Traumatol 2003; 19: 90-95.

[52] Yanpiset K, Trope M. Pulp revascularization of replanted immature dog teeth after different methods. Dent Traumatol 2001; 16: 211-217.

[53] Ritter AL, Ritter AV, Murrah V, Sigurdsson A, Trope M. Pulp revascularization of replanted immature dog teeth after treatment with minocycline and doxycycline assessed by laser Doppler flowmetry, radiography, and histology. Dent Traumatol 2004; 20: 75-84.

[54] Bryson EC, Levin L, Banchs F, Abbott PV, Trope M. Effect of immediate intracanal placement of Ledermix Paste on healing of replanted dog teeth after extended dry times. Dent Traumatol 2002; 18: 316-321.

[55] Kinirons M, Boyd D, Gregg T. Inflammatory and replacement resorption in reimplanted permanent incisor teeth: A study of the characteristics of 84 teeth. Endod Dent Traumatol 1999; 15: 269-272.

[56] Andersson L, Malgren B. The problem of dentoalveolar ankyloses and subsequent replacement resorption in the growing patient. Aust Endod J 1999; 25: 57-61.

[57] Filippi A, Pohl Y, von Arx T. Decoronation of an ankylosed tooth for preservation of alveolar bone prior to implant placement. Dent Traumatol 1001; 17: 134-137.

[58] Nyman S, Houston F, Sarhed G, Lidhe J, Karring T. Healing following reimplantation of teeth subjected to root planing and citric acid treatment. J Clin Periodontol 1985; 12: 294-305.

[59] Selvig KA, Zander HA. Chemical analysis and microradiography of cementum and dentin from periodontally diseased human teeth. J Periodontol 1962; 33: 303-310.

[60] Torabinejad M, Hong CU, Lee SJ, Monsef M, Pitt Ford TR. Investigation of mineral trioxide aggregate for root-end filling in dogs. J Endod

1995; 21: 603-608.

[61] Torabinejad M, Pitt Ford TR, McKendry DJ, Abedi HR, Miller DA, Kariyawasam SP. Histologic assessment of mineral trioxide aggregate as a root-end filling in monkeys. J Endod 1997; 23: 225-228.

[62] Torabinejad M, Chivian N. Clinical applications of mineral trioxide aggregate. J Endod 1999; 25: 197-205.

[63] Camilleri J, Gandolfi MG, Siboni F, Prati C. Dynamic sealing ability of MTA root canal sealer. Intl Endod J 2011; 44: 9-20.

[64] Lovato KF, Sedgley CM. Antibacterial activity of EndoSequence root repair material and ProRoot MTA against clinical isolates of Enterococcus faecalis. J Endod 2011; 37: 1542-1546.

[65] Ghoneim AG, Lutfy RA, Sabet NE, Fayyad DM. Resistance to fracture of roots obturated with novel canal filling system. J Endod 2011; 37: 1590-1592.

[66] Ray HA, Trope M. Periapical status of endodontically treated teeth in relation to the technical quality of the root filling and the coronal restoration. Intl Endod J 1995; 28: 12-15.

[67] Lin S, Schwarz-Arad D, Ashkenazi M. Alveolar bone width preservation after decoronation of ankylosed anterior incisors. J Endod 2013; 39: 1542-1544.

[68] Malmgren B. Ridge preservation/decoronation. J Endod 2013; 3: S67-S72.

[69] Murray PE, Garcia-Godoy F, Hargreaves KM. Regenerative endodontics: a review of current status and call for action. J Endod 2007; 33: 337-90.

[70] Andreasen FM, Norén JG, Andreasen JO, Engelhardtsen S, Lindh-Strömberg U. Long-term survival of crown fragment bonding in the treatment of crown fractures: a multicenter clinical study. Quintessence Int 1995; 26: 669-681.

[71] Cvek M. A clinical report on partial pulpotomy and capping with calcium hydroxide in permanent incisors with complicated crown fracture. J Endod 1978; 4: 232-237.

[72] Andreasen JO, Andreasen FM, Bakland LK, Flores MT. Crown-root fracture. Traumatic Dental Injuries. A Manual. Oxford: Blackwell/Munksgaard; 2003. pp. 32-33.

[73] Zachrisson BU, Jacobsen I. Long-term prognosis of 66 permanent anterior teeth with root fracture. Scand J Dent Res 1975; 83: 345-354.

[74] Andreasen JO, Hjorting-Hansen E. Intraalveolar root fracture: radiographic and histologic study of 50 cases. J Oral Surg 1967; 25: 414-426.

[75] Andreasen FM, Andreasen JO, Bayer T. Prognosis of root fractured permanent incisors: prediction of healing modalities. Endod Dent Traumatol 1989; 5: 11-22.

[76] Heithersay GS, Kahler B. Healing responses following transverse root fracture: a historical review and case reports showing healing with(a) calcified tissue and(b) dense fibrous connective tissue. Endod Dent Traumatol 2013; 29: 253-265.

[77] Andreasen FM, Kahler B. Pulpal response after acute dental injury in the permanent dentition: clinical implications: a review. J Endod 2015; 41: 299-308.

[78] Andreasen JO, Andreasen FM. Essentials of traumatic injures to the teeth. Copenhagen: Munksguard; 1990. pp. 116-117.

[79] Andreasen JO. Traumatic injuries to the teeth. Philadelphia: WB Saunders; 1981. p. 23.

[80] Tronstad L. Root resportion: etiology, terminology and clinical manifestations. Endod Dent Traumatol 1988: 4: 241-252.

[81] Frank AL, Simon JHS, Abou-Rass M, Glick DH. Clinical and surgical endodontics concepts in practice. Philadelphia: JB Lippincott; 1983. p. 153.

[82] Mente J, Leo M, Panagidis D, Saure D, Pfefferle T. Treatment outcome of mineral trioxide aggregate: repair of root perforations: long term results. J Endod 2014; 40: 790-796.

[83] Zhou HM, Shen Y, Wang ZJ, Li L, Zheng YF, Häkkinen L, Haapasalo M. In vitro cytotoxicity evaluation of a novel rot repair material. J Endod 2013; 39: 478-483.

[84] Heithrsay GS. Clinical, radiographic, and histopathologic features of invasive cervical resorption. Quintessence 1999: 30: 27-37.

练习题

1. 以下哪一种是口面部最常见的损伤类型（　　）

A. 撕裂　　B. 挫伤

C. 擦伤　　D. 撕脱

2. 对于垂直根折，治疗成功的概率是（　　）

A. 差　B. 好　C. 一般

3. 完全脱出的牙齿必须于（　　）重新植入到牙槽窝

A. 20min 内

B. 10min 内

C. 尽早

D. 40min 内

4. 外伤事故中最常受损的牙齿是（　　）

A. 上颌侧切牙

B. 上颌中切牙

C. 下颌中切牙

D. 下颌侧切牙

5. 在恒牙嵌入的情况下，牙根快速吸收和牙髓坏死的可能性更高。为预防这种情况发生，需去髓，并将氢氧化钙放置在根管内作为临时充填。治疗应在（　　）

A. 受伤后 2 周内

B. 受伤后 6 周内

C. 受伤后立即

D. 受伤后 8 周内

6. 在根折中，预后最好的是（　　）

A. 根上 1/3 折

B. 根中 1/3 折

C. 根尖 1/3 折

7. 牙折后哪种愈合方式最差（　　）

A. 钙化组织愈合

B. 结缔组织愈合

C. 骨和结缔组织愈合

D. 肉芽组织愈合

8. 牙根内吸收继发于（　　）

A. 创伤

B. 牙根断裂

C. 根管充填成功

D. 牙釉质断裂

9. 牙根外吸收可能归因于以下哪项（　　）

Ⅰ. 肿瘤和囊肿

Ⅱ. 阻生牙

Ⅲ. 机械力或咬合力过大

Ⅳ. 根尖周炎

A. Ⅰ和Ⅱ

B. Ⅱ和Ⅲ

C. Ⅰ、Ⅱ、Ⅲ

D. Ⅱ、Ⅲ、Ⅳ

E. 上述所有的

10. 主要参与根吸收的细胞是（　　）

A. 成纤维细胞

B. 成牙骨质细胞

C. 成骨细胞

D. 破骨细胞

E. 成牙本质细胞

第八章
可视化根管治疗

Carla Cabral dos Santos Accioly Lins，Diógenes Ferreira Alves 和 Angelo Barbosa de Resende

将工程学、计算机科学、药物学研制的新材料和新技术应用于牙髓学，可为那些需要依赖于操作者的经验和技巧在昏暗的光线下完成的治疗提供更精确的操作和更可预测的预后。光学内镜（endoscopes）、口腔显示镜（orascopes）、放大镜（magnifying glasses）和显微镜（microscopes）为提高常规根管治疗和根管外科治疗的精确度做出了贡献，而在裸眼下是无法达到的。

根管治疗中的可视化设备

内镜是由一组管状透镜、照相机、光源和显示器组成的。内镜在医学中的应用广泛，并于1979年被引入根管治疗，用于诊断根折。内镜一词来源于希腊语endon（内部）和skopion（看），因此有“看内部”的意思。内镜可为刚性的、半柔性的或柔性的。柔性内镜有一层镍钛化合物涂层，其光学部分的直径为0.9mm，可以放大20倍。在非手术的根管治疗中，推荐使用直径为4mm，30°角，长度为4cm的棒状透镜。在根管外科手术中，推荐使用直径2.7mm，70°角，长度3cm的棒状透镜。

从1990年起，口腔显示镜开始用于根管治疗。口腔显示镜与内镜的区别是口腔显微镜由光纤（玻璃或塑料）制成，用于根管治疗的可视化。口腔显示镜的尖端直径是0.8mm，0°的透镜，工作部分长15mm。和内镜一样，口腔显微镜包括照相机、光源和显示器。这些设备用于常规根管治疗和根管外科手术的可视化，它们体积小，重量轻，非常灵活，因此可以在不同角度和不同距离上实现治疗术野的可视化，不会失聚或没有景深。在使用口腔显示镜前，为了得到更好的根管内图像必须将牙颈部1/3的根管预备至90号锉，预备深度15mm并保证根管干燥。

几十年来，牙医使用放大镜来扩展视觉能力。虽然放大镜提高了视觉效果，易于使用和掌握，但它有很多局限性，包括重量，图像失真，景深小，定焦镜头且放大率有限，需要辅助光源。因为长时间使用放大镜会使视线集中，所以使用放大镜会导致眼睛和肌肉疲劳，此外专科医师在使用放大镜时，往往不得不采用不正确的治疗体位。

显微镜的操作

17世纪早期发明的显微镜被列为医学的伟大发明之一，显微镜是深入研究生物学和重新认识医学科学的技术基础。一般认为荷兰博物学家安东尼·范·列文虎克（Antonie van Leeuwenhoek）改进伽利略的设计，于1674年发明了显微镜，用于活体生物的观察。这种原始的显微镜只配备了一个玻璃透镜，将视觉洞察力提高了300倍，清晰度已相当不错，可以观察到直径只有 1 ～ 2μm 的细菌。多年以后，Robert Hooke 改进了 Leeuwenhoek 的原始显微镜，使其具有更大的图像放大倍数。

从那时起，放大系统不断取得进步，越来越复杂的光学组件不断发展。在牙科领域，临床显微镜的使用最早是由德国耳显微外科专家 Baumann 于 1977 年提出的。然而，直到开始考虑手术操作者的体位以后，手术显微镜才在根管治疗中得到了广泛的应用。1992 年，Gary Carr 在牙科文献中首次介绍了手术显微镜在根管治疗中的一些不同应用，该研究为其他几位作者深入研究手术显微镜的应用奠定了基础。然而，真正推动口腔显微镜长足发展的是 1998 年初美国牙科协会规定将牙科显微镜的使用作为美国所有牙髓学研究生的必修课。

手术显微镜被认为是影响牙科专业发展最重要的因素之一，因为它的使用彻底改变了牙科临床操作。手术显微镜的优点多于缺点（框 8-1），牙科专业人士受益于其放大的优点；因使用手术显微镜而获得一个非常明亮的术野；因为同轴照明系统与视线同轴，所以在显示区域上没有阴影；此外，照明系统可发出高功率的均匀光线，可根据不同的临床需求进行强度调节。要应用放大率，专业人士需要了解两个基本的光学原理：景深（焦点）和视野。景深的定义是在一个特定的场景中以可接受的清晰度出现的最近点和最远点之间的距离。视野是通过光学仪器所能看到的总面积。放大倍率越高，景深越浅，视野越小。

手术显微镜的关键概念及应用

手术显微镜可用于所有牙齿的根管治疗，特别是在直接观察内部解剖受限的情况下。手术显微镜是一种工具，它可以为术野提供充分的照明和放大的图像。手术显微镜的常规使用大大提高了临床治疗的质量和归档病历的质量。手术显微镜由底座、光学头、光源、动力系统和分光器组成。

框 8-1　手术显微镜的优缺点

优势
- 更高的放大率
- 照明更好
- 提供工作区域的三维视图
- 人体工程学很好
- 不会导致视疲劳
- 可提供足够的工作距离
- 有文档系统

缺点
- 地板上移动型显微镜设备会占用很大的空间
- 固定在天花板或墙壁上时，必须在单人房间使用
- 运输很困难
- 在更高的放大倍数时，视野和景深减小
- 设备很昂贵，需要定期进行适当的维护
- 有一个陡峭的学习曲线

底座是支撑显微镜的结构。底座可以安装在天花板、墙壁、地板或脚轮上，这样就可以根据临床需要移动设备。

光学头将图像传送到操作者的眼睛里，它是由物镜、倍率旋钮（the nosepiece）和双筒目镜组成（图 8-1）。透镜可以放大不同的放大倍数（2.5× 到 24×），根据显微镜的型号和配置，可以将物体放大 3 ～ 40 倍。双筒目镜是倾斜的，并且高度可调，可以根据操作者的需要提供符合人体工程学的、功能性的和舒适的姿势。

焦距是物镜和被聚焦物体之间的距离。物镜焦距有 200mm、250mm 或 300mm（图 8-2），物镜焦距的选择与操作者的身材有关。焦距越短，术者和助手之间的器械交换就越有限。因此，应当选择术者身高允许的最长焦距，因为充足的距离可提供极好的符合人体工程学的工作体位，同时也增加了生物安全性。

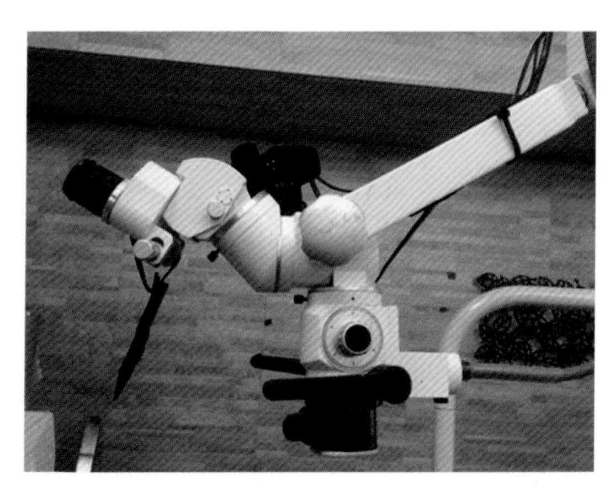

图 8-1 **手术显微镜的双筒目镜、物镜和倍率旋钮**(the nosepiece)

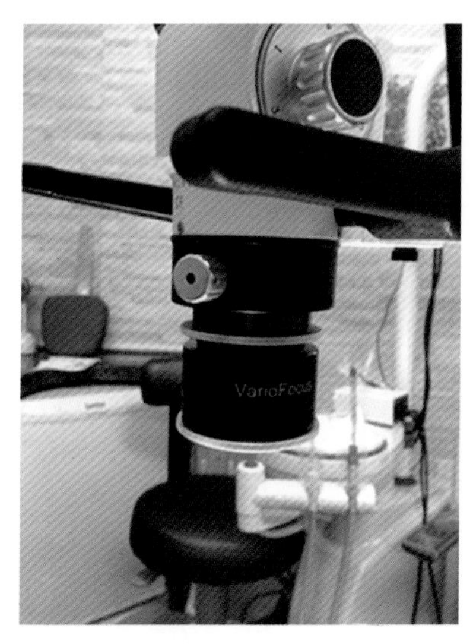

图 8-2 **变焦显微镜** da JC-Optik，**焦距范围为** 200 ~ 300mm

光源由卤素灯、发光二极管（LED）、氙气或金属卤化物产生。光线通过光纤定向到外科显微镜的头部。理想情况下，配有两盏光源灯（一盏使用，一盏备用），并且应该易于更换。

动力系统确保通过控制电动踏板调整放大倍数（缩放）和微调焦。

分光镜是用来捕捉图像 [照片和（或）视频] 的系统。通过调整分光镜，牙医可以记录病例，并将图像实时传输到显示器，还可以安装第二个双筒目镜作为助手镜。

使用

在常规根管治疗中，显微镜是一种有价值的辅助工具，它可用于治疗的不同阶段，如开髓、诊断根折和隐裂，观察髓室底和寻找根管口，处理根管再治疗中的穿孔，根尖手术，取分离器械和去除根管内核。

该仪器对根折的诊断非常有帮助（图 8-3）。当专科医师怀疑有垂直向牙折时，通过观察根管内壁即可作出诊断，而不需要通过探查手术检查牙根的外表面。获得良好的可视性的重点是，控制牙本质的干燥程度：如果太干燥，纹理就会像粉笔一样白，裂缝也看不见。如果牙本质太湿润，冲洗液的反射光会掩盖根折线。

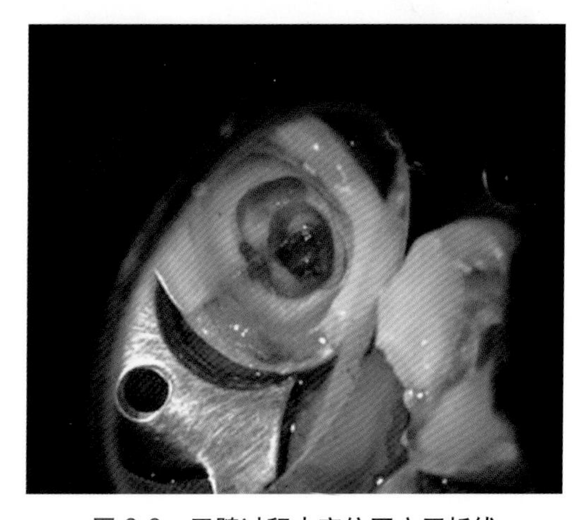

图 8-3 **开髓过程中定位冠方牙折线**

牙内吸收、牙外龋洞或术中意外导致的牙根内部与牙外表面相通均可导致牙根穿孔，在这种情况下，预后总是不确定的，可能会严重影响根管治疗的预后。在手术显微镜的放大和照明系统下观察，术者可以更好地控制根管治疗，更好地密封根管，从而对髓室或根管腔内进行的治疗就会更成功。

在根管系统的清理和成形过程中，器械负荷过重或操作不当都可能导致根管内器械分离。在这种情况下，手术显微镜非常有用，因为它可以让专科医师看到根管内的器械断端（图 8-4），在这里可以观察到器械与管壁之间的空隙和可移除的分离器械。因此，可以移除该器械，最大限度地减少对周围牙本质的损害，还可以防止牙根穿孔、台阶、拉开（zips）甚至牙根折。在各种异物去除技术中，超声与外科显微镜联合使用是关注的焦点。在这些病例中，超声用于去除根管内的非金刚砂细丝插入物(thin-gauge nondiamond inserts)。将超声工作尖穿入根管，只接触到分离器械的分离断端。震动传递到分离器械使其从根管壁上释放出来，并通过冲洗和负压吸引将其去除。

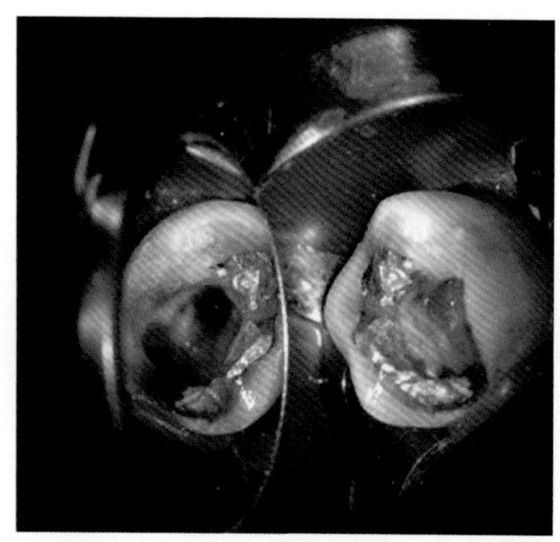

图 8-4 根管内分离的根管治疗器械

手术显微镜和超声对发展常规根管治疗和显微根尖手术是必要的。传统手术技术的成功率在 60% 以下，而目前联合使用显微镜和超声技术使其成功率提高到 90% 以上。因为这两种技术在成功率上的差异，所以在显微根尖手术中，常规应准备超声和外科显微镜，这些是必要条件。联合使用这些设备非常有助于更少量的去骨，更好地观察根尖区和根尖孔，确保根尖切除术的切削角总是垂直于牙齿长轴，倒预备出合适的深度和倾斜角度，预备根尖区或根中 1/3 的峡部和根管倒充填（图 8-5）。

大量文献报道了根管治疗失败的原因。医疗差错包括根尖渗漏、根管穿孔、根充不密实、牙周病变、欠填或超充，以及由于修复体缺失或继发龋造成的冠方微渗漏。为了消除这些致病因素，非手术性的根管治疗是首选的治疗方式。在这种情况下，因为使用显微镜我们可以观察到没有被溶剂去除或去根充物后残留在根管壁上的填充材料，所以显微镜是根管再治疗的重要

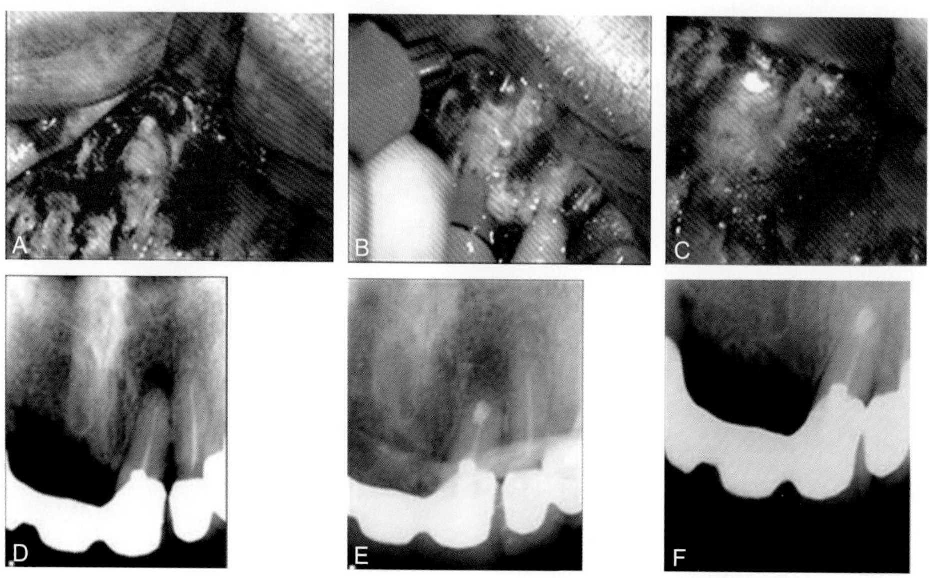

图 8-5 放大镜下行根尖周手术，临床医师可以看到：A. 牙胶尖超充。B. 超声根尖预备。C. MTA 倒充填。D. 术前 X 线片。E. 术后 X 线片。F. 术后 8 个月的 X 线片显示修复过程

盟友（图 8-6）。因此，当完全移除填充材料，根管壁被清理干净后，就可以找出许多失败原因，从而提高治疗的成功率，例如存在垂直裂缝、额外根管或根管穿孔。

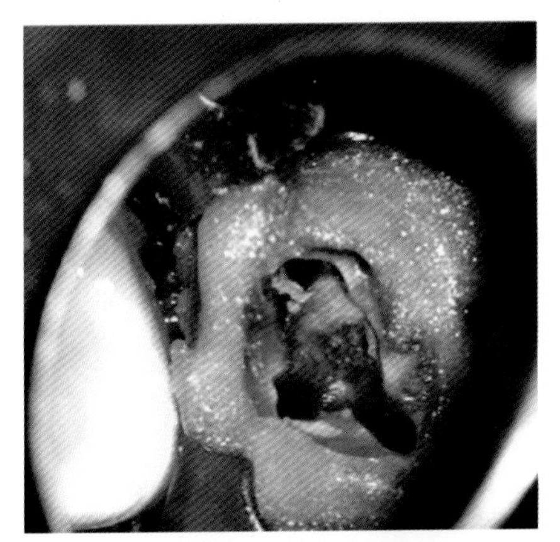

图 8-6 观察根管治疗过程中根管系统残留的根充材料

另一个方面，外科显微镜可以记录临床治疗，丰富临床资料。口腔显微镜有照相、摄像和打印的功能。这些病例治疗记录不仅可以在法律上帮助牙医，而且可以用来教育患者，结合口内显微镜下照片患者可以更好地理解，医患沟通更顺畅。治疗结束后，打印治疗过程中的视频图像可以作为最终 X 线片的补充。也可以在手术过程中扫描图像，然后打印一个副本。该副本可用于口腔卫生宣教、具有法律效力的文件、保险、教学或学术交流。

根管定位

根管口位置特点和现代根管定位技术

外科显微镜帮助牙髓医师仔细观察牙体的各种形态结构特征，确保根管治疗的各个阶段都能取得较好的疗效。强光使得根管的入口更容易观察，帮助去除牙本质突起，并有助于通过颜色来区分牙本质和髓室底。

对于钙化根管或阻塞根管，或髓底解剖结构变异的病例，外科显微镜是成功治疗这类疑难病例的重要因素之一。随着口腔显微镜的普及，牙齿内部解剖相关的治疗就能更保守，根管治疗过程中发生意外的概率也会降低。

为了找到根管，最好用的放大率是 8 倍和 12.5 倍，因为放大率太大会使牙髓底图像失真，景深缺失。须控制好光源的亮度，才能分辨出牙本质的颜色变化和纹理差异。除了放大和照明，操作者可以利用某些物质的物理和化学性质，如次氯酸钠和牙菌斑显示剂，指引我们找到闭锁的根管和增加找到髓室底上额外根管的可能性。

次氯酸钠与有机物可发生化学反应产生气泡，这一特性可用于定位根管口。发泡时间和灌洗液的量影响根管定位的难易程度。建议在牙髓腔内留少量的牙髓用于区分牙髓腔内的着色牙本质和髓室底。

也可以通过指示剂来识别根管口，如 1% 亚甲蓝和 1% 荧光素钠和 Sable Seek（Ultradent Products，Inc. South Jordan，Utah，USA）。1% 的荧光素钠是一种橙色的滴眼液，它能给髓室底的有机物结构染色。在手术显微镜的光学头的内部嵌入或在外部安装一个钴蓝色滤光片，镜下呈荧光绿色的为根管口，而其他牙本质呈蓝色。

改变开髓孔的形状可找到更多的根管口，主要是在上颌磨牙，利用根管超声和长柄球钻，将开髓孔由传统的三角形改为梯形、矩形或菱形。Stropko 在手术显微镜下研究发现，在第一近中颊根（MB1）和第二近中颊根（MB2）之间存在一个极细的狭长地带，该狭长地带镜下为一条红色或白色的线，沿着这条线可以找到上磨牙的额外根管，但该狭长地带钙化的病例除外。

充分暴露根管后，发现了越来越多的额外根管。如第一磨牙和第二磨牙的第四根管（第二近中颊根，MB2）（图 8-7）和

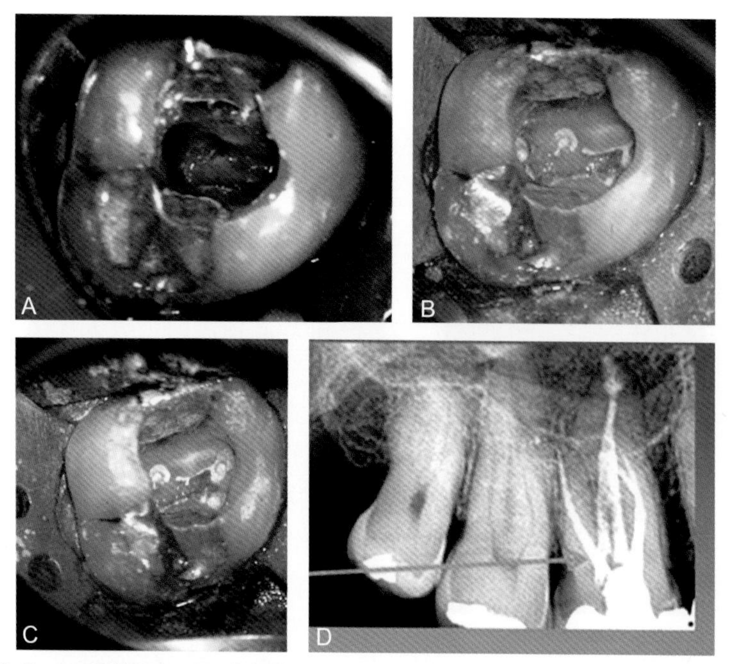

图 8-7 A. 根管预备后五个根管口；B 和 C 牙胶充填后确认；D. 最终 X 线片

下颌磨牙近中根中发现的第五根管（近中髓）已成为最可预测的根管治疗，且根管治疗的成功率更高了。下颌第一磨牙通常有 2 个或 3 个根管。Martins 和 Anderson 报道在两颗罕见的左侧磨牙中发现了 6 个根管。使用牙科手术显微镜和超声工作尖（Troughing Ultrasonic）在近中根和远中根之间的沟槽中成功定位了中根管。

外科显微镜给根管治疗带来了重大变化。为了在日常工作中普及显微治疗，有必要推广培训课程，让牙体牙髓专科医师获得实际操作经验，使他们能够习惯使用显微镜等仪器设备工作，力求建立工作场所的新概念。在训练初期显微镜会妨碍工作，由于学习过程较长，所以强烈建议在离体牙上训练。然而，一旦牙医熟练掌握显微镜的使用方法后，使用显微镜会给牙医带来一个更舒适的和符合人体工程学的工作体位，减少疲劳和压力，提高工作效率。

小结

在过去的几年里，技术进步的发展使牙髓医师的临床技能达到了卓越水平。放大技术已经成为一种强有力的工具，在许多情况下提供了更精确的治疗，更好的治疗质量和更高的成功率。

参考文献

[1] Feix LM, Boijink D, Ferreira R, Wagner MH, Barletta FB. Operating microscope in endodontics: visual magnification and luminosity. S Braz Dent J 2010; 7: 340-348.

[2] Ingle JI, Bakland IK. Endodontics. Hamilton: BC Decker; 2008.

[3] Dhingra A, Nagar N. Recent advances in endodontic visualization: a review. J Dent Med Sci 2014; 13: 15-20.

[4] Bahcall J, Barss J. Orascope vs. endoscope: a revolution in endodontic visualization. Dentistry 2001; 2: 24-27.

[5] Detsch S, Cunningham W, Langloss J. Endoscopy as an aid to endodontic diagnosis. J Endod 1979; 2: 60-62.

[6] Taschieri S, Rosano G, Weinstein T, Del Fabbro M. Endoscopic management of a lateral root lesion. A case report. Minerva Stomatol 2008;

57: 587-595.

[7] Taschieri S, Rosano G, Francetti L, Agliardi E, Del Fabbro M. A modified technique for using the endoscope in periradicular surgery. A case report. Minerva Stomatol 2008; 57: 359-367.

[8] Bahcall J, Barss J. Orascopic visualization technique for conventional and surgical endodontics. Int Endod J 2003: 36: 441-447.

[9] Bahcall J, Barss J. Orascopy: vision for the millennium. Part II . Dent Today 1999: 18: 82-85.

[10] Rubinstein R. The anatomy of the surgical operating microscope and operating position. Dent Clin North Am 1997; 41: 391-413.

[11] Fregnani E, Hizatugu R. Endodontics: A contemporay view. São Paulo: Santos Press, 2012.

[12] Hirsch ED Jr. , What Your 5th Grader Needs to Know. New York: Delta Trade Books; 2006. Anton van Leeuwenhoek, pp. 384-385.

[13] Baumann RR. How may the dentist benefit from the operating microscope? Quintessence Int 1997; 5: 5-17.

[14] Carr GB. Microscopes in endodontics. J Calif Dent Assoc 1992; 20: 55-61.

[15] Pecora G, Andreana S. Use of dental operating microscope in endodontic surgery. Oral Surg Oral Med Oral Pathol 1993; 75: 751-758.

[16] Mounce R. Surgical microscopes in endodontics: the quantum leap. Dent Today 1993; 12: 88-91.

[17] Ruddle CJ. Endodontic perforation repair: using the surgical operating microscope. Dent Today 1994; 13: 48- 53.

[18] Kim S. Modern endodontic practice: instruments and techniques. Dent Clin North Am 2004; 48: 1-9.

[19] American Dental Association. Accreditation Standards for Advanced Specialty Education Programs in Endodontics. Chicago: American Dental Association; 2013.

[20] García Calderín M, Torres Lagares D, Calles Vázquez C, Usón Gargallo J, Gutiérrez Pérez JL. The application of microscope surgery in dentistry. Med Oral Patol Oral Cir Bucal 2007; 12: 311-316.

[21] Leslie S, Current I, Comton J, Zakia RD. Basic Photographic Materials and Processes. Oxford: Focal Press; 2000.

[22] Santos Accioly Lins C, de Melo Silva E, de Lima G, Conrado de Menezes S, Coelho Travassos R. Operating microscope in endodontics: a systematic review. Open J Stomatol 2013; 3: 1-5.

[23] Khayat G. The use of magnification in endodontic therapy: the operating microscope. Pract Periodontics Aesthet Dent 1998; 10: 137-144.

[24] American Association of Endodontists. Glossary of endodontic terms. Chicago: American Association of Endodontists; 2003.

[25] Ianes CI, Nica LM, Stratul S, Carligeriu, V. Endodontic retreatment of a mandibular first molar with five root canals: a case report. Timisoara Med J 2011; 61: 125-130.

[26] Nunes E, Silveira FF, Soares JA, Duarte MA, Soares SM. Treatment of perforating internal root resorption with MTA: a case report. J Oral Sci 2012; 54: 127-131.

[27] Ward JR, Parashos P, Messer HH. Evaluation of an ultrasonic technique to remove fractured rotary nickel-titanium endodontic instruments from root canals: Clinical cases. J Endod 2003; 29: 764-767.

[28] Faramarzi F, Fakri H, Javaheri HH. Endodontic treatment of a mandibular first molar with three mesial canals and broken instrument removal. Aust Endod J 2010; 36: 39-41.

[29] Jadhav GR. Endodontic management of a two rooted, three canaled mandibular canine with a fractured instrument. J Conserv Dent 2014; 17: 192-195.

[30] Ward JR. The use of an ultrasonic technique to remove a fractured Rotary nickel-titanium instrument from the apical third of a curved root canal. Aust Endod J 2003; 29: 25-30.

[31] Kim E, Song JS, Jung IY, Lee SJ, Kim S. Prospective clinical study evaluating endodontic microsurgery outcomes for cases with lesions of endodontic origin compared with cases with

lesions of combined periodontal-endodontic origin. J Endod 2008; 34: 546-51.
[32] Setzer FC, Shah SB, Kohli MR, Karabucak B, Kim S. Outcome of endodontic surgery: a meta-analysis of the literature-part 1: Comparison of traditional root-end surgery and endodontic microsurgery. J Endod 2010; 36: 1757-1765.
[33] Song M, Jung IY, Lee SJ, Lee CY, Kim E. Prognostic factors for clinical outcomes in endodontic microsurgery: a retrospective study. J Endod 2011; 37: 927-933.
[34] Torabinejad M, Ung B, Kettering JD. In vitro bacterial penetration of coronally unsealed endodontically treated teeth. J Endod 1990; 16: 566-569.
[35] Saunders WP, Saunders EM. Coronal leakage as a cause of failure in root canal therapy: a review. Endod Dent Traumatol 1994; 10: 105-108.
[36] Sritharan A. Discuss that the coronal seal is more important than the apical seal for endodontic success. Aust Endod J 2002; 28: 112-115.
[37] Friedman S, Mor C. The success of endodontic therapy: healing and fuctionally. J Calif Dent Assoc 2004; 32: 267-274.
[38] Koch K. The microscope: its effect on your practice. Dent Clin North Am 1997; 41: 619-626.
[39] Kottoor J, Velmurugan N, Surendran S. Endodontic management of a maxillary first molar with eight root canal systems evaluated using cone-beam computed tomography scanning: a case report. J Endod 2011; 37, 715-719.
[40] Karumaran CS, Gunaseelan R, Krithikadatta J. Microscope-aided endodontic treatment of maxillary first premolars with three roots: A case series. Indian J Dent Res 2011; 22, 706-708.
[41] Kontakiotis EG, Tzanetakis GN. Four canals in the mesial root of a mandibular first molar. A case report under the operating microscope. Aust Endod J 2007; 33: 84-88.
[42] Karthikeyan K, Mahalaxmi S. New nomenclature for extra canals based on four reported cases of maxillary first molars with six canals. J Endod 2010; 36: 1073-1078.
[43] Sachdeva GS, Malhotra D, Sachdeva LT, Sharma N, Negi A. Endodontic management of mandibular central incisor fused to a supernumerary tooth associated with a talon cusp: a case report. Int Endod J 2012; 45: 590-596.
[44] Lababidi EA. Discuss the impact technological advances in equipment and materials have made on the delivery and outcome of endodontic treatment. Aust Endod J 2013; 39: 92-97.
[45] Selden HS. The role of a dental operating microscope in improved nonsurgical treatment of "calcified" canals. Oral Surg Oral Med Oral Pathol 1989; 68: 93-98.
[46] Nóbrega LMM, Gadê Neto CR, Carvalho RA, Dameto FR, Maia CADM. In vitro evaluation of blockage transposition in the root canal entrance with or without the clinical microscope as assistant. Cienc Odontol Bras 2008; 11: 56-63.
[47] Nallapati S. Aberrant root canal anatomy: a review. Sasidar Nallapati PMD 2007; 2: 50-62.
[48] Baldassari-Cruz LA, Lilly JP, Rivera EM. The influence of dental operating microscope in location the mesiolingual canal orifice. Oral Surg Oral Med Oral Pathol 2002; 93: 190-193.
[49] Vertucci FJ. Root canal morphology and its relationship to endodontic procedures. Endod Topics 2005; 10: 3-29.
[50] Carvalho MC, Zuolo ML. Orifice locating with a microscope. J Endod 2000; 26: 532-4.
[51] Ryan JL, Bowles WL, Baisden MK, McClanahan SB. Mandibular first molar with six separate canals. J Endod 2011; 37: 878-80.
[52] Pais ASG, Alves VO, Sigrist MA, Cunha RS, Fontana CE, Bueno CE. Sodium fluorescein and cobalt blue filter coupled to a dental operating microscope to optimise root canal location in maxillary first molars. J Endod 2014; 8: 193-198.
[53] Stropko JJ. Canal morphology of maxillary molars: clinical observations of canal configurations. J Endod 1999; 25: 446-450.

[54] Rampado ME, Tjäderhane L, Friedman S, Hamstra SJ. The benefit of the operating microscope for access cavity preparation by undergraduate students. J Endod 2004; 30: 863-867.

[55] Coutinho-Filho T, La Cerda RS, Gurgel-Filho ED, de Deus GA, Magalhães KM. The influence of the surgical operating microscope in locating the mesiolingual canal orifice: a laboratory analysis. Braz Oral Res 2006; 20: 59-63.

[56] Görduysus MO, Görduysus M, Friedman S. Operating microscope improves negotiation of second mesiobuccal canals in maxillary molars. J Endod 2001; 27: 683-686.

[57] Martins JN, Anderson C. Endodontic treatment of the mandibular first molar with six root canals: two case reports and literature review. J Clin Diagn Res 2015; 9: 6-8.

[58] Marques KCA, Motta Júnior, AG, Fidel RAS, Fidel SR. Clinic adequation of surgical microscope on dental treatment. Revista Cientific of HCE 2008; 2: 70-72.

练习题

1. 以下哪一种设备被认为是根管治疗的最大进步（　　）

A. 牙科放大镜

B. 内镜

C. 口腔显示镜

D. 手术显微镜

2. 关于手术显微镜的使用下列哪个陈述是错误的（　　）

A. 便于观察牙隐裂和牙折

B. 为了清晰地看到牙本质，牙本质必须是干燥的

C. 它的放大和照明作用有助于寻找额外根管

3. 放大率越大，景深越小（　　）

A. 正确

B. 错误

4. 以下哪种光源可用于外科显微镜（　　）

A. 卤素灯

B. LED 灯

C. 氙气灯

D. 以上都是

5. 内镜的放大倍数是多少（　　）

A. 5 ×

B. 15 ×

C. 20 ×

D. 25 ×

6. 最早使用手术显微镜的是（　　）

A. 眼科医师

B. 牙髓病学医师

C. 耳科医师

D. 皮肤科医师

7. 下列哪种类型可用于显微镜的双筒目镜（　　）

A. 直线的

B. 倾斜的

C. 可倾斜的

D. 以上都是

8. 用手术显微镜，使用口镜（　　）

A. 是必要的

B. 是可选的

C. 是不必要的

D. 以上都不是

9. 使用手术显微镜使下列哪一个程序更可靠（　　）

A. 移除分离器械

B. 修补穿孔

C. 去除牙本质悬突

D. 以上都是

10. 手术显微镜在临床实践中的主要优势是（　　）

A. 更好的可视化

B. 提高治疗质量

C. 治疗过程中理想的人体工程学

D. 以上都是

第九章
牙体牙髓病的显微外科手术

James D. Johnson，Kathleen McNally，Scott B. McClanahan 和 Stephen P. Niemczyk

牙体牙髓病的显微手术治疗为渴望保留自然牙的患者提供了一个良好的选择。借助新的技术和工具，牙科医师更有能力为患者提供良好预后，避免自然牙的缺失。

近年有关牙体牙髓病的手术治疗进展很大。手术显微镜的应用使得外科手术以及牙体牙髓手术更加精准。显微外科手术器械的大量出现、牙周软组织处理原则和治疗步骤更加完善，超声根管预备法、改进的根管填充材料、引导组织再生技术及锥体束计算机断层扫描三维立体成像等技术和方法共同推动了牙体牙髓病显微手术的进步。

今天的牙体牙髓显微手术依赖于口腔医学整体及相关学科技术和材料的发展的同时，也发展出本学科特有的技术和材料。牙体修复学和生物修复学的材料和技术可以在外科和非手术的牙体牙髓治疗中修复牙齿结构。颌面外科和牙周科的手术原则也被纳入牙体牙髓病的显微外科手术原则中。今天的牙体牙髓显微外科医师必须善于管理和使用软组织，以达到美观和功能的统一。为达此目的，牙体牙髓显微外科医师必须掌握所有相关技术和材料方面的知识以提高手术效果，必须对方法学和材料有敏锐的认识,以支持最前沿的临床实践，为患者提供良好的预后。

牙体牙髓显微手术技术和器械的进展

牙科手术显微镜

牙科手术显微镜彻底改变了牙体牙髓病手术。随着吸引器和光源的引入，牙科手术显微镜可以观察到术野中的细微结构，并使用各种精细显微器械达到手术成功。

牙科手术显微镜将在另一章中详细描述，并在本章的参考文献中详细介绍。

显微器械

有了显微镜，我们就可以使用更精细的器械。牙体牙髓显微手术需要微型刀片、微型镜子、微型充填器、微型探针、小号缝合线、微型刮治器、较小的拉钩、用于打气和水的微量注射器（Stropko 冲洗器）、微型剪刀、微型持针器（如 Castroviejo 持针器）和超声工具。

超声仪器

超声压电单元将能量传递给超声工作尖，用于根尖预备。Gary Carr 设计了第一批不锈钢的超声工作尖。现在的超声工作尖有许多尺寸并可由多种不同的材料制成，例如 Kim 外科工作（KiS）尖（Obtura Spartan Endodontics.Algonquin，IL）， 是由二氮化锆制成的。利用超声工作尖头可以进行细微的根尖区预备，沿着牙体长轴向根尖预备3mm的深度。最近又出现了6mm和9mm的超声工作尖头可用于根管内更深处的预备。超声工作尖头也设计成不同的角度，使得针对任何牙齿上的任何根管都有可能进行根尖倒填充。

锥形束计算机断层扫描

锥形束计算机断层扫描（CBCT）使医师可以用三维的方式观察手术部位，并准确地了解解剖结构，包括牙根、根尖周病变、下齿槽神经管、颏孔和上颌窦等。显微外科医师现在清楚地知道手术区域内有什么。这可以防止对神经血管的破坏，减少切除的骨量，并选择一个更好的手术路径。利用CBCT图像的数据可以创建出三维模型，模型是手术部位局部解剖结构的精确复制品。

图9-1展示了二维X线根尖片图像的局限性。图9-2是一个三维CBCT扫描图，展示了CBCT图像的优势，为计划中的手术提供了必要的信息。

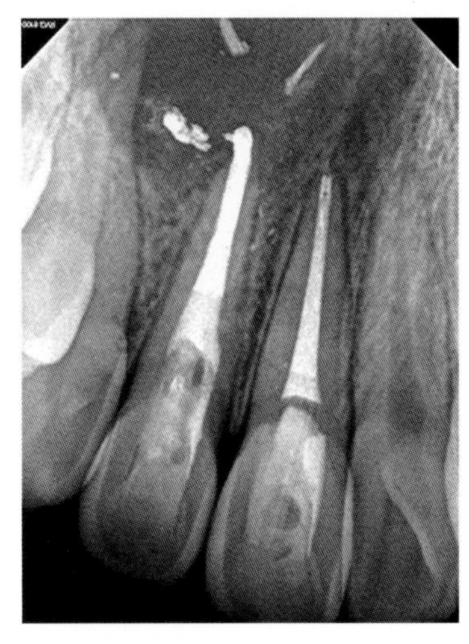

图9-1 较大根尖病变区。根尖片不能确定病变的范围（图片由Ben Studebaker提供）

根尖填充材料

根尖填充材料可以很好地密封根尖预备区，并且具有极好的生物相容性，现在临床已经可以使用。这些材料包括Super EBA（Harry J. Bosworth Co，Skokie，IL）、三氧化二磷填料（MTA）和较新的生物陶瓷材料。这些材料与旧的根尖填充材料

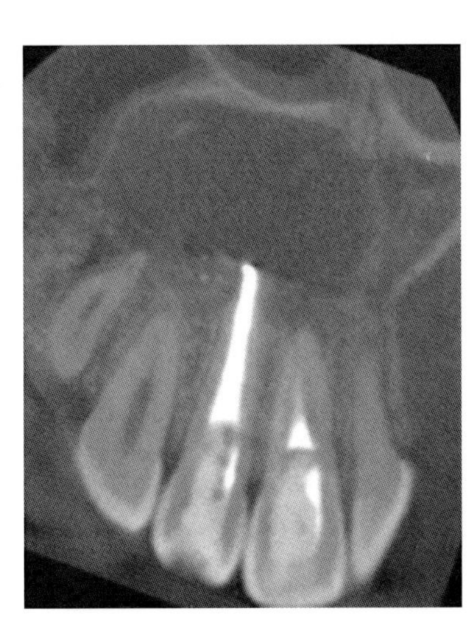

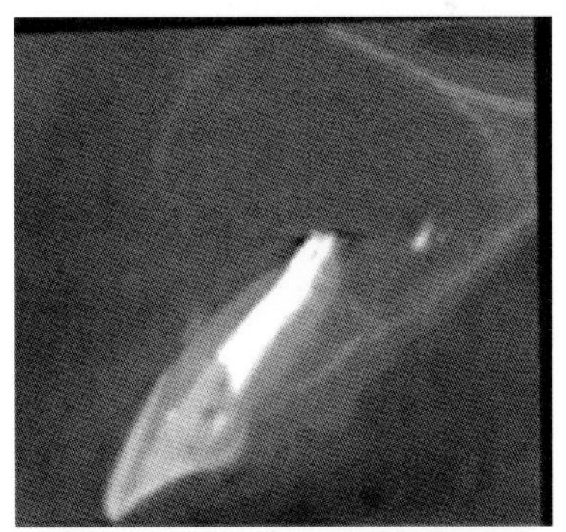

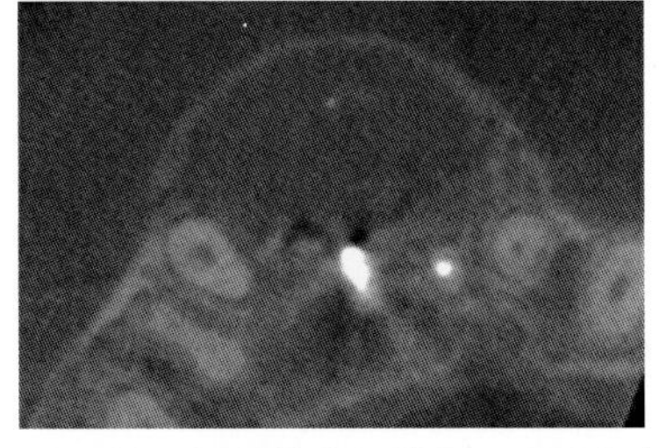

图9-2 较大的根尖周病变的CBCT图像中，封闭剂是明显的。根管填充物的颊-舌侧宽度是可见的。病变的骨质边缘在腭部和鼻部是完整连续的，但颊侧骨质并不完整，有破坏（图片由Ben Studebaker提供）

如银汞合金或冷侧压牙胶尖相比，效果更好。

引导组织再生技术

引导组织再生技术应用于大临床和口腔科的不同领域，特别适用于牙周科，包括牙周病造成的根分叉病变、与牙周牙髓联合病变中牙周骨质吸收与根尖区病变相通的、根尖周病变引发的窦道穿孔，使这些病例治疗成功率增加。

骨吸收导致颊舌侧根分叉穿通暴露的、牙槽骨发生边缘性骨吸收且与根尖骨吸收相通的、根尖周病变引起的窦道穿孔及较大的根尖病变等。引导组织再生技术使这些病例的治疗成功率上升。

牙体牙髓病手术的适应证和禁忌证

框 9-1 和框 9-2 中列出了最常见的手术适应证和禁忌证。

框 9-1　牙髓手术的适应证

以下情况是最常见的牙髓手术适应证。

需要外科引流
- 已经有脓肿形成：引流积聚脓液迅速缓解症状
- 无脓肿形成：释放压力——切开时可能只有血液和浆液流出，但可以减少刺激物，增加炎症区域的血液循环

人源性
- 器械分离
- 不可疏通的根管台阶
- 牙根穿孔
- 超充填引起的症状
- 充填物超出根管

牙根解剖变异
- 牙根严重弯曲
- 根裂探查根尖切除

活检
- 可疑的不愈合的病变
- 罕见、不典型的体征和症状，需要进行探查性手术和活检

矫正性手术
- 修复牙根外吸收
- 根面龋
- 根尖切除术
- 牙齿半切除术
- 分牙术

牙再植
- 牙再植（拔牙后再植）。意向性牙再植
- 外伤后牙再植
- 牙移植
- 牙槽嵴位点保存：当探诊显示预后不佳必须拔除的情况下

框 9-2　牙髓手术的禁忌证

原因不明的治疗失败（术前应尽量查明原因）

全身系统性疾病因手术刺激产生的并发症（可能是绝对或相对的）
- 血液或出血性疾病（需要医疗咨询、实验室检查）
- 肿瘤晚期疾病
- 控制不佳的糖尿病
- 严重的心脏病或无法控制的高血压
- 患者处于免疫力低下的状态（手术应谨慎）
- 心肌梗死近期发作（7～30d 内，如果存在不稳定的心绞痛，则时间更长）
- 精神心理问题
- 需要透析的肾脏疾病（手术应谨慎）
- 放射性骨坏死
- 双膦酸盐药物治疗史

解剖因素
- 缺少手术入路的
- 根部长度过短（不能进行根尖切除或不宜用桩核修复）
- 严重的牙周病
- 不能修复的牙齿

选择手术需谨慎：如果非手术方法有同等或更好效果，则不适合使用手术

术前计划

在准备手术治疗时，必须考虑很多因素，包括之前列出的适应证和禁忌证。医师还

必须知悉患者的病史以及整体口腔治疗计划，计划应是术者与所有相关专家一起制定的。必须考虑到患者接受显微外科手术的原因和不同程度的个人担忧。在前牙美学区，黏膜瓣的设计是至关重要的，应考虑到防止牙龈退缩和瘢痕。美学区应避免暴露牙冠边缘。

涉及牙齿的临床考虑因素包括龋齿、修复体的损坏、牙裂缝以及手术区域内所有牙齿的牙髓活力。必须仔细评估软组织的量，注意肌肉状态及牙龈的附着情况。窦道和先前存在的瘢痕组织是影响手术治疗计划和皮瓣设计的额外因素。认真评估患者的牙周状况。必须记录牙周探查深度和探诊时的出血区域。必须评估牙龈退缩的区域和角质化牙龈的宽度。应评估牙龈和牙周炎症的程度，以确定在手术前是否需要进行局部洁治和牙周治疗以减少炎症。应确定颌骨缺损和牙槽骨受累的程度，因为它们会影响到皮瓣设计。为了确定治疗的顺序，还必须考虑牙髓 - 牙周联合病变的情况。

在治疗计划中要考虑的解剖因素包括颊侧前庭的高度和深度、腭骨的高度和深度、口腔的大小、患者的颌间距离、颌骨的疣状突起、下颌骨外斜嵴的突起情况。根的长度及根尖周病变的位置、大小，对治疗计划及软组织瓣的设计至关重要。关键解剖结构，如颏孔、下牙槽管和上颌窦，是至关重要的。牙冠、固定桥、桩的存在以及桩的类型也会影响治疗计划的制定。

治疗计划

患者的身体状况不一定决定患者是否能承受牙体牙髓显微手术。如果控制得好，大多数老年病慢性病并不是手术的禁忌证。在处理复杂的医疗问题时，需要与患者全身疾病的医师协商。监测生命体征对所有患者都很重要，在手术前应完善实验室检查。

患有出血性疾病的患者，或正在接受抗凝血剂治疗的患者，应仔细评估。了解患者的药物过敏及不良反应史也很重要。对于一些心脏疾病和一些关节置换后的患者，需要预先使用抗生素。免疫力低下的患者可能需要抗生素治疗。对于一些正在服用类固醇药物的患者，可能有必要加入皮质醇类药物。大多数患者需要口服镇静药或氧化亚氮来减少焦虑。少数患者需要深度的镇静，涉及静脉给药，还有一些患者需要在医院手术室进行监控下的牙体牙髓显微外科手术以防止意外的发生。

通过回顾病史和充分交流，可以确定患者是否有决心通过手术来挽救牙齿。回顾病史及充分的交流是与患者建立融洽关系的绝佳机会，这将是手术治疗成功的保证。

在显微外科手术中，患者不一定能够躺下或侧身，受到患者自身条件的限制，包括关节炎等情况。在进行手术前，应注意到这些情况，预判在手术中可能遇到的困难。一些手术的绝对禁忌证，上面已经列出。充分的交流能让患者获得最合适的治疗效果。

在制定计划时，患者的牙科病史是很有价值的，应该了解患者对牙科的需求来制定整个治疗计划。要着眼于整个治疗计划，不能单纯只考虑手术的区域。

牙体医师要关心牙齿将如何修复，手术治疗在修复计划中将扮演什么样的角色。患者其余牙齿的治疗过程给牙体医师提供该牙齿是否应进行非手术治疗、非手术再治疗或用外科牙髓治疗的参考。非手术牙髓治疗的成功率非常高，通常应该是首选。如果最初的根管治疗不成功，在手术干预之前，应考虑进行再治疗。非手术再治疗有很好的效果。采用现代技术进行的根管治疗术和非手术再治疗同样可以取得良好的效果，甚至在某些情况下效果更好。非手术再治疗涉及潜在的风险，例如拆除大的桩核或需要去除过多的牙本质。这些潜在的风险使外科根管治疗成为一些患者更好选择。

口外和口内检查，牙髓敏感性测试，以及对患者根尖周图像和CBCT图像的放射检查将使牙体牙髓显微外科医师能制定更全面的治疗计划。

临床考虑

临床死髓牙的治疗，在外科治疗前应该先完成根管治疗，更保守的治疗原则上会更加安全。

解剖结构

张口度小或颞下颌关节（TMJ）活动受限的患者可能不适合做手术治疗。颊侧皮质骨厚，外斜嵴突出，可能不适合下颌第二磨牙的根尖手术。如果上颌磨牙腭根的腭穹隆较浅，腭骨较厚，那么对上颌磨牙腭根进行腭部手术难度较大。前庭沟较浅的患者不适合根尖手术，医师至少需要做在水平方向上延长黏骨膜瓣的准备。触诊根部边缘可以发现根部之间的开裂或凹陷区域，从而选择在哪里做垂直切口。还必须注意，不要将垂直切口设计在可能与出颏孔的颏神经相交的地方。当CBCT成像和根尖触诊发现根尖可能在骨皮质外时，根尖手术应缩短根长，以确保根尖在骨内。

牙周方面的考虑

牙周探查深度将显示骨水平，并决定了骨面上黏骨膜瓣的设计，多数情况下需检测牙周袋。牙周病预后不佳的牙齿不应考虑做根尖手术。有牙龈退缩、根分叉暴露、水平或垂直骨缺损和牙髓病变的牙齿会影响是否进行手术治疗，如果确有必要进行手术治疗，将很有可能涉及龈瓣的设计。

软组织的考虑

附着和角质化牙龈的宽度和类型也会影响到龈瓣的设计。窦道的存在会影响龈瓣的角度。肌肉附着和牙龈的宽度决定了垂直切口的位置。瘢痕组织和骨质疏松症患者需要谨慎地切开以前的黏膜切口。

影像学考虑

如果存在裂纹、根纵折或牙根颈部骨质吸收，可能需要进行龈沟内切口翻瓣后观察和检查这些区域。根尖周围病变的大小将决定牙龈瓣的水平部分宽度。相对于无病变或小的根尖周病变而言，大的病变需要较宽的水平部分。垂直切口的位置必须与根尖周病变的范围至少相隔一个牙位。

牙齿修复的考虑

不能修复的牙齿不应考虑做根尖手术。在美学区有全冠修复体的，手术应考虑采用龈缘下切口或龈乳头基部切口。固定桥的存在会影响到牙槽嵴区域的切口位置。在一些病例中，如果有足够的软组织，切口可以放在离桥体3～4mm的地方，这样就可以将龈缘抬高，也能保证有足够的软组织进行缝合。在另外的一些病例中，切口可以选择到桥体的舌侧或腭侧，作为黏骨膜瓣的一部分，从桥体的下方翻起。对于已经用桩核修复的牙齿，必须对桩的长度和材料类型进行评估，因为它可能影响到根尖的预备。

手术前的准备工作

在开始手术前，应向患者解释风险和收益。应与患者协商并签署一份牙体牙髓病显微手术同意书。在手术前，应向患者提供口头和书面的术后指导。术后向患者提供必要的药物处方。

在手术当天，应给患者服用400～600mg布洛芬，以缓解手术过程中的疼痛和紧张。患者还应该用氯己定漱口水含漱1min。应记录患者术前生命体征。脉搏血氧仪探头应放置在患者的手指上，以监测其氧饱和度和心率。然后穿戴无菌手术衣，外科团队刷手消毒，穿上手术衣铺无菌单。

如果患者对碘不过敏，应使用聚维酮碘溶液（Betadine）擦洗患者的唇颊黏膜。

麻醉和止血

手术过程中的止血对于视野、器械操作和根尖预备充填以及最大限度地提高根尖填充材料的物理特性非常重要。实现止血，首先要在术前详细了解患者的病史。必须确定患者是否正在服用任何可能增加出血的药物，或者患者是否有任何出血性疾病。

可能影响出血和凝血的疾病包括遗传性出血性毛细血管扩张症、von Willebrand 病、血小板减少性紫癜、血友病 A 和 B，以及缺乏一些凝血因子。包括因子Ⅰ、Ⅱ、Ⅶ、Ⅷ、Ⅸ、Ⅹ，以及其他一些凝血因子。

肝病，包括维生素 K 缺乏症，以及酗酒都会增加出血量。所有这些情况都需要向医师咨询。

可增加出血的药物包括血小板功能药物，有阿司匹林和其他非甾体抗炎药（NSAIDs）。氯吡格雷（Plavix）、酒精和内酰胺类抗生素可以影响出血。改变凝血功能的药物包括肝素、华法林和凝血酶抑制剂。

现在人们认为，对于相对较小的口腔外科手术，包括根尖手术，最好让正在接受抗凝治疗的患者继续服用阿司匹林、氯吡格雷或华法林，而不是冒着血栓栓塞的风险停药。患者的国际标准化比值（INR）应在手术当天进行监测，以确认可以耐受手术水平，即应在 1 ～ 4 的范围内。通常采用局部控制出血的措施就足够了。本章后面将讨论局部止血剂。

一些患者不认为中药和其他膳食补充剂是药物，但其中的一些药物可引起出血问题。诸如紫锥菊、银杏叶和鱼油等可以延长出血时间。人参可引起高血压和心动过速。圣约翰草可以延长麻醉药的作用。

在手术前局部麻醉药有两个目的。一个是手术部位的麻醉。另一种是由于局部麻醉药中含有肾上腺素而产生的止血作用。

一般来说，如果牙体牙髓显微外科医师通常选择阻滞麻醉，就能以较少的注射量获得更广泛的麻醉区域。如果需要的话，局部阻滞麻醉可以用骨膜上注射来补充。为了止血，将利多卡因与 1 ∶ 50 000 肾上腺素一起注入手术区域的根尖附近，小心地避开颊黏膜褶皱深处的骨骼肌。我们不希望激活骨骼肌中的 β_2 肾上腺素能受体。这将导致血管扩张和增加出血量。激活黏膜和牙龈组织中的 α_1 肾上腺素能受体将导致血管收缩。以帮助手术区域的止血。1 ∶ 50 000 肾上腺素的利多卡因已被证明是控制口腔手术过程中出血的有效手段。麻醉液的输送速度应相对缓慢，需要 1 ～ 2min，以保证患者的舒适度、充分的麻醉效果和有效的止血。

长效局麻药如布比卡因在术后疼痛控制中非常有用，它可以为手术区域提供 4 ～ 9h 的麻醉。

患者体位和显微镜对准

患者体位在内镜和显微手术中是非常重要的。因为外科医师需要用一只手牵引组织，并使用优势手进行器械操作，必须通过显微镜直接观察，因为显微外科医师没有空闲的手来拿镜子。这条原则的例外情况是在腭根上进行的手术，腭瓣可以缝合到口腔的另一侧，或者在下颌牙的舌侧进行修补手术时也可以缝合到另一侧牙齿。在舌侧入路，可以使用镜子作为牵引器并同时反射观察。医师们设计出了不同的患者体位方案。Stephen Niemczyk 开发了一种简化患者体位、显微镜对准和外科医师位置的方案。

牙体牙髓显微外科医师需要通过显微镜直接观察。患者和显微镜的正确位置可以实现这一点。患者必须在牙科椅上定位，使患牙的长轴与地板平行。对于前牙，调整方法是将患者的头部相对于牙齿的长轴向上或向下移动,使牙齿的长轴与地板平行。在后牙的情况下，患者应侧卧。这样可以通过显微镜直接观察，也可以使牙齿的长轴与地板平行。

显微镜校准时应该与正在进行手术的牙齿的长轴平行。如果显微外科医师坐在患者头侧的12点钟位置，这就更容易实现。说明一下，外科医师的位置在患者头部的正后方，位于椅子的中间。

当患者躺在牙椅上时，外科医师位于患者头部正后方。患者牙齿的长轴与地板平行，显微镜的长轴与牙齿的长轴对齐，切除和根尖预备时将彼此成直角，而且自然重力将有助牙长轴成直角的牙根的切除。一旦切除完成，根尖预备将很容易在根尖切除的直角和牙齿的长轴上完成（图9-3）。

为防止颈部劳损，患者应完全侧卧，而不是简单地转动脖子。这有利于直接俯视牙齿。在手术的关键阶段，显微镜应与牙齿长轴成直角，外科医师必须长期处于一个舒适和符合人体工程学的位置，即使为了最佳的手术效果，医护和患者也只能在短时间内保持一个不适的姿势（图9-4～图9-7）。显微镜可以略微倾斜，或者在切除完成后，患者可以将头向上或向下倾斜，这样就可以检查切除的根尖面。以确认切除的效果如何，并确定根管和根管峡部的位置，可以用亚甲蓝染料强化染色。随着患者、显微镜和外科医师的正确定位，利用外科手术显微镜提供的更清晰的视野和照明，手术可以更准确地进行。Rubinstein、Merino和Kim提出了另外一些患者定位方案和显微镜排列方式。许多原则是相同的；但是，在其中一些位置，外科医师不在椅子的12点位置，而是在椅位的一侧。

在这些位置中，外科医师没有对准牙

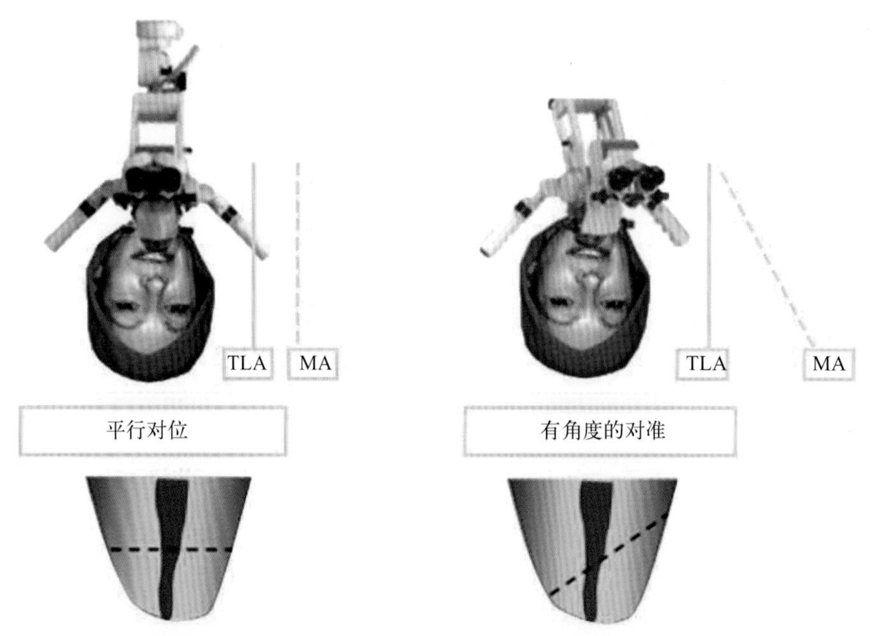

图9-3　显微镜的位置应使显微镜的长轴与患牙的长轴平行。这要求外科医师坐在牙椅头侧的12点钟位置，使牙齿的长轴直接指向外科医师的中线。这将确保根切的位置与牙齿的长轴成90°。左图展示的是平行排列，显微镜的轴线与牙齿的长轴平行，根切的位置与牙齿的长轴成90°。右图展示的是倾斜对位，即显微镜轴线与牙齿长轴不一致，结果就是切除的根面有一定的角度（摘自Niemczyk SP. Essentials of endodontic microsurgery. Dent Clin North Am. 2010；54：375-399）

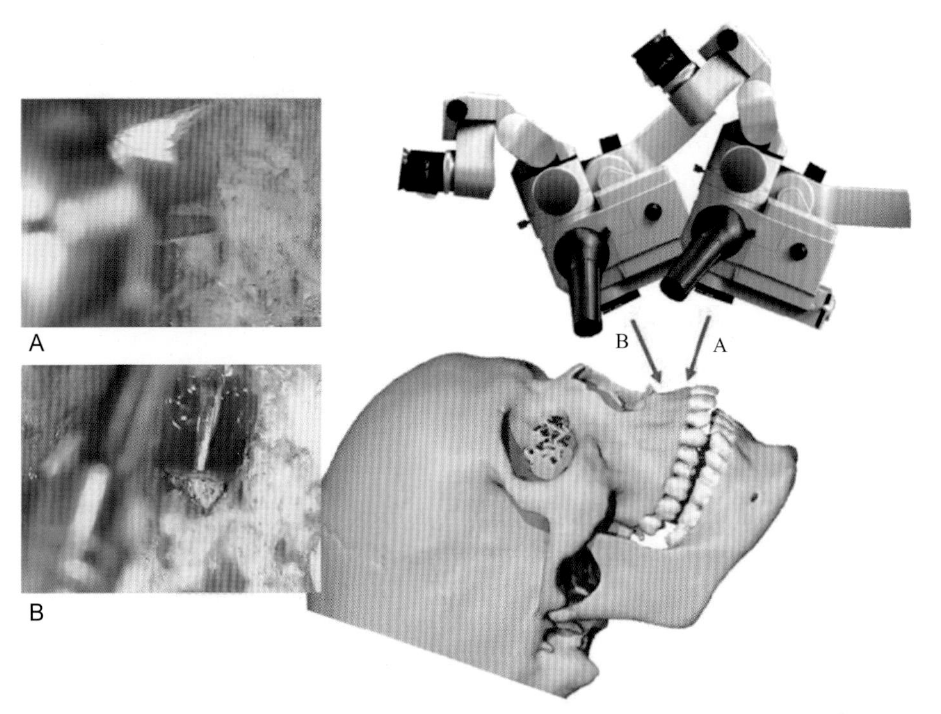

图 9-4　上颌前牙的位置。牙齿的长轴应与地板平行。对于去骨术、刮除术和截根术，显微镜可以与牙根的长轴成 90°。对于根尖预备，显微镜可以有一个角度来观察切除的根尖（摘自 Niemczyk SP. Essentials of endodontic microsurgery. Dent Clin North Am. 2010；54：375-399）

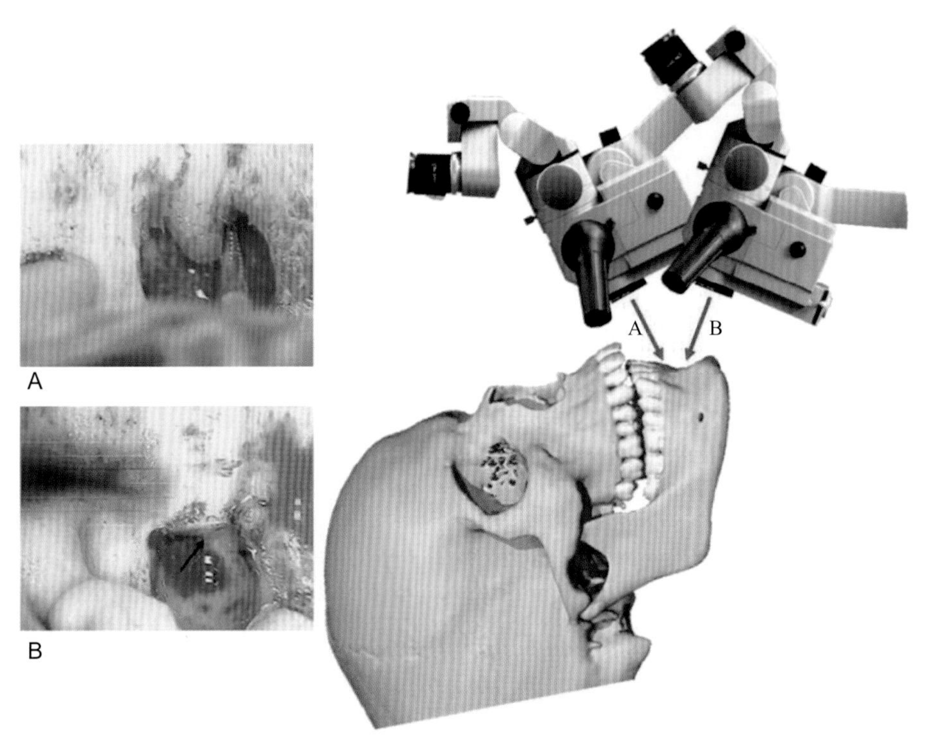

图 9-5　下颌前牙的显微镜相对位置。牙齿的长轴应该与地板平行。对于去骨术、刮除术和截根术，显微镜可以与牙根的长轴成 90°。对于根尖预备，显微镜可以倾斜以观察切除的根尖（摘自 Niemczyk SP. Essentials of endodontic microsurgery. Dent Clin North Am. 2010；54：375-399）

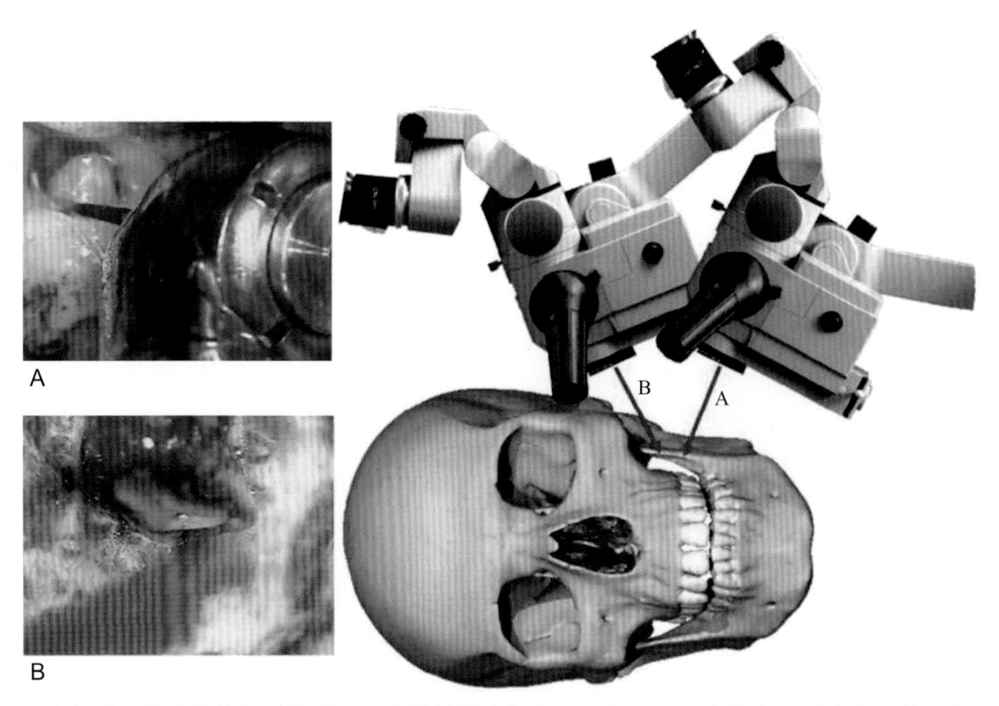

图 9-6 上颌后牙的显微镜相对关系。牙齿的长轴应与平面平行。对于去骨术、刮除术、截根术，显微镜可以与牙根的长轴成 90 度。对于根尖预备，显微镜可以倾斜以观察切除的根尖（摘自 Niemczyk SP. Essentials of endodontic microsurgery. Dent Clin North Am. 2010；54：375-399）

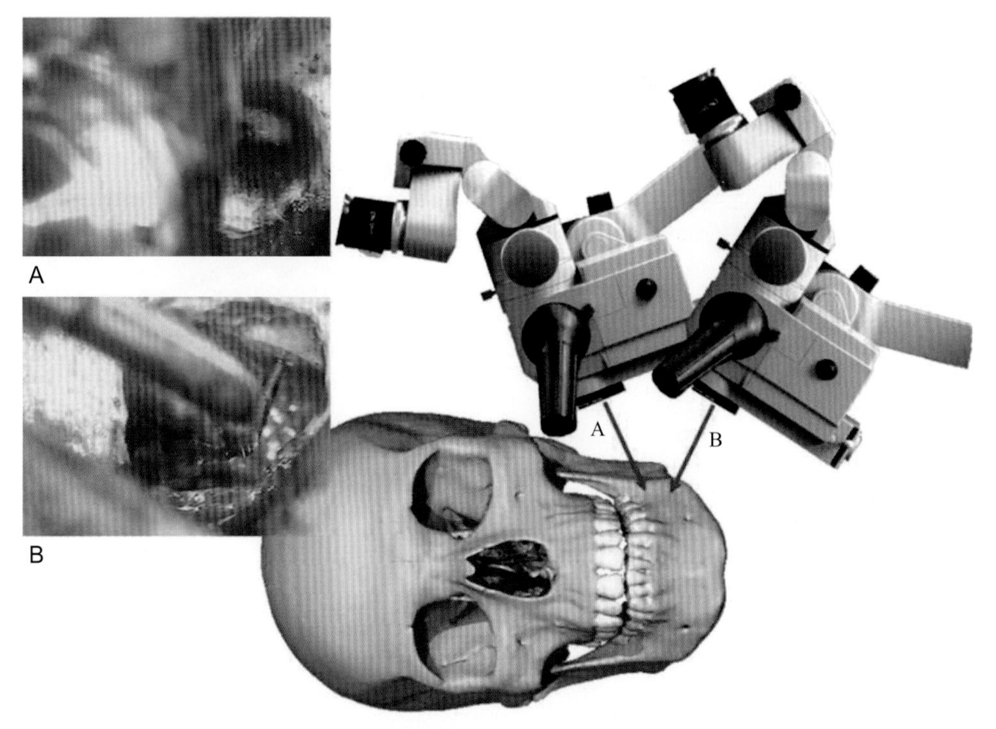

图 9-7 下颌后牙与显微镜的相对位置。牙齿的长轴应与地板平行。对于去骨术、刮除术和截根术，显微镜可以与牙根的长轴成 90° 。对于根尖预备，显微镜可以倾斜以观察切除的根尖（摘自 Niemczyk SP. Essentials of endodontic microsurgery. Dent Clin North Am. 2010；54：375-399）

齿的长轴。其他这些方案中的外科医师需要能够在10点和2点的位置之间自由移动。患者的体位、显微镜的位置和外科医师的位置可以有所不同，这有可能是外科医师的个人偏好，也取决于某些患者因素。

使用外科专用的凳子或有扶手的椅子将有助于支持和稳定外科医师的手臂和手，以确保精确的动作和减少疲劳。定制的记忆海绵可以安装在牙椅上，使患者更舒适，特别是当患者在手术过程中必须完全侧卧时。

黏膜牙龈瓣设计和软组织管理

选择最有利的黏骨膜瓣设计会影响手术过程中的通道和愈合效果。瓣膜设计的选择应基于许多因素，以确保手术部位最大的视野和便利的入路，更小的术后软、硬组织反应，最小的牙龈退缩，以及良好的愈合，很少或没有并发症的发生。

牙体牙髓显微手术中使用的黏膜瓣设计包括信封游离瓣、龈沟切口的黏骨膜瓣（三角形和矩形）、龈下瓣（Ochsenbein-Luebke）、腭瓣和龈乳头基底瓣。半月形瓣则是一种过时的设计，在大多数情况下，无法在下颌骨手术中使用。现代牙体牙髓显微外科手术中，半月形瓣膜有许多缺点，而优点或适应证却很少。包括有限的通道和中断游离软组织的血液供应，这可能导致延迟愈合和瘢痕。

信封游离瓣

信封游离瓣是一种没有垂直切口的龈沟内黏膜下切口。它不用于根尖区域的手术。它可用于修复颈部缺损，如根外吸收修复、龈下龋坏组织清除或其他牙齿颈部牙槽骨区域的修补手术。

龈沟切口的黏骨膜瓣

有两种类型。三角形瓣设计有一个水平的沟内切口和一个垂直的释放切口（图9-8）。矩形瓣设计有一个水平的沟内切口和两个垂直的释放切口，在水平切口的两端各一个（图9-9）。三角形和矩形瓣设计的不同之处在于，矩形瓣有两个垂直的释放切口，而三角瓣只有一个。

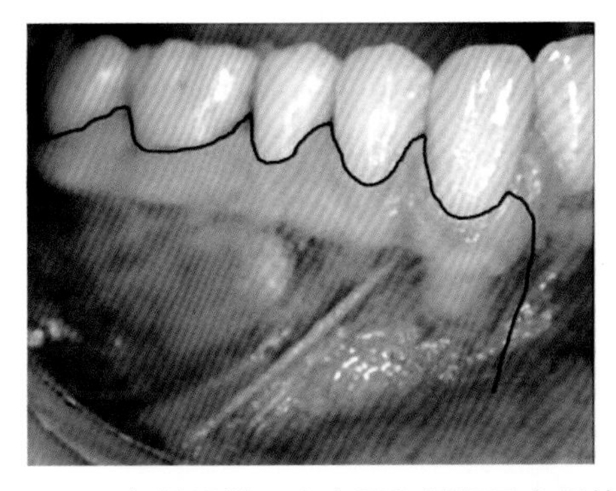

图9-8　三角瓣设计，在尖牙和侧切牙之间的凹陷处有一个沟状水平切口和一个垂直切口［摘自 Stephen Niemczyk, adapted from Grandi C, Pacifici L. The ratio in choosing access flap for surgical endodontics：a review. Oral & Implantol. 2009；2（1）：37-52. Epub 2009 Dec 10］

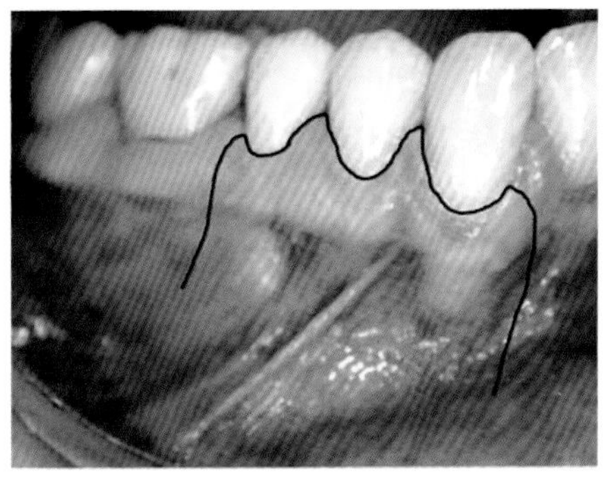

图9-9　带有两个垂直切口的矩形瓣膜设计。两个垂直的切口应该在牙齿上的骨性突起之间的空隙中，在牙间乳头的中间和顶端1/3的交界处与边缘牙龈成直角。水平切口在沟内［摘自 Stephen Niemczyk, adapted from Grandi C, Pacifici L. The ratio in choosing access flap for surgical endodontics：a review. Oral & Implantol. 2009；2（1）：37-52. Epub 2009 Dec 10］

三角形和矩形瓣的水平切口在龈沟内，并延伸到牙槽骨，切开牙龈附着物和牙周韧带。它包括牙龈乳头并游离整个牙龈乳头。

垂直切口应与骨膜上血管平行，骨膜上血管在垂直方向从上到下与牙根的长轴平行。创建一个与血管平行的切口，将大大减少了将被切断的血管数量，从而提供更好的血液供应给黏骨膜瓣。避免梯形瓣的设计，垂直切口所切断的血管就较少，并且可以保持对暴露组织更好的血液供应（图 9-10）。垂直切口应在正常的骨质上，避开根尖周病变和系带及肌肉附着。理想情况下，垂直切口应在覆盖牙根的骨性突起之间的凹陷处。这遵循了整形外科的一个原则，即切口应放在阴影或皱褶处，以帮助在切口愈合后隐藏切口线。

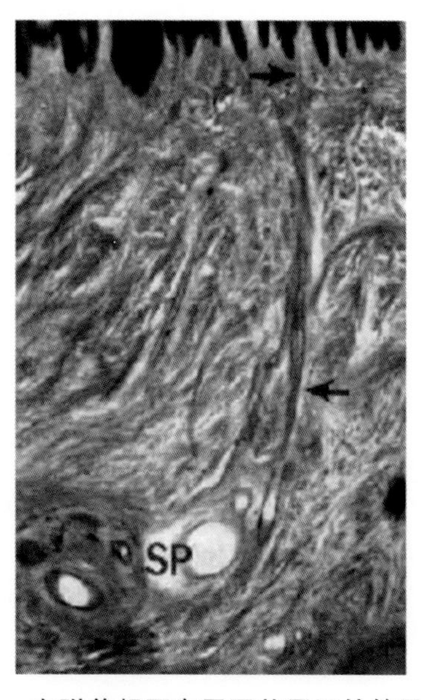

图 9-10 **在附着龈固有层网状层深处的骨膜上的血管。箭头表示血管进入乳头层，在上皮细胞旁形成毛细血管丛（摘自 Gutmann JL，Harrison JW. Surgical endodontics. Boston：Blackwell Scientific Publications；1991）**

垂直切口应从牙龈边缘的牙线角开始，与牙龈边缘呈 90°。这使得垂直切口的形状类似于曲棍球棒，曲棍球棒的刀刃从牙龈缘处以直角延伸到切口的垂直部分，这可以被视为曲棍球棒的手柄。关键是垂直切口的这一部分要与边缘龈成直角，以防止出现尖锐的尖端，这将很难重新贴合和缝合，并可能导致双乳头重叠愈合。此外，当切口在龈乳头顶端的 1/3 处与牙龈缘相遇时，它缩短了龈乳头其他部分的血液流通距离。这将会有更好的愈合。切口的垂直部分可以略微向瓣膜平面倾斜，不延伸到颊黏膜褶皱处。这样可以更好地重新贴合、缝合及愈合（图 9-11）。沟内切口的优点包括最小化对翻转组织和未翻转组织的血液供应损失。沟内切口可以很好地观察牙槽骨、牙周组织缺损和根纵折（存在的话）。如果需要，三角瓣很容易扩展。三角形和矩形瓣相对来说更容易重塑，也更容易缝合。

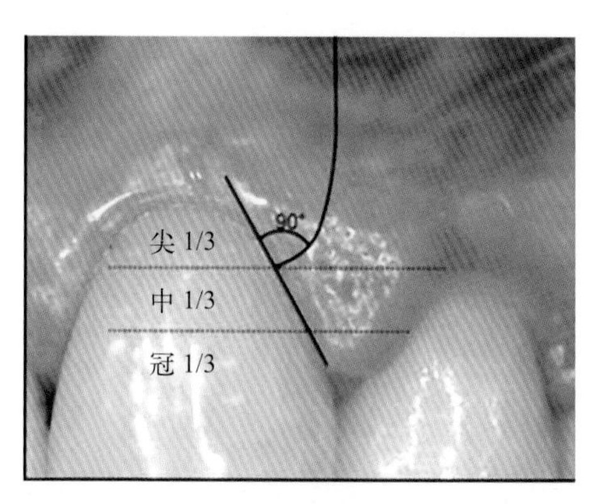

图 9-11 **垂直切口首先从视觉上将牙间乳头分为冠状、中间和尖状三部分。在中间和顶端 2/3 的交界处，垂直切口应该从牙齿的线角开始，与边缘牙龈呈 90°。垂直切口形成曲棍球棒状，切口的水平部分为棒头，切口的垂直部分形成曲棍球棒的手柄。将切口放置在龈乳头中部和顶端 1/3 的交界处，将对龈乳头的血液供应产生最小的影响。可以确保龈乳头的其余部分有更好的血液供应［摘自 Stephen Niemczyk，adapted from Grandi C，Pacifici L. The ratio in choosing access flap for surgical endodontics：a review. Oral & Implantol. 2009；2（1）：37-52. Epub 2009 Dec 10］**

沟内瓣的缺点是牙龈退缩和可能改变牙龈乳头原来的情况。

龈下瓣

龈下瓣，或称 Ochsenbein-Luebke 瓣，是一种主要用于上颌前部的瓣膜设计，特别是在该区域有修复体全冠的地方。据报道，它可以减少牙冠周围的退缩，从而防止牙冠边缘的暴露。瓣膜包括在角化牙龈上的两个垂直切口和一个水平切口。必须有至少3mm的附着牙龈才能进行这一手术。水平切口应该是扇形的，以配合前牙牙龈边缘的轮廓，并且应该向牙龈缘平面倾斜，所以切口线在角质化牙龈的外表面更多是冠状的，在牙槽骨表面更多是尖状的（图 9-12 ～图 9-15）。

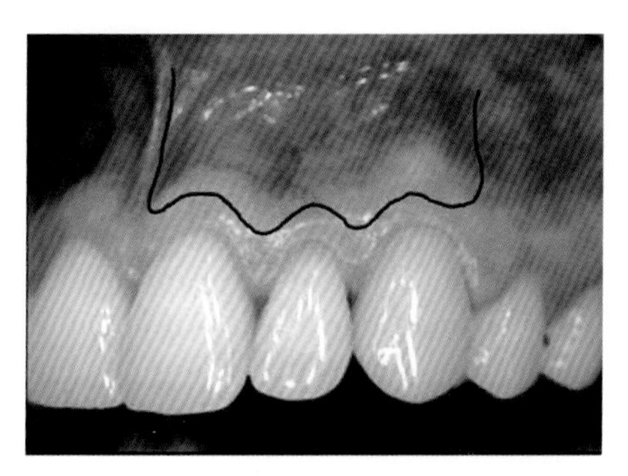

图 9-12　龈下切口将有一个扇形的水平部分，与牙龈边缘轮廓一致。它必须放置在附着的角化牙龈上。这个切口应该有至少 3mm 的附着角化牙龈存在 [摘自 Stephen Niemczyk，adapted from Grandi C，Pacifici L. The ratio in choosing access flap for surgical endodontics：a review. Oral & Implantol. 2009；2（1）：37-52. Epub 2009 Dec 10]

在要进行手术的区域进行牙周探查是非常重要的，以确保在探查深度的顶端有至少 3mm 的角质化牙龈附着。一种方法是用一个牙周袋标记仪器，它的一个喙插入沟内，另一个喙与尖端成直角。当它们一起闭合时，一个出血点会标记出沟的深度。如果牙周袋比附着龈更深，就不应该使用龈缘下切口，而应该考虑使用沟内切口。

一旦患者被麻醉后，用锋利的牙髓探针通过牙龈探诊到骨质，以确定牙槽骨的

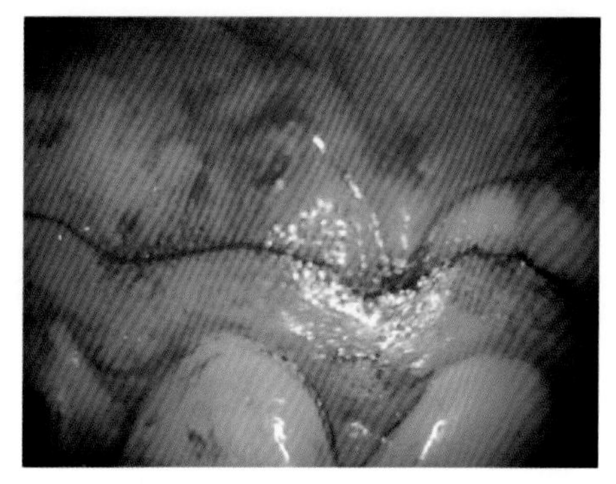

图 9-13　龈缘下切口设计，展示了与龈边缘和牙槽骨轮廓相对应的角质化牙龈的鳞状切口（摘自 Brandon Yamamura）

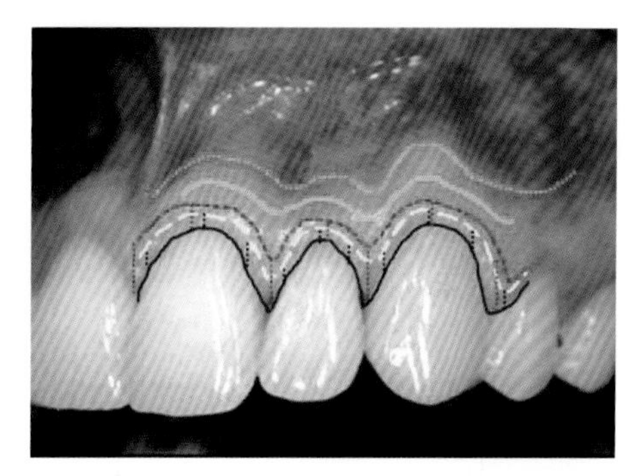

图 9-14　龈下切口。深蓝色的线代表牙龈边缘。绿线代表黏膜 - 龈沟交界处。黑色垂直线代表牙周探查深度。黄线代表龈沟的深度，由牙周探查确定。红线代表通过牙龈探测确定的牙槽骨水平，由红色垂直线描述。绿色的线代表的是切口水平部分的位置 [摘自 Stephen Niemczyk，adapted from Grandi C，Pacifici L. The ratio in choosing access flap for surgical endodontics：a review. Oral & Implantol. 2009；2（1）：37-52. Epub 2009 Dec 10]

高度。用探针创造的出血点来标记牙槽骨的高度。也可以用不易褪色的铅笔或龙胆紫棒来标记。

垂直切口也应向瓣膜倾斜，就像沟内瓣膜的垂直切口一样。垂直切口到达水平切口的拐角处应稍作圆滑，以避免尖锐的尖端，出现这种就会很难重新连接和缝合的（图 9-16）。

在接近切口最下缘时，需要注意黏膜下层的情况。由于结缔组织中的弹性纤维，

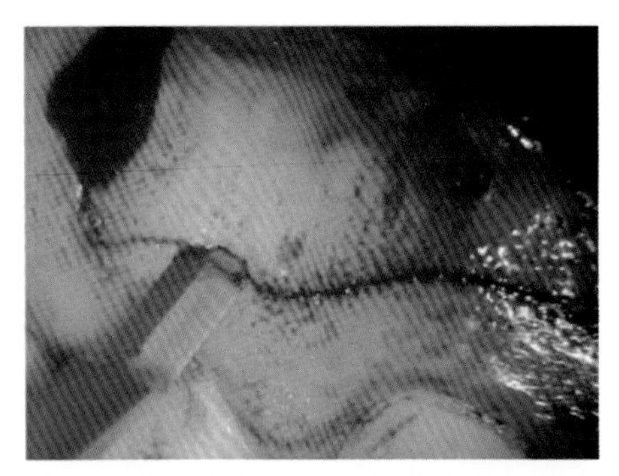

图 9-15 龈缘下切口。注意角质化附着龈的扇形切口，与边缘龈的连线相对应。同样明显的是垂直的释放切口与水平的扇形切口相接处的圆形尖端。用微型刀片对边缘下的水平部分进行斜面处理，使斜面朝向龈缘，这样可以加强龈缘的重新定位到原来的位置，并将促进愈合（摘自 Brandon Yamamura）

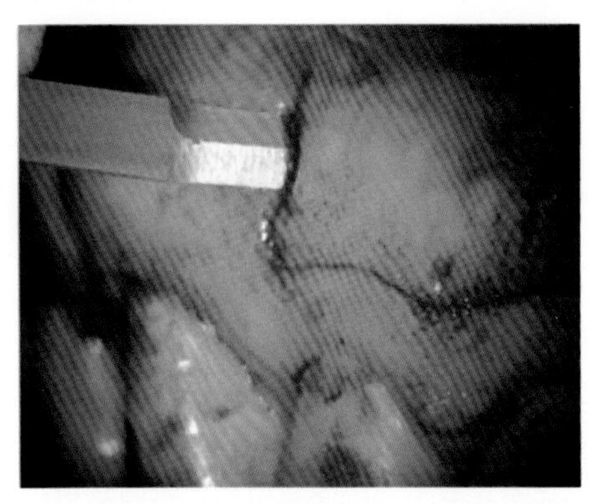

图 9-16 龈缘下切口的垂直切口，展示了切口进入龈瓣的斜面，以及在垂直切口与水平切口相接处的钝圆角，以避免在瓣膜的角落出现尖锐的边缘（摘自 Brandon Yamamura）

一旦组织分离，所有伤口都会回缩。因为黏膜下层的切口有两个边缘而不是一个，切口的两个边缘会相互拉开。为确保边缘下切口的闭合，在缝合前，应在伤口边缘附近施加压力 4 ～ 5min。显微外科医师在缝合边缘下的切口时，应沿切口线进行标识。

沿着切口适当地加针，以确保贴合和减小瘢痕。

龈乳头基底瓣

龈乳头基底瓣是由 Velvart 推处的。据报道，它在以下方面有较好的手术效果：

软组织愈合，减少牙龈退缩，以及恢复更好的牙龈乳头。尽管龈乳头基底瓣的设计可以改善软组织的效果，但该手术对技术更加敏感。它需要分层设计的两个切口，而且缝合更加困难和精确，因为需要非常细的缝合线（7-0）。然而，一旦显微外科医师熟练掌握这一技术，就有良好的手术效果。

乳头基底瓣的垂直切口与沟内瓣的垂直切口相同。垂直切口从牙间龈乳头的中间和顶端 1/3 的交界处开始，与牙龈边缘成直角。然后在牙根突起之间的凹陷处垂直延伸。这个垂直切口类似于一个曲棍球棒。切口的垂直部分应向牙龈方向倾斜。龈乳头基底平面的水平部分从垂直切口延伸到包括在切口内的每个牙齿的牙龈沟。在牙间乳头的顶端和中间 1/3 的交界处，做一个拱形切口，与相邻的牙齿成直角，与龈边缘相接。龈乳头的第一个切口应该是 1.5mm 深，与牙龈表面成直角。第二道切口是将微型刀片放在第一道切口的深度，然后将第二道切口斜向顶端，以达到骨面这第二个切口产生一个小的分层厚度的瓣膜，被斜切到牙槽骨的嵴部。从这里开始，被认为是一个全厚瓣（图 9-17 ～图 9-21）。

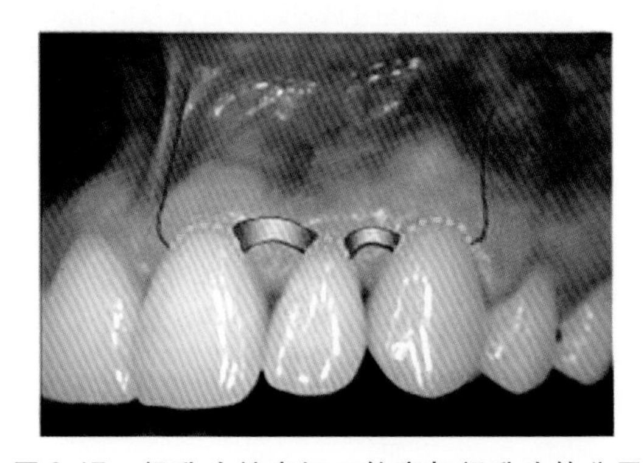

图 9-17 龈乳头基底切口轮廓与龈乳头的分层切口［摘自 Stephen Niemczyk，adapted from Grandi C，Pacifici L. The ratio in choosing access flap for surgical endodontics：a review.Oral & Implantol.2009；2（1）：37-52.Epub 2009 Dec 10］

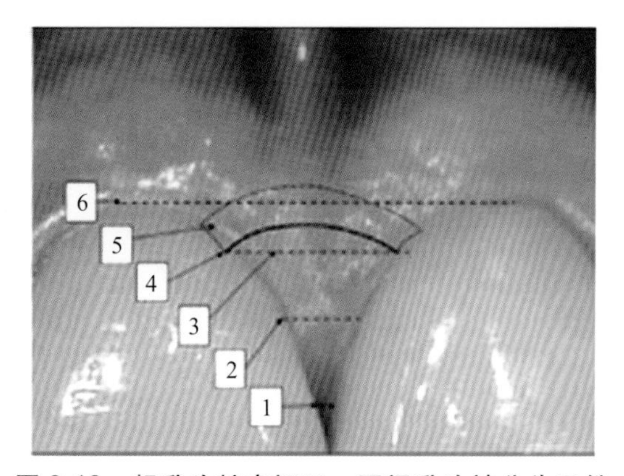

图 9-18 龈乳头基底切口。牙间乳头被分为三份（编号 1-2，2-3，3-6）。最初的切口（4 号）深度为 1.5mm，在牙乳头的中间和顶端 2/3 的交界处与边缘牙龈相接。这个切口与牙龈边缘成直角，在顶端拱起，并与乳头表面成直角。第二个切口（5 号）是从第一个切口的底部开始的，它斜向延伸到骨面 [摘自 Stephen Niemczyk，adapted from Grandi C，Pacifici L. The ratio in choosing access flap for surgical endodontics：a review. Oral & Implantol.2009；2（1）：37-52.Epub 2009 Dec 10]

腭侧切口

当需要进行根尖切除和倒填充手术时，可以使用腭侧切口来进入上颌磨牙的腭根。腭瓣的设计可以是水平的或三角形的。水平部分的瓣膜包括一个沟内切口。当需要垂直切口以获得更大的通道时，如根尖手术，与其他垂直切口的原则相同。切口应该与牙齿成直角，与龈缘相接。腭侧垂直切口应在上颌第一前磨牙的腭侧。这将确保切口位于腭大血管和鼻腭血管的末端分支区域。将切口放在这些血管的末端，可以减少该区域的出血，因为这些血管比较细小。腭侧的垂直切口应延伸至腭部中线。如果可能的话，切口应放在腭纹之间的沟谷中。这将使患者更加舒适，并且不易被发现。如果需要更好的手术入路，可以在第二磨牙的远端放置一个小型垂直切口。这个切口应该只有几毫米，以避开腭大神经血管（图 9-22 和图 9-23）。

腭部手术是不可能通过显微镜直接看到术区视野的。这一问题可以通过将腭瓣缝合到口腔对侧的上颌牙来克服。这样就可以将腭侧视野反射到口镜上，使外科医师可以使用镜子，通过显微镜的间接观察来完成手术。

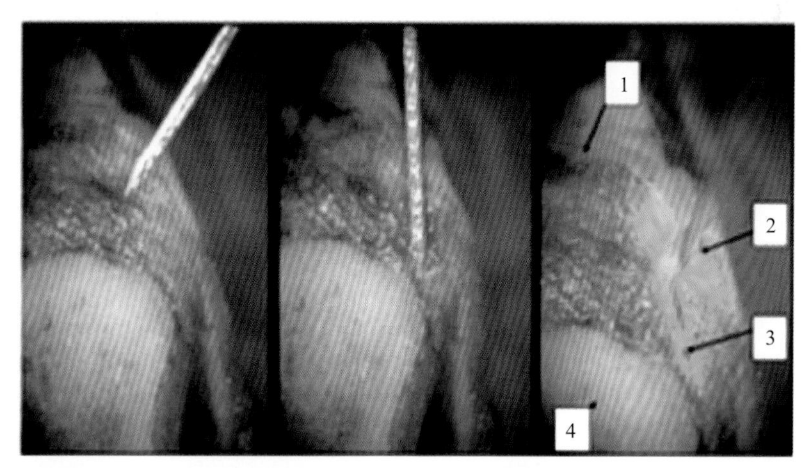

图 9-19 龈乳头基底切口。左边的图片展示了第一个切口，它垂直于牙间乳头表面，深度为 1.5mm。第二个切口在中间的图像中描述，它从第一个切口的底部延伸到牙槽骨的顶部，在这个区域创建一个分层的瓣膜。右图展示了完整的切口，其中 1 号代表牙间组织，2 号是第一切口，3 号是第二切口到牙槽骨，4 号是牙槽骨 [摘自 Stephen Niemczyk，adapted from Grandi C，Pacifici L. The ratio in choosing access flap for surgical endodontics：a review. Oral & Implantol.2009；2（1）：37-52.Epub 2009 Dec 10]

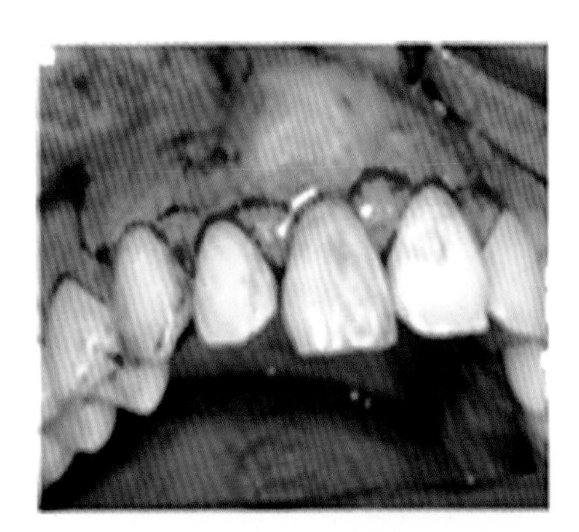

图 9-20　龈乳头基底切口（摘自 Susan Roberts）

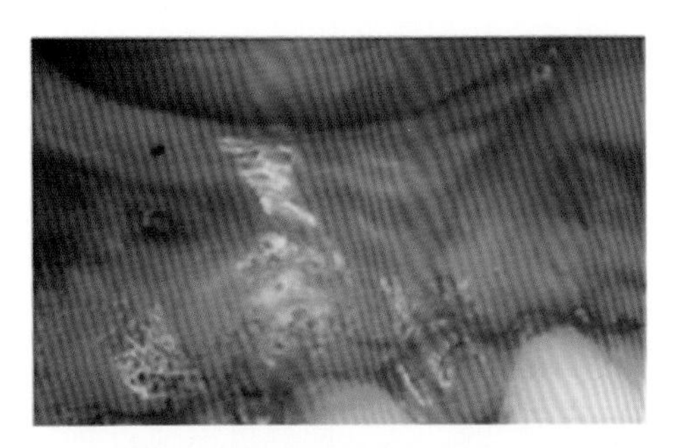

图 9-21　龈乳头基底切口在 3 天后。注意 7-0 缝线穿过切口线。在术后早期可以观察到良好的愈合（摘自 Susan Roberts）

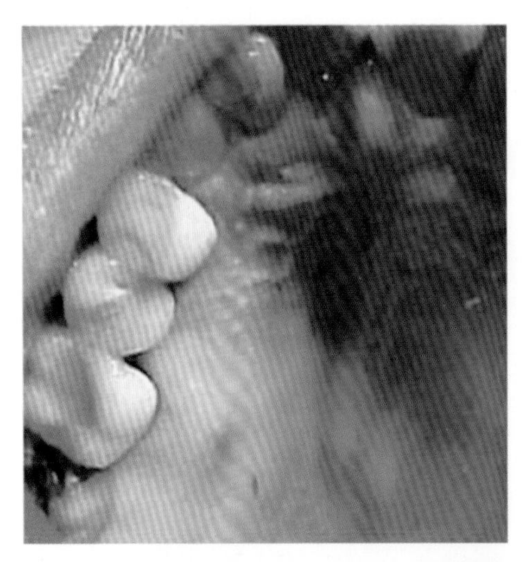

图 9-22　上颌第一磨牙腭根上的窦道，曾被重新治疗，但没有痊愈（摘自 James Johnson）

如果可能的话，腭侧切口水平部分的缝合打结应该在颊侧牙龈上，以防止患者用舌头感觉到它们。垂直切口的缝线在腭部。

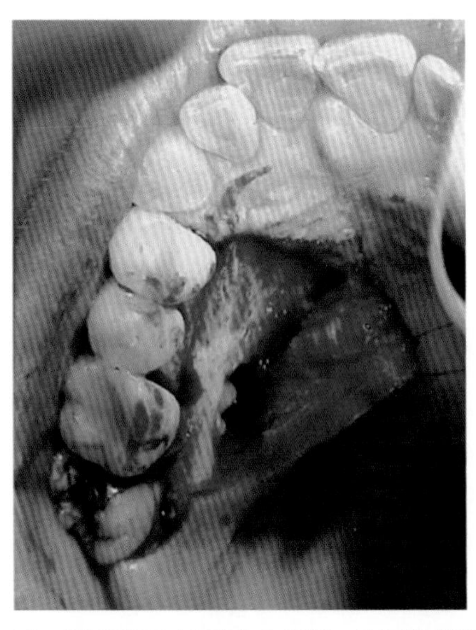

图 9-23　腭瓣翻开，暴露出上颌第一磨牙的腭根尖。垂直切口与上颌第一前磨牙的龈边缘成直角，并延伸至上腭中线，停留在腭纹间的谷地。瓣膜通过粗的缝合线与牙弓对侧的牙齿相连接，这样可以更好地控制翻转的瓣膜，防止缝线拉出。将瓣膜的前端缝合到另一侧的上颌牙上，可以固定龈瓣，并允许外科医师使用镜子通过显微镜进行间接观察（摘自 James Johnson）

在手术前应制作一个腭部护板，并在瓣膜缝合后戴入，将黏膜固定在腭骨上。确保紧密的贴合，避免血肿形成（图 9-24）。

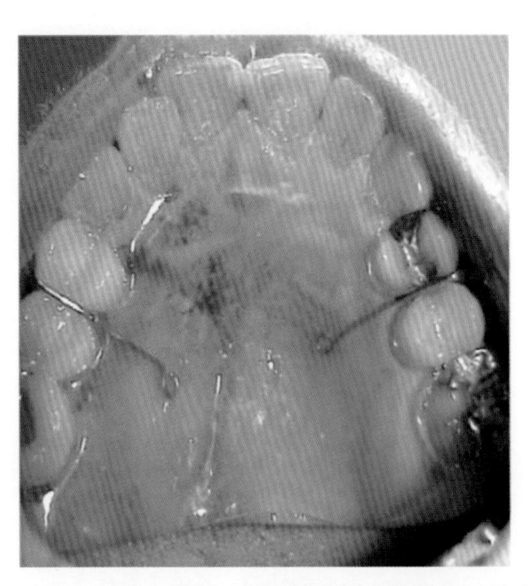

图 9-24　腭护板就位，使瓣膜与腭骨相贴合，防止瓣膜与腭骨之间形成血肿（摘自 James Johnson）

切口

切口应连续有力，而不是小而短的划动。切口线不应设计在骨缺损、根尖周病变或牙龈附着物上，应终止于牙齿的线角，与龈边缘呈 90°。切口应该在覆盖牙根的骨性突起之间的凹陷处。垂直切口不应该延伸到颊黏膜的褶皱中。

牙体牙髓显微外科的大多数切口应使用 69 号或 64 号迷你型刀片。龈乳头基底切口应使用半弧形 64 号微型刀片（Salvin Dental Specialties，Charlotte，NC）（图 9-25 ～图 9-27）。脓肿切开引流的切口可以用 15 号或 15C 号刀片。一些舌部的黏膜瓣需要 12 号刀片。

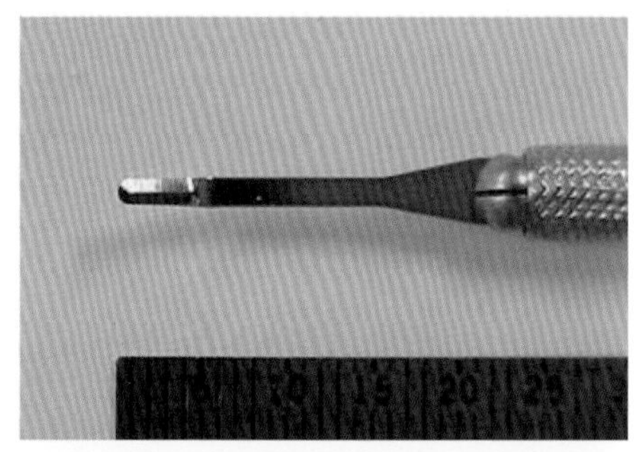

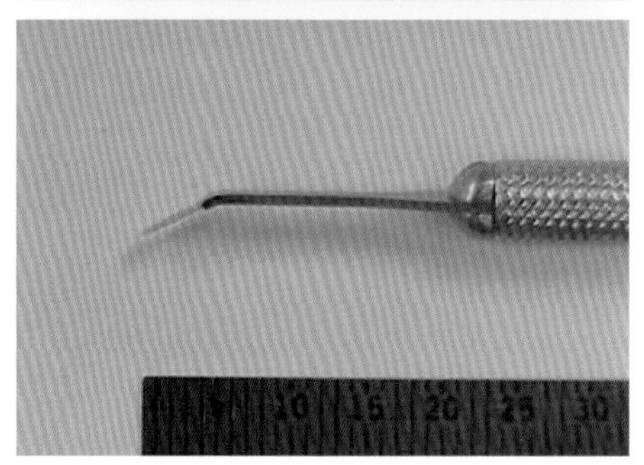

图 9-25　**有角度的显微外科刀片（摘自 Scott McClanahan）**

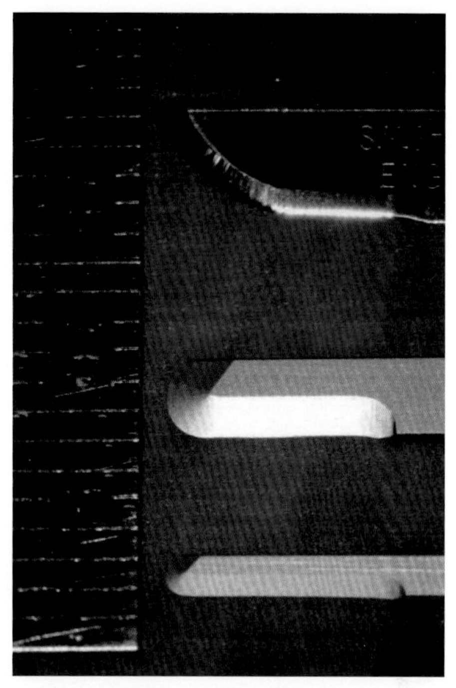

图 9-26　**从上到下，15 号刀片，64 号小型外科刀片（单刃），以及 64 号微型外科刀片（单刃）（摘自 Stephen Niemczyk）**

翻瓣

翻瓣应从垂直切口开始，在附着的角化层上进行。不要先在沟内翻瓣，避免了牙周附着的损害，包括沟内上皮和结缔组织，并避免损害脆弱的龈边缘。

通过从垂直切口开始翻开黏骨膜。双侧的 Ruddle 刮刀，以及尖锐的骨膜分离器和 Molt 3 号器械，对于分离黏骨膜十分有用。在做沟内切口的情况下，分离器朝向冠面，将褶皱从骨嵴上抬起。这种下移式翻瓣被动分离附着牙龈、龈缘和牙间牙龈。当牙龈组织被翻起后，继续向根尖方向抬高，直到黏骨膜被完全翻起，才有能进入根尖周区（图 9-28）。

虽然干净的皮质骨表面对于止血和手术视野是很有用的，但是有血供的残留骨膜可以帮助手术后愈合，所以不需要全部从皮质骨上刮干净。

在进行翻瓣时，还有一些解剖学考虑。例如，在前鼻嵴区，分离器应垂直方向运动，而不是水平方向，以防止脆弱的结构发生断裂。

在颏孔的区域，需要更加仔细。当在下颌骨后部翻瓣时，骨膜与骨的分离是容

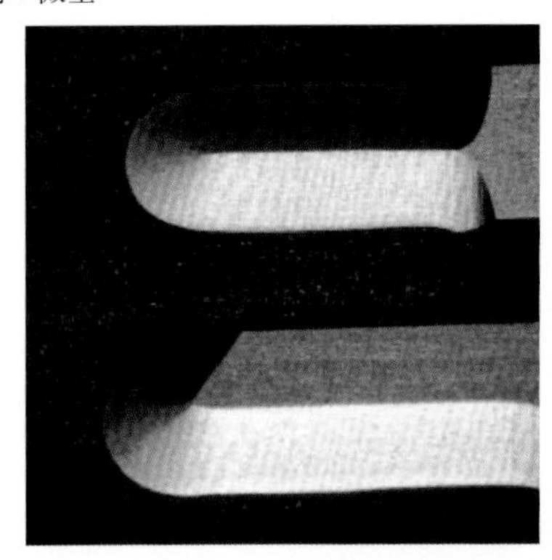

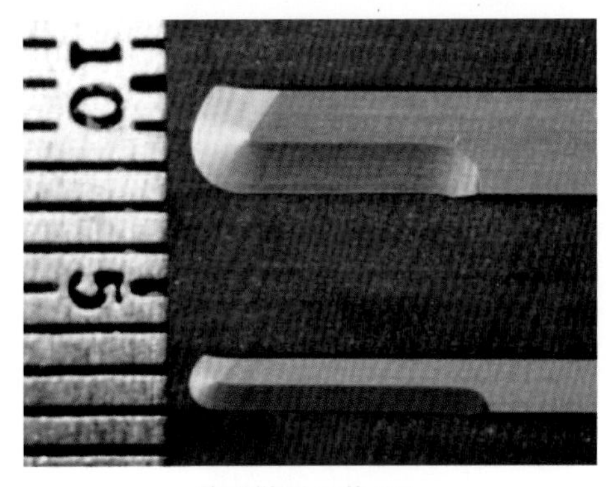

图 9-27 **微型手术刀片。它们有单刃或双刃的设计。双刃刀片可以从任何方向切割。单刃刀片只在一个方向上进行切割（摘自 Stephen Niemczyk）**

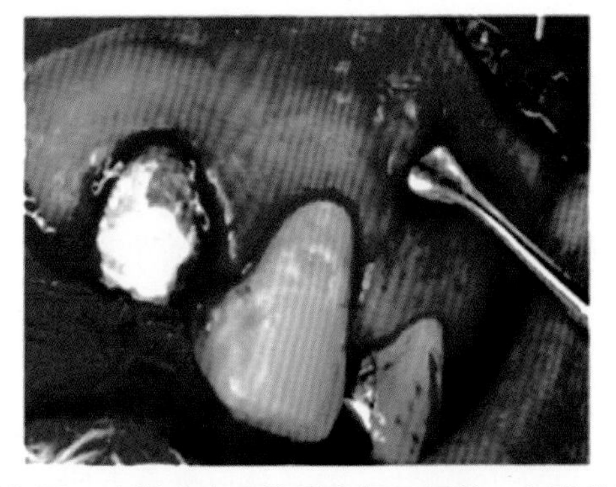

图 9-28 **皮瓣分离应从垂直切口开始，在附着的角化牙龈上，避免将分离器放在龈缘上。瓣的分离应在组织下穿行，翻开附着的牙龈和龈乳头后，就可以向根部方向进行（摘自 Dwight Moss）**

易的。当到达神经孔时，骨质会有一个凹陷，神经和伴随的血管很明显。一旦确定，可以通过在骨面上开出一个沟槽来保护它，可以放置一个牵引器来保护离开出颏孔的神经血管束。

如果存在窦道，病变从牙周延伸到黏膜牙龈表面，外科医师在翻瓣时必须小心。应该先翻开窦道周围的骨膜，使窦道成为约束瓣膜的唯一阻力。将张力放在窦道上，然后与瓣膜一起翻起。用微型刀片紧贴皮质骨切开窦道。保证完整的黏骨膜瓣，打开手术入路。在此过程中，注意避免撕裂瓣膜。

翻瓣后，可以用 6 号或 8 号圆钻在你将要进行去骨的顶端区域切出一条沟，避开关键结构。这条沟应该是水平方向的，或者是能提供最佳牵引的方向。拉钩被放置在这个凹槽中，并在整个手术过程中留在那里。这样可以防止拉钩牵拉软组织，从而导致严重的组织损伤延迟愈合（图 9-29）。

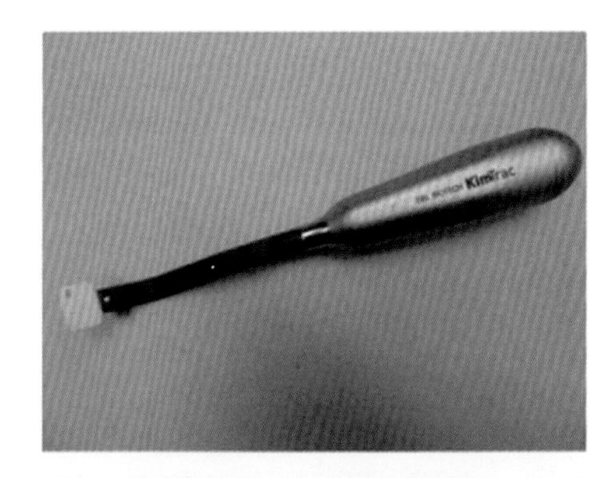

图 9-29 KimTrac 拉钩（B&L Biotech，Fairfax，VA，USA）。**标准的拉钩对于显微手术来说往往太大，因为手术的视野非常小。有专门为显微手术设计的拉钩；外科医师根据情况需要定制拉钩**

当皮质骨暴露时，关键是要经常用生理盐水进行冲洗，以确保皮质骨和周围组织保持湿润。如果不经常冲洗，显微镜光线的热量会使它们迅速干燥。另一种保持组织湿润的方法是将瓣膜反转，保持表面湿润。

骨切除术

去骨术是一种涉及切除骨头的手术。牙科应用骨切除术的目的是去除患牙周围的部分骨。以达到消除邻近的牙周炎症组织或根尖周病变的目的。

应使用带后部排气装置的无菌高速手术手机，这样可以防止空气进入手术部位。一种方式使用大量的无菌生理盐水作为冷却剂。以冲水方式保持钻头的冷却。另一个方式是让无菌水流过手机灌洗术区。在取骨时保持冷却是至关重要的。已被麻醉剂浸泡的骨质血液供应减少，这增加了它对产生的过度热量的敏感性。应以轻刷的方式去除骨碎。先使用较大的圆形车针。然后使用小号的圆形车针在根尖周围进行更精确的切割。一般去骨直至暴露根尖3或4mm，使其看起来悬浮在骨腔中。为根尖刮除和根尖切除提供足够的空间（图9-30）。

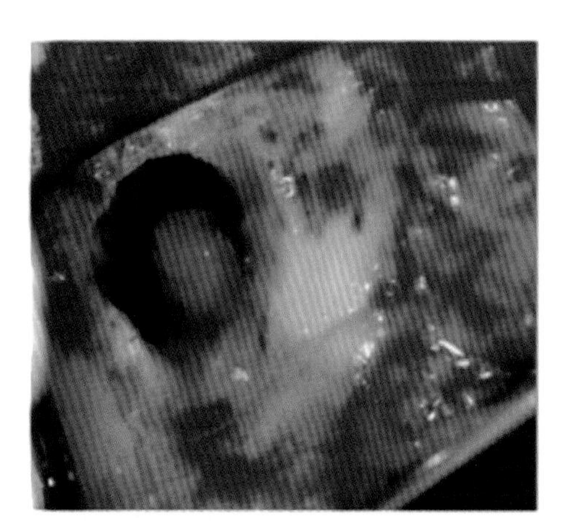

图9-30　**在去骨后，根尖的3～4mm应“悬浮在空间中”，以方便根尖切除（摘自Kathleen McNally）**

如果皮质骨是完整的，并且没有根尖病变，那么去骨的量必须更加精确。通过X线片记录牙根的长度，计算或测量去骨的部位。术前的CBCT有助于显示应该在哪里以及去除多少骨。

在估计的根尖长度的约3mm处，由冠方开始向根方去骨。用钻头稍加压力刮去骨质，在显微镜的帮助下，可以看到骨和牙根之间颜色的细微差别。一旦到达牙根，医师就会把牙尖近远中颊侧3或4mm处骨质去除，使牙根看起来悬浮在空间中。根的舌侧或腭侧的骨不需要去除。截根切口应足够深，以便于用裂钻或万能钻穿过牙根的舌侧或腭侧表面，从而实现根尖切除。

如果确定根尖位置有困难，可将一块消毒过的牙胶放在骨头上，并拍摄牙片，以确定牙根的方向，从而找到牙根。

当有根尖周病变时，如果病变上的皮质骨是完整的，也可能相当薄。可以用尖锐的器械敲击或穿透骨质来确定病变的位置。可以用刮刀或骨膜分离器刮去薄的皮质骨，露出病变和牙根。在这个点上，通过高速手术手机从根部向周围去骨，以暴露根尖3或4mm，并将病变从隐窝中刮出。目的是让根尖的3或4mm悬浮在空间中，以便于根尖切除。

如果根尖周病变已经发生骨吸收，那么病变就很容易找到。通常需要再去除一部分的骨质才有足够的空间把病变彻底刮除，并在根尖区暴露出足够的牙根以进行根尖切除。一般来说，如果病变大小超出皮质骨边缘3mm以上，就很难将病变刮出，因此可能需要切除更多的骨质，以利于完全切除根尖病变。

骨刀可用于骨切除手术。可以去骨后开出骨窗，在手术完成后将骨的碎片放回原来的位置。超声骨刀在根尖手术中有很大的研究空间，发展空间十分广阔。

刮除术

根尖周病变的刮除是手术中的一个重要步骤。切除长期存在的病变是解决根尖病变促进愈合的唯一方法，特别是如果病变是囊肿。把刮出所有的组织进行病理学组织检查，以确定病变的性质。在感染的病例中，可能会有脓性渗出物，在根尖周组织的刮除过程中一并清理干净。在许多情况下，根尖周组织含有被挤出的牙髓填充物，它们可以引起异物炎症反应。

从操作的角度来看，去除肉芽组织可以起到止血效果，提供干净的手术视野。尽管并非所有存在于根尖周病变中的组织都必须被切除，但切除的组织越多，止血效果和可见度就越好。

显微外科技术虽然支持少量去骨就能看清病变区域，在开口度足够大的情况下，也可能需要扩大骨窗以提供通道使炎症组织能从骨隐窝中充分地被刮除。另一种方法是先做根尖切除术，然后就有空间将病变组织从骨中刮出。

镊子和牙周刮治器也经常被用于将根尖周组织从骨中刮出。应利用刮匙的凹面抵住骨壁，将软组织从骨隐窝的壁上刮开。当病变的组织与骨质分离后，用刮匙的凸面将分离的软组织从骨壁上刮出，并从病变部位取出。组织钳可以用来抓取根尖周病变，以利于从骨隐窝中取出。将病变整块切除是最理想的，因为这样可以减少该区域的出血量，提高组织病理学检查的准确性。分段切除的小块软组织往往会增加出血，并且在病变组织处理和染色进行显微镜检查时，会呈现出碎片化的画面。

根尖周炎的组织在被切除时可能会有疼痛感。已经证明，根尖周病变有神经支配，这就是刮除时疼痛的原因。这种情况需要向根尖周病变部位注射局部麻醉药，以缓解疼痛。

一旦根尖周病变的绝大部分被从骨中取出，就可以用超声洗牙器来去除留在骨隐窝中的小组织，以及去除附着在牙根和包围病变的骨壁上的剩余软组织。然后置于10%的福尔马林溶液中。这个步骤可以减少出血，提高手术视野的清晰度。控制出血又有利于根尖切除和根尖预备（图9-31）。

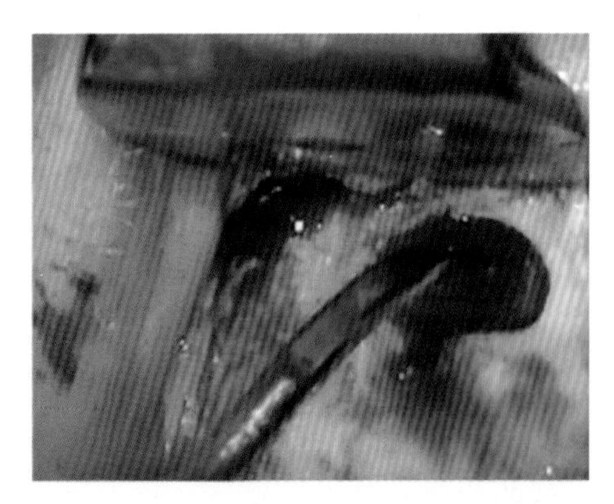

图 9-31 刮除根尖周病变后使用的超声工作尖，清除留在骨隐窝中的剩余病变（摘自 Dean Whiting）

组织病理学检查

外科原则是，切除的组织需要进行组织学检查，以确定最后的诊断。虽然大多数根尖周病变是由根管系统感染引起的炎症的结果，但在某些情况下，根尖周病变经组织学检查出非牙髓的病因。囊肿和肉芽肿占根尖周放射影像局限性密度增高的90%以上。其他非炎症性疾病，如角化囊肿、牙源性肿瘤（odontogenic keratocysts），中央巨细胞肉芽肿，转移性病变，成釉细胞瘤、中心性牙源性骨瘤、鼻腭管囊肿、外伤性骨囊肿（单纯性骨囊肿）、非霍奇金淋巴瘤和慢性淋巴细胞白血病都有文献报道。为了排除这些不常见但可能很严重的疾病，在根尖手术中切除的每一个根尖周病变组织都应该由口腔颌面病理学家做组织病理学检查。

根尖切除术

根尖切除术即切除 3 ～ 3.6mm 的牙根顶端。切除的位置应与根的长轴成直角。

在某些情况下，根尖切除术需要有一个10°～20°的轻微斜面。通过切除3mm的根尖，大部分的侧支根管和融合根管将被切除，以及在多根管的根部发现贯穿两根管的峡部也会被切除。就上颌第一磨牙的第二近颊根而言，Degerness和Bowles发现，3.6mm的切除可以充分暴露MB1根管和MB2根管之间的峡部，应将切除的位置放在有足够厚度的牙本质上以抵御垂直根折的风险。

在历史上，在使用显微镜之前，根尖切除一般与根的长轴成45°。以方便观察根尖，并使根尖预备更容易。在牙科手术显微镜提供的视野和照明下，根尖截面可以与根的长轴成直角进行切除。

正如Gilheany及其同事所证明的那样，如果根尖切除与根的长轴成90°，则根尖预备不必那么深，以确保良好的根尖密封，而且被切割的牙本质小管的渗漏也会减少。45°斜面或30°斜面比0°斜面在根尖部分切开的牙本质小管更多，会将细菌和细菌毒素渗漏到根部。

根尖周组织，引发根尖周的炎症反应。45°斜面要求根尖预备的深度为2.5mm，30°斜面要求根尖预备的深度为2.1mm，以防止根尖渗漏。如果是0°斜面，根尖预备的深度为1.0 mm，可以防止根尖渗漏（图9-32）。

根尖切除可以用56号或57号裂钻或用外科高速手机中的多功能钻（Dentsply Maillefer，Ballaigues，Switzerland）进行，多用途钻头能使切除的根尖表面更光滑。现在公认的有两种切除根尖的方法。一种是观察根部切除点的位置（3～3.6mm），然后在该点的稍远处开始切除，这样如果

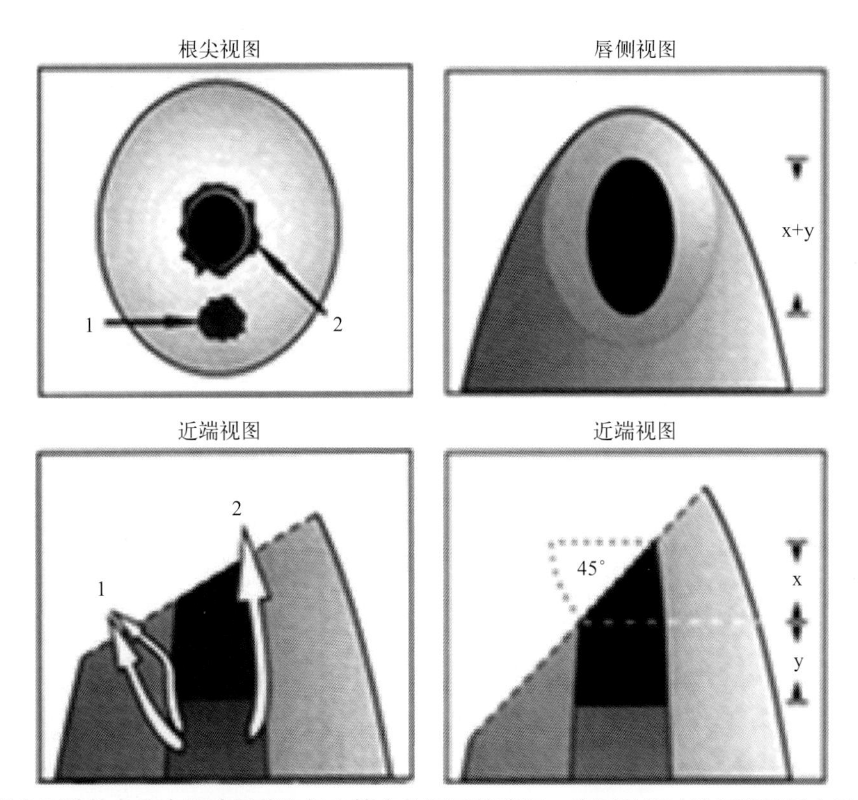

图9-32 根尖切除的角度会影响根管和根尖填充物周围的渗漏。渗漏是通过被切断的牙本质小管从根管中发生的，如左边的视图所示。渗漏可发生在有较严重斜面的根尖填充物周围，因为根尖填充物的深度不够，无法密封根管［摘自 Gilheany PA，Figdor D，Tyas MJ. Apical dentin permeability and microleakage associated with root end resection and retrograde filling. J Endod 1994；20（1）：22-26］

需要调整斜面，可以在不牺牲太多根部的情况下重新修整。用这种方法，外科医师必须考虑到牙钻的直径，以确保牙钻的直径不会增加切除的深度（图 9-33）。

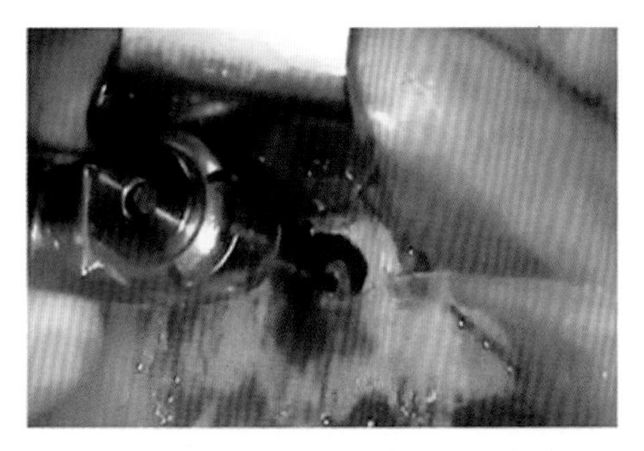

图 9-33 **外科手机与裂钻以直角切除根部顶端的 3mm，与根的长轴成直角（摘自 Dean Whiting）**

第二种方法是标志出理想的切除点，并通过逐渐削去根部末端，将根部长度减少到该点。无论采用哪种方法，都应注意确保切除的部分在颊舌（腭）方向和中轴方向都与牙根的长轴接近成直角。在某些情况下，为了保留牙根的长度，切除的部分可以小于 3mm。在有些情况下，可能需要有一个 10° 或更大的斜面来观察根尖，以便进行根尖预处理和充填。

牙体牙髓显微外科医师应避免在牙根末端设置反向斜面。反向斜面使得通过显微镜观察根尖非常困难，减弱了根尖预备和随后的根尖填充所需的视觉效果。在某些情况下，当试图通过显微镜观察根尖切除的部位时，手机的头部挡住了钻头的视野。在进行切除时，必须能看到牙钻。为了解决这个问题，可以将病人移位，或者将手机稍微旋转，同时仍然保持钻头与根尖的正确方向。如果肉芽肿组织从根尖区被刮除，适量地去骨使病变区域充分暴露，根尖切除就会变得更容易，并制作适当的根尖斜面。

根尖切除术完成后，可以稍微调整显微镜的位置，以便观察根尖切除术后形成的根面。这也可以通过让病人稍微移动他们的头来完成，使切割后的根面通过显微镜可见。

通过使用亚甲蓝染料，然后将其冲洗干净，可以更好地观察到根尖切除的情况。亚甲蓝染料会在软组织上留下蓝色的染色，如牙周膜。被染色的牙周膜应该类似于一个标记，是观测范围的外界，碎片或未预备好的根尖和牙胶形成观测范围的内界。亚甲蓝也会对可能存在的任何垂直裂缝或裂纹进行染色。在显微镜下仔细观察切下的根面，结合亚甲蓝染色，可以看出切面是否光滑平整，并确定所有的根都被切除了。根尖切除的任何不完善都可以在这个时候得到纠正。

现在可将浸渍的肾上腺素小棉球放入骨创窝，以便在放置根尖填充物之前有实现止血（图 9-34 和图 9-35）。

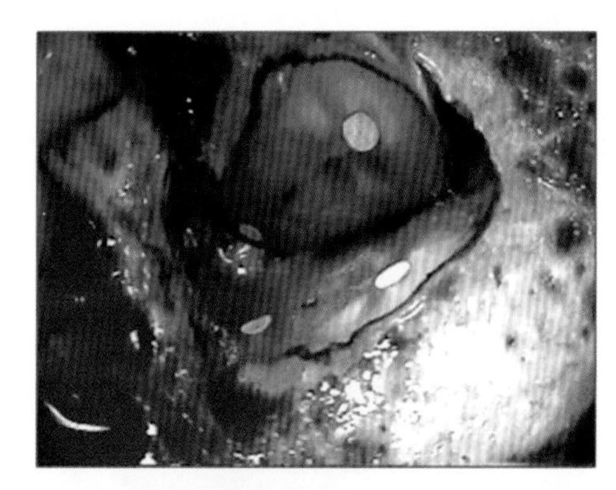

图 9-34 **亚甲蓝染料用于染色牙周膜，以确认整个根尖已被切除。它也可以用来验证是否存在其他根管、峡部或裂缝（摘自 Stephen Niemczyk）**

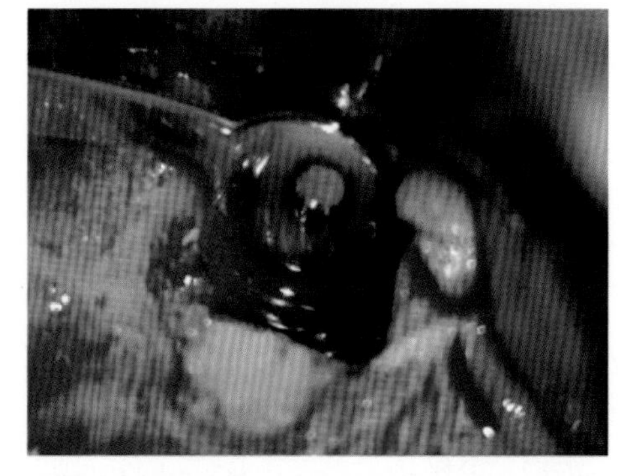

图 9-35 **亚甲蓝染料会染色根管填充物周围的剩余碎屑，表明有渗漏**

根尖预备

根尖预备用超声工作尖完成（图 9-36～图 9-38）。设置功率必须足够低，以减少产生裂缝或工作尖折断的机会。冲洗是必要的，以确保散热和防止组织损伤。

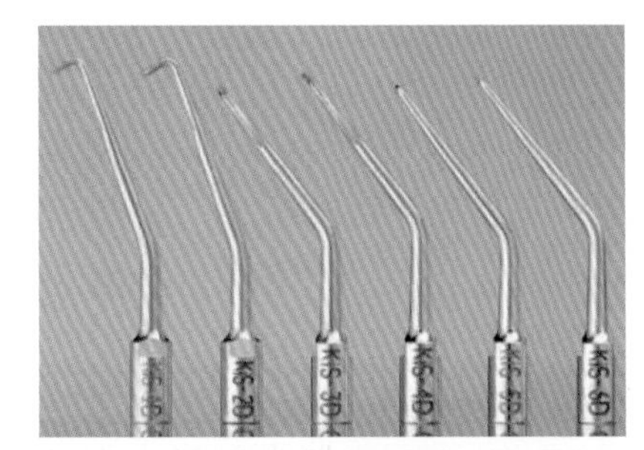

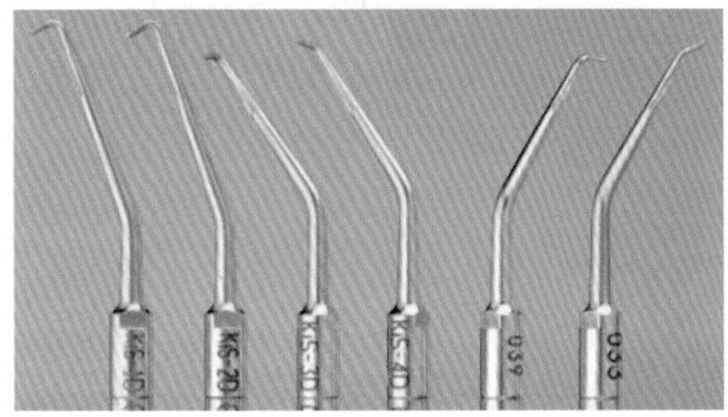

图 9-36　**KiS 显微外科超声刀头表面涂有氮化锆，使切割面更加有效。它们有不同的尺寸和角度，可用于口腔内的任何牙根**

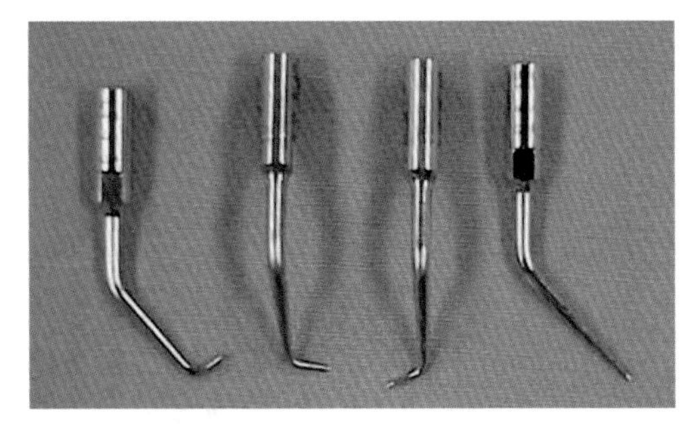

图 9-37　**具有不同角度的不锈钢超声工作尖（摘自 Scott McClanahan）**

根尖预备应该是深度为 3mm 的 I 类预备，在根管内居中，并在根的长轴上。应预备好根部的所有根管及其间的峡部。超声预备时，不要用手重压。超声工作尖振动，使牙胶从根管中清除。在充分清洁根管的同时，预备损伤应尽可能的小，应保留足

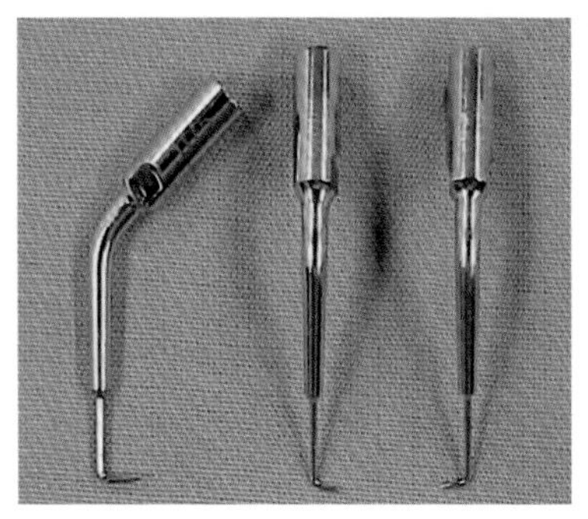

图 9-38　**用于预备狭窄管和峡部的较小的“Slim Jim”尖端（摘自 Scott McClanahan）**

够的牙本质，使牙管壁有足够的厚度以抵抗断裂。特别注意根管的颊壁，因为牙胶经常残留在根管的这一部分。当所有的牙胶被清除后，用一个微型充填器来夯实牙胶，以创造一个平整的表面，使根尖填充物可以被压实。

超声工作尖有不同的角度，以方便准备口腔内不同区域的牙根。在某些情况下，空的或欠填的根管要进行更深的根尖预备和根尖填充。Acteon North America（Mount Laurel，NJ，USA）生产的 Satelec 超声工作尖，长度可达到 6mm 和 9mm。

为了确保根尖预备在根的长轴上，可以用超声工作尖在皮质骨上开一个凹槽窗；该凹槽与根的长轴一致，以便在做根尖制备时通过显微镜容易观察到（图 9-39）。当

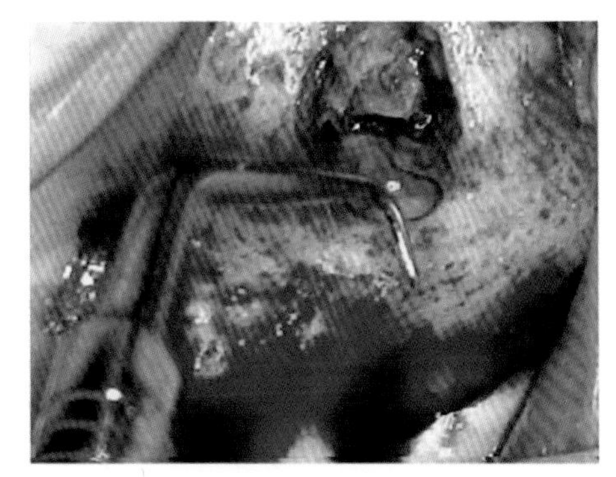

图 9-39　**可以用超声工作尖尖端在骨上开一个凹槽，与根的长轴相对应。这个凹槽可以作为一个参考点，使根尖预备保持在根的长轴上（摘自 Stephen Niemczyk）**

根尖制备完成后，可以用 50% 的柠檬酸溶液对根尖进行处理和酸蚀。这可以去除根尖切除的玷污层，打开牙本质小管，以便在愈合过程中穿通纤维附着在剩余的牙本质上，并改善愈合和再附着。

止血剂和止血

Salem 和 El Deeb 测定根尖手术期间的平均失血量为 9.5ml。与口腔内的其他手术相比，这并不是很大的失血量；如果手术时间较长，失血量可能更大。然而，在牙髓显微外科手术中,即使手术区有少量出血，也会使技术复杂化，使手术更加困难，并对结果产生负面影响。

止血

正确的止血方法使显微外科医师能够通过显微镜加强对手术区域的观察，并确保手术区域没有过多的水分，从而影响根尖填充材料。止血始于对病史的回顾，正如本章前面所指出的，事先确认可能导致出血增加的情况和药物。

止血的下一阶段涉及使用含血管收缩剂的局部麻醉药,正如本章前面所讨论的那样。对根尖周病变中的血管肉芽肿组织进行清创,可以大大减少这些组织的出血量。

第三阶段的止血是用局部止血剂完成的。在试图完成根尖预备和根尖填充时，这些药剂所提供的止血作用非常重要。

损伤或切割血管后的止血机制有三个阶段。第一阶段是切断的血管收缩，这将限制血流。第二阶段是当循环中的血小板与受伤血管壁的胶原蛋白接触时形成血小板塞。这将导致血小板膨胀并变得黏稠和通过化学吸引的方式吸引更多的血小板。该机制的第三阶段是激活凝血因子和启动凝血机制的级联反应，从而将凝血酶原转化为凝血酶，而凝血酶原又使纤维蛋白原转化纤维蛋白，形成凝血块，其中含有血小板、血细胞和血浆。

止血剂

在牙体牙髓显微外科手术过程中，在切口和组织瓣翻起后，控制出血主要依靠局部止血剂来产生良好的止血效果，才能够进行需要的细微操作。

在显微外科手术中。有许多局部止血剂可用于实现牙髓显微手术的局部止血。

骨蜡通过闭塞骨中的血管来提供阻断效果。骨蜡不应在牙髓显微手术中使用，因为如果骨蜡没有被完全清除，就会产生异物反应。

硫酸铁（15.5% ～ 20%）会引起蛋白质的凝固。硫酸铁能提供良好的局部止血效果；但是，它在手术野产生一种暗的红褐色，阻碍了视觉效果。其产生的凝结物应被完全清除，以改善手术部位的通路和视觉效果。它的 pH 值很低。只能放在骨创窝中，而且必须小心地完全取出。否则，它可能会延迟愈合并引起异物反应。Cut-Trol（Kisco，Witchita，KS）是一种非常浓缩的硫酸铁溶液，其高酸度使其对骨质组织具有腐蚀性，尽管它具有良好的止血特性，但还是应该避免使用。

氯化铝已被用于各种产品，包括 Hemodette（DUX Dental，Oxnard，CA），它是一种 20% 缓冲氯化铝凝胶。它是蓝色的，为放置和移除提供更好的可视性。氯化铝通过血凝作用，会导致坏死，所以在手术结束后必须完全清除，并且必须常用生理盐水彻底冲洗该区域。

胶原基产品包括 Avitene（Medline Industries，Inc.，Mundelein，IL）和 CollaPlug、CollaTape 和 CollaCote（Zimmer Dental，Carlsbad，CA）。基于胶原蛋白类的产品会引起血小板的黏附、聚集和释放反应，也会激活凝血因子，它们还可能具有

机械性的阻断作用，并导致血清素的释放。

Avitene是一种透明的白色材料，在潮湿的情况下很难使用，而且非常黏稠，它会黏附在器械、手套和其他的术区外的骨骼部位，但它是有效的，而且具有生物相容性。

明胶海绵（Pharmacia and Upjohn Company，Kalamazoo，MI）是一种以明胶为基础的海绵型材料，可以刺激凝血系统，它最初可能会引起伤口的炎症,但研究表明，随着时间的推移，没有影响。

氧再生纤维素产品包括Surgicel(Ethicon，Johnson & Johnson，Somerset County，NJ）和Oxycel（Oxycel，Worthington，UK），这些产品是通过对再生的α纤维素产物进行氧化处理制成的。该产品十分黏稠，通过物理方式闭塞血管；它不像胶质局部止血剂那样通过血小板的黏附和聚集来增强凝血反应,这些产品可能会影响骨质的愈合，制造商不建议将其留在骨缺损处。

凝血酶原（ZymoGenetics，Inc.，Seattle，WA）和类似产品是含有凝血酶的局部材料。凝血酶的作用是启动内在的和外在的凝血途径，它在处理和放置方面会面临一些困难。

硫酸钙被用作一种局部止血剂，它的作用是通过机械性填塞血管产生止血的效果，使用中将它放置在骨创窝中，然后局部冲洗去除浮色，以便能够观察和操作根部末端，它可以被留在骨质缺损处，因为它不会引起炎症反应的增加，该产品也相对便宜的。

肾上腺素颗粒（Racellets，Pascal Co.，Bellevue，WA）是外消旋肾上腺素浸渍颗粒，通过影响小动脉和毛细血管前括约肌上的肾上腺素能受体引起血管收缩，肾上腺素颗粒中的消旋肾上腺素含量可能不同；但是由于它们是局部使用，所以几乎没有全身的吸收。通过肾上腺素颗粒（Racelett颗粒）或浸渍有肾上腺素的CollaCote条产生的有效止血，为根尖手术提供了一个干燥清晰的术野。研究表明局部应用止血剂既没有心血管方面的影响，也没有心率或血压的增加。对于有明显心血管疾病的患者，使用肾上腺素颗粒时应谨慎。如果担心取出含有肾上腺素颗粒的棉球时会留下棉絮，可以将消旋肾上腺素放在不粘（Teflon）垫上（3M Nexcare，St.）代替肾上腺素颗粒作为止血剂。

关键是要计数置入骨创窝的肾上腺素颗粒的数量，以确保手术结束时所有的颗粒都被移除。在根尖周病变较大的情况下，可以在肾上腺素颗粒之前放置CollaPlug（Zimmer Dental，Carlsbad，CA）以填充病变，而不是放置过多的肾上腺素颗粒，这样会避免使患者接受比预期更多的全身性肾上腺素。

牙体牙髓显微外科医师应了解“肾上腺素生物钟”。在一般情况下，局部麻醉药中的肾上腺素产生的初始血管收缩会随着时间的推移而消失，回跳现象会导致血管扩张效应。这种现象被称为反应性充血或缺血后性充血，导致该区域的出血量增加。一旦发生这种情况，很难获得止血效果。对于没有肾上腺素和局部麻醉药禁忌证的患者，可以用含有1 ∶ 50 000肾上腺素的局部麻醉药进行阻断。几分钟后，恢复一些血管收缩的效果。同时，注射必须谨慎行事，回抽时必须确认麻醉药没有进入在血管中。

除了外消旋肾上腺素颗粒外，其他没有什么不良反应的局部止血剂是硫酸钙和微纤胶原蛋白。

对于骨中的小“出血点”，烧灼骨头并在出血部位加压，往往足以阻止血液的渗出。

总结，止血的策略包括止血的第一个阶段、病史、局部麻醉药与血管收缩剂。

下一步是彻底刮除根尖周病变，必要时使用超声去除肉芽组织。肾上腺素颗粒是局部止血剂的推荐材料。在大多数情况下，可以将肾上腺素颗粒放入出血的骨创窝中，并施加一定的压力，以达到止血的目的。理想情况下，肾上腺素颗粒应在根尖预备之前使用，以便在放置根尖填充物之前有效止血。

动脉出血的止血

在任何手术过程中，都应准备好扎住可能被切断的出血动脉，称为结扎，它可以防止紧急出血的发生。如果出现大量出血或血液从动脉喷出，应直接在血管上施加压力。如果这不能成功地止住动脉出血，手术助理应再次施加压力。通过用止血钳夹住动脉来进行结扎。然后用 2-0 或 4-0 缝线将动脉缝扎，最好是可吸收的缝线。

结扎手术是通过在止血钳夹住血管的近端穿针进行的。将针头深入到血管，然后第一次缝线打结。助手松开对血管的压力，夹住血管的止血钳也被松开。如果动脉出血已经停止，则用第二次和第三次打结来加强缝线结。如果在第一次松开并释放压力和止血钳后出血仍未停止，那么手术助理将再次对血管施加压力，并夹住血管组织以关闭动脉。将针和缝合线穿过更深、更近的地方，以结扎动脉。通过松开压力再次进行检查。这可以重复进行，直到出血停止。

根尖填充材料和根尖填充材料的放置

根管治疗材料在涉及根管治疗实践中使用的材料的章节中有详细描述，在此不作介绍。多年来，各种材料都被用作根尖填充材料。其中许多材料已被生物相容性更强、密封性更好的材料所取代。框 9-3 中列出了理想的根尖填充材料的要求。

框 9-3　对理想的根尖填充材料的要求

Chong 和 Pitt Ford 根据其他文章汇编了对理想根尖填充材料的要求。理想的根尖填充材料应该是

- 与牙齿组织粘接，并对根尖进行三维密封
- 不促进，最好是抑制病原体微生物的生长
- 体积稳定，在凝固或未凝固状态下不受水分的影响
- 对牙周组织具有良好的耐受性，没有炎症反应
- 刺激正常牙周组织的再生
- 对局部和全身无毒害作用
- 不腐蚀或具有电化学活性
- 不染色牙齿或牙周组织
- 在放射线照片上容易显影
- 有较长的保质期
- 易于操作

在过去，许多材料被用于根尖填充物，包括汞合金、牙胶的根尖填充物。牙胶、Cavit（3M）、氧化锌丁香醇（ZOE）、玻璃离子树脂粘接剂、中间修复材料（IRM）和超级乙氧基苯甲酸（Super EBA）。较新的选择是三氧化矿物凝聚物（MTA）和较新的生物陶瓷材料。

由于密封能力差、腐蚀、尺寸变化、汞合金染色、生物相容性差、细胞毒性和疗效不佳，汞合金不再作为根尖填充材料而受到青睐。为了填补因放弃使用汞合金作为根尖填充材料而留下的空白，人们开发了几种材料，最引人注目的是超级 EBA。MTA 和较新的生物陶瓷已在很大程度上取代了超级 EBA 和 IRM，成为使用最多的根尖填充材料。

目前，满足理想根尖填充材料要求的包括 MTA、较新的生物陶瓷，也包括 IRM 或超级 EBA。在极少数情况下，复合树脂 - 玻璃离子体可能也适用。

中间修复材料

IRM（LD Caulk Company，Milford，

DE，USA）是一种聚合物树脂增强的氧化锌丁香材料。与作为根尖填充材料的汞合金相比，IRM 显示出良好的愈合效果。在两项临床试验中，IRM 被证明具有较高的成功率，可与 MTA 相比。IRM 很容易混合和放置。可以预先准备好厚厚的混合物，然后将其卷成一条长长的细棒状。用切下一小部分，并把它输送到预备好的根尖中。使用微型充填器将 IRM 压实到预备好的根尖中。多余的部分去除，与预备的根尖边缘齐平。

超级乙氧基苯甲酸 EBA

超级 EBA（Harry J. Bosworth Co.，Skokie，IL，USA）是一种改性的 ZOE 水泥。粉末成分包含 60% 的氧化锌、34% 的氧化铝和 6% 的天然树脂。液体含有 62.5% 的邻乙氧基苯甲酸和 37.5% 的丁香酚。Oynick 和 Oynick 证实了胶原蛋白膜在超级 EBA 上生长。它的凝固时间短，密封性好，对组织的耐受性好，而且尺寸稳定。在一些研究中，超级 EBA 和显微外科技术的成功结果已被报道。

超级 EBA 比 IRM 更难混合。当有足够的粉末加入到混合液中时，光泽就会消失。然后将混合料卷成一条细长的棒状。用一个工具切下一小部分，并把它输送到预备好的根尖中。然后用微型充填器将其压实到预备好的根尖。在超级 EBA 凝固之前，多余的超级 EBA 从根尖的边缘被去除。一旦 Super EBA 开始凝固，在其完全凝固之前不应再对材料进行操作。凝固后的超级 EBA 现在可以用 30%的复合树脂抛光钻进行修整和抛光。柠檬酸（50%）可以在根部涂抹 1min。

三氧化矿物聚合物

MTA 被认为是比较其他材料的黄金标准，因为它满足了理想根尖填充材料的许多要求。MTA 的组成在牙髓材料一章和本章的参考文献中有所描述。理想的特性包括良好的密封能力、生物相容性、低溶解性。

高 pH 值，钙的释放，抗菌活性，以及可接受的辐射性。成牙骨质细胞可以在 MTA 上沉积水泥，这对根尖周区的愈合有明显的好处。MTA 的主要缺点是凝固时间长达 4h，而且操作困难。随着经验的积累，临床医师可以克服其不太理想的操作特性。MTA 在市场上被称为 ProRoot MTA（Dentsply Tulsa Dental Specialties，Tulsa，OK，USA）。一旦混合，MTA 可以通过不同的方法被输送到根尖预备区。

第一种方法是使用 Lee MTA 成型块（G. Hartzell & Son，Concord，CA，USA）。Lee 成型块是一个四边形的块状物，上面有不同长度的凹槽，可以用 MTA 填满。用混合铲子将 MTA 混合物带到 Lee 块上，并在其表面和凹槽内铺开。用无菌的 2×2 量具或戴手套的手指擦去多余的 MTA，将 MTA 留在凹槽内。用半 Hollenbeck 雕刻刀或类似工具将 MTA 整块从凹槽中取出。MTA 呈圆筒状，被带到根部的预处理区。使用 Lee Block 时，MTA 混合物中的粉液比例很重要。如果混合液太湿，它就会坍塌，就不会有一个成形的圆柱体 MTA 来放置在根尖准备中。如果混合液太干，当临床医师试图将其从 Lee 块的凹槽中取出时，它就会碎裂，或者在到达根尖准备之前就从仪器上掉下来。可以通过用棉卷吸收混合液中的水分或添加额外的水，将混合液操纵到所需的浓度（图 9-40 和图 9-41）。

第二种方法是采用一种输送器将 MTA 输送到根尖预备中。市场上有几种 MTA 输送器，包括 Retrofill Amalgam Carrier（Miltex，York，PA，USA），Messing Root Canal Gun（Miltex，York，PA）、Dovgan MTA 输送器（Quality Aspirators，Duncanville，

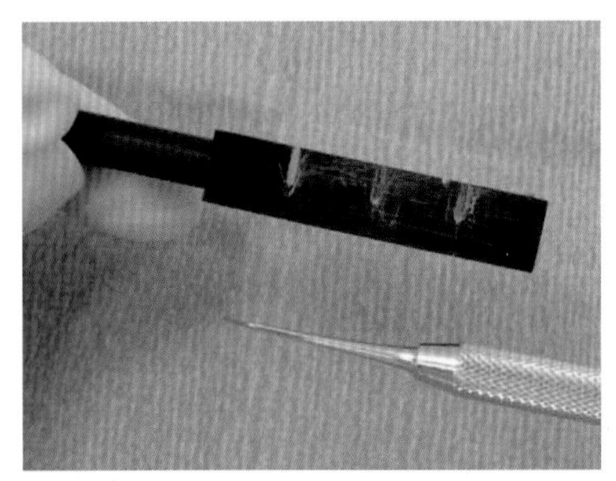

图 9-40　**在 Lee 块中形成的 MTA 圆柱体，放置在仪器上，将其带到根尖预备处**

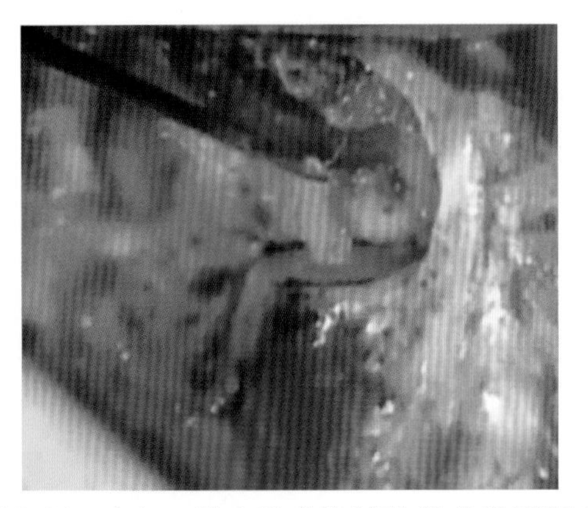

图 9-41　**在 Lee 块中形成的 MTA 被放置到根尖预备中（摘自 Dean Whiting）**

TX） 和 MAP 系 统（Produits Dentaires，Vevey，Switzerland）。

Messing Gun 和 Retrofill Amalgam Carrier 是比较老的器械，并不是专门为携带 MTA 到根尖预备而设计的。Dovgan MTA 输送器是一种注射器设备，有 3 种不同直径的尖端。直径分别为 1.6mm、0.99mm 和 0.8mm。MTA 被装入针尖并被运送到根尖预备处，在那里沉积。

MAP 系统有一个带环形手柄的注射器和一个 Teflon 柱塞，可将 MTA 向前推，并将其置于根部。该系统有六个针头，有两种不同的直径和三种不同的针头弯曲度。针头装入 MTA，并将其带到根尖预处理处。手柄不应相对于针尖旋转，因为这样会扭曲 Teflon 柱塞，使其变形，无法到达针尖，

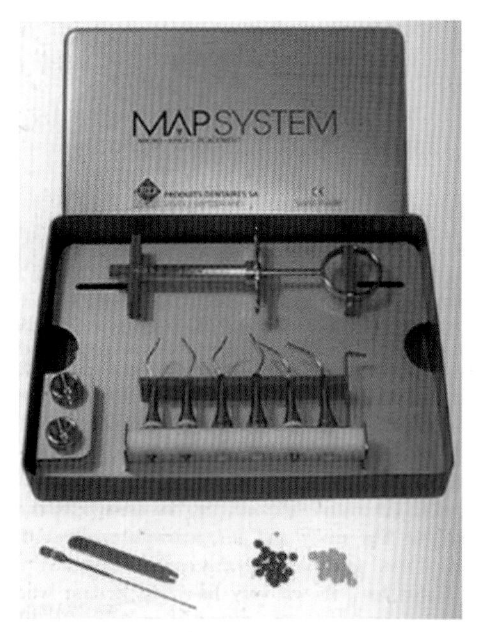

图 9-42　**MAP 系 统（PD，Vevey，Switzerland）配有不同直径和角度的注射器尖端，用于放置 MTA**

因此需要更换。镍钛尖也可用于 MAP 系统（图 9-42 和图 9-43）。在 MTA 在里面凝固之前，必须彻底清洁载体针头。一旦 MTA 在针尖内凝固，就无法取出，针尖必须被丢弃。

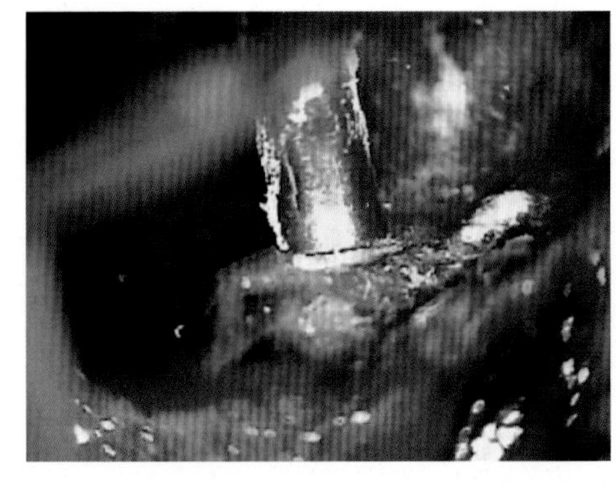

图 9-43　**使用 MAP 系统将 MTA 放入根尖预备中（摘自 Stephen Niemczyk）**

ProRoot MTA 手 动 输 送 器（Dentsply Tulsa Dental Specialties，Tulsa，OK） 带有一个塑料套筒，可以切割成适当的长度。该载体类似于一个塞子。套筒放在手动输送器的末端，类似于一个汞合金输送器。将 MTA 装入载具末端的套筒，然后插入根

尖预备。由于套筒最初非常坚硬，所以第一次加载时很难从输送器中推送出来。随着塑料套筒被反复加载拉伸，将 MTA 放入根尖预备中变得更加容易（图 9-44）。

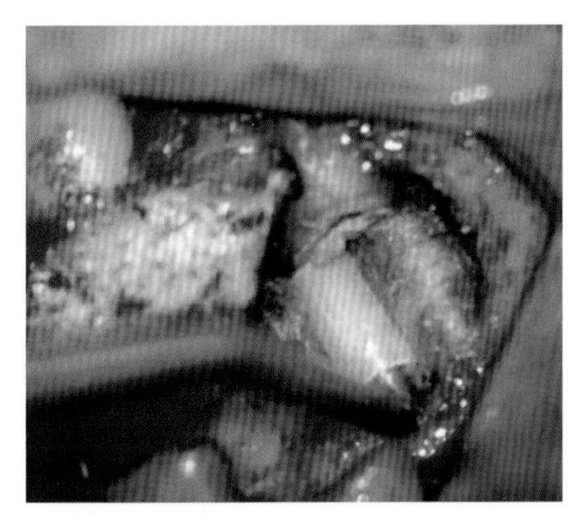

图 9-44　ProRoot MTA（Tulsa Dentsply，Tulsa，OK，USA）使用 ProRoot MTA 手动载体放置在根尖预备中（摘自 Brandon Seto）

一旦 MTA 被放置到根尖预备中，它就会被凝结。MTA 不会像汞合金或其他牙科材料那样凝结。使用事先准备好的微型充填器来压缩 MTA。MTA 必须被操作到位，而不是用硬性压力凝结，以避免 MTA 在根尖预备的两侧移动。一旦根尖预备处稍超填，可先用雕刻刀将 MTA 雕刻回根尖准备工作的边缘，然后用微型刷子。应注意不要在 MTA 上留下凹痕。如果根尖制备的深度超过 3mm，可以通过在 MTA 上放置微型充填器，并将超声工作尖的非切割面放在微型充填器上来压实 MTA。然后启动超声工作尖头，将 MTA 放置到制备的深度，用 Stropko 冲洗器的尖端在 MTA 上吹出柔和的气流，可以使 MTA 不会被洗掉。

新的生物陶瓷根尖填充材料

生物陶瓷材料的开发，克服了 MTA 操作困难和凝固时间长的缺点。生物陶瓷材料的主要成分是硅酸钙。它们具有很好的生物相容性，有更好的操作性能，具有抗菌性，有较短的凝固时间，具有成牙本质性和成骨性，并具有可接受的放射阻射性和密封能力。

EndoSequence 根部修复材料（Brasseler USA，Savannah，GA，USA）、Biodentine（Septodont，Saint Maurdes Fossés，France）和 BioAggreate 根部修复材料（Innovative BioCeramix，Vancouver，BC，Canada）是一些较新的生物陶瓷根尖填充材料，在牙髓材料章节中有详细描述（图 9-45）。

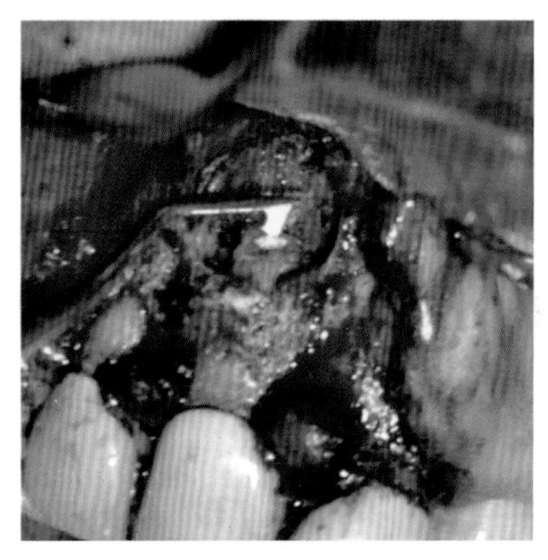

图 9-45　EndoSequence 根部修复材料（Brasseler USA，Savanah，GA，USA）被放置在根尖预备区（摘自 Joao Barbizam）

一项研究评估了使用 EndoSequence 根部修复材料的根部手术的结果。1 年后，总体成功率为 92%。

生物陶瓷根尖填充材料具有生物相容性，凝固时间短，并具有更好的操作特性。生物陶瓷是非常有前途的，但还需要更多的长期结果研究。

在根尖填充物放置完毕后，可将肾上腺素颗粒取出并进行计数，以确保所有肾上腺素颗粒都已取出。如果使用另一种材料来帮助止血，该材料也应被移除。现在可以用无菌盐水冲洗骨创面。应使用宽大的器械保护根尖填充材料，以确保任何未凝固的根尖填充材料不被冲走。

组织瓣关闭和缝合技术

根尖手术完成后，翻起的软组织瓣可以重新复位，并用缝线缝合。黏骨膜瓣复位，并加压保持在原位 5min，由于黏骨膜瓣在手术过程中有收缩，需要反复拉伸，以便将其复位到原来的位置，然后保持在原位。一旦瓣膜被复位并保持在该位置，就可以开始缝合了。根据不同的情况，需要不同的缝合线和缝合方式来实现伤口闭合。决定缝合线和缝合方式的情况是切口的位置、瓣膜的厚度和要使用的缝合技术。

缝合针

缝合针的选择是外科手术的一个重要标准，因为不同的缝合针有不同的特性。弦长是指从弧形针的针尖到针与缝合材料连接处的直线距离。针长是指从针尖到针套末端所测量的距离。针的半径是指从弧形针的圆心到针体的距离。针有不同的形状，用于穿透组织。这些针的针尖形状有圆针、常规角针、反角针和圆角针。

弧长较短的针更适合于显微外科手术。对于大多数根尖显微外科手术中的缝合，3/8 弧的针是最合适的。一般来说，三角十字形的反角针是牙髓显微手术的首选。缝合颊部切口，包括三角形和矩形切口，需要 16 ～ 20mm 的针头长度。缝合龈下切口或乳头基底切口的水平切口时，最好使用 8mm 或更短的长度。在某些情况下，可能需其他长度要的针头。

缝合线

4-0 丝线已被 5-0、6-0 和 7-0 的单丝缝合线所取代。丝质缝合线可以吸收细菌，并在口腔环境中迅速被污染；而单丝缝合线则不容易被口腔细菌污染。被污染的缝线会导致缝合部位出现更多的炎症。

缝合线也被分为可吸收和不可吸收两种。可吸收缝合线包括 catgut、聚乙二醇、乙二醇和 e-caprolactone 材料。不可吸收的缝合线包括丝线、布拉德聚酯、尼龙、聚维尼龙和聚丙烯。

缝合应从分离翻起的瓣端开始，再到未分离翻起的组织处。用外科结来关闭切口。外科结位于组织上，并被结牢，使其不会被解开。外科结是一个经过修改的方形结，有两个反手结，以相反的方向完成。第一个结是一个双手结，第二个结可以是一个单结。如果需要，可以再打一个单结。打结应在组织上，而不是在切口线上。

在乳头基部切口的情况下，使用较小的 7-0 缝线，首先使用一个单手结，因为第一个单手双结的松紧度会划破组织。在乳头基底切口闭合时，先用单手打结，然后用双手打结。

在显微镜的帮助下进行缝合时，将缝合线的线头集中于缝合部位的对侧是很有用的，以确保外科医师能够控制多余的缝合线，防止其垂落到手术区域。手术助理应使缝线的游离端远离针头端。这可以使显微外科医师通过显微镜保持聚焦，维持手术效率。

单次间断缝合

在牙髓显微外科手术中，最基本的缝合技术是间断缝合。这是关闭垂直切口的理想方法。它从分离翻起的组织开始，然后继续进入未分离翻起的组织。然后在切口线上打一个外科结。

这种类型的缝合也可用于缝合龈沟内切口的翻起的乳头部分；它与 7-0 缝线一起用于缝合乳头基部切口的水平部分。为了关闭乳头基底切口，将乳头水平分成三份。使用 7-0 缝合线在每 1/3 的交界处进行间断缝合。然后，如果在乳头的中间 1/3 处存在间隙，可以在乳头的中间 1/3 处用另一个间断缝合。

沿着扇贝形水平切口，可以用间断缝

合的方式缝合边缘下平面，首先缝合扇贝形边缘的各点，然后缝合各点之间存在的任何间隙。将手指放在切口的两侧，轻轻地尝试分开伤口边缘，以检查是否有缝隙，这一点很重要。如果需要，可以进行更多的间断性缝合。黏骨膜趋向于从切口线收缩，这在切口有两个软组织边缘的地方尤其明显。这就是边缘下切口的情况。由于这种收缩，因此在缝合前拉伸并复位切口是很重要的，并确保缝合时将复位的切口边缘固定在一起，这样就可以实现一期愈合。

改良型垂直褥式缝合

改良后的垂直褥式缝合法适用于缝合龈沟内瓣牙龈乳头，或者被分离的颊侧和腭侧或舌侧乳头。针头最初穿透颊侧齿间乳头的顶端 1/3 处。然后针穿过舌或腭乳头的顶端 1/3。将针重新插入舌乳头或腭乳头的冠方部位，并将其置于乳头的中间 1/3 处。针头穿过齿间空间，直到颊侧乳头的翻起面，遇到颊侧乳头的翻起面，然后将针插入并从颊侧乳头的初始穿透点的冠方位出来。缝合形成一个支架，缝合的两端可以收紧，使乳头位于其原来的位置。然后打一个外科结。与牙间乳头和牙齿结构有关，针的插入点是低 - 低（乳头顶端 1/3 处的基部），然后是高 - 高（乳头中间 1/3 处的更冠方）。

悬吊缝合

在不可能与牙齿舌侧或腭侧的组织接触的情况下，可以采用常规的悬吊缝合方法。将针穿过近中颊侧乳头并穿过楔状隙后，将缝线绕过牙齿的舌侧或腭侧，而不接触组织。在舌侧或腭侧的远中端，将针和缝线穿过远中楔状隙，穿透远中颊侧乳头。然后将针和缝线穿过远中颊侧乳头，再穿过远中楔状隙回到舌侧或腭侧，并绕过舌侧或腭侧靠近牙龈组织的地方，带到近中舌侧或腭侧。然后将针和缝线穿过近中楔状隙，到达近中颊侧乳头的下方，刺穿乳头。然后打一个外科结。外科医师可以选择穿透舌侧或腭侧的组织，或者利用舌侧或腭侧靠近牙龈的牙冠结构的下切口。可以使用后一种方法，只要有足够的倒凹来保持缝线在牙齿的舌侧或腭侧的轮廓高度以下。

悬吊缝合或其改良版是缝合龈沟内切口的最佳方法，特别是在根尖切除术治疗的牙齿周围，因为它可以包裹牙齿，并在牙齿的近中侧和远侧固定乳头。

将悬吊缝合与垂直褥式缝合的元素进行修改，被称为改良的篮筐缝合。最初的针头插入是先在所有区域进行低位（顶端）插入，然后在最后进行高位（冠方）插入。从将被纳入悬吊缝合的牙齿的近中部开始，将针插入牙间乳头的基部，然后将针插入牙间乳头，穿过组织，进入舌或腭乳头，很像间断缝合。然后将针移到牙齿的远端舌侧或远端腭侧，在乳头的基部插入，穿过牙齿的远端颊侧，进入远端颊侧乳头的翻起面，并穿过乳头的颊侧。这应该是在远中端颊侧乳头的顶端 1/3 或基部。然后在远端颊侧乳头的中间 1/3 处重新冠方插入，并通过远端舌乳头或远端腭乳头。

针应穿透远端舌乳头或远端腭乳头，并在先前的针插入处的冠状线处退出。从远端舌侧或远端腭侧，将针带到牙齿的近中端舌侧或近中端腭侧，在针和缝线穿透中端舌侧或中端腭侧乳头的前一个部位的冠方穿刺。然后将针穿过牙间组织，到达与第一次插入点相邻的中侧颊侧乳头。用外科结来固定缝合。

8 字缝合

拔牙后位点保留部位使用的一种缝合方法是 X 形缝合，即 8 字缝合，它将膜固定在牙槽窝中。缝合从牙槽的近中颊侧乳头开始，到牙槽的远端舌乳头或远端腭乳头，然后直接到牙槽的远端颊侧乳头。缝合线通过穿越到近中侧舌乳头或近中侧腭乳头来完成对牙槽的 X 形缝合。为了完成 8 字形，缝线从近中舌或中腭乳头到近中颊侧乳头，在那里打一个外科结。必须注意不要用针头夹住膜，使其脱离牙槽。缝线应将膜固定在原位。

拆除缝线

缝合线应在放置后 2 ～ 4d 内拆除，因为这样可以使组织充分地重新连接，并且不会引起不必要的炎症。在引导组织再生手术中，可能需要更长时间的缝合，以稳定膜并确保不暴露。

术后管理和指导

缝合完成后，应提供以下程序和说明。应再次通过 2×2 的湿纱布用手指用力压住组织 5min，以确保组织的良好再适应。术后应采集生命体征，以确认病人的稳定性。如果需要的话，如果以前没有拍过，可以拍一个分角 X 线片或图像。

应使用 0.5%（9mg）丁哌卡因和 1 ∶ 200 000 肾上腺素进行阻滞麻醉，以提供长效麻醉，这样止痛药就有时间起作用。应向病人提供口头和书面的术后指导。这些说明应包括术后预期、冰袋的使用、纱布包、口腔卫生说明以及如何服用处方药物。

应向病人提供冰袋，并在病人离开手术室前使用。冰块会使该部位的血流收缩，从而减轻肿胀和疼痛。在最初的 8 ～ 12h 内，应交替使用 15 ～ 20min，然后再间隔 15 ～ 20min。交替使用冰块是因为连续使用冰块会导致血管扩张，增加该区域的血流。一旦最初的冰袋不再寒冷，病人可以使用冷冻蔬菜袋，如豌豆或玉米。应该用毛巾保护皮肤缓冲冷敷。8h 后，停止冷敷。

在最初的 48h 内，病人会有一些肿胀和瘀斑。

然而，使用布洛芬或其他非甾体抗炎药物（NSAIDs）通常可以很好地控制疼痛。麻醉药和对乙酰氨基酚，如可待因或氢可酮与对乙酰氨基酚，应在更严重的疼痛情况下使用。应实施灵活可行的止痛用药指导，对于中度疼痛，应采用非甾体抗炎药与对乙酰氨基酚交替使用，对于重度疼痛，应采用麻醉药（可待因或氢可酮）与对乙酰氨基酚交替使用的策略。

在出血的情况下，指导患者用足量的纱布包加压 30min 或更长时间。另外，也可以用茶袋压迫 30min 或更长时间；茶中的单宁酸可以促进止血。如果出现无法控制的出血，应立即就诊，因为可能需要采用缝合和其他措施来止血。

一般来说，手术时不需要使用抗生素。已有的肿胀或在引导组织再生的情况下则是例外。如果在术后肿胀后再次出现肿胀，那么可能需要使用抗生素，并需要切开引流，甚至需要再次切开瓣膜进行引流。如果需要使用抗生素，应选择青霉素 V、阿莫西林或克林霉素。

葡萄糖酸洗必泰，0.12%，不含酒精，应作为术后漱口的处方。应指导患者进行正常的口腔卫生，注意不要干扰手术区域，并可使用软布清洁手术区域的牙齿。在最初的 24h 后，如果该区域很少或没有肿胀，可以允许在该区域使用热敷。

Tsesis 及其同事发现，术后一天，76.4% 的患者完全没有疼痛，不到 4% 的患者有中度疼痛，64.7% 的患者没有报告任何肿胀。术前症状对术后的疼痛体验有很大影响。因此，应在手术当晚与患者联系，以确认其稳定性并评估疼痛程度。可以加强术后指导，回答患者问题，并加强对病人健康的关注。

手术伤口愈合

Harrison 和 Jurosky 在经典研究中调查了根尖周手术的伤口愈合情况。伤口愈合取决于受伤的组织类型以及该组织所接受的伤口或损伤类型。

手术伤口涉及的组织包括牙槽黏膜、腭黏膜、龈缘、附着的角质化龈、牙龈纤维、牙周膜、骨膜、牙骨质、牙本质、血管、皮质骨和松质骨。

伤口愈合可以是一期愈合或二期愈合。当伤口边缘紧密贴合并仅由薄薄的血块隔开时，就会发生一期愈合。再生是这种机制的最终结果，受伤的组织最终会恢复到正常的解剖结构。

当伤口边缘不紧密贴合时，就会出现二期愈合，导致肉芽组织堆积在伤口边缘之间。修复是这种机制的最终结果，受伤的组织不能保留其正常的解剖结构，而形成瘢痕组织。手术过程中的意向性伤口会启动一系列的血管、细胞和生化机制，从而导致再生（初期愈合）或修复（二期愈合）。

在一个动物模型中，研究了三个不同阶段的愈合，包括切开的伤口、剥离的伤口和骨质切除的伤口。

切开式伤口愈合

切开式伤口愈合的机制可分为四个阶段：凝血和炎症，上皮愈合，结缔组织愈合，以及成熟和重塑。伤口愈合不能被分成显著不同的“阶段”，因为有相当多的重叠发生，几个阶段可以同时发生。研究的切口伤口是垂直切口、龈沟内水平切口和牙龈边缘下切口。所有切口线的愈合情况相似，但牙龈边缘下切口的愈合情况较难预测。

切口部位立即发生凝血以止血，随后出现与伤口平行的纤维蛋白链。伤口表面形成凝结物。组织损伤引起的炎症是通过炎症介质和细胞反应来激发的。最初，多形核中性粒细胞（PMNs）做出反应，随后是巨噬细胞。

上皮愈合发生在切口伤口上，因为上皮细胞伸长并迁移过 fibrin 支架。一旦发生这种情况，就会形成一个上皮封闭。这种封闭形成了一个屏障，增加了伤口强度，防止液体流失，并使伤口边缘保持一致。发现上皮封闭在 2d 内形成。

当上皮封闭形成后，切口伤口的结缔组织愈合开始。在这个复合阶段，成纤维细胞成为主导细胞。成纤维细胞分泌Ⅰ型和Ⅲ型胶原蛋白，形成结缔组织基质。血管生成和血管再造也发生在结缔组织中。从肉芽肿组织过渡到肉芽组织，标志着结缔组织的愈合。随着成熟和重塑的发生，胶原蛋白的重组和重新排列产生了一种类似于正常外观的有组织的模式。这通常在第 28 天就能看出来。

剥离式伤口愈合

剥离式伤口是随着黏骨膜瓣的翻起而发生的，直角瓣和牙龈边缘下瓣的愈合是相似的。起初，骨膜丢失，但在 14d 后，骨膜会再形成。附着牙龈的固有层显示很少的炎症，而牙槽黏膜的固有层在术后第一天通常是高度炎症。然而，到了术后第 14 天，就没有炎症了。PMNs 是最初反应的炎症细胞，其次是巨噬细胞和成纤维细胞。术后第 4 天，血管生成和Ⅰ型胶原蛋白的生成被观察到。到了第 28 天，剥离式伤口的组织是正常的。

切除式伤口愈合

切除式伤口是指骨切除后在骨上产生的伤口。骨切除的伤口充满了无序的凝结物和间隔很远的纤维蛋白束。在手术后的前 3 天，有证据表明皮质骨和松质骨的伤口边缘有坏死的骨头。第 3 天出现炎症细胞、未分化的外胚层细胞和成纤维细胞。第 4 天，骨内组织从骨小梁之间的髓质空间增生到骨腔内的凝固物。到术后第 14 天，80% 的切除伤口被骨内组织和编织骨占据。

编织骨可见于切除伤口边缘的皮质骨和松质骨表面的附着性生长。到第 14 天，一条厚厚的多细胞组织和致密的纤维结缔组织形成的骨膜是明显的。这种新形成的骨膜随后发挥功能，修复切除伤口中被破坏的皮质板。到第28天，从伤口的骨内侧产生的新骨小梁逐渐成熟，因为这些骨小梁已经凝聚在一起，占据了比骨内侧组织更多的骨质缺损。骨样组织也沉积在小梁的骨内侧表面。纤维性骨膜形成，其结构模式与成熟骨膜相似，在新形成的骨小梁上形成皮质骨。

临床重要性

了解伤口愈合的不同方面将有助于牙体牙髓显微外科医师进行手术。在切开伤口的情况下，干净的切口线在第一时间完全进入骨质，将使伤口边缘的重新接近更容易预测，并产生更快速的上皮愈合。缝合前后对瓣膜进行压迫，可以防止大面积表面凝结物的堆积，或者防止血液和纤维蛋白在新生的瓣膜和骨之间的聚集。这两种情况都会导致延迟愈合。此外，用湿润的棉签清除伤口边缘的干血凝结物，可以使伤口边缘更好地恢复原状。在龈沟内切口后，通过保持根部附着组织的活力，可以防止根部上皮生长不良引起的软组织附着的丧失。这可以通过在垂直切口处而不是在牙龈沟内对边缘牙龈进行翻起和剥离来实现，避免刮治和平整根部表面，并经常对根部表面进行冲洗以防止脱水。因为在术后第2天就会形成上皮密封，所以最早可以在术后2或3d拆除缝合线。尽早拆除缝合线可以减少因细菌渗入缝合线而引起的炎症风险。

疗效

在评估显微外科手术结果时，只应包括现代显微外科技术和材料的研究。研究表明，使用较新的牙髓显微外科技术的结果往往比之前研究中使用的历史方法要好得多。4年后，结果的变化很少被记录下来。下颌磨牙的非手术牙根在8.1%的病例中出现了根尖病变的迹象。不同小组的Meta分析认为，现代牙髓显微外科技术的成功率在91%～94%之间。

影响根尖切除术预后的因素

填充材料类型的影响

1999年，Rubinstein和Kim报道说，使用Super EBA根尖膜进行根尖显微外科手术1年后，96.8%的病例初步愈合。在第1年后5～7年的随访研究中，他们报道说91.5%的病例仍然完好，但有8.5%的病例出现根尖破坏。

Maddalone和Gagliani在2003年采用现代牙髓显微外科手术，用Super EBA作为根尖填充材料，报道了3年内92.5%的病例成功率。Chong和同事2003年报道说，MTA的成功率在12个月内为84%，24个月内为92%，而用IRM填充的成功率在12个月内为76%，24个月内为87%；但是，这种差异在统计上并不明显。

Von Arx及其同事在2010年比较了MTA与复合树脂的结果。与Retroplast处理的牙齿（79.5%）相比，MTA处理的牙齿的愈合率（91.3%的病例）明显要高。2010年，Tang和他的同事做了一个系统回顾，以评估MTA作为根尖填充材料的结果。从符合他们标准的5项研究中，他们得出结论，MTA作为根尖填充材料，比汞合金和牙胶要好。他们认为MTA作为根尖填充材料优于汞合金和牙胶，与IRM相似。

Song和Kim在2012年做了一项前瞻性的随机对照研究，将MTA和超级EBA作为牙髓显微外科的根尖填充材料。总的成功率为94.3%，其中MTA的成功率为95.6%，super EBA为93.1%。两组之间没有统计学上的显著差异。

Li及其同事（在2014年的一项为期2年的回顾性研究中评估了用超级EBA进

行显微手术的结果。总体愈合率为 93.1%。Shinbori 及其同事在 2015 年做了一项关于使用 EndoSequence BC 根部修复材料作为根尖填充材料的根尖手术结果的回顾性研究。在 1 年的随访中，总体成功率为 92%。Rud 及其同事报道说，使用牙本质粘接的复合树脂（Retroplast），在 8 年的随访中成功率为 97%。在后来的研究中，他们报道了使用相同复合树脂材料的 92% 的病例完全愈合。

术前疼痛的影响

von Arx 及其同事在 2010 年对影响根尖手术预后的因素进行了元分析。他们列举了有关愈合决定因素的循证信息的不足。他们发现以下因素与较高的愈合率明显相关：术前无疼痛或体征的患者、根管填塞密度良好的患者、无根尖周病变或根尖周病变非常小（小于 5mm）的患者。他们还研究了各种预测因素对一年后愈合结果的影响。唯一达到统计学意义的因素是最初出现时有无疼痛。几乎达到统计学意义的因素是病变大小、根尖填塞材料和术后愈合过程。

初次手术（再手术）的影响

Peterson 和 Gutmann 在 2001 年对初次根尖手术与根尖再手术进行了系统回顾。纳入的大部分文章都是 20 世纪 70 年代的。这意味着大多数研究中的方法不是今天牙髓显微手术中使用的方法。虽然初次手术的成功率要高得多，但再次手术的成功率和不确定的愈合率都接近初次手术的成功率。

2005 年，Gagliani 及其同事显示，手术后 5 年，接受首次根尖周手术的 86% 的牙根显示完全愈合，而接受再次手术（第二次根尖周手术）的 59% 的牙根显示完全愈合。他们仍然建议对以前进行过手术治疗的牙齿进行手术再治疗，作为拔牙的有效替代方法。

Song 及其同事对牙髓显微手术的结果进行了追溯性的临床研究。他们发现总体成功率为 92.9%。最常见的可能失败的原因是没有根尖填充和根尖预备不正确。显微外科技术和生物相容性材料（如 MTA 和 super EBA）的使用导致了较高的临床成功率，即使是在牙髓修复术中。

随访的效果

Song 及其同事在 2014 年比较了牙髓显微外科手术 1 年与长期随访的临床结果。他们发现，随访 4 年或更长时间的病例的总体成功率为 87.8%。而随访 1 年的成功率为 91.3%，这在统计学上不具有显著性。Song 及其同事在 2012 年发现，在之前的 5 年研究中被认为痊愈的牙髓显微手术病例中，93.3% 的病例在 6 年多后仍然保持痊愈。

牙间骨高度的影响

von Arx 及其同事对根尖显微手术的预后进行了 5 年的纵向评估。他们发现，根尖显微手术后 5 年的愈合率比一年时的评估要差八个百分点（从 83.8% 到 75.9%）。预后受治疗牙齿间骨水平的影响很大。如果牙间骨水平距离牙髓 - 牙釉质交界处大于 3mm，则愈合率低于 3mm 或更小。根尖填充 ProRoot MTA 的病例比填充 super EBA 的病例更容易愈合。

根尖病变大小的影响

Wang 和他的同事，作为 2004 年多伦多结果研究的一部分，报道了 74% 的总体愈合率。对于病变较小（5mm 或更小）的牙齿，以及术前根管填充物长度不足，或长或短，而不是适当长度的牙齿，其愈合率明显更高。因此，术前病变大小和根管充填长度是预测根尖手术结果的重要因素。并非所有的手术都是用现代显微外科技术完成的。在后来的一项多伦多研究中也观察到病变大小对结果的影响。

年龄的影响

大多数研究显示，患者的年龄对结果

或根管手术没有影响；然而，作为多伦多结果研究的一部分，Barone 及其同事发现，年龄确实影响了牙髓手术的结果。他们发现了三个重要的结果预测因素：年龄、术前根尖长度和根尖骨创窝的大小。45 岁以上的患者有 84% 治愈率，而 45 岁或以下的患者有 68% 治愈率。如果术前根管充填不充分，84% 的病例可以愈合，而术前充填长度足够的病例则有 68% 愈合。如果手术骨创窝 10mm 或以下，愈合率为 80%，但如果超过 10mm，愈合率为 53%。

进入骨创窝的通道窗口长度的影响

von Arx 及其同事在 2007 年做了一项前瞻性研究，评估骨缺损的尺寸如何影响根尖手术后 1 年的愈合结果。发现唯一与愈合结果有显著关系的参数是进入骨隐窝的窗口的长度。

小结

综上所述，大多数评估现代显微外科技术的研究发现，愈合率超过了 90%。在放置现代根管填充物时，也观察到了较高的成功率。牙髓显微手术的高成功率使其成为患者可行的治疗选择。

牙体牙髓手术中的引导性组织再生

Pecora 及其同事列出了在牙髓手术中引导组织再生应用的以下指标。

- 穿透性根尖周病变
- 大型根尖周病变
- 牙髓牙周病变
- 与牙槽嵴相通的根尖周病变
- 穿孔导致根分叉病变
- 根部穿孔与牙槽嵴的骨丧失

Rankow 和 Krasner 列出了牙髓手术中可能需要使用引导组织再生程序的情况

- 没有与牙槽嵴沟通的根尖病变
- 与牙槽嵴相通的根尖病变（开裂、近端骨质流失、发育沟）
- 因穿孔而导致的牙根或牙槽骨损失
- 颈部牙根吸收
- 倾斜的牙根断裂
- 牙槽嵴扩增

引导组织再生的情况是根尖 - 边缘骨质缺损，即从根尖到骨嵴的根表面没有骨质；贯穿式缺损，即病变同时穿透颊侧皮质骨以及舌侧或腭侧皮质骨板；以及穿孔造成的沟槽缺损，一些大的骨质缺损，以及牙槽嵴的保存。这些情况是在牙髓手术治疗中遇到的，而不是属于牙周实践范围内的独立手术。

引导组织再生的原理是，特定的细胞有助于特定组织的形成。它包括放置不同类型的屏障来覆盖骨和牙周膜，从而暂时将它们与牙龈上皮分离。在手术后的愈合阶段，将上皮细胞和牙龈结缔组织从牙根表面排除，不仅可以防止上皮细胞迁移到伤口，而且有利于牙周膜和骨的细胞重新填充该区域。

引导性骨再生采用了与引导性组织再生相同的特定组织排斥原则。然而，由于引导性骨再生的目标是再生单一的组织——骨，理论上比引导性组织再生更容易实现，因为引导性组织再生力图以复杂的关系再生多种组织。

用于将生长较快的上皮细胞与下层结缔组织隔离的屏障或膜，可分为可吸收和不可吸收两种。可吸收膜不需要进行第二次手术来移除，不可吸收膜则需要进行第二次手术来移除。

可吸收膜可由胶原蛋白、聚乳酸、聚乙醇酸或硫酸钙制成。已经使用的不可吸收的膜包括聚四氟乙烯（PTFE 或 Gore-Tex）膜。膜结构中的交联量可以影响膜翻转和吸收的速度。

Gortex 膜已不再供应，但仍可购买到缝合线。dPTFE 膜（带或不带用于加固的钛支架）已在市场上取代 Gortex 膜。

骨移植

骨或骨移植物可按其对新骨形成的作用进行分类。

作为模板或支架来帮助骨形成的移植物被归类为骨引导移植物。刺激或诱导新骨形成的移植物被归类为骨诱导移植物。含有实际产生新骨的细胞的移植物被归类为成骨移植物。

骨移植材料还可按其来源进行分类。自体骨移植是病人从身体的另一个部位获得的自己的骨。自体骨被认为是黄金标准。自体骨在新骨的形成过程中有骨传导、骨诱导和成骨。骨可以从髂嵴或口内部位获取。

异体移植是指从同一物种的另一个成员身上移植；对于人类来说，它是来自另一个人的骨。异体移植可以是冷冻骨、冻干（lyophilized）骨（FDB）、脱矿冻干骨（DFDBA）或辐照骨。它可以为皮质骨或松质骨。同种异体骨具有骨传导性和骨诱导性。脱矿去除矿物质相，暴露出底层的骨胶原和生长因子，特别是骨形成蛋白（BMPs），从而诱导新骨形成。复合异体移植骨最近进入市场，它组合了矿化（70%）和脱矿（30%）的骨，并在人牙槽嵴保存研究中表现良好。

异种移植是来自不同物种的骨移植。

目前，在临床实践中，有两种来源的异种移植物可作为骨替代物：牛骨和天然珊瑚。两者提供的产品都具有生物相容性，结构上与人骨相似。异种移植物具有骨传导性，其优点是容易获得，而且几乎完全没有疾病传播的风险。在美国市场上销售的材料被证明来自美国农业部（USDA）批准的动物，不应携带疾病。

异体材料是来自天然或合成骨替代物的移植物。它们是生物相容的空间填充物。大多数骨替代物是具有造骨作用的惰性填充物，并与新骨结合；从组织学角度看，它们只能产生有限的牙周再生。异体骨移植材料包括生物陶瓷，如磷酸三钙和羟基磷灰石、生物活性玻璃、聚合物和硫酸钙（巴黎石膏）。

骨移植材料只能从有信誉的有执照的组织库订购。

手术技巧

对于根尖 - 边缘骨缺损，修剪骨膜，使其超出骨缺损边缘 2 ～ 3mm。膜应该离牙髓 - 牙釉质交界处至少 2 ～ 3mm，这样就不会干扰上皮的重新附着。膜应完全覆盖，不要暴露在口腔液体中，这将增加感染的风险。当瓣膜被重新贴合并缝合到位时，瓣膜应该是稳定的，不会移动。一旦膜被修剪并在正常生理盐水中浸湿，它将更好地适应，因为它将更加柔韧。这可以在将植骨材料放入骨质缺损处时完成。与植骨材料接触的暴露的牙根表面应该用 50% 的柠檬酸或四环素（100mg/ml）处理 3min。

在将植骨材料放入缺损处之前，应进行浸湿处理。

将其放入缺损处。然后将移植材料放入骨性缺损中。必须用移植材料覆盖牙根，以便在牙根表面和膜之间提供空间。重要的是要留出这个空间，使膜不停留在牙根表面，因为如果它停留在牙根表面，就不会有牙周膜或骨的再生。骨质缺损应该被稍微超填些（图 9-46）。现在将浸湿的膜放在移植材料上，膜的边缘覆盖骨性缺损的边缘至少 2mm，不侵犯牙髓牙釉质交界处或生物宽度。在重新定位和缝合的过程中，膜应该是稳定的，以便在缝合或愈合阶段不会移动。这确保了膜的位置，并将上皮细胞与需要重新形成结缔组织的区域分隔（图 9-47）。

贯通式骨缺损的再生与根尖 - 边缘骨缺损类似，只是在骨缺损的腭部或舌部需要额外的膜。放射学证据或CBCT成像可能表明是穿通性病变。如果有贯穿性病变，放射学图像将显示病变中的病变。CBCT将显示病变两侧的皮质骨的缺失或皮质骨的断裂。当根尖周片或CBCT怀疑是穿通性缺损时，在完成根尖切除、预备和填充后，应使用尖锐的器械探诊骨创窝内的腭(或舌)骨，以确定骨穿孔的大小。

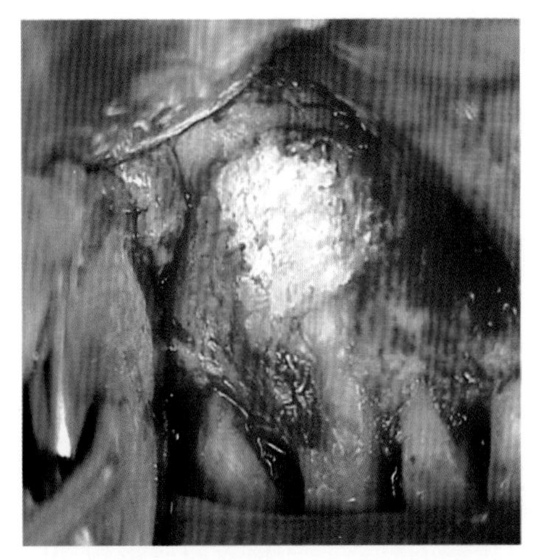

图9-46 将植骨材料放入根尖周大面积缺损并覆盖在牙根结构上（摘自Dwight Moss）

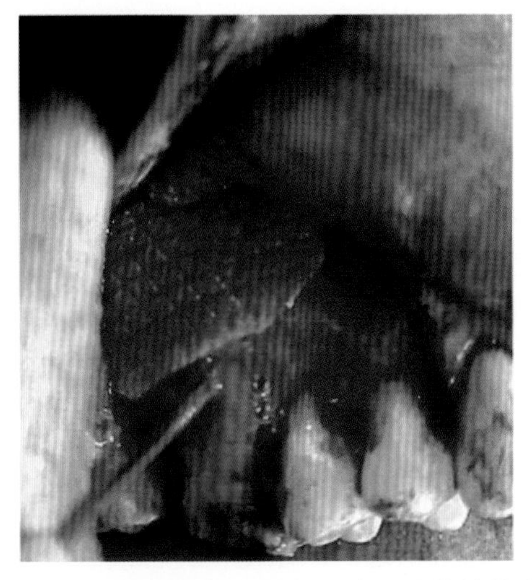

图9-47 在骨质缺损上放置一个可吸收的薄膜，该缺损已用植骨材料填充。瓣复位、固定，然后缝合到位（摘自Dwight Moss）

也可以通过让锐器穿透腭（或舌）黏膜再穿过皮质骨的穿孔来确认。

一旦确定了穿孔的大小，就可以修剪一个膜，以覆盖腭（或舌）骨的开口，膜应在缺损的边缘延伸至少2mm。此外，还必须在颊侧的缺损开口处修剪一层膜。暴露的牙根表面应使用柠檬酸或四环素溶液进行处理。两层膜都要浸湿。用膜覆盖皮质骨上的腭部（或舌部）缺损开口处。然后将浸湿的植骨材料放入缺损处，并改建形成颊侧皮质板。之后将膜放置于骨性缺损的颊侧开口处，覆盖并超过病变部位至少2mm，将其置于坚实的皮质骨上。组织瓣被复位并缝合到位。Pecora及其同事发现使用硫酸钙进行骨质再生，可以改善根尖手术的效果。

硫酸钙可以作为植骨材料，也可以作为膜使用。它也可以与骨异体移植材料结合使用。如果这两种材料混合使用，其比例通常为80%的骨移植材料和20%的硫酸钙。如果硫酸钙既作为植骨材料又作为膜使用，那么手术过程与其他移植手术相似。对暴露的根部表面进行刮治和平整，并从骨创窝中去除所有的肉芽组织。用50%的柠檬酸、乙二胺四乙酸（EDTA）或四环素溶液处理牙根。用硫酸钙或硫酸钙和骨的复合物填充骨质缺损。然后用纱布将该材料压入缺损处。然后在前一层上放置第二层纯硫酸钙，并稍超填缺陷。这第二层硫酸钙作为一个膜。然后组织瓣被复位并缝合到位。

最好不要过多地在组织瓣上操作，因为硫酸钙有点脆，它可能会断裂，然后在组织瓣下移动。在术后指导中，也应嘱咐病人不要用任何压力去触摸组织瓣，因为这也可能使硫酸钙断裂。

在大型根尖周病变中使用引导性组织再生技术的好处还没有完全确定，因为有相互矛盾的证据。Murashima和同事发现，硫酸钙对大面积骨质缺损和贯穿性骨质缺损的骨再生有效。对与牙龈沟相通的骨缺损效果较差。Tobon 及其同事发现，在根尖周手术后的再生技术病例中，使用再生材料，如非生物可吸收膜和可吸收的羟基磷灰石，可提高临床、放射和组织学愈合的可预测性。Garret 及其同事发现，在与根尖区相通的四壁骨质缺损使用可吸收的引导组织再生膜并不能改善愈合。

牙槽嵴的保存

拔牙后的牙槽嵴保存或位点保存对不得不失去牙齿的病人来说是一项有价值的工作。对于牙髓科医师来说，这可能发生在探查性手术确定有垂直的根部断裂之后，或者在根尖手术中，牙髓治疗的牙齿被认为是无法挽救的。拔牙会导致牙槽骨的丧失，这将影响到固定或可移动部分义齿的修复，或影响到种植牙的修复。拔牙时应尽可能地无创，以保留骨皮质板。然后修剪一个薄膜以覆盖拔牙部位。膜的大小取决于拔牙前或拔牙后的骨量损失。如果是非翻瓣拔牙，它可能只需要覆盖牙槽，或者它可能需要覆盖牙槽和缺失的骨皮质板。可能有必要破坏牙龈附着，以使膜覆盖在牙槽上。

选用的植骨材料经过浸湿后放入牙槽中。通常情况下，将植骨材料放在切掉一端的管状注射器中更好，这样可以比其他移植部位的包装更紧实。在某些情况下，可以在移植材料之前将胶原蛋白产品（CollaPlug，Zimmer Biomet，Warsaw，IN，USA）放入牙槽，以占据空间并促进愈合。将膜放在植骨材料上，并缝合到位以覆盖植骨材料。缝合时可能需要以 8 字形或 X 形穿过膜，以保持膜的位置。作为另一种选择，可以将硫酸钙与移植骨混合成 80% 骨和 20% 硫酸钙的混合物。然后将该混合物放入牙槽中。不含骨的硫酸钙可以作为膜放在移植材料混合物上。移植材料的选择 -FDB、DFDBA、牛骨或合成移植材料 - 取决于病人和外科医师的偏好，外科医师是否希望有更快的骨转换或更慢的骨转换，以及再生的骨的类型。

在引导组织再生手术中，通常需要一个骨膜松弛切口来松弛黏骨膜瓣，以便使膜和骨移植物有足够的覆盖。该过程是在根尖方向拉伸黏骨膜瓣，以减张。应注意翻起的范围和垂直松弛切口的长度。只有骨膜组织被切开。牙槽黏膜不被切开，必须非常小心，以避免切开或穿透整个黏骨膜瓣。一旦骨膜被切开，瓣可以扩展到足以覆盖膜和移植物。这是一个技术上困难的操作，但应该掌握这个操作，以避免暴露膜。

拔牙再植

拔牙再植、意向再植或再植都是治疗不能用其他方法治疗的牙齿的术语。一般来说，它是为那些难以进行外科手术的牙齿，不愈合的病变，或因病人的限制而无法进行传统的根尖手术。该手术要求无创伤地拔出牙齿，然后浸入汉克平衡盐溶液（HBSS）中，完成根尖切除、根尖预备和根尖填充。然后将牙齿重新植入牙槽。

Kratchman 列出了拔牙种植手术的几个适应证。它们包括困难的手术入路、解剖学限制、无法进入的穿孔、病人的限制、无法愈合和慢性疼痛。

手术入路困难的牙齿包括下颌第二磨牙，因为这些牙根的根尖在下颌的位置比较接近舌侧。厚厚的颊骨和外侧的斜嵴也干扰了手术入路。进入到这种牙齿的根尖是非常具有挑战性的，因为定位和通过骨中的深隧道进行器械操作是非常困难的。

解剖学上的限制包括下颌前磨牙与颏孔非常接近，下颌磨牙与下牙槽管非常接近。

手术无法进入的部位的穿孔包括牙齿间的近端表面或根分叉。

患者的管理和限制会使残疾患者无法

接受牙髓显微外科手术，或者无法保持外科医师使用显微镜所需的姿势。拔牙再植是一个比牙髓显微根尖手术短得多的过程。

在牙髓治疗、非手术的再治疗或牙髓手术治疗后未能痊愈是拔牙再植的另一个原因。任何持续不适的证据，如疼痛、窦道、肿胀或病变未愈合的影像学证据，都是拔牙再植的指征，如果该牙不能用更常规的方法治疗的话。

如果其他治疗方法不成功，并且有充分的理由相信有牙髓病的原因，并且不能以任何其他方式解决，持续的慢性疼痛会导致要接受拔牙再植治疗。

拔牙再植的禁忌证包括已经存在的中度至重度牙周病、弯曲或膨大的牙根、不可修复的牙齿，以及牙槽骨间隔缺失的情况。

向患者解释该手术并介绍该手术的风险和好处是很重要的。应解释骨折和吸收的风险，并说明如果不进行该手术，牙齿可能要被拔掉。

拔牙程序

拔牙 - 再植手术的关键步骤之一是无创拔出牙齿，避免损伤牙骨质或使牙齿断裂。评估牙齿的根部形态是很重要的。牙根融合的牙齿一般是很好的选择，除非它们有牙槽骨间隔。直根的牙齿和根分叉处有骨存在是很好的选择。牙根肥大和（或）双根牙不适合拔牙再植，因为在不折断它们的情况下拔牙是很困难的。拔牙再植的程序被认为是遵循了牙科创伤学文献中关于拔牙的许多原则。时间上看，拔牙 - 种植手术必须尽可能快地完成，以避免延长口外干燥时间，这将增加替代物吸收的机会。抗生素被用来减少炎症吸收的可能性。

拔牙再植时，都使用抗生素以减少炎症吸收的可能性。

在拔牙 - 再植手术之前，必须确保牙齿的牙冠是牢固和修复的，以减少拔牙过程中的断裂可能性。牙齿的咬合面应该得到缓冲，所以牙齿几乎没有咬合接触。

在拔牙 - 再植手术前和手术过程需要有序规划，以限制口外时间。手术所需的器械和材料应摆放整齐，HBSS 应放在两个催吐盆中。如果使用不锈钢催吐盆，应在盆底放置 2×2 的纱布，以防止光线通过显微镜反射回来，对外科医师的眼睛刺激太大。在拔牙钳的手柄上放置一条消毒过的橡皮筋，以确保拔牙后钳嘴能保持关闭。这可以使牙齿在整个手术过程中被钳子夹住，并最后移出口腔。

拔牙应该是一个缓慢、谨慎的过程。必须用手术刀切断牙龈附着。不应使用铤子和 periotomes 对牙根进行挺出。同样，镊子的喙也应远离牙髓与牙釉质交界处以上的牙根牙骨质。这增加了拔牙过程中牙冠断裂的机会，但也减少了以后发生吸收的机会。在拔牙过程中，重要的是要有耐心，因为扩大骨皮质板是一个缓慢而谨慎的过程。这个过程可能需要 20 ～ 30min。一旦牙齿被拔出，应立即将其转移到含有 HBSS 的盆中。绝对避免接触牙根表面。

如果有囊肿或肉芽肿附着在牙根上，并且它与牙齿一起脱落，则不需要对牙槽进行刮治。即使肉芽组织留在牙槽中，也不应该从牙槽中刮除。一旦病原体从根管中被清除，它就会痊愈。应该用 HBSS 或普通生理盐水轻轻地冲洗牙槽窝，以保持牙周膜细胞的湿润和滋养。

应在用 HBSS 保持牙根湿润的情况下，应用外科手术显微镜完成根尖手术。如果拔牙 - 植牙是为了纠正另一个问题，如修复穿孔，该手术应在用 HBSS 保持牙根表面湿润的情况下完成。

当根尖手术完成后，可以用“清洁”盆中的 HBSS 来冲洗牙齿。然后将牙齿重新植入其牙槽中。由于根尖切除和骨皮质板的扩张，通常很容易重新种植牙齿。一且牙齿回到牙槽中，颊侧和舌（或腭）骨皮质板被压迫，并要求病人咬住棉卷或木棒，以确保牙齿正确就位并稳定。通常不需要使用夹板，因为牙齿通常会卡住到位。牙齿应处于最小或无咬合状态；然而，轻微的咬合功能将加速愈合。如果需要夹板，应该是最小的，如在咬合面交叉缝合，或用牙周塞制剂。如果使用夹板，它应该是弹性的，并在1周内拆除。借用牙科创伤学的文献，弹性夹板可产生最佳效果。为了与牙科创伤学指南保持一致，应使用四环素、青霉素或阿莫西林1周，以帮助防止炎症再吸收，尽管缺乏关于其益处的明确的人体研究。患者应遵循软质饮食1～2周，并应指导其进行家庭口腔卫生护理以保持该区域的清洁。

拔牙 - 再植手术效果不佳的最常见原因是吸收，无论是替代性的还是炎症性的。其他负面结果包括由于根尖周炎、慢性疼痛或牙冠或牙根断裂造成的根尖周稀疏。大多数失败发生在第一年。不过，尽管成功率和技术各不相同，但在大多数研究中都有良好的结果。目前还没有使用 Kratchman 推荐的技术的研究。使用较早的研究，拔牙 - 再植的成功率在 80%～95% 之间。这些结果使拔牙再植在精心选择的病例中成为一种可行的选择。

牙体牙髓病学中的截根和半切技术

尽管由于骨结合种植的成功，磨牙截根和半切的话题现在已经不那么常见了，这些技术对一些特定的病例最佳的选择。这对于有牙髓病的牙齿来说尤其如此。

截根术是将多根牙的一个或多个牙根切除。受累的牙根在牙根和牙冠的交界处被分开。一般来说，这种手术是在上颌磨牙中进行的。半切是对多根牙进行手术分割。有缺陷的或有牙周病的牙根和牙冠的那一部分被切除。分根术是下颌磨牙的外科分割（如半切），但两半牙齿的牙冠和牙根都保留。

需要进行根部切除的牙齿，在根部切除前应进行充分的根管治疗。要切除的牙根的根管应该用汞合金或复合树脂填塞到要切除的位置。牙胶不能在切除的根部提供足够的密封，因为它将暴露在口腔液体中。对于接受相应手术的牙齿，有一个适当的冠修复计划是至关重要的。

牙根切除术的适应证和禁忌证列于框9-4。框 9-5 中列出分根术的适应证和禁忌证。

框 9-4 牙根切除术的适应证和禁忌证

牙根切除术的适应证

- 一个牙根周围有严重的骨质缺损，无法进行传统或再生治疗，但相邻的一个或多个牙根上有足够的骨支持
- Ⅱ级或Ⅲ级根分叉病变，待保留的牙根上有极少的骨质丢失
- 牙根与邻牙的牙根相近
- 由于严重的龋齿、穿孔或吸收，牙根不能进行修复治疗
- 有垂直的牙根断裂
- 由于牙髓管受阻或器械分离，有一个无法治疗的牙根
- 可以保留具有极为重要的牙根（或牙根）和牙冠

牙根切除术的禁忌证

- 牙齿不能修复或没有远期作用
- 存在不利的解剖结构，如融合的牙根或粗大的根干
- 有过度的移动性，经初步治疗后没有改善
- 剩余牙根的冠根比不佳
- 患牙的近中、远中端邻牙有较大的修复体，可能需要一个三单位的固定桥
- 非手术性根管治疗不能在剩余的牙根上完成
- 有患者的风险因素，如牙菌斑控制不佳，或患者是吸烟者
- 种植或三单位桥对病人来说是更好的选择

框 9-5 分根术的适应证和禁忌证

分根术的适应证

- 有一个根分叉穿孔
- 牙周病引起的根分叉缺损
- 有骨折进入根分叉

分根术的禁忌证

近中段或远段不能修复或牙周预后不佳

根管治疗不能在牙齿的任何一半上完成

牙根融合或根分叉与根尖太远

需要切除治疗的下颌磨牙几乎总是只能通过半切除或分根术进行治疗，因为牙根截断会给剩余的牙根留下不利的杠杆情况，并会导致牙齿断裂。

翻瓣类型取决于切除牙根的困难程度，需要多大的手术入路，以及有多少骨丧失。通常情况下，为了切除牙根，必须切除骨头。这需要较深的手术入路，而不是一个信封瓣所能提供的。

根部截断

上颌磨牙根的截除可以通过两种技术之一来完成。如果要放置一个新的牙冠，可以采用垂直截根的方法。这样做的好处是，放置的牙冠将与剩余提供支持的牙根更相配，并且它将有一个更有利于清洁的轮廓。如果切除的牙根可以用镊子取出，那么垂直牙根切除术所去除的骨量就会减少。这种手术也被称为 trisection（图 9-48）。第二种用于截除牙根的技术是水平切除，即在牙龈顶端切除牙根。当冠状修复体将被留在原位时，就采用这种技术。颊部和腭部黏骨膜瓣被翻起，这提供了受累牙齿和骨结构的手术入路。

垂直截根术

在垂直根切除术中，要剥离颊腭黏骨膜瓣，以改善对受累牙齿和骨结构的手术入路。如果可能的话，可以用银丝或不锈钢丝穿过根分叉，以勾勒出要切除的患根。

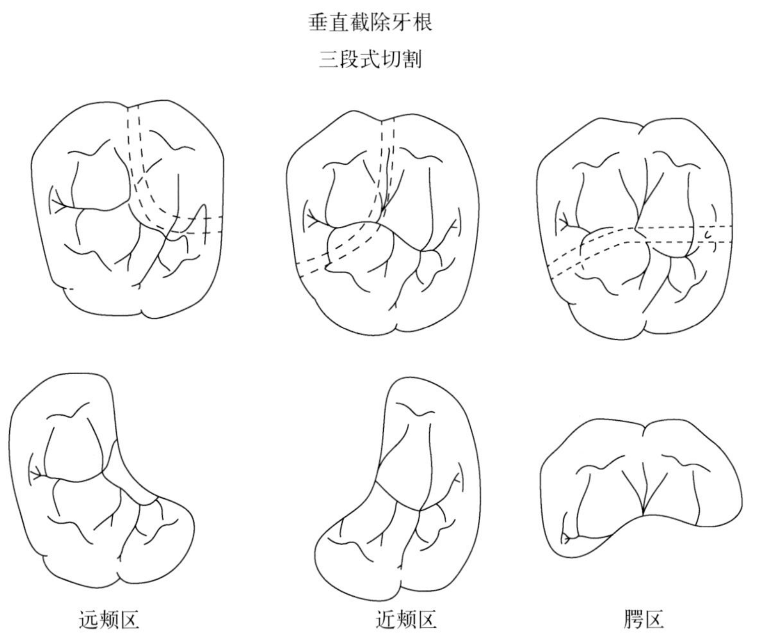

图 9-48 垂直根截除后牙冠形状的船面视图。在截除另一牙根后，牙冠形状将类似于剩余的牙根结构（改编自 Newell DH，Morgano SM，Baima RF. Fixed prosthodontics with periodontally compromised dentitions. In：Malone WFP，Koch DL，editors. Tylman' s theory and practice of fixed prosthodontics. 8th ed. St Louis：Ishiyaky EuroAmerica；1989 pp 80-1）

如果没有，可以在根分叉入口处标记，并向冠部延伸。放置一个橡胶障，并进行冠状切口以连接银丝根分叉出口。大部分的根切手术应在橡胶障隔离的情况下完成，以防止碎片污染伤口部位。用手术预测长度的裂钻或 Endo 在要切除的牙齿部分进行切割，并逐渐向根分叉移动。入口是在要切除的牙根上的牙冠部分。

在要切除的牙根上的牙冠部分。从咬合的角度看，切口将类似于一个 C 形，从颊侧根分叉延伸到近中根分叉之间。

一旦钻头切入根分叉，牙根就与牙齿的其他部分分离。在接近根分叉时必须小心。可以使用非末端切割的钻头，如 Endo Z 钻头（Dentsply International，York，PA），以避免切割过深。现在可以用骨膜剥离器或拔牙钳取出牙根。

对牙齿进行塑形和修整，以确保在根分叉没有因未完全切除牙根而留下的牙刺。这一点应通过放射线照片加以确认。应重新修整骨质，使骨质轮廓与牙齿轮廓相吻合，这样可以使嵴上附着组织能够再附着，并有 3mm 的生物宽度。然后将重塑的牙瓣缝合到位。并给予术后指导，以及任何控制疼痛的处方。重要的是，在尝试垂直截根术之前，要有明确的修复方案，放置一个与垂直截根后留下的根结构匹配的冠是很重要的。

水平截根术

应在颊侧和腭侧剥离全厚的瓣，以提供根方的手术入路。所有可见的肉芽肿组织都要从该区域切除。可能需要切除一些皮质骨，以方便牙根的移除。如果可能的话，可以用银丝或不锈钢丝穿过根分叉，以勾勒出要切除的患根。如果没有，可以在根分叉入口处做标记性切口，并向冠部延伸。对于有正常牙周支持的牙齿，不可能将银丝或不锈钢丝穿过龈沟入口。

用锥形或直形的裂钻在根分叉部位分离牙根，同时用大量的无菌盐水冲洗。从牙根的近中端到根分叉，在牙冠的顶端做一个水平切口。当切口接近根分叉时，特别是在腭部区域，可以使用非末端切割的钻头，如 Endo Z 钻头，以避免损伤骨或其他根。用牙挺将牙根取出。

有时为了拔除牙根，需要切除更多的骨质。确保没有根分叉的悬突或骨刺，并确保达到适当的牙冠形状。这应通过放射线片来验证（图 9-49）。不应该有尖锐的边缘，所有的表面应该是圆钝的，以便于清洁。这对口腔卫生和最终的修复是非常重要的。瓣被复位并缝合，关闭术区。

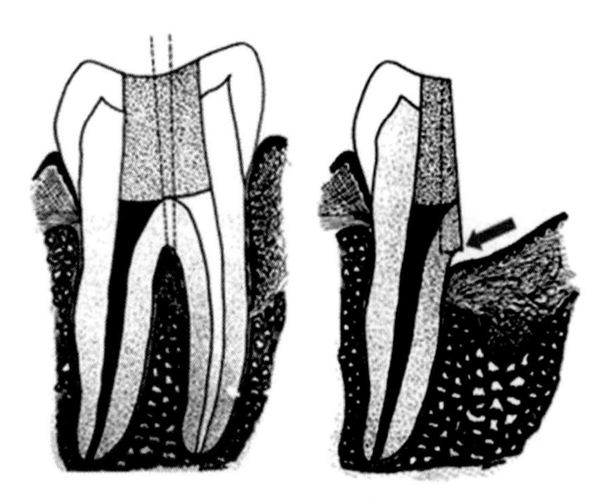

图 9-49　下颌磨牙的半切术

右图中的箭头指向切除后留在龈沟内的一个尖刺。在所有的牙根切除术中，去除这种悬突是很重要的，因为它可以成为菌斑堆积的场所，使病人难以清洁该区域。

半切术

半切术是对下颌磨牙的近中根或远中根进行切开或切除。在大多数情况下，应该剥离颊部和舌部的牙龈软组织。舌瓣可以是一个信封瓣。颊瓣在某些情况下可以是一个信封瓣；但是，如果不能用镊子拔出牙根，则需要一个三角形或矩形的瓣膜。

牙冠上的颊面沟和舌面沟与下面的牙根走行并不一致。因此，要用银丝或不锈钢丝从舌侧到颊侧穿过根分叉，以指示正确的垂直切割位置。将垂直切口从顶端穿过根分叉，向要拔除的牙根方向进行切割。在完成半切之前，可能需要进行定位放射检查。分离后，可将银丝从咬合方抽出。可以用镊子夹出牙根。如果牙根不容易被取出，则要去除颊部皮质骨，以便于拔除牙根。一旦牙根被取出，切除的边缘会被磨平，根分叉处的骨突会被去除。如果为了拔出牙根而必须切除骨质，则将骨质边缘磨圆和磨平。

分根术

分根术的技术与牙齿半切术的技术非常相似，但两个牙根都没有被切除。它们只是通过根分叉分离。这需要技巧，因为两个牙根都不能被损伤，因为它们都将承载牙冠。因此，需要保留足够的牙齿结构。分根术的适应证比较有限。

牙根切除术的结果取决于牙齿的使用方式、负重方式以及牙周健康的维持情况。如果切除牙根的牙齿被期望作为桥基牙，那么可以预期会有更多的负面结果。结果研究显示，牙根切除的牙齿的成功率很高。

Blomlof 及其同事发现，10 年后 68% 的牙根切除的磨牙和 77% 的根管填充的单根牙仍保留在口腔内。牙根切除似乎与同样容易发生牙周炎的单根牙的预后相似。Langer 及其同事发现，在 10 年期间，38% 的磨牙根切除术失败（下颌与上颌的失败比例为 2 ∶ 1）。Basten 及其同事发现，磨牙根部切除的预后可能比以前认为的要好，因为这项回顾性研究显示，49 颗磨牙牙根切除后，12 年的存活率为 92%。Fugazzoto 发现，磨牙牙根切除术在长达 15 年的随访中显示出 96.8% 的成功率，而种植体在长达 13 年的随访中成功率为 97%。这些治疗方法并不是不能互换，必须在治疗计划的制定过程中仔细考虑。在选定的病例中，牙根切除的成功率很高，足以证明该手术的合理性。

根吸收性病变或穿孔的手术修复

吸收性缺损的处理在关于吸收的章节中有所涉及。修复根部外吸收或根部穿孔的外部修复，需要翻起黏骨膜瓣来获得进入病损的手术入路。通常情况下，一个信封瓣就足以进入牙根颈部的缺陷。位于牙根顶部的缺损需要一个三角形或矩形的瓣膜设计，以实现瓣的充分翻起和合适的手术入路。

如果穿孔在牙槽骨以下且不与口腔相通，MTA 或新的生物陶瓷效果很好。在缺损暴露于口腔液体的区域，修复材料有可能被冲走，复合树脂或玻璃离子体将是合适的修复材料。

并发症的处理

Kim 列出了根尖手术后的手术后遗症和并发症。手术后遗症是正常手术过程和术后过程的一部分。术后后遗症包括疼痛、出血、肿胀和瘀斑。根尖手术的并发症包括上颌窦侵犯和穿孔、裂伤、麻痹和严重感染。

任何外科手术后都会出现疼痛，但在牙髓显微外科手术后，大多数情况下只有轻度至中度疼痛。在大多数情况下，可以通过使用长效局部麻醉药，如丁哌卡因，并根据疼痛的严重程度，使用布洛芬、对乙酰氨基酚和麻醉药等灵活的疼痛应对策略来控制疼痛。

出血是一个少见的问题，通常可以通过良好的缝合技术和用盐水湿润的 2 × 2 纱布在瓣膜缝合到位后进行压迫来预防。冰袋也可以减少出血，当在有一定压力的情况下，冰袋也可以减少出血。术后的指导可以消除病人对轻微渗血和大量出血的担心。

肿胀是根尖手术后的常见现象。应该告诉病人，肿胀是很有可能的，而且术后第二天可能更严重。瘀斑是由皮下组织中的血液外渗和分解造成的。这种脸部或颈部区域的变色更可能发生在皮肤白皙的病人和老年人身上，但它也可能发生在任何病人身上。它也可能发生在接受抗凝血剂或阿司匹林治疗的病人身上。这不是一个严重的问题，除了对病人的审美有影响外，它将在几天内解决。

手术后的麻木感最常发生在下牙槽神经因撞击、不正确的操作、撕裂、切断或化学损伤而受影响的时候。幸运的是，除非神经被完全切断，没有重新接上或被化学品严重烧伤，否则麻痹将是短暂的，应在 4 周内恢复。外科医师应该标识麻木的范围，并记录在病人的记录中。如果是完全切断的神经，病人应该被转到口腔颌面外科医师那里。

在对上颌后牙进行根尖手术时，上颌窦穿孔是相当常见的，因为窦靠近上颌磨牙和前磨牙的牙根，特别是第二磨牙的近中颊根、第一磨牙的腭根和第二磨牙的远颊根。

Oberli 及其同事发现，在根尖手术中，9.6% 的根尖手术发生了上颌窦 Schneiderian 膜的穿孔。在 12% 的病例中发生了上颌窦黏膜的暴露而没有破裂。研究发现，根尖或根尖周病变与窦腔之间的距离并不能预测可能发生的上颌窦黏膜破裂。然而，如果 X 线片显示病变与窦腔之间有明显的距离，则有 82.5% 的概率不会发生口腔上颌窦瘘。Friedman 和 Horowitz 在对 472 例此类手术的回顾中发现，上颌窦穿孔的发生率为 10.4%（磨牙为 23%，第二前磨牙为 13%，第一前磨牙为 2%）。这种低发生率，即使加上没有记录的鼻窦炎，也有利的证明根尖手术的安全性，但需要细致的手术技术和适当的术后护理。

在涉及上颌后牙的根尖手术中，许多病例都会发生鼻窦穿孔。放射线片和 CBCT 成像可以让外科医师了解到根尖与上颌窦的接近程度。上颌窦穿孔是一种非常容易处理的情况，牙髓显微外科医师应该有能力处理这种并发症。

鼻窦穿孔的确认可以在显微镜下进行目测，或者通过挤压病人的鼻子让病人吹气来确认。如果鼻窦壁穿孔，可以看到气泡从穿孔处冒出。如果发生穿孔，首先要考虑的是防止牙齿碎片或根尖填充物的碎片进入上颌窦。在较大的穿孔中，应将缝合线穿过 CollaPlug，在 CollaPlug 的两侧留下缝合线的两个长端。必须注意 CollaPlug 的状况，因为随着它吸收更多的水分和血液，它的尺寸会缩小，硬度会降低，可能会轻易撕裂或解体。虽然 CollaPlug 崩解并落入上颌窦并不是问题，因为它会被重新吸收，但如果 CollaPlug 变得太小或结构不健全，最好还是将其取出，以防止碎屑进入上颌窦。当根尖手术完成后，在关闭组织瓣之前，CollaPlug 可以很容易地被移除。

Tataryn 和他的同事在一项动物研究中发现，根尖手术中的鼻窦穿孔显示，无论其大小，穿孔都倾向于以有限的骨质覆盖和膜状瘢痕修复。可吸收的胶原蛋白膜并没有改善骨质修复。由于根尖手术中发生的鼻窦穿孔一旦关闭，就会与口腔隔离，上颌窦和口腔之间没有联通。这与拔牙时发生的鼻窦穿孔不同，有一个开放的牙槽，提供了一个进入口腔的开口，并形成了一个上颌窦瘘。根据 Watzek 及其同事的说法，在根尖手术中发生的上颌窦穿孔对上颌窦不构成风险，即使采用经上颌窦开窗的方法。

在发生上颌窦穿孔的情况下，关闭并缝合黏骨膜瓣后，应给予患者术后指导，告知他们可能会有一些鼻腔分泌物的出血迹象，但不会有明确的出血。嘱咐病人不要擤鼻涕，晚上要抬高头部。Lin 和他的同事建议，如果看到上颌窦感染的迹象，可使用抗组胺药、滴鼻剂，如 0.5% 苯肾上腺素（Neo-Synephrine），以及抗生素。上颌窦暴露的 AAA 管理要求使用抗组胺药、镇痛剂和抗生素。在开具任何这些药物之前，等待观察是否出现上颌窦炎的任何迹象或症状也是一个非常合理的选择。

手术中可能会发生意外的撕裂。如果需要封闭，可以进行缝合。由于组织的拉伸，嘴角周围会出现裂伤。如果在术前在这些部位涂上一层薄薄的凡士林，就可以防止或肯定会减轻这些裂伤。

任何手术都可能发生术后感染。应密切监测筋膜间隙发生的肿胀，并进行适当的治疗，包括切开引流和引流管放置、抗生素和其他支持性治疗。对于最严重和最高风险的间隙感染，包括那些可能阻塞气道、扩散到海绵窦或发展到颈部空间的感染，应当转诊到口腔颌面外科医师或医院急诊科。

小结

牙髓显微手术为患者和牙髓病医师提供了可预期的良好预后。有赖于牙髓显微外科医师的技术和显微外科技术所提供的精细器械，患者可以保留他们的天然牙齿。牙髓显微外科手术为病人提供了一个非常好的选择。

牙髓显微外科医师必须通过培训和实践成为精通各种显微外科技术的人，以便为他们的病人提供最好的治疗。技术的不断进步将使我们的病人获得更多的预期结果。

免责声明

本章所表达的观点仅代表作者本人，不代表海军部、陆军部、国防部或美国政府的政策或立场。

参考文献

[1] Merino EM. Magnifying the surgical field with an operation microscope: Endodontic microsurgery. London: Quintessence Publishing, 2009. pp. 5-32.

[2] Kim S. Color atlas of microsurgery in endodontics. Philadelphia: WB Saunders; 2001.

[3] Gutmann JL, Harrison JW. Surgical endodontics. Boston: Blackwell Scientific Publications; 1991.

[4] McDonald NJ, Torabinejad M. Endodontic surgery. In: Walton RE, Torabinejad M, editors. Principles and practice of endodontics. Philadelphia: WB Saunders; 2002. pp. 424-444.

[5] Morrow SG, Rubenstein RA. Endodontic surgery. Endodontics. 5th ed. Hamilton, Ontario: BC Decker; 2002. pp. 669-745.

[6] Little JW, Falace DA, Miller CS, Rhodus NL. Acquired bleeding and hypercoagulable disorders. In: Little JW, Falace DA, Miller CS, Rhodus NL, editors. Dental management of the medically compromised patient. 8th ed. St. Louis: Elsevier Mosby; 2013. p; . 409-36.

[7] Little JW, Falace DA, Miller CS, Rhodus NL. Congenital bleeding and hypercoagulable disorders. In: Little JW, Falace DA, Miller CS, Rhodus NL, editors. Dental management of the medically compromised patient. 8th ed. St. Louis: Mosby Elsevier; 2013. p. 437-58.

[8] Beirne OR. Evidence to continue oral anticoagulant therapy for ambulatory oral surgery. J Oral Maxillofac Surg 2005; 63: 540-545.

[9] Karsli ED, Erdogan O, Esen E, Acarturk E. Comparison of the effects of warfarin and heparin on bleeding caused by dental extraction: a clinical study. J Oral Maxillofac Surg 2011; 69: 2500-2507.

[10] Krishnan B, Shenoy NA, Alexander M. Exodontia and antiplatelet therapy. J Oral Maxillofac Surg 2008; 66: 2063-2066.

[11] Napenas JJ, Oost FC, DeGroot A, Loven B, Hong CH, Brennan MT, et al. Review of postoperative bleeding risk in dental patients on antiplatelet therapy. Oral Surg Oral Med Oral Pathol Oral Radiol 2013; 115: 491-499.

[12] Bajkin BV, Popovic SL, Selakovic SD. Randomized, prospective trial comparing bridging therapy using low-molecular-weight heparin with maintenance of oral anticoagulation during extraction of teeth. J Oral Maxillofac Surg 2009; 67: 990-995.

[13] Ang-Lee MK, Moss J, Yuan CS. Herbal Medicines and peri- operative care. J Am Med Assoc 2001; 286: 208-216.

[14] Cohan RP, Jacobsen PL. Herbal supplements: considerations in dental practice. J Calif Dent Assoc 2000; 28: 600-610.

[15] Drugs. com. Medications for herbal supplementation. http: //www. drugs. com/condition/ herbal- supplementation. html.

[16] MedlinePlus. Merbal medicine. https: //www. nlm. nih. gov/ medlineplus/herbalmedicine. html.

[17] University of Maryland Medical Center. Herbal medicine. http: //umm. edu/health/medical/ altmed/treatment/ herbal-medicine.

[18] Little JW, Falace DA, Miller CS, Rhodus NL. Drugs used in complementary and alternative medicine of potential importance in dentistry. In: Little JW, Falace DA, Miller CS, Rhodus NL, editors. Dental management of the medically compromised patient. St Louis: Elsevier Mosby; 2013. pp. 624-630.

[19] Buckley JA, Ciarcio SE, McMullen JA. Efficacy of epinephrine concentration in local anesthesia during periodontal surgery. J Periodontol 1984; 55: 653-657.

[20] Malamed SF. Clinical action of specific agents. In: Malamed SF, editor. Handbook of local anesthesia. St. Louis: Mosby; 1997. pp. 49-75.

[21] Niemczyk SP. Essential of endodontic microsurgery. Dent Clin North Am 2010; 54: 375-399.

[22] Rubinstein R. The anatomy of the surgical operating microscope and operating positions. Dent Clin North Am 1997; 41: 391-414.

[23] Grandi C, Pacifici L. The ratio in choosing access flap for surgical endodontics: a review. Oral Implantol 2009; 2(1): 37-52.

[24] Johnson BR, Fayad MI, Witherspoon DE. Periradicular surgery. In: Hargreave KM, Cohen S, editors. Cohen's pathways of the pulp. 10th ed. St. Louis: Mosby Elsevier; 2011. pp. 720-776.

[25] Morrmann W, Ciancio SG. Blood supply of human gingiva following periodontal surgery. A fluorescein angiographic study. J Periodontol 1977; 48: 681-692.

[26] Velvart P, Peters CI. Soft tissue management in endodontic surgery. J Endod 2005; 31: 4-16.

[27] Kramper BJ, Kaminski EJ, Osetek EM, Heuer MA. A comparative study of the wound healing of three types of flap design used in periapical surgery. J Endod 1984; 10: 17-25.

[28] Velvart P. Papilla base incision: a new approach to recession-free healing of the interdental papilla after endodontic surgery. Int Endod J 2002; 35: 453-460.

[29] Velvart P, Ebner-Zimmermann U, Ebner JP. Comparison of papilla healing following sulcular full-thickness flap and papilla base flap in endodontic surgery. Int Endod J 2003; 36: 653-659.

[30] Velvart P, Ebner-Zimmermann U, Ebner JP. Comparison of long-term papilla healing following sulcular full thickness flap and papilla base flap in endodontic surgery. Int Endod J 2004; 37: 687-693.

[31] Abella F, de Ribot J, Doria G, Duran-Sindreu F, RoigM. Applications of piezoelectric surgery in endodontic surgery: a literature review. J Endod 2014; 40: 325-332.

[32] Lin LM, Gaengler P, Langeland K. Periradicular curettage. Int Endod J 1996; 29: 220-227.

[33] Lin L, Langeland K. Innervation of the inflammatory periapical lesions. Oral Surg 1981; 51: 535-543.

[34] Bhaskar SN. Periapical lesions: types, incidence and clinical features. Oral Surg 1966; 21: 657-671.

[35] Lalonde ER, Luebke RG. The frequency and distribution of periapical cysts and granulomas: an evaluation of 800 specimens. Oral Surg 1968; 25: 861-868.

[36] Spatafore CM, Griffin JA, Keyes GG, Wearden S, Skidmore AE. Periapical biopsy report: an analysis over a 10-year period J Endod 1990; 16: 239-241.

[37] Nair PNR, Pajorola G, Schroeder HE. Types and incidence of human periapical lesions obtained with extracted teeth. Oral Surg 1996; 81(1): 93-102.

[38] Garlock JA, Pringle GA, Hicks ML. The odontogenic keratocyst: a potential endodontic misdiagnosis. Oral Surg 1998; 85: 452-456.

[39] Lombardi T, Bischof M, Nedir R, Vergain D, Galgano C, Samson J, et al. Periapical central giant cell granuloma misdiagnosed as odontogenic cyst. Int Endod J 2006; 39: 510-515.

[40] Grimm M, Henopp T, Hoefert S, Schaefer F, Kluba S, Krimmel M, et al. Multiple osteolytic lesions of intraosseous adenoid cystic carcinoma in the mandible mimicking apical periodontitis. Int Endod J 2012; 45: 1156-1164.

[41] Fujihara H, Chikazu D, Saijo H, Suenaga H, Mori Y, Iino M, et al. Metastasis of hepatocellular carcinoma into the mandible with radiographic findings mimicking a radicular cyst: a case report. J Endod 2010; 36: 1593-1596.

[42] Bueno MR, De Carvalhosa AA, Castro PH, Pereira KC, Borges FT, Estrela C. Mesenchymal chondrosarcoma mimicking apical periodontitis. J Endod 2008; 34: 1415-1419.

[43] Svirsky JA, Epstein RA. Small cell carcinoma of the lung metastatic to the wall of a radicular cyst J Endod 1994; 20(10): 512-514.

[44] Faitaroni LA, Bueno MR, De Carvalhosa AA, Ale KAB, Estrela C. Ameloblastoma suggesting large apical periodontitis. J Endod 2008; 34(2): 216-219.

[45] Huey MW, Bramwell JD, Hutter JW, Kratochvil FJ. Central odontogenic fibroma mimicking a lesion of endodontic origin. J Endod 1995; 21(12): 625-627.

[46] Moss HD, Hellstein JW, Johnson JD. Endodontic considerations of the nasopalatine duct region. J Endod 2000; 26(2): 107-110.

[47] Suter VG, Buttner M, Altermatt HJ, Reichart PA, Bornstein MM. Expansive nasopalatine duct cysts with nasal involvement mimicking apical lesions of endodontic origin: a report of two cases. J Endod 2011; 37: 1320-1326.

[48] Faitaroni LA, Bueno MR, Carvalhosa AA, Mendonca EF, Estrela C. Differential diagnosis of apical periodontitis and nasopalatine duct cyst. J Endod 2011; 37: 403-410.

[49] Rodrigues CD, Estrela C. Traumatic bone cyst suggestive of large apical periodontitis. J Endod 2008; 34(4): 484-489.

[50] Fregnani ER, de Moraes Ramos FM, Nadalin MR, Silva-Sousa YT, da Cruz Perez DE. Simple bone cyst: Possible misdiagnosis in periapical pathology. Gen Dent 2007; 55: 129-131.

[51] Jessri M, Abdul Majeed AA, Matias MA, Farah CS. A case of primary diffuse large B-cell non-Hodgkin's lymphoma misdiagnosed as chronic periapical periodontitis. Aust Dent J 2013; 58: 250-255.

[52] Mendonca EF, Sousa TO, Estrela C. Non-Hodgkin lymphoma in the periapical region of a mandibular canine. J Endod 2013; 39: 839-842.

[53] Morgan LA. Infiltrate of chronic lymphocytic leukemia appearing as a periapical radiolucent lesion. J Endod 1995; 21(9): 475-478.

[54] DeDeus QD. Frequency, location and direction of the lateral, secondary, and accessory canals. J Endod 1975; 1: 361-366.

[55] Weller RN, Niemczyk SP, Kim S. Incidence and position of the canal isthmus. Part I. Mesiobuccal root of the maxillary first molar J Endod 1995; 21(7): 380-383.

[56] Degerness R, Bowles W. Anatomic determination of the mesiobuccal root resection level in maxillary molars. J Endod 2008; 34(10): 1182-1186.

[57] Gilheany PA, Figdor D, Tyas MJ. Apical dentin permeability and microleakage associated with root end resection and retrograde filling. J

Endod 1994; 20(1): 22-26.
[58] Morgan LA, Marshall JG. The topography of root ends resected with fissure burs and refined with two types of finishing burs. Oral Surg 1998; 85: 585-591.
[59] Craig KR, Harrison JW. Wound healing following demineralization of resected root ends in periradicular surgery. J Endod 1993; 19(7): 339-347.
[60] Selim HA, El Deeb ME, Messer HH. Blood loss during endodontic surgery. Endod Dent Traumatol 1987; 3: 33-36.
[61] Kim S, Rethnam S. Hemostasis in endodontic microsurgery. Dent Clin North Am 1997; 41(3): 499-511.
[62] Witherspoon DE, Gutmann JL. Haemostasis in periradicular surgery. Int Endod J 1996; 29: 135-149.
[63] Lemon RR, Steele PJ, Jeansonne BG. Ferric sulfate hemostasis: effect on osseous wound healing. Ⅰ. Left in situ for maximum exposure. J Endod 1993; 19: 170-173.
[64] Jeansonne BG, Boggs WS, Lemon RR. Ferric sulfate hemostasis: effect on osseous wound healing. Ⅱ. With curettage and irrigation. J Endod 1993; 19: 174-176.
[65] Vickers FJ, Baumgartner JC, Marshall G. Hemostatic efficacy and cardiovascular effects of agents used during endodontic surgery. J Endod 2002; 28: 322-332.
[66] Vy CH, Baumgartner JC, Marshall JG. Cardiovascular effects and efficacy of a hemostatic agent in periradicular surgery. J Endod 2004; 30: 379-383.
[67] Edgerton M. Art of surgical technique: Baltimore: Williams & Wilkins; 1988.
[68] Chong BS, Pitt Ford TR. Root-end filling materials: rationale and tissue response. Endod Topics 2005; 11(July): 114-130.
[69] Chong BS. A surgical alternative. In: Managing endodontic failure in practice. London: Quintessence Publishing; 2004. pp. 123-147.
[70] Dorn SO, Gartner AH. Retrograde filling materials: a retrospective success-failure study of amalgam, EBA and IRM. J Endod 1990; 16: 391-394.
[71] Gartner AH, Dorn SO. Advances in endodontic surgery. Dent Clin North Am 1992; 36: 357-378.
[72] Kim S, Pecora G, Rubinstein RA, Dorcher-Kim J. Retrofilling materials and techniques. Color atlas of microsurgery in endodontics. Philadelphia: WB Saunders; 2001. pp. 115-124.
[73] Frank AL, Glick DH, Patterson SS, Weine FS. Long-term evaluation of surgically placed amalgam fillings. J Endod 1992; 18: 391-398.
[74] Johnson JD. Root canal filling materials. In: Ingle JI BL, Baumgartner JC, editors. Ingle's endodontics. Hamilton: BC Decker; 2008. pp. 1019-1052.
[75] Chong BS, Pitt Ford TR, Hudson MB. A prospective clinical study of mineral trioxide aggregate and IRM when used as root-end filling materials in endodontic surgery. Int Endod J. 2003; 36: 520-526.
[76] Lindeboom JAH, Frenken JWFH, Kroon FHM, van den Akker HP. A comparative prospective randomized clinical study of MTA and IRM as root-end filling materials in single-rooted teeth in endodontic surgery. Oral Surg Oral Med Oral Pathol Oral Radiol Endod. 2005; 100: 495-500.
[77] Oynick J, Oynick T. A study of a new material for retrograde fillings. J Endod 1978; 4: 203-206.
[78] Rubinstein RA, Kim S. Short-term observation of the results of endodontic surgery with the use of a surgical operation microscope and super-EBA as root-end filling material. J Endod 1999; 25: 43-48.
[79] Rubinstein RA, Kim S. Long-term follow-up of cases considered healed one year after apical microsurgery. J Endod 2002; 28: 378-383.
[80] Maddalone M, Gagliani M. Periapical endodontic surgery: a 3-year follow-up study. Int Endod J 2003; 36: 193-198.
[81] Song M, Kim E. A prospective randomized controlled study of mineral trioxide aggregate and super ethoxybenzoic acid as root-end filling materials in endodontic microsurgery. J Endod 2012; 38: 875-879.

[82] Torabinejad M, Watson TF, Pitt Ford TR. Sealing ability of a mineral trioxide aggregate when used as a root-end filling material. J Endod 1993; 19: 591-595.

[83] Torabinejad M, Hong CU, Pitt Ford TR. Physical properties of a new root end filling material. J Endod 1995; 21: 349-353.

[84] Torabinejad M, Higa RK, Mckendry DJ, Pitt Ford TR. Dye leakage of four root end filling materials: effects of blood contamination. J Endod 1994; 20(4): 159-163.

[85] Torabinejad M, Rastegar AF, Kettering JD, Pitt Ford TR. Bacterial leakage of mineral trioxide aggregate as a root end filling material. J Endod 1995; 21(3): 109-112.

[86] Xavier CB, Weismann R, de Oliveira MG, Demarco FF, Pozza DH. Root-end filling materials: apical microleakage and marginal adaptation J Endod 2005; 31(7): 539-542.

[87] Tang HM, Torabinejad M, Kettering JD. Leakage evaluation of root end filling materials using endotoxin. J Endod 2002; 28(1): 5-7.

[88] Torabinejad M, Smith PW, Kettering JD, Pitt Ford TR. Comparative investigation of marginal adaptation of mineral trioxide aggregate and other commonly used root-end filling materials. J Endod 1995; 21(6): 295-299.

[89] Torabinejad M, Hong CU, Pitt Ford TR, Kettering JD. Cytotoxicity of four root end filling materials J Endod 1995; 21: 489-492.

[90] Sarkar NK, Caicedo R, Ritwik P, Moiseyeva R, Kawashima I . Physiochemical basis of the biologic properties of mineral trioxide aggregate. J Endod 2005; 31(2): 97-100.

[91] Fridland M, Rosado R, Eng C. MTA solubility: a long term study. J Endod 2005; 31(5): 376-379.

[92] Durarte MAH, Demarchi ACCO, Yamashita JC, Kuga MC, Fraga SC. pH and calcium ion release of 2 root-filling materials Oral Surg Oral Med Oral Pathol Oral Radiol Endod 2003; 95: 245-247.

[93] Eldeniz AU, Hadimli JJ, Ataoglu H, Orstavik D. Antibacterial effect of selected root-end filling materials. J Endod 2006; 32(4): 345-349.

[94] Thompson TS, Berry JE, Somerman MJ, Kirkwood KL. Cementoblasts maintain expression of osteocalcin in the presence of mineral trioxide aggregate. J Endod 2003; 29: 407-412.

[95] Stropko JJ, Doyon G, Gutmann JL. Root-end man agement: resection, cavity preparation, and material placement. Endod Topics 2005; 11(July): 131-151.

[96] Mukhtar-Fayyad D. Cytocompatibility of new bioceramic-based materials on human fibroblast cells(MRC-5). Oral Surg Oral Med Oral Pathol Oral Radiol Endod 2011; 112(6): e137-142.

[97] Yan P, Yuan Z, Jiang H, Peng B, Bian Z. Effect of bioaggregate on differentiation of human periodontal ligament fibroblasts. Int Endod J 2010; 43: 1116-1121.

[98] Yuan Z, Peng B, Jiang H, Bian Z, Yan P. Effect of bioaggregate on mineral-associated gene expression in osteoblast cells J Endod 2010; 36: 1145-1148.

[99] Damas BA, Wheater MA, Bringas JS, Hoen MM. Cytotoxicity comparison of mineral trioxide aggregates and EndoSequence bioceramic root repair materials. J Endod 2011; 37: 372-375.

[100]Al Anezi AZ, Jiang J, Safavi KE, Spangberg LS, Zhu Q. Cytotoxicity evaluation of EndoSequence Root Repair Material Oral Surg Oral Med Oral Pathol Oral Radiol Endod 2010; 109e: 122-125.

[101]Chen I, Karabucak B, Wang C, Wang HG, Koyama E, Kohli MR, et al. Healing after root-end microsurgery by using mineral trioxide aggregate and a new calcium silicate-based biorceramic materials as root-end filling materials in dogs. J Endod 2015; 41: 389-399.

[102]Zhang J, Pappen FG, Haapassalo M. Dentin enhances the antibacterial effect of mineral trioxide aggregate and bioaggregate. J Endod 2019; 35: 221-224.

[103]Leal F, De-Deus G, Brandao C, Luna AS, Fidel SR, Souza EM. Comparison of the root-end seal provided by bioceramic repair cements and white MTA. Int Endod J 2011; 44: 661-668.

[104]Nair U, Ghattas S, Saber M, Natera M, Walker C, Pileggi R. A comparative evaluation of the sealing

ability of 2 root-end filling materials: an in vitro leakage study using Enterococcus faecalis. Oral Surg Oral Med Oral Pathol Oral Radiol Endod 2011; 112: e74-77.

[105]Selvig KA, Biagiotti GR, Leknes KN, Wikesjo ME. Oral tissue reactions to suture materials. Int J Periodont Rest Dent 1998; 18: 475-487.

[106]Leknes KN, Roynstrand IT, Selvig KA. Human gingival tissue reactions to silk and expanded polytetrafluoroethylene sutures. J Periodontol 2005; 76: 34-42.

[107]Gutmann JL. Surgical endodontics: post-surgical care. Endod Topics 2005; 11(July): 196-205.

[108]Tsesis I, Fuss Z, Lin S, Tilinger G, Peled M. Analysis of post-operative symptoms following surgical endodontic treatment. Quintessence Int 2003; 34: 756-760.

[109]Harrison JW, Jurosky KA. Wound healing in the tissues of the periodontium following periradicular surgery. I. The incisional wound. J Endod 1991; 17: 425-435.

[110]Harrison JW, Jurosky KA. Wound healing in the tissues of the periodontium following periradicular surgery. II. The dissectional wound. J Endod 1991; 17: 544-552.

[111]Harrison JW, Jurosky KA. Wound healing in the tissues of the periodontium following periradicular surgery. III The osseous excisional wound. J Endod 1992; 18: 76-81.

[112]Harrison JW. Healing of surgical wounds in oral mucoperiosteal tissues. J Endod 1991; 17: 401-408.

[113]Tsesis I, Rosen E, Schwartz-Arad D, Fuss Z. Retrospective evaluation of surgical endodontic treatment: traditional versus modern technique J Endod 2006; 32: 412-416.

[114]Tsesis I, Rosen E, Taschieri S, Telishevsky Strauss Y, Ceresoli V, Del Fabbro M. Outcomes of surgical endodontic treatment performed by a modern technique: An updated meta-analysis of the literature. J Endod 2013; 39: 332-339.

[115]Setzer FC, Shah SB, Kohli MR, Karabucak B, Kim S. Outcome of endodontic surgery: a meta-analysis of the literature-part 1: comparison of traditional root-end surgery and endodontic microsurgery. J Endod 2010; 36: 1757-1765.

[116]Setzer FC, Kohli MR, Shah SB, Karabucak B, Kim S. Outcome of endodontic surgery: a meta-analysis of the literature: part 2: comparison of endodontic microsurgical techniques with and without the use of higher magnifica- tion. J Endod 2012; 38: 1-10.

[117]Tsesis I, Faivishevsky V, Kfir A, Rosen E. Outcome of surgical endodontic treatment performed by a modern technique: a meta-analysis of literature. J Endod 2009; 35: 1505-1511.

[118]Rud J, Andreasen JO, Moller Jensen JE. A follow-up study of 1000 cases treated by endodontic surgery. Int J Oral Surg 1972; 1: 215-228.

[119]Friedman S. The prognosis and expected outcome of apical surgery. Endod Topics 2005; 11: 219-262.

[120]Kraus RD, von Arx T, Gfeller D, Ducommun J, Jensen SS. Assessment of the nonoperated root after apical surgery of the other root in mandibular molars: A 5-year follow-up study. J Endod 2015; 41: 442-446.

[121]von Arx T, Hanni S, Jensen SS. Clinical results with two different methods of root-end preparation and filling in apical surgery: mineral trioxide aggregate and adhesive resin composite. J Endod 2010; 36: 1122-1129.

[122]Tang Y, Li X, Yin S. Outcomes of MTA as root-end filling in endodontic surgery: a systematic review. Quintessence Int 2010; 41: 557-566.

[123]Li H, Zhai F, Zhang R, Hou B. Evaluation of microsurgery with Super EBA as root-end filling material for treating post-treatment endodontic disease: a 2-year retrospective study. J Endod 2014; 40: 345-350.

[124]Shinbori N, Grama AM, Patel Y, Woodmansey K, He J. Clinical outcome of endodontic microsurgery that uses EndoSequence BC root repair material as the root-end filling material. J Endod 2015; 4: 607-612.

[125]Rud J, Rud V, Munksgaard ED. Long-term evaluation of retrograde root fillings with dentin-bonded resin composite. J Endod 1996;

22: 90-93.

[126]Rud J, Rud V, Munksgaard ED. Effect of root canal contents on healing of teeth with dentin-bonded resin composite retrograde seal. J Endod 1997; 23: 535-541.

[127]von Arx T, Penarrocha M, Jensen S. Prognostic factors in apical surgery with root-end filling: a meta-analysis.. J Endod 2010; 36: 957-973.

[128]von Arx T, Jensen SS, Hanni S. Clinical and radiographic assessment of various predictors for healing outcome 1 year after periapical surgery. J Endod 2007; 33: 123-128.

[129]Peterson J, Gutmann JL. The outcome of endodontic resurgery: a systematic review. Int Endod J 2001; 34: 169-175.

[130]Gagliani MM, Gorni FG, Strohmenger L. Periapical re-surgery versus periapical surgery: a 5-year longitudinal comparison. Int Endod J 2005; 38: 320-327.

[131]Song M, Shin SJ, Kim E. Outcomes of endodontic micro-resurgery: A prospective clinical study. J Endod 2011; 37: 316-320.

[132]Song M, Nam T, Shin SJ, Kim E. Comparison of clinical outcomes of endodontic microsurgery: 1 year versus long-term follow-up. J Endod 2014; 40: 490-494.

[133]Song M, Chung W, Lee SJ, Kim E. Long-term outcome of the cases classified as successes based on short-term follow-up in endodontic microsurgery J Endod 2012; 38: 1192-1196.

[134]von Arx T, Jensen SS, Hanni S, Friedman S. Five-year longitudinal assessment of the prognosis of apical microsurgery. J Endod 2012; 38: 570-579.

[135]Wang N, Knight K, Dao T, Friedman S. Treatment outcome in endodontics—the Toronto study. Phases Ⅰ and Ⅱ : apical surgery. J Endod 2004; (30): 751-761.

[136]Barone C, Dao TT, Basrani BB, Wang N, Friedman S. Treatment outcome in endodontics—the Toronto study. Phases 3, 4, and 5: apical surgery. J Endod 2010; 36: 28-35.

[137]von Arx T, Hänni S, Jensen SS. Correlation of bone defect dimensions with healing outcome one year after apical surgery. J Endod 2007; 33(9): 1044-1048.

[138]Pecora G, Baek S-H, Rethnam S, Kim S. Barrier membrane techniques in endodontic microsurgery. Dent Clin North Am 1997; 41(3): 585-602.

[139]Rankow HJ, Krasner PR. Endodontic applications of guided tissue regeneration in endodontic surgery. J Endod 1996; 22(1): 34-43.

[140]Borg TD, Mealey BL. Histiologic healing following tooth extraction with ridge preservation using mineralized versus combined mineralized-demineralized freezedried bone allografts: a randomized controlled clinical trial. J Periodontol. 2015; 86: 348-355.

[141]Holtzclaw D, Toscano N, Eisenlohr L, Callan D. The safety of bone allografts used in dentistry: a review. J Am Dent Assoc 2008; 139: 1192-1199.

[142]Pecora G, DeLeonardis D, Ibrahim N, Bovi M, Cornelini R. The use of calcium sulphate in the surgical treatment of a "through and through" periradicular lesion. Int Endod J 2001; 34(3): 189-197.

[143]Murashima Y, Yoshikawa G, Wadachi R, Sawada N, Suda H. Calcium sulphate as a bone substitute for various osseous defects in conjunction with apicectomy. Int Endod J 2002; 35(9): 768-774.

[144]Tobon SI, Arismendi JA, Marin ML, Mesa AL, Valencia JA. Comparison between a conventional technique and two bone regeneration techniques in periradicular surgery. Int Endod J 2002; 35: 635-641.

[145]Garrett K, Kerr M, Hartwell G, O'Sullivan S, Mayer P. The effect of a bioresorbable matrix barrier in endodontic surgery on the rate of periapical healing: An in vivo study. J Endod 2002; 28: 503-506.

[146]Kratchman S. Intentional replantation. Dent Clin North Am 1997; 41(3): 603-617.

[147]Lindeberg RW, Girardi AF, Troxell JB. Intentional replantation: management in contraindicated cases. Comp Cont Educ 1986; 7: 248-258.

[148]Nasjleti CE, Castelli WA, Caffesse RG. The effects of direct splinting times on replantation of teeth in monkeys. Oral Surg 1982; 53: 557-566.

[149]Anderson L, Andreasen JO, Day P, Hethersay G, Trope M, Diangelis AJ, et al. International Association of Dental Traumatology guidelines

for the management of traumatic dental injuries: 2. Avulsion of permanent teeth. Dent Traumatol 2012; 28: 88-96.
[150]Koenig KH, Nguyen NT, Barkhorder RA. Intentional replantation: a report of 192 cases. Gen Dent 1988; 36: 327-331.
[151]Bender IB, Rossman LE. Intentional replantation of endodontically treated teeth. Oral Surg Oral Med Oral Pathol Oral Radiol 1993; 76: 623-630.
[152]Grossman LI. Intentional replantation of teeth: a clinical evaluation. J Am Dent Assoc 1966; 104: 633-636.
[153]Kingsbury BC, Weisenbaught JM. Intentional replantation of mandibular molars and premolars. J Am Dent Assoc 1971; 83: 1053-1057.
[154]Torabinejad M, Johnson BR. Endodontic surgery. In: Torabinejad M, Walton RE, Fouad AF, editors. Endodontics principles and practice. 5th ed. St Louis: Elsevier Saunders; 2015; pp. 376-396.
[155]Carranza FA, Takei HH. Treatment of furcation involvement and combined periodontal-endodontic therapy. In: Carranza FA, Newman MG, editors. Clinical periodontology. 8th ed. Philadelphia: WB Saunders; 1996. pp. 640-651.
[156]Glickman GN, Hartwell GR. Endodontic surgery. In: Ingle JI BL, Baumgartner JC, editors. Ingle's endodontics. 6th ed. Hamilton: BC Decker; 2008. pp. 1233-1294.
[157]Hempton T, Leone C. A review of root resective therapy as a treatment option for maxillary molars. J Am Dent Assoc 1997; 128: 449-455.
[158]Newell DH, Morgano SM, Baima RF. Fixed prosthodontics with periodontally compromised dentitions. In: Malone WFP, Koth DL, editors. Tylman's theory and practice of fixed prosthodontics. 8th ed. St Louis: Ishiyaku EuroAmerica; 1989. pp 80-1
[159]Blomlof L, Jansson L, Appelgren R, Ehnevid H, Lindskog S. Prognosis and mortality of root-resected molars. Int J Perio Rest Dent 1997; 17: 190-201.
[160]Langer B, Stein SD, Wagenberg B. An evaluation of root resections. A ten-year study. J Periodontol 1981; 52: 719-722.
[161]Basten CH, Ammons WF, Persson R. Long-term evaluation of root-resected molars: a retrospective study Int J Perio and Rest Dent 1996; 16: 206-219.
[162]Fugazzotto PA. A comparison of the success of root resected molars and molar position implants in function in a private practice: results of up to 15-plus years. J Periodontol 2001; 72: 1113-1123.
[163]Eberhardt JA, Torabinejad M. A computed tomographic study the distances between the maxillary sinus floor and the apices of the maxillary posterior teeth. Oral Surg 1992; 73: 345-346.
[164]Oberli K, Bornstein MM, von Arx T. Periapical surgery and the maxillary sinus: radiographic parameters for clinical outcome. Oral Surg Oral Med Oral Pathol Oral Radiol Endod 2007; 103(6). 848-853.
[165]Freedman A, Horowitz I. Complications after apicoectomy in maxillary premolar and molar teeth. Int J Oral Maxillofac Surg 1999; 28: 192-194.
[166]Tataryn RW, Torabinejad M, Boyne PJ. Healing potential of osteotomies of the nasal sinus in the dog. Oral Surg 1997; 84: 196-202.
[167]Watzek G, Bernhart T, Ulm C. Complications of sinus perforation and their management. Dent Clin North Am 1997; 41: 563-583.
[168]Lin L, Chance K, Skovlin F, Skribner J, Langeland K. Oroantral communication in periapical surgery of maxillary posterior teeth. J Endod 1985; 11: 40-44.

练习题

1. 沟内切口三角形或矩形黏骨膜瓣的垂直切口应与龈缘成直角，并应在以下交界处（　　）

A. 牙间乳头的顶端和中部的 1/3

B. 牙间乳头的底端和中部的 1/3

C. 附着龈和牙槽黏膜

D. 冠状面 1/3 的牙间乳头和牙槽嵴

2. 根尖手术中根尖切除的理想角度是（　　）

A. 0　　B. 15

C. 30　D. 45

3. 以下哪种局部止血剂在根尖手术中控制出血最理想（　）

A. 骨蜡

B. Surgicel

C. 外消旋的肾上腺素颗粒

D. 硫酸铁

4. 以下哪项是乳头基部切口和皮瓣设计用于根尖手术的优点（　）

A. 切开在技术上并不困难

B. 龈瓣很容易被翻折

C. 组织瓣很容易缝合

D. 它能很好地愈合牙龈乳头

5. 根尖切除离根尖有多远（　）

A. 不超过根长距冠方 3mm

B. 除上颌第一磨牙近中颊根外，其余 3mm

C. 弯曲根为 3.6mm

D. 尖齿长 4mm

6. 在对右上颌第一磨牙近颊根进行根尖手术时，为了能在牙科手术显微镜下直接看到患者，应将患者置于其（　）

A. 左边

B. 右边

C. 向后，头转向左边

D. 向后，头转向右边

7. 腭瓣缝合回原位后，术后需要做什么（　）

A. 温的生理盐水冲洗

B. 冰敷上腭

C. 一个上腭的支架

D. 用 2×2 的纱布包在上腭处

8. 根尖手术后引导组织再生的指征是（　）

A. 术前疼痛

B. 峡部的存在

C. 一个 2mm×3mm 的根尖周病变

D. 一个地地道道的缺陷

9. 刮出的根尖周病变组织（　）

A. 送去进行组织病理学检查

B. 如果可以实现止血，则留在原位

C. 无神经支配的

D. 通常是一个囊肿

10. 以下哪项是边缘下切口的指征（　）

A. 在上颌后牙上使用瓷金属冠

B. 在下颌前牙上有瓷金属冠的情况下

C. 前牙上有 2mm 的角质化附着牙龈时

D. 在有 3mm 角质化附着龈的前牙上

第十章
激　　光

Mohammed Alshahrani，Brian Beebe 和 Sami M. Chogle

激光的理论基础源于物理学家爱因斯坦，20 世纪 60 年代初期在此基础上得出了可形成这种特殊光的结论。1951 年在华盛顿镇举行的美国物理学会春季会议上，爱因斯坦的学生提出了激微波（MASER），它代表通过受辐射放大产生的微波。不久之后，另一位美国物理学家戈登・古尔德（Gordon Gould）在 1957 年首次提出了激光一词。20 世纪 60 年代激光技术在牙科和牙髓病学中开始使用，许多学者开始关注并开发应用于口内硬组织和软组织的基本激光参数。有文献报道通过高功率红外（CO_2）激光在体外封闭根尖孔，这是首次在牙髓病学中使用激光。

激光一词是 laser 的意译，是 light amplification by the stimulated emission of radiation 首字母的缩写。激光是受激辐射产生的。它的特点是单色（单波）、准直（低发散）、相干（同相光子）和增强。激光和普通光之间的主要区别在于，激光具有自发发射的特点，因为它发生时没有任何额外的干扰，并导致每个原子形成单独的波，而不是彼此相（非相干）的多色光。

构建基于受激辐射的光源需要一种重要的活性介质，即原子源。活性介质可以是固体材料、液体或气体。通常这些活性介质封装在由陶瓷或玻璃制成的管中。激光束由闪光灯或电流产生，施加到介质上。一旦应用于介质，闪光灯或电流就会将原子从基态转变为激发态（粒子数反转）。激光介质两端的反射镜引导光子群来回穿过介质，从而激发多个受激电子发出辐射。产生的一些光子通过末端的一个镜子由传输装置释放。

根据活性介质的不同，激光单元分为不同类型，如二氧化碳（CO_2）、铒（Er）、钕（Nd）、氩、二极管和准分子。分类可包括添加到介质中的其他物质，例如钇铝石榴石（YAG）或钇钪镓石榴石（YSGG）。每一种激光器产生特定波长的光。例如，CO_2、Er：YAG、Cr：YSGG 和 Nd：YAG 激光器在红外范围内发射不可见的激光束（图 10-1）。激光能量以四种方式与组织相互作用：组织吸收、组织透射、组织反射和组织表面散射（图 10-2）。

当激光的光子通过组织而不发生相互作用时，被激光照射的组织不会发生变化。如果光从组织反射，则几乎不会吸收能量，从而不会产生热效应。光在不同方向上的散射允许吸收更多的光能并导致热效应，但程度较小。然而，当光被吸收时，整个光能都转化为热能。

口腔的软组织和硬组织，由于其结构中含水量高，易吸收 CO_2 激光。但是，CO_2 激光的高热效应会损伤牙髓，因此 CO_2 激光不适合用于口腔手术。

激光在牙髓病学中的应用已经获得了显著的进展。新型激光系统、光学和光纤

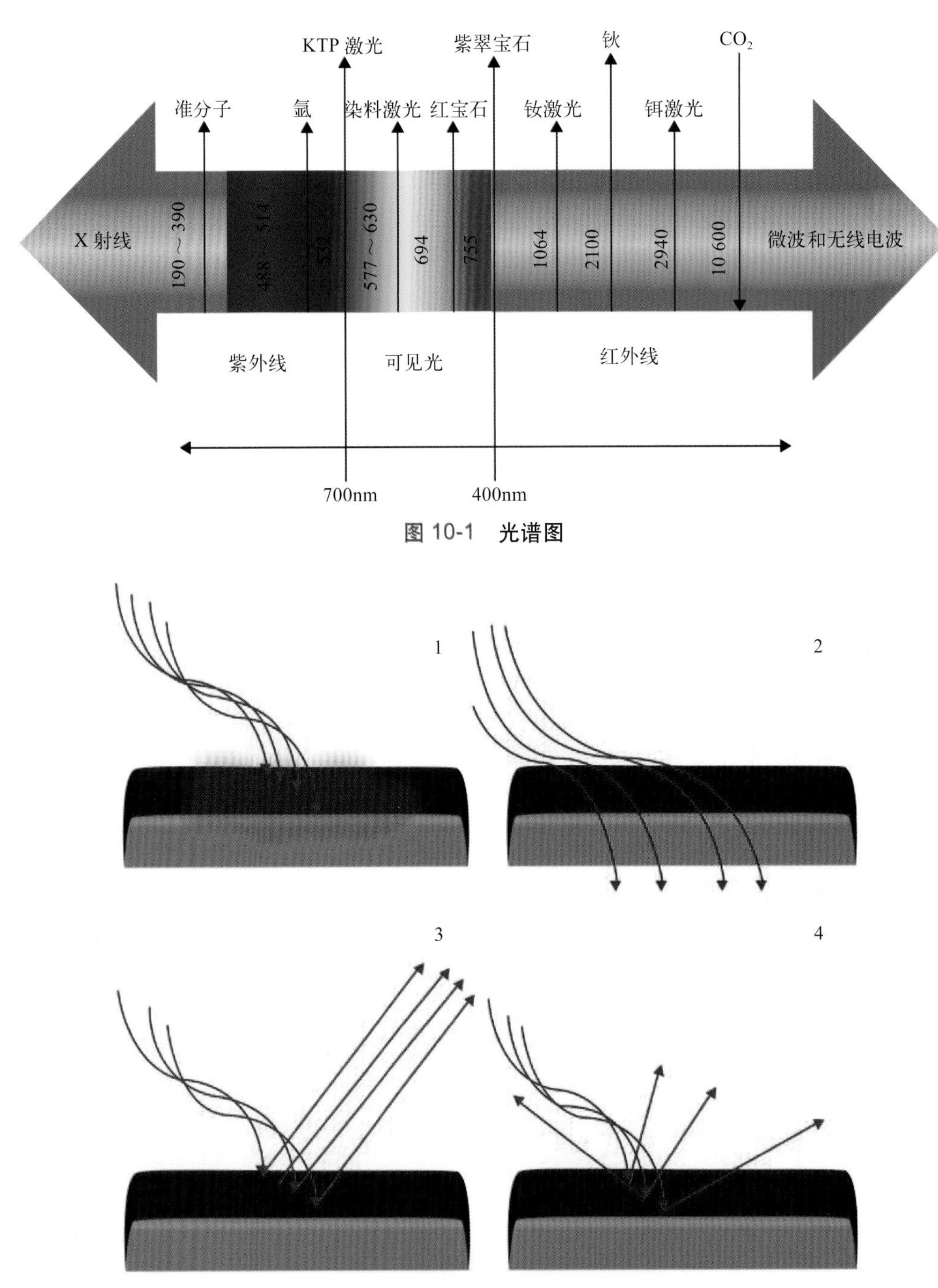

图 10-1　光谱图

图 10-2　激光能量与组织的相互作用

1. 吸收；2. 透射；3. 反射；4. 散射。

的发展以及对激光作用机制和根管的进一步认识，使激光在牙髓病学领域的应用再次成为可能。

然而，由于缺乏精心设计的临床研究、牙髓治疗的数量有限、合适波长的选择以及使用能量的大小，对激光的使用仍然令人担忧。同时，对于每个特定程序的理想能量设置还没有达成共识，这使得操作程序很难达到标准化。激光仪造价昂贵，也限制了牙医对激光的使用。本章的目的是回顾激光在牙髓病学中的历史，阐述最新的激光治疗理念，为激光的临床应用提供有力的证据。

激光在根管治疗中的历史

激光在牙髓病学中的首次应用是为了研究Nd：YAG激光对牙本质的影响。在根管系统预备后，使用光纤对牙本质进行激光照射。在这项研究中，激光作用后，出现了熔化牙本质，甚至完全破坏了已包埋的标本。这些严重的影响是由于使用的高功率激光造成的：它融化并堵塞了牙本质小管。用激光封闭牙本质小管可能有利于封闭根管系统。然而，它会产生大量热量（热损伤），这是根管治疗过程中的一个问题。这种热效应不仅会损伤牙齿，还会损坏牙齿的支持结构。因此，激光在牙髓病学中的使用在当时一度受到限制。

另一项尝试是研究使用激光清洁根管和对根管系统进行塑形的可行性。传统方法与使用激光清洁根管和对根管系统进行塑形没有区别。事实上，与传统技术相比，激光实际上造成了更多的副反应，如台阶，光纤与根管壁接触，造成热损伤，并削弱牙齿结构（图10-3）。处理过的区域也有炭化现象，这表明在处理过程中出现温度升高（表10-1）和（图10-4）。

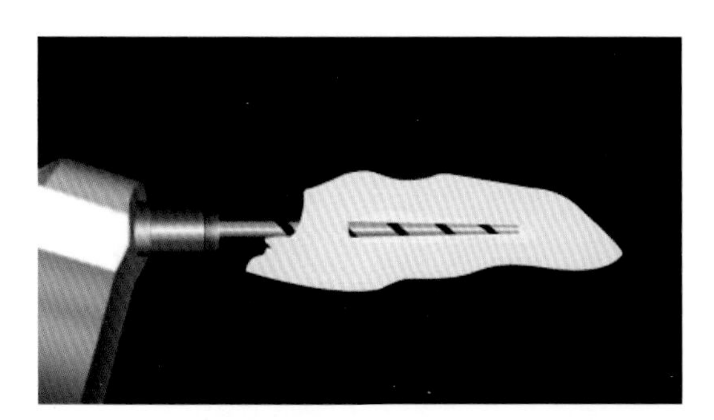

图10-3 用于根管系统清洁和塑形的光纤尖端。该图显示了光纤尖端尽可能接近工作长度，这是清洁和塑形过程的挑战

表10-1 温度对组织的影响

反应类型	温度（℃）
充血	37～43
酶活性下降	43～50
蛋白质凝固、蛋白质损伤	50～60
胶原蛋白和细胞膜损伤	70～80
分子破坏	80～100
炭化	100～140
蒸发脱皮	140～400
切割	500～800

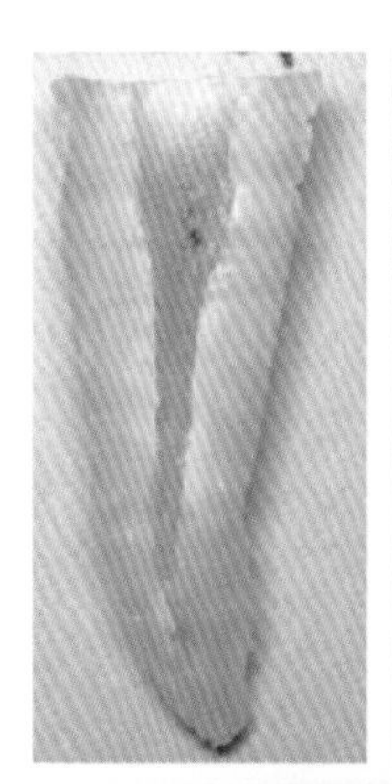

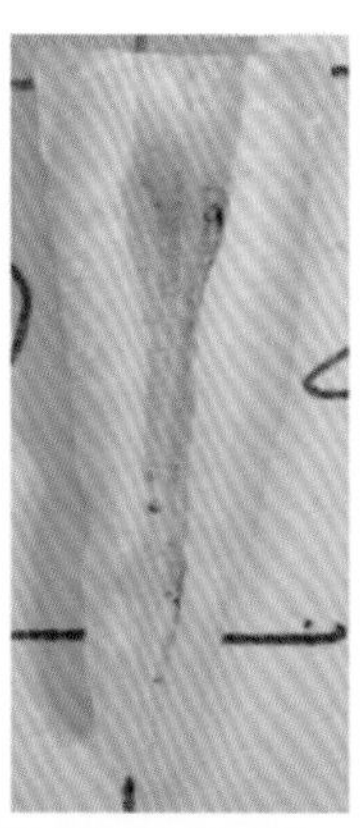

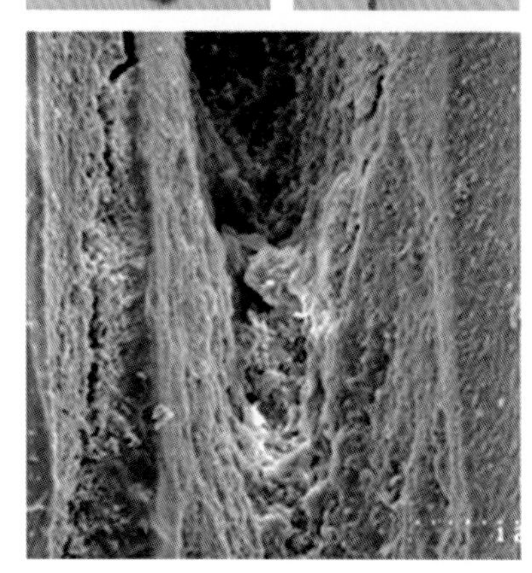

图10-4 左上、右上图，使用传统铒铬YSGG激光对牙齿结构造成热损伤（炭化）。下图，扫描电子显微镜（SEM）下热损伤和结构图像（摘自Enrico DiVito）

1992年，Bahcall的研究团队进行了一项体内研究，以明确Nd：YAG激光对根尖周组织的生物学效应。本实验包括两只杂种犬的12颗牙齿，共24个根管。一半根

管进行了传统的根管治疗，另一半接受了激光治疗。激光治疗组的组织学结果显示骨重塑和牙周膜坏死,导致关节强直和吸收。体内环境下激光的作用比体外效果更明显。一种解释是组织的含水量高，所以更容易吸收激光的能量。

在牙髓病学中使用激光的理念从利用激光的热效应转变为使用激光以亚消融能量产生冲击波和剪切力，使冲洗液流经整个根管系统。

激光在牙髓病学中的现代理念

根尖周炎的主要病因是微生物感染根管系统。它大多涉及一组致病菌，而非单一细菌，这些细菌存在于混合的细菌生物膜中。尽管不可能完全根除微生物，但牙髓治疗的目标是将微生物数量减少到不会引起疾病的水平。另外一个难题是根管解剖结构的复杂性，它不利于根管的清洁和塑形。

在根管清洁和塑形的过程中，会形成玷污层。扫描电子显微镜下观察，它具有无定形、不规则和粒状外观。它由牙本质、牙本质碎屑、牙髓组织和细菌生物膜组成。玷污层影响根管系统的清洁（框 10-1）。

框 10-1 玷污层的缺点

- 没有严格的细菌屏障
- 干扰密封材料的密封能力
- 成为未去除细菌的底物
- 存在微生物
- 影响冲洗液的清洁作用
- 影响根管消毒药物的作用

新激光设备的发展使得亚消融功率的能量使用更少，这降低了旧激光技术的不良影响（图 10-5）。此外，以前尖端设计得非常大，难以在根管系统内使用。它对根管预备量过大，削弱了牙齿结构。因此，已经开发出更细小的工作尖端，这就使临床医师能够将尖端放置在接近工作长度的位置，同时保持牙齿结构的完整性（图 10-6）。

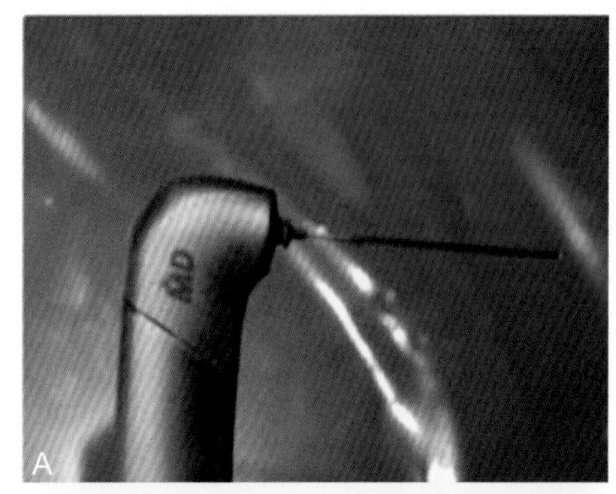

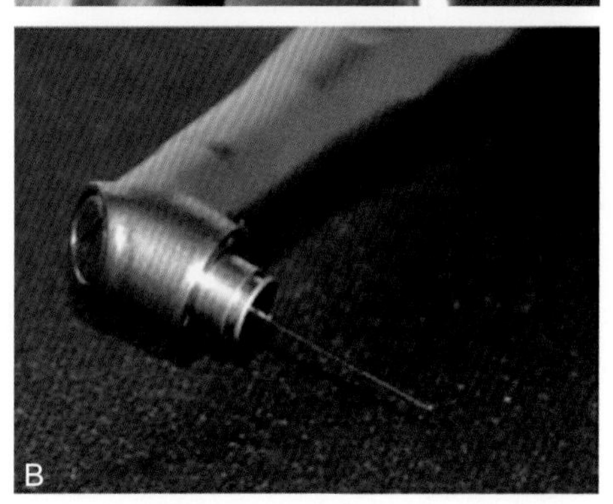

图 10-5 A. 导致样品热损伤的传统光纤尖端。B. 更新的锥形和非热光声 PIPS 光纤尖端（摘自 Enrico DiVito）

新系统和技术的目标是使用更小的光纤、无热效应、具有抗菌活性、安全性和低成本。

由于激光的副作用，牙髓科医师不使用激光，因此激光在牙科领域，尤其是牙髓病学领域的运用令人失望，但目前的改进使激光的好处优于它的副作用。利用激光的能量可输送根管冲洗液。研究表明，低能量（亚消融）激光不产生热量；相反，它们会诱导主要空化气泡和次生空化泡的形成。气泡的破裂会产生湍流，将冲洗液带到根尖处。

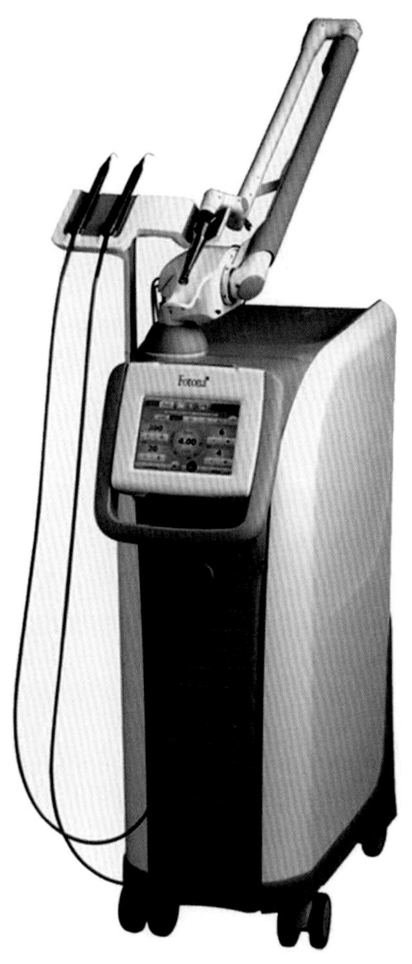

图 10-6　Fotona Er：YAG 激光装置

激光的临床应用

牙髓的诊断

由于多种因素，牙髓的诊断是一项困难的工作。这些因素之一是现有的牙髓测试方法不能评估牙髓的活力。测试只是再现了患病牙髓的体征和症状，大多取决于测试过程中的主观和客观表现。因此，诊断过程中的任何错误（误诊）都可能导致意外去髓。研究表明，牙髓的组织学与体征和症状之间没有相关性。激光多普勒血流仪（laser Doppler flowmetry，LDF）是通过测量微血管系统中的血流量来准确评估牙髓活力的唯一方法。

盖髓术

盖髓术是通过用牙科材料，如氢氧化钙 [Ca(OH)$_2$] 或三氧化矿物聚集体(MTA)，封闭牙髓创面，以促进修复性牙本质的形成和维持活髓的一种方法（AAE）。

当出现下列情况之一时，应进行盖髓术：

- 牙齿发生深龋，在去腐过程中可能导致牙髓暴露。
- 治疗前主观没有不适症状。
- 治疗前放射线检查排除根尖周病变。
- 临床上意外穿髓但无明显症状。
- 牙髓暴露部位出血可得到控制。
- 牙髓暴露部位的牙髓组织与盖髓材料可直接接触。
- 橡皮障隔离下的牙齿发生的露髓。

为了测试各种类型的激光设备对牙髓组织的影响，许多学者已经进行了多次尝试。Melcer和他的同事们使用了红宝石激光，发现它对牙髓组织造成了损伤。另一方面，有实验发现当对狗暴露的牙髓使用 CO_2 激光时，会产生新的矿化牙本质，而不会在细胞水平上发生改变。

Jokic 及其同事在狗的牙髓上使用 Nd：YAG 和 CO_2 激光时，牙髓发生凝固性坏死、炎症、出血、水肿和变性。这些研究中使用的激光能量范围在 3 ～ 60W 之间，这被认为是很高的。

Moritz 及其同事在需要直接盖髓的情况下使用 CO_2 激光。在 0.1s 的曝光时间内，能量为 1W。他使用一秒钟脉冲间隔的激光，直到该区域被完全治疗。激光治疗后使用氢氧化钙盖髓。对照组没有激光治疗；氢氧化钙直接放置在露髓部位上。在治疗前、后 1 周和治疗后每个月记录症状和活力测试，为期一年。实验组的成功率 89%，而对照组仅 68%。

使用能量更低且照射时间更短的新的激光技术使临床医师能够获得更好的盖髓效果。

最近的研究报告显示，当激光与盖髓材料同时使用时，成功率接近 90%。传统盖髓术的成功率为 60%，明显低于激光盖髓术。

激光和改良玻璃离子水门汀（GIC）用于直接盖髓术，并与单独的改良 GIC 进行比较。与单独使用改良 GIC 相比，激光和改良 GIC 的结果在前 6 个月的反应更可预测。经过 54 个月的随访观察，激光和改良 GIC 同时使用的牙髓的存活率高于单独改良 GIC 盖髓。

激光技术还用于牙本质或牙根过敏症，原理是通过封闭牙本质小管以减少导致疼痛感的液体运动。当 CO_2 激光在低能量水平（小于 1W）、10Hz 的重复频率和 10s 的总曝光时间下使用时，它不会提高髓内温度。研究人员认为这些能量参数是安全极限。由于在临床工作中，剩余牙本质的厚度不同，因此建议使用低于这一安全极限的参数。

活髓切断术已在乳牙上进行了临床测试。有趣的是，在 68 颗激光治疗的牙齿中，有 66 颗在临床上取得了成功，没有任何体征和症状。临床和放射学上的成功率分别为 97% 和 94.1%。

研究现状及展望

自从使用光子诱导光声流技术（photon-initiated photoacoustic streaming，PIPS）和新设计的根管光纤技术引入到激光荡洗（LAI）以来，人们一直在努力研究这种技术的有效性。Peters 及其团队进行了最早的尝试。他们测试了次氯酸钠的消毒能力，并将 PIPS 技术与超声波和常规冲洗技术进行了比较。有趣的是，他们发现使用 PIPS 技术的 LAI 比超声波和 LAI 产生更多的阴性样本。组织切片显示细菌生物膜明显减少，尤其是在根尖横截面处（图 10-7）。

使用的方案是激光激活 30s，只激活一轮。结果表明，需要多次激活才能增强 PIPS 技术的消毒能力，为次氯酸钠的活性成分提供足够的时间来完全去除碎片组织和细菌生物膜。激光激活 20s 的效果相当于三次超声激活。这可能是由于冲洗液对能量的高吸收率所导致的。

另一方面，Pedulla 及其同事研究 PIPS 技术的效果时，他们发现没有任何差异。他们用粪肠球菌接种牙齿标本，并比较了次氯酸钠和蒸馏水的激光激活冲洗与次氯酸钠的针头冲洗。他们发现 PIPS 技术与次氯酸钠联合使用和次氯酸钠针头冲洗之间没有存在差异。这可能是因为激活时间（30s）太短造成的。

Al Shahrani 及其同事试图研究体外重度感染的根管系统中，PIPS 在 LAI 中的有效性，使用 Er：YAG 激光加次氯酸钠与 PIPS 加盐水和针头冲洗进行比较，对拔除

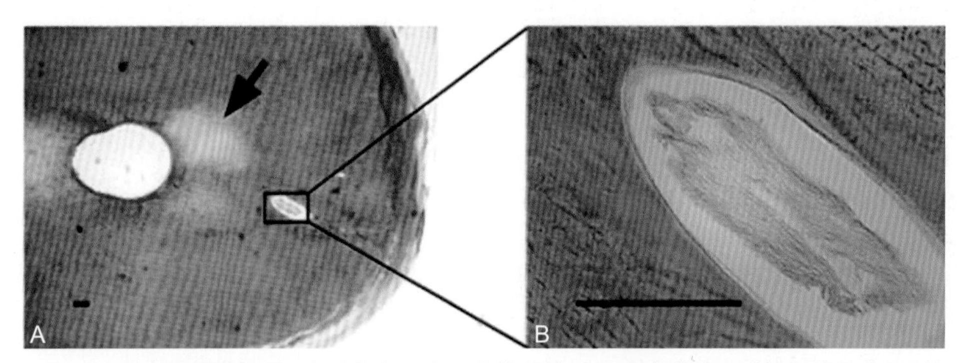

图 10-7 A. 清洗后的根管横断面，箭头指向没有细菌的区域；B. 具有完整牙髓组织的放大侧副根管。比例尺均为 100μm（摘自 Peters、Bardsley、Fong、Pandher 和 Divito）

的人的单根牙利用 25 号 0.08 锥度的机扩针进行微创预备塑形，使用粪肠球菌接种牙齿标本。菌落形成单位（CFU）分析结果表明 PIPS 加次氯酸钠是最有效的技术，其次是单独使用次氯酸钠和 PIPS 加生理盐水（图 10-8）。扫描电子显微镜显示，与单独的 PIPS 加生理盐水和次氯酸钠相比，PIPS 加次氯酸钠处理后的牙本质小管干净通畅。激光共聚焦显微镜验证了 CFU 计数和平均值标准误（SEM）的结果（图 10-9）。

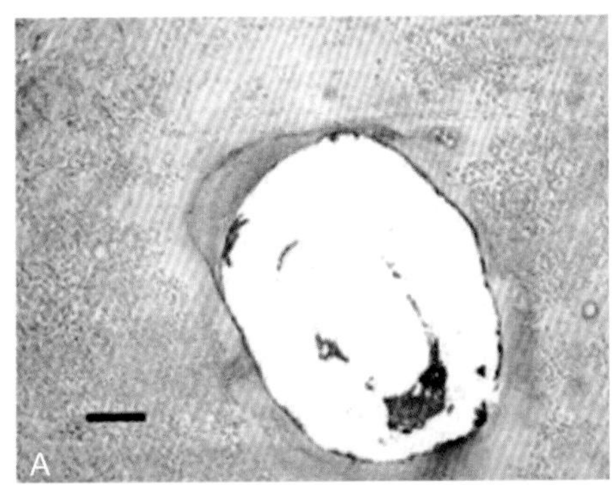

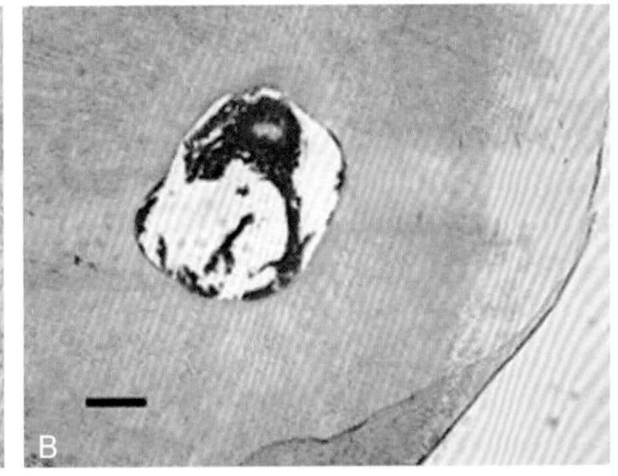

图 10-8 A. 使用 PIPS +NaClO 后 1mm 水平的根管横截面残留的细菌生物膜。B. 使用超声波 +NaClO 后 1mm 水平的根管横截面显示出明显更多的细菌生物膜残留物。比例尺均为 100μm（摘自 Peters、Bardsley、Fong、Pandher 和 Divito）

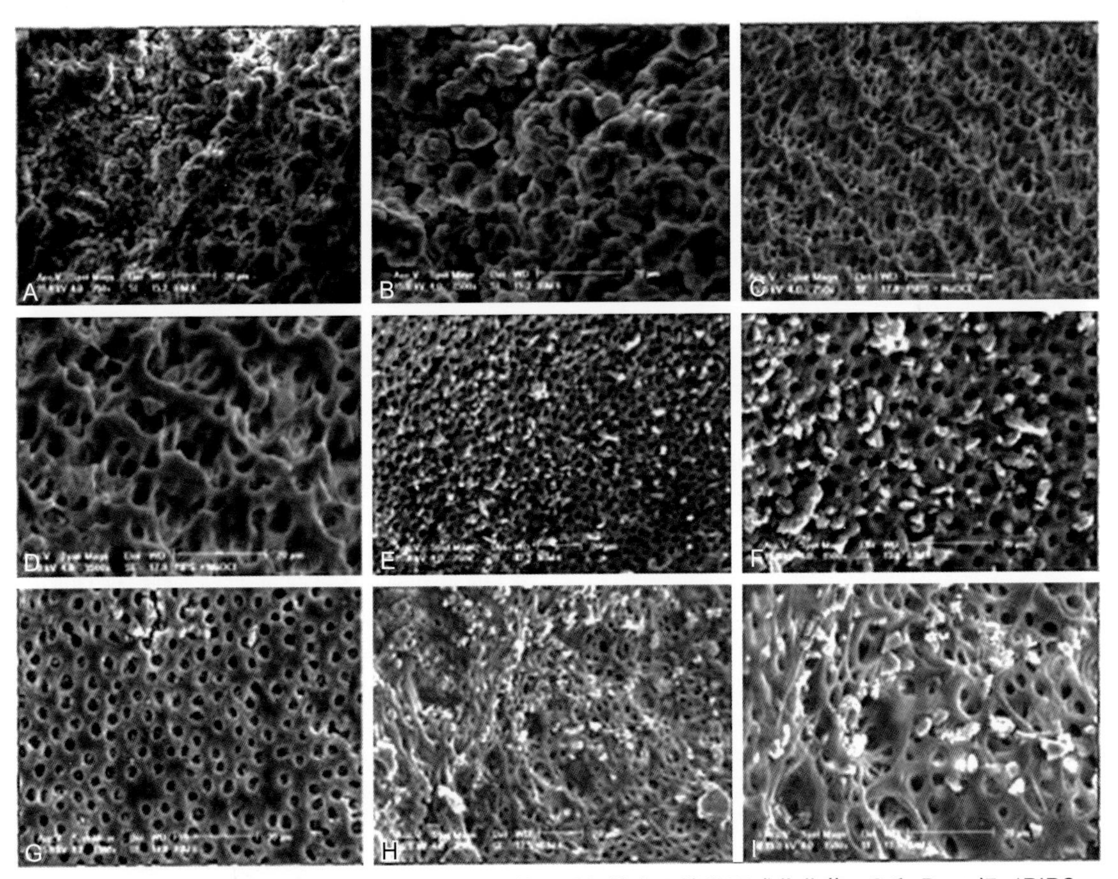

图 10-9 根管表面扫描电镜分析。A 和 B. Ⅰ组处理后根管表面的粪肠球菌菌落。C 和 D. Ⅱ组（PIPS + NaClO）处理后干净的根管表面。E 和 F. Ⅲ组（PIPS + 生理盐水）处理后根管表面上的菌落。G ~ I. Ⅳ组（NaClO）处理后根管表面的一些菌落，而另一张图像显示没有菌落（摘自 Al Shahrani）

Al Shahrani 的研究结果与之前的报道不一致。Al Shahrani 的小组采用 90s 激光激活，每次间隔为 30s，总共使用 21ml 冲洗液，然后是 7ml 的次氯酸钠冲洗液，持续 60s。

Arslan 的团队进行了多项研究来测试 PIPS 技术的有效性。他们的第一项研究是评估 PIPS 技术在去除根尖区牙本质碎屑的效果，将 PIPS 与超声波、声波和传统冲洗相比较。他们准备了 40 号的牙齿样本，并在根尖区预备出凹槽。治疗完成之后，使用立体显微镜在 20 倍放大率下评估剩余牙本质碎片的数量。结果表明，使用 PIPS 技术的 LAI 是去除玷污层最有效的方法，声波、超声波和常规冲洗技术次之。声波和超声波以及常规冲洗技术之间没有显著性差异。实验过程中使用的参数是激活激光冲洗 1min，次氯酸钠总量为 6ml。他们得出的结论是，与被动超声和声波冲洗技术相比，使用 PIPS 技术的 LAI 是从根尖 1/3 处去除人工碎屑的最有效方法。

根管治疗过程中冲洗液意外超出根尖孔会导致不良后果，这是根管清洁和塑形过程中具有代表性的问题。曾在文献中多次报道。Kliere 及其同事对美国牙髓学委员会医师的一项调查中显示，约 42% 的人在执业过程中至少经历过一次次氯酸钠事故，38% 的受访者经历过不止一次事故。NaClO 超出根尖孔会导致诸如面部肿胀、疼痛以及不同程度的感染等并发症。后果还包括治疗方案的改变和延迟。激光激活的冲洗会产生冲击波；因此，在使用这种技术时应采取预防措施，以最小的并发症完成治疗。因此，下一步是确定 PIPS 技术的安全性。

Arslan 及其同事研究了在不同功率水平下使用 PIPS 的激光激活冲洗的安全性。在他们的研究中，使用了单根直管的完整下颌前磨牙。F3 ProTaper（Dentsply, Ballaigues，瑞士）预备牙齿样本。他们对 Altundasar 小组所使用的方法进行了改进，使用插花泡沫来模拟根尖组织的阻力。为了量化溢出的冲洗液的量，对溢出前后的泡沫进行称重。他们没有发现各技术之间有显著性差异。在 0.3W 和 0.9W 下使用 PIPS 的 LAI 不会导致比传统技术更多的冲洗液溢出。所有组挤压量相等（图 10-2）。其中一个原因可能是冲洗针达到了工作长度并进行了连续冲洗。

治疗成功取决于彻底清除根管内容物，包括牙髓组织、牙本质碎屑、微生物（细菌生物膜）和刺激物。由于次氯酸钠是一种广谱消毒剂，所以在牙髓治疗中首选的冲洗液是次氯酸钠。它具有杀菌活性，更重要的是具有组织溶解活性，这是牙髓病学中使用的其他冲洗液所不具备的。然而，由于根管解剖结构的复杂性，包括侧根管、峡部、根管吻合和副根管的存在，根管系统难以彻底清创。因此，冲洗设备必须将冲洗液输送到根管系统最深处，以加强根管的清创。使用 PIPS 的 LAI 被证明是溶解牙髓组织的一种有效方法（图 10-10）。

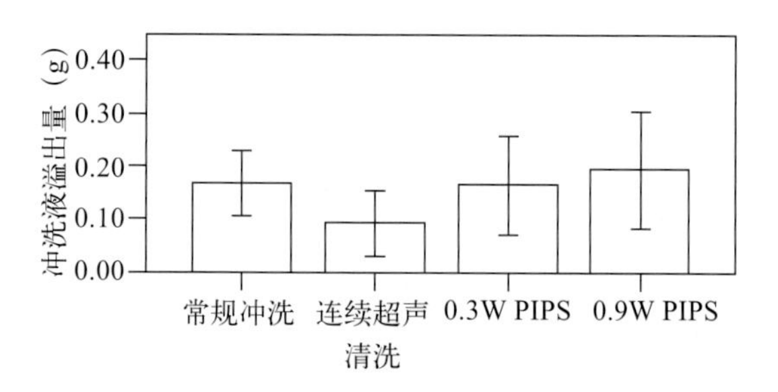

图 10-10 冲洗液溢出量。统计学上无显著性差异 [摘自 Arslan H、Capar ID、Saygili G、Gok T、Akcay M。Effect of photon-initiated photoacoustic streaming on removal of apically placed dentinal debris. Int Endod J 2014；47（11）：1072-1077]

Guneser 及其同事提出了一个实验来测试次氯酸钠和 PIPS 的溶解能力，并将其与 EndoActivator 进行比较。他们使用从牛的中切牙中提取的牙髓组织，将牙髓组织与牙本质碎屑混合，等量放入 1.5ml

Eppendorf 管中，然后将 1ml 次氯酸钠加入混合物中。实验组被分为四个处理组：次氯酸钠 +PIPS、次氯酸钠 +Er：YAG+300μm 光纤 R14 手机、次氯酸钠 +EndoActivator 和 PIPS + 蒸馏水。每组分别进行处理。Er：YAG 激光组、PIPS+ 次氯酸钠组、次氯酸钠 +EndoActivator，次氯酸钠 1ml 激活 5min。结果表明 Er：YAG+ 次氯酸钠在溶解组织方面具有优势，其次是次氯酸钠 +PIPS 和次氯酸钠 +EndoActivator。众所周知，牙本质对次氯酸钠具有显著的缓冲作用。因此，它通过降低碱度来降低次氯酸钠的作用。因此，牙本质碎屑被用来模拟临床情况。带有牙髓光纤尖端和 PIPS 尖端的 Er：YAG 激光溶解的组织最多，使用 EndoActivator 的声波激活没有效果。

多项研究表明，使用 PIPS 技术进行 LAI 治疗是一种很有前途的辅助根管治疗工具（表 10-2）。它可以更好地清洁和清除根管系统的感染。由石英制成的锥形尖端的独特设计可以更好地将能量传递到根管系统，而无需将尖端插入至工作长度。相反，将尖端置于髓腔内可达到微创预备的目的（图 10-11）。

表 10-2 新旧激光的比较

激光激活冲洗系统	旧激光
只需做少量预备	预备量较大
没有热效应	有热效应
用亚消融能量（小于 1W）	使用高能量（5 ～ 60W）
工作尖放置于髓腔	工作尖放置于距根尖 1mm 处
工作时间短	工作时间长
在亚消融能量下去除玷污层	融化并炭化根管表面
对牙齿无影响	导致牙周组织的发炎和水肿

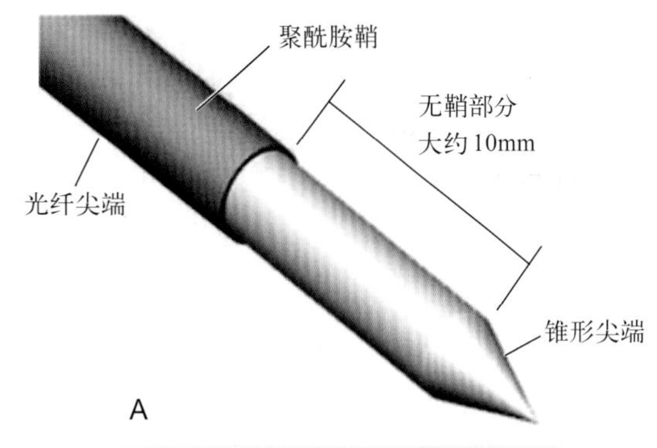

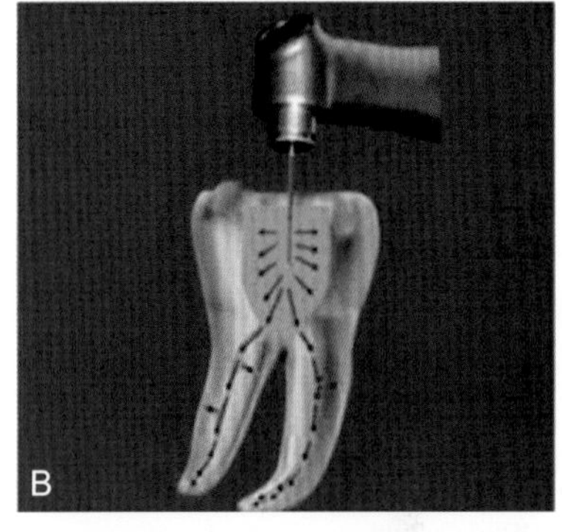

图 10-11 PIPS 尖端组成示意图，包括在根管内利于传播冲击波的聚酰胺鞘 (A)。该图显示了 PIPS 放置的部位及如何传递冲击波 (B)

小结和研究方向

对 LAI 的研究表明：

- LAI 与次氯酸钠一起使用是一种去除细菌生物膜的有效方案。
- LAI 无热效应。
- LAI 节省时间。
- LAI 促进了微创牙髓治疗。

目前在牙髓病学中使用的激光是利用激光能量来提高根管系统的无菌性。它已被用作激活冲洗液的辅助工具。虽然大量研究表明了 LAI 的有效性，但仍需要多家机构的临床结果评估 LAI 的可行性，证实其在临床工作中的安全性。

参考文献

[1] Gordon JP, Zeiger HJ, Townes CH. The maser—new type of microwave amplifier, frequency standard, and spectrometer. Physical Review

1955; 99(4): 1264-1274.

[2] Schawlow AL, Townes CH. Infrared and optical masers. Physical Review 1958; 112(6): 1940-1949.

[3] Mohammadi Z. Laser applications in endodontics: anupdate review. Int Dent J 2009 59(1): 35-46.

[4] Weichman JA, Johnson FM. Laser use in endodontics: apreliminary investigation. Oral Surg Oral Med Oral Pathol1971; 31(3): 416-420.

[5] Bahcall J, Howard P, Miserendino L, Walia H. Preliminary investigation of the histological effects of laser endodontic treatment on the periradicular tissues in dogs. J Endod 1992; 18(2): 47-51.

[6] Dederich DN, Zakariasen KL, Tulip J. Scanning electron microscopic analysis of canal wall dentin following neodymium-yttrium-aluminum-garnet laser irradiation. J Endod 1984; 10(9): 428-431.

[7] Levy G. Cleaning and shaping the root canal with a Nd: YAG laser beam: a comparative study. J Endod 1992; 18(3): 123-127.

[8] Kakehashi S, Stanley HR, Fitzgerald RJ. The effects of surgical exposures of dental pulps in germ-free and conventional laboratory rats. Oral Surg Oral Med Oral Pathol 1965; 20(3): 340-349.

[9] Baumgartner JC. Microbiologic aspects of endodontic infections. J Calif Dent Assoc 2004; 2(6): 459-468.

[10] Sakamoto M, Rôças IN, Siqueira JF Jr, Benno Y. Molecular analysis of bacteria in asymptomatic and symptomatic endodontic infections. Oral Microbiol Immunol 2006; 21(2): 112-122.

[11] Sen BH, Wesselink PR, Turkun M. The smear layer: a phenomenon in root canal therapy. Int Endod J 1995; 28(3): 141-148.

[12] Cameron JA. The use of ultrasound for the removal of the smear layer. The effect of sodium hypochlorite concentration; SEM study. Aust Dent J 1988; 33(3): 193-200.

[13] Kimura Y, Wilder-Smith P, Matsumoto K. Lasers in endodontics: a review. Int Endod J 2000; 33(3): 173-185.

[14] Melcer J, Chaumette MT, Zeboulon S, Melcer F, Hasson R, Merard R, Pinaudeau Y, Dejardin J, Weill R. Preliminary report on the effect of the CO_2 laser beam on the dental pulp of the Macacamulatta primate and the Beagle dog. J Endod 1985; 11(1): 1-5.

[15] Jukić S, Anić I, Koba K, Najzar-Fleger D, Matsumoto K. The effect of pulpotomy using CO_2 and Nd: YAG lasers on dental pulp tissue. Int Endod J 1997; 30(3): 175-180.

[16] Moritz A, Schoop U, Goharkhay K, Sperr W. The CO_2 laser as an aid in direct pulp capping. J Endod 1998; 24(4): 248-251.

[17] Olivi G, Genovese MD, Maturo P, Docimo R. Pulp capping: advantages of using laser technology. Eur J Paediatr Dent 2007; 8(2): 89-95.

[18] Santucci PJ. Dycal versus Nd: YAG laser and Vitrebond for direct pulp capping in permanent teeth. J Clin Laser Med Surg1999; 17(2): 69-75.

[19] Fried D, Glena RE, Featherstone JD, Seka W. Permanent and transient changes in the reflectance of CO_2 laser-irradiated dental hard tissues at lambda = 9. 3, 9. 6, 10. 3, and 10. 6 microns and at fluences of 1-20J/cm^2 . Lasers Surg Med 1997; 20(1): 22-31.

[20] Liu JF. Effects of Nd: YAG laser pulpotomy on human primary molars. J Endod 2006; 32(5): 404-407.

[21] Peters OA, Bardsley S, Fong J, Pandher G, Divito E. Disinfection of root canals with photon-initiated photoacoustic streaming. J Endod 2011; 37(7): 1008-1012.

[22] De Moor RJ, Meire M, Goharkhay K, Moritz A, Vanobbergen J. Efficacy of ultrasonic versus laser-activated irrigation to remove artificially placed dentin debris plugs. J Endod 2010; 36(9): 1580-1583.

[23] Al Shahrani M, DiVito E, Hughes CV, Nathanson D, Huang GT. Enhanced removal of Enterococcus faecalis biofilms in the root canal using sodium hypochlorite plus photon-induced photoacoustic streaming: an in vitro study. Photomed Laser Surg 2014; 32(5): 260-266.

[24] Pedullà E, Genovese C, Campagna E, Tempera

G, Rapisarda E. Decontamination efficacy of photon-initiated photoacoustic streaming(PIPS) of irrigants using low-energy laser settings: an ex vivo study. Int Endod J 2012; 45(9): 865-870.

[25] Arslan H, Capar ID, Saygili G, Gok T, Akcay M. Effect of photon-initiated photoacoustic streaming on removal of apically placed dentinal debris. Int Endod J 2014; 47(11): 1072-1077.

[26] Behrents KT, Speer ML, Noujeim M. Sodium hypochlorite accident with evaluation by cone beam computed tomography. Int Endod J 2012; 45(5): 492-498.

[27] Motta MV, Chaves-Mendonca MA, Stirton CG, Cardozo HF. Accidental injection with sodium hypochlorite: report of a case. Int Endod J 2009; 42(2): 175-182.

[28] Kleier DJ, Averbach RE, Mehdipour O. The sodium hypochlorite accident: experience of diplomates of the American Board of Endodontics. J Endod 2008; 34(11): 1346-1350.

[29] Arslan H1, Akcay M, Ertas H, Capar ID, Saygili G, Meşe M. Effect of PIPS technique at different power settings on irrigating solution extrusion. Lasers Med Sci 2015 Aug; 30(6): 1641-1645.

[30] Altundasar E, Nagas E, Uyanik O, Serper A. Debris and irrigant extrusion potential of 2 rotary systems and irrigation needles. Oral Surg Oral Med Oral Pathol Oral Radiol Endod 2011; 112(4): e31-e35.

[31] Siqueira JF Jr, Rocas IN. Clinical implications and microbiology of bacterial persistence after treatment procedures. J Endod 2008; 34(11): 1291-1301 e3.

[32] Al-Jadaa A, Paqué F, Attin T, Zehnder M. Acoustic hypochlorite activation in simulated curved canals. J Endod 2009; 35(10): 1408-1411.

[33] Cobankara FK, Ozkan HB, Terlemez A. Comparison of organic tissue dissolution capacities of sodium hypochlorite and chlorine dioxide. J Endod 2010; 36(2): 272-274.

[34] Haapasalo M, Wang Z, Shen Y, Curtis A, Patel P, Khakpour M. Tissue dissolution by a novel multisonic ultracleanin gsystem and sodium hypochlorite. J Endod 2014; 40(8): 1178-1181.

[35] Rossi-Fedele G, Steier L, Dogramaci EJ, Canullo L, Steier G, de Figueiredo JA. Bovine pulp tissue dissolution ability of HealOzone, Aquatine Alpha Electrolyte and sodium hypochlorite. Aust Endod J 2013; 39(2): 57-61.

[36] Slutzky-Goldberg I, Hanut A, Matalon S, Baev V, Slutzky H. The effect of dentin on the pulp tissue dissolution capacity of sodium hypochlorite and calcium hydroxide. J Endod 2013; 39(8): 980-983.

[37] Stojicic S, Zivkovic S, Qian W, Zhang H, Haapasalo M. Tissue dissolution by sodium hypochlorite: effect of concentration, temperature, agitation, and surfactant. J Endod 2010; 36(9): 1558-1562.

[38] Peters LB, Wesselink PR. Periapical healing of endodontically treated teeth in one and two visits obturated in the presence or absence of detectable microorganisms. Int Endod J 2002; 35(8): 660-667.

[39] Guneser MB, Arslan D, Usumez A. Tissue dissolution ability of sodium hypochlorite activated by photon-initiated photoacoustic streaming technique. J Endod 2015; 41(5): 729-732.

[40] Wang JD, Hume WR. Diffusion of hydrogen ion and hydroxyl ion from various sources through dentine. Int Endod J 1988; 21(1): 17-26.

练习题

1. 对根管清理的最初研究中，激光的主要缺点是（　　）

A. 热损伤

B. 顶端挤压

C. 患者依从性

D. 操作员疲劳

2. 在牙髓病学中使用激光的主要转变是从尝试根管塑形到清理根管（　　）

A. 正确

B. 错误

3. 以下都是根管壁上玷污层的缺点，

除了（　　）

A. 它会干扰密封材料的密封能力

B. 它充当未去除细菌的基质。

C. 玷污层含有微生物。

D. 玷污层会干扰管内药物。

E. 玷污层是严格的细菌屏障。

4. 旧激光头的另一个缺点是（　　）

A. 颜色

B. 长度

C. 大小

D. 金属

5. 激光多普勒血流仪（LDF）可能有助于（　　）

A. 控制根管内的冲洗液流量

B. 测量牙髓活力

C. 测量根管内的细菌量

D. 测量牙髓敏感度

6. CO_2 激光的能量水平影响盖髓术的预后，哪种能量水平更有利于活髓切除术后牙髓存活和成功愈合（　　）

A. 60W

B. 30W

C. 3W

D. 1W

E. 0.1W

7. 在 Peters 等研究中，哪种冲洗技术产生的阴性样本最多（　　）

A. LAI 单独使用

B. 使用 PIPS 的 LAI

C. 使用 PIPS 的超声波

D. 单独使用超声波

8. Arslan 及其同事证明 LAI 与 PIPS 在牙髓治疗中的哪些方面效果更好（　　）

A. 顶端挤压

B. 根管消毒

C. 清除碎片

D. 牙本质小管清理

9. 冲洗过程中 PIPS 的合适位置是（　　）

A. 根管的根尖 1/3 处

B. 在全工作长度进行彻底消毒

C. 在根管口 1 ～ 2mm 处

D. 在髓室

E. 在接近牙齿的咬合面

10. 到目前为止，这些研究在不同冲洗技术的根尖挤压方面说明（　　）

A. 超声波激活是最好的，根尖挤出量最小

B. 常规冲洗会有根尖挤出

C. 侧排气针冲洗明显优于 LAI

D. 使用 PIPS 的 LAI，根尖挤出最少

E. 不同冲洗技术之间无显著差异

第十一章
牙 髓 再 生

Sahng G. Kim

牙髓是由成牙本质细胞、成纤维细胞、内皮细胞、神经细胞、免疫细胞和干 / 祖细胞等多种细胞组成的疏松结缔组织，以及由纤维蛋白和基质组成的细胞外间质。由于牙髓与牙本质的生理解剖关系，牙髓具有牙髓 - 牙本质复合体的功能。牙髓的体积很小，但是结构高度复杂，它具有多种功能，如牙齿发育、矿化组织形成、向周围矿化组织提供营养、免疫反应、神经源性 / 免疫源性炎症以及感觉功能。牙髓再生基本机制的研究仍处于早期阶段，但实验室和前期临床研究已成功应用于临床。本章对临床牙髓再生治疗、细胞和无细胞牙髓再生治疗的发展和局限性进行了综述和讨论。

历史：牙髓再生的早期研究

第一次研究牙髓组织再生是在 Nygaard Ostby 的研究案例中发现的。在这些研究中，医师有意地过度插入根管诱导根尖出血，然后在根尖部填充牙胶和 Kloroperka N-O 糊剂以使组织能够向根管内生长。应用 4% 甲醛溶液对污染的根管壁及侧支进行消毒。组织学显示矿化组织沿根管壁沉积，根管腔内形成结缔组织。虽然，在一些重要病例中都发现这一现象，但在大多数牙髓坏死病例中并没有发现纤维结缔组织生长。

为了研究根管消毒对未发育成熟的死髓牙牙髓再生的影响，Rule 和 Winter 将硫酸新霉素、多黏菌素 B、杆菌肽、制霉菌素和可吸收碘仿等多种抗生素注入根管内。他们发现在死髓牙的病例中，根部可以继续发育，根尖屏障也在继续形成。Nevins 及其同事报道了在胶原 - 磷酸钙凝胶作为支架的情况下，猴子和人类的未发育成熟的死髓牙的牙髓组织再生和硬组织形成。

牙髓再生的临床研究

早期的研究工作是如何演变成现在的治疗模式的

早期对患者进行牙髓再生的尝试并没有提供可靠的临床结果。然而，早期临床试验的经验为开发更复杂的临床方案奠定了基础。在最近的临床研究中，再次发现了诱导根尖出血的作用、死髓牙根管的消毒方法以及可能需要的支架材料。

在 Iwaya 及其同事报道的一例发生窦道的牙髓坏死的根尖发育未成熟的下颌第二前磨牙的治疗之前，试图实现牙髓再生的临床研究很少。牙齿发育异常，畸形中央尖，牙齿冠折，都会导致牙髓坏死和慢性根尖脓肿。根管用根管器械预备后，用 5% 次氯酸钠和 3% 过氧化氢进行化学冲洗，并用两种抗生素（甲硝唑和环丙沙星）进行药物治疗。根管消毒 5 次后，临床观察根管内有重要组织生长，并在生长的组织上覆盖氢氧化钙 / 碘仿糊剂。牙齿用玻璃离子和复合树脂修复。经 30 个月随访，X 线片证实该牙根尖完全闭合，根管壁增厚，根尖周透射影消失。

Banchs 和 Trope 展示了一个同样成功的临床病例，其临床方案更加可行，这为当前许多临床牙髓再生研究奠定了基础。一个牙髓坏死和慢性根尖脓肿的未成熟的下颌第二前磨牙，用 5.25% 次氯酸钠和 0.12% 氯己定化学消毒后，用三联抗生素糊剂（环丙沙星、甲硝唑和米诺环素）进行根管治疗。在第二次复诊时，用器械诱发根尖出血，形成血块，并在血块上放置 MTA 和临时填充材料。在第三次复诊时，将临时填充材料替换为复合树脂。随访 24 个月，发现其牙根完全形成，根管壁增厚，根尖周透射影消失，对冷试试验呈阳性反应。

牙髓再生治疗中的药物、材料及诱发出血

以往的临床试验提供了有用的信息，如使用根管内药物充分消毒和诱导出血的重要性。促进牙髓再生时，三联抗生素糊剂是最常见的根管内药物。使用这种抗生素糊剂的原理是基于 Hoshino 的体外研究，该研究表明三种抗生素（环丙沙星、甲硝唑和米诺环素）的混合物对感染的牙髓和根管牙本质均有良好的消毒效果。Windley 及其同事在狗动物实验研究也表明，与单独使用次氯酸钠冲洗的牙齿相比，使用抗生素糊剂 2 周后，牙齿的消毒效果明显提高。

氢氧化钙被认为是促进牙髓再生抗生素的替代品。Chueh 及其同事们发现，短期（少于 3 个月）和长期（大于 3 个月）应用氢氧化钙消毒根管，同样有利于未成熟死髓牙根尖病变的愈合。Ruparel 及其同事的体外研究表明，三联抗生素、双联抗生素和改良的三联抗生素以及阿莫西林 - 克拉维酸（Augmentin）组合抗生素，如果浓度高于 1mg/ml，则对乳头干细胞的存活有不利影响。用于促进牙髓再生的常用抗生素糊剂的浓度约为 1000mg/ml，表明抗生素糊剂可以使进入根管腔内的细胞死亡，有助于重要组织的再生。另一方面，氢氧化钙在所有测试浓度中都没有出现对细胞有害的影响。因此，在牙髓再生过程中，抗菌药物应选用氢氧化钙或低浓度抗生素（液体，0.01 ～ 0.1mg/ml）。

当三联抗生素糊剂与前牙接触时，可能会发生牙齿变色。米诺环素是三联抗生素糊剂的组成成分之一，是牙齿变色的主要原因。米诺环素会通过牙本质小管渗入牙齿，并与牙齿的晶体结构相结合。米诺环素由于会导致牙齿变色、骨生长减少和釉质发育不全，禁用于妊娠晚期的孕妇或 8 岁以下儿童。

用于牙髓再生治疗的另一种材料是硅酸钙水门汀，如三氧化矿物聚合物（MTA）。在用根管锉诱导根尖出血后，根管腔内用 MTA 充填。MTA 具有显著的生物相容性和密封能力，能够在牙齿出血区等潮湿环境中使用。它可以促进细胞增殖和细胞附着，从而促进组织愈合过程，防止牙本质结构的削弱。

牙髓再生的关键步骤是诱导根尖出血。Lovelace 及其同事报道，诱导根尖出血可以使更多的干细胞进入根管腔，他们发现诱导根尖出血后，与全身血液相比，根管内血液中间充质干细胞标志物（CD73，CD105）的浓度明显增高。Ding 及其同事的临床研究中表明，所有不良的临床结果都与不能引起根管腔出血有关。Petrino 及其同事建议麻醉时不要使用血管收缩剂（3% 甲哌卡因），以防止血管收缩，目的是使更多的出血进入根管。

当前的临床方案和美国牙髓医师协会关于牙髓再生的考虑

2011 年 1 月，美国牙科协会采用牙髓再生方案作为一种新的治疗方法。从那时起，就有了大量的临床病例报告和系列研究，以及一些采用了不同临床方案的研究结果。临床方案在根管器械使用、冲洗剂类型和根管内使用药物方面各不相同，但它们都取得了成功（牙根发育成熟，是否恢复活力）。图 11-1 展示了一个未成熟牙齿牙髓再生的临床病例。Kontakiotis 及其同事的一篇综述表明，大多数的研究并没有使用根管器械，仅使用次氯酸钠作为化学冲洗剂，抗生素作为牙髓再生的主要根管内药物。美国牙髓病协会已经根据临床和临床前研究制定了一个推荐的临床方案。

美国牙髓医师协会（AAE）建议，牙髓再生治疗可用于治疗牙髓坏死、根尖未发育成熟和牙髓腔不需要桩核的患者。在第一次预约牙髓再生治疗时，应向病人详细解释风险和益处。

该方案包括病例选择、治疗程序和复诊方法。正如 Andreasen 及其同事之前所描述的那样，Kling 及其同事们认为，选择用于牙髓再生的牙齿应该有一个直径大于 1.0mm 或 1.1mm 的根尖孔。临床上建议在第一次治疗时，应使用低浓度的次氯酸钠和氢氧化钙或低浓度的三联抗生素作为根管内药物用于化学消毒。在第二次复诊时，推荐使用无血管收缩剂的麻醉药和 EDTA（乙二胺四乙酸）作为单一冲洗剂，通过螯合根管内牙本质的无机成分，促进牙本质中生长因子的释放，通过器械超出根管口诱导根尖出血以召集干 / 祖细胞，使用可吸收基质作为内屏障，然后使用硅酸钙基水泥（如 Biodentine）密封根管冠髓部位。

在随后复诊中，根据临床症状是否消除，并结合放射学影像情况，如根尖周透射影消失，根长和宽度增加，以及阳性活力反应恢复，评估牙髓再生治疗效果。

现行治疗方案的局限性

对于坏死或感染的未成熟恒牙有几种治疗方法。传统上，推荐根尖诱导成形术治疗牙根未完全形成的恒牙。根尖诱导成

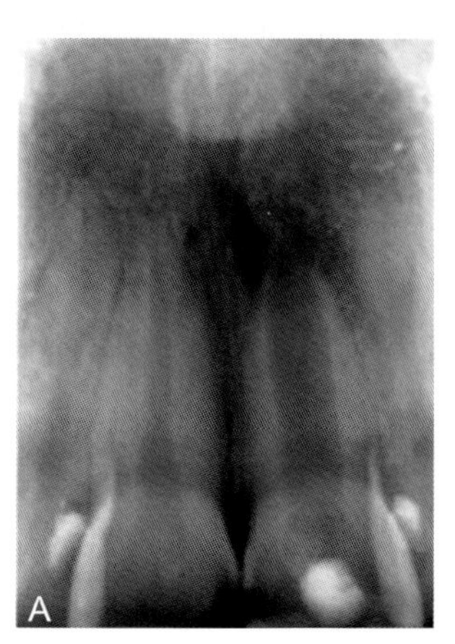

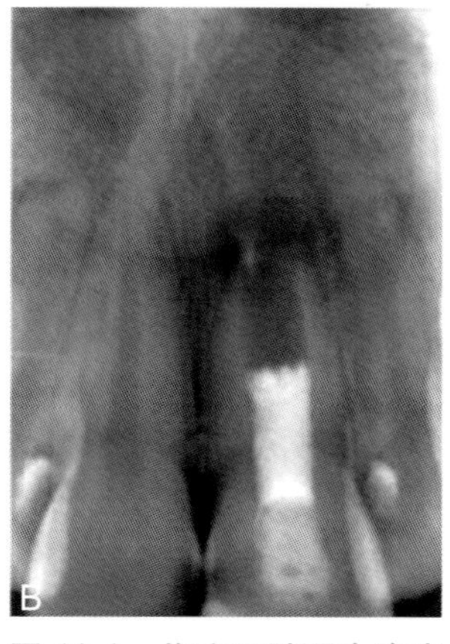

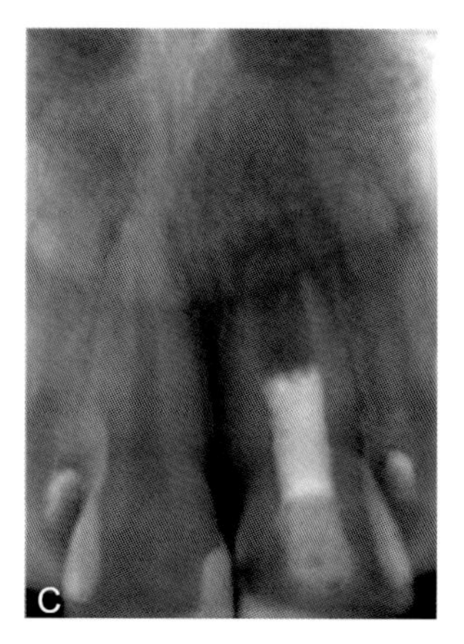

图 11-1 临床牙髓再生治疗

A. 术前 X 线片检查显示上颌左侧中切牙牙髓坏死，根尖有明显的透射影。B. 术后影像学检查。使用次氯酸钠和环丙沙星对根管进行消毒。诱导根尖出血，用 MTA 和粘接树脂充填牙齿。C. 7 个月复诊 X 线片。观察根尖透射影和根尖闭合情况。（摘自 Victoria Tountas）

形术是一种促进根尖屏障形成防止充填材料超出根尖孔的手术。氢氧化钙和 MTA 等材料可以诱导形成根尖钙化，常用于根尖诱导成形术。MTA 作为被推荐使用的一种材料，可以促进形成根尖屏障，以防止充填材料超出根尖孔。

牙髓再生治疗的目标是恢复牙髓和牙本质的功能。牙髓和牙本质起源于神经嵴来源的间充质，由于其生理和解剖关系，充当牙髓 - 牙本质复合体的功能。牙髓再生治疗可以为患者提供生物学和临床上的获益。从生物学角度来看，神经血管系统可以与管状牙本质层和成牙本质层一起重组。牙髓 - 牙本质复合体的这种功能结构可以恢复牙髓的免疫反应。在感染期间，牙髓将作为抵御微生物入侵的第一道防线。从临床角度来看，牙髓再生疗法符合我们根管治疗的基本目标，即根尖周炎的治疗和预防。此外，在根尖未发育成熟的死髓牙中，沿根管壁沉积的矿化组织可使牙齿更具抗折能力。框 11-1 强调了未成熟牙治疗方案之间的差异。

框 11-1 未成熟牙治疗方法的差异

1. 根尖成形
   a. 氢氧化钙
      - 需要很长时间才能取得治疗效果
      - 增加牙齿折断的风险
   b. 三氧化矿物聚合物 (MTA)
      - 牙根依然薄弱易折
      - 既不能使牙根坚固，也不能促进根部发育
2. 血供重建
   - 促进根尖的进一步发育
   - 通过硬组织沉积加固牙本质
   - 加强根的抗折性

若干临床研究表明，使用当前的治疗方案，临床结果是成功的（表 11-1）。然而，组织学观察显示骨样和牙骨质样组织中没有成牙本质细胞和再生牙本质。Becerra 及其同事发现，在牙髓再生治疗 2 年后，曾患慢性根尖脓肿的未成熟的下颌第二前磨牙的牙根发育成熟，根尖周围透射影完全消失。后因正畸原因拔除该牙齿后，进行组织学检查，显示在根管腔内形成了牙周膜样组织和骨或牙骨质样组织。Lei 及

表 11-1 牙髓再生结果研究的临床方案和成功率

研究	研究类别	最初的冲洗	药物治疗	最后的冲洗	成功率（痊愈和愈合）
Jeeruphan 等	回顾	2.5% NaClO	三联抗生素糊剂	2.5% NaClO	100%（20/20）
Nagy 等	前瞻	2.6% NaClO	双联抗生素糊剂	2.6% NaClO 和生理盐水	85%（17/20）
Kahler 等	前瞻	1% NaClO	三联抗生素糊剂	1% NaClO	90.3%
Nagata 等	前瞻	6% NaClO 和 2% 洗必泰	三联抗生素糊剂、氢氧化钙和洗必泰凝胶	17% EDTA 和生理盐水	95.6%（22/23）
Alobaid 等	回顾	不同浓度的 NaClO、洗必泰和（或）EDTA	三联抗生素糊剂或双联抗生素糊剂和（或）氢氧化钙	未知	79%（15/19）
Saoud 等	前瞻	2.5% NaClO	三联抗生素糊剂	生理盐水	100%（20/20）

其同事发现牙髓坏死的年轻第二前磨牙牙髓再生治疗 10 个月后，组织学观察显示牙髓样组织岛状分布，牙骨质样组织沿根管壁沉积，出现了类似于牙周膜的纤维结缔组织。这一发现与使用当前治疗方案进行的动物研究结果一致。Wang 及其同事的一项狗的研究表明，在患有根尖周炎的牙髓坏死的年轻恒牙中，牙骨质沉积在根管腔的牙本质、骨样组织和牙周膜样组织上。Gomes-Filho 及其同事的另一项狗研究显示，死髓牙中新形成的重要组织由牙骨质样和骨样组织以及附着在牙骨质样组织上的纤维结缔组织组成。其中采用不同方案的三个实验组 [包括使用或不使用富含血小板血浆蛋白凝胶和（或）骨髓抽吸凝胶的血凝块] 的组织学结果无显著差异。

目前的临床治疗方案只能使根管内形成异位组织。根管内异位组织，如牙骨质、骨和牙周膜，在感染或损伤后的免疫防御和再生方面的能力低于正常牙髓 - 牙本质复合体。从生物学角度来看，牙髓再生应考虑牙髓组织工程方法。

牙髓组织工程

组织工程：基于细胞与无细胞方法

组织工程的核心是干 / 祖细胞，生物材料支架和信号分子也是其重要组成部分。牙齿发育完成后，牙髓中的一些间充质细胞保持了其干细胞的特性，并位于非常特定的微环境中，即干细胞生态位。干细胞生态位在通过不对称 / 对称分裂调节干细胞自我更新和分化之间的平衡中发挥着重要作用。骨髓间充质干细胞（mesenchymal stem cells，MSCs）在感染或创伤或疾病的损伤过程中起到贮存细胞的作用，启动组织再生。

根尖乳头干细胞（SCAPs）、骨髓间充质干细胞、牙髓干细胞（DPSCs）、牙周膜干细胞和炎性根尖周干细胞是可能促进牙髓 - 牙本质复合体再生的间充质干细胞。SCAPs 能分化为成牙本质样细胞，形成根牙本质，DPSCs 能分化为成牙本质样细胞，形成牙本质 / 牙髓样组织。即使牙髓坏死，SCAPs 也可以因为根尖周侧支循环而存活。

目前用于牙髓再生的组织工程方法是利用间充质干 / 祖细胞的再生潜能。有两种治疗方法（图 11-2），一种是细胞（基于细胞）治疗：从不同组织来源分离、体外扩增间充质干细胞，并将其移植到根管腔内。这一方法广泛应用于动物研究。另一种是无细胞（细胞归巢）治疗：将信号分子导入

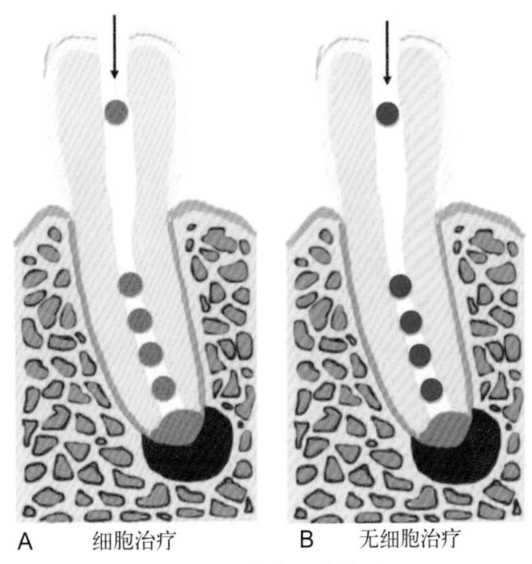

图 11-2 组织工程方法

A. 细胞（基于细胞）治疗，将干细胞输送到缺陷部位。凝胶型支架可以携带干细胞进入到根管腔内。干细胞通过分化为常驻细胞参与组织形成。这一方法广泛应用于动物研究。B. 利用信号分子传递到缺陷部位的无细胞（细胞归巢）治疗。凝胶型支架可以将信号分子输送到根管腔内。这些信号分子可以调节内源性细胞的细胞活动，促进组织形成。这种方法在临床应用较多。

根管腔内，控制内源性间充质干细胞的迁移、附着、增殖和分化等细胞活动。这种方法在临床应用较多。

动物模型研究

一些临床前研究尝试通过用细胞治疗来再生牙髓 - 牙本质复合体。Cordeiro 及其同事将人乳牙干细胞和血管内皮细胞植入小鼠的牙齿切片，然后将牙齿切片植入免疫缺陷小鼠的皮下组织，观察发现牙齿切片上存在类似牙髓样组织。Huang 及其同事还发现，当含有合成支架和牙源性干细胞的碎片植入严重联合免疫缺陷小鼠的背部时，牙切片中出现新生牙本质和牙髓样组织。Iohara 及其同事将 $CD105^+$ 侧群细胞移植到去髓的犬牙后，首次发现原位牙本质 - 牙髓再生，其中 $CD105^+$ 侧群细胞是具有细胞迁移因子或基质衍生因子 -1 的高度血管生成性和神经生成性的干细胞亚群。

Kim 及其同事在一项研究中应用了无细胞方法，在人牙齿的根管中注入胶原凝胶，并混合了碱性成纤维细胞生长因子、血管内皮生长因子、血小板衍生生长因子、神经生长因子和骨形态发生蛋白 -7 等生长因子，将其移植到小鼠的背部，术后 3 周皮下移植处可见牙髓样结缔组织、血管、神经及牙本质样结构。

影响牙髓再生治疗的因素

为了达到成功疗效，要对病例进行全面的了解。首先要考虑的是根管的消毒。研究人员认为，如果创造一个类似于撕脱牙齿的环境，牙髓再生治疗就可能会成功。因此，如果能够有效地消毒根管，并且适当密封根管，牙髓再生治疗会容易成功。

第二个考虑因素是根尖孔大小。根尖开放的牙齿允许间充质干细胞向根管腔内迁移，从而使宿主细胞在根管腔内形成新的组织。尽管当在根管中使用生物线索促进细胞归巢时，牙髓 - 牙本质复合体的再生可以在具有较小根尖孔的牙齿中实现，但根尖孔最好达到 1.1mm 或更大。

第三个因素是病人的年龄。老年患者的再生可能不如年轻患者，因为患者内源性骨髓间充质干细胞的再生能力会随着年龄的增长而降低。

临床意义

在细胞（基于细胞）治疗中，选择最佳的干细胞亚群进行移植有很好的治疗效果。然而，该疗法可能会遇到其他潜在问题，如免疫排斥、肿瘤发生、供体细胞的病原体传播、干细胞产品制造和商业化的高成本，以及移植过程中细胞操作所需的特殊培训。

另一方面，无细胞（细胞归巢）治疗可能就没有这些临床应用上的问题，因为它是利用病人的内源性细胞被外源性生物分子调动和控制。事实上，美国食品和药物管理局（FDA）批准的一些商业产品已经用于牙周再生手术，类似的生物产品预计在不久的将来可用于牙髓再生。

小结

尽管牙髓再生治疗在临床上有很好的治疗前景，但到目前为止，临床病例的组织学表现尚未证实牙髓 - 牙本质复合体的再生修复。两种主要的组织工程方法，细胞（基于细胞）治疗和无细胞（细胞归巢）治疗，已被用于牙髓和牙本质的再生。细胞（基于细胞）治疗尽管它有明显的科学价值，例如选择最佳的干细胞亚群用于牙髓再生，但由于安全性和适应性问题，仍存在许多应用问题。无细胞（细胞归巢）治疗可以克服细胞治疗所面临的主要应用问题，在牙髓和牙本质再生方面具有很好的治疗潜力。

参考文献

[1] Okiji T. Pulp as a connective tissue. In: Hargreaves KM, Goodis EG, Tay FR, editors. Seltzer and Bender's Dental Pulp, 2nd edition. Quintessence Publishing; 2012. pp. 67-90.

[2] The role of the blood clot in endodontic therapy. An experimental histologic study. Acta Odontol Scand 1961; 19: 324-353.

[3] Nygaard-Ostby B, Hjortdal O. Tissue formation in the root canal following pulp removal. Scand J Dent Res 1971; 79: 333-349.

[4] Rule DC, Winter GB. Root growth and apical repair subsequent to pulpal necrosis in children. Br Dent J 1966; 120: 586-590.

[5] Nevins A, Finkelstein F, Borden B, Laporta R. Revitalization of pulpless open apex teeth in rhesus monkeys using collagen-calcium phosphate gel. J Endod 1976; 2: 159-165.

[6] Nevins A, Wrobel W, Valachovic R, Finkelstein F. Hard tissue induction into pulpless open-apex teeth using collagen-calcium phosphate gel. J Endod 1977; 3: 431-433.

[7] Iwaya SI, Ikawa M, Kubota M. Revascularization of an immature permanent tooth with apical periodontitis and sinus tract. Dent Traumatol 2001; 17: 185-187.

[8] Banchs F, Trope M. Revascularization of immature permanent teeth with apical periodontitis: new treatment protocol? J Endod 2004; 30: 196-200.

[9] Hoshino E, Kurihara-Ando N, Sato I, Uematsu H, Sato M, Kota K, Iwaku M. In-vitro antibacterial susceptibility of bacteria taken from infected root dentine to a mixture of ciprofloxacin, metronidazole and minocycline. Int Endod J 1996; 29: 125-30.

[10] Sato I, Ando-Kurihara N, Kota, Iwaku M, Hoshino E. Sterilization of infected root-canal dentine by topical application of a mixture of ciprofloxacin, metronidazole and minocycline in situ. Int Endod J 1996; 29: 118-24.

[11] Windley W 3rd, , Teixeira F, Levin L, Sigurdsson A, Trope M. Disinfection of immature teeth with a triple antibiotic paste. J Endod 2005; 31: 439-443.

[12] Chueh LH, Ho YC, Kuo TC, Lai WH, Chen YH, Chiang CP. Regenerative endodontic treatment for necrotic immature permanent teeth. J Endod 2009; 35: 160-164.

[13] Ruparel NB, Teixeira FB, Ferraz CC, Diogenes A. Direct effect of intracanal medicaments on survival of stem cells of the apical papilla. J Endod 2012; 38: 1372-1375.

[14] Lovelace TW, Henry MA, Hargreaves KM, Diogenes A. Evaluation of the delivery of mesenchymal stem cells into the root canal space of necrotic immature teeth after clinical regenerative endodontic procedure. J Endod 2011; 37: 133-138.

[15] Ding RY, Cheung GS, Chen J, Yin XZ, Wang QQ, Zhang CF. Pulp revascularization of immature teeth with apical periodontitis: a clinical study. J Endod 2009: 35: 745-749.

[16] Petrino JA, Boda KK, Shambarger S, Bowles WR, McClanahan SB. Challenges in regenerative endodontics: a case series. J Endod 2010; 36: 536-541.

[17] Jung IY, Kim ES, Lee CY, Lee SJ. Continued development of the root separated from the main root. J Endod 2011; 37: 711-714.

[18] Torabinejad M, Turman M. Revitalization of tooth with necrotic pulp and open apex by using platelet-rich plasma: a case report. J Endod 2011; 37: 265-268.

[19] Chen MY, Chen KL, Chen CA, Tayebaty F, Rosenberg PA, Lin LM. Responses of immature permanent teeth with infected necrotic pulp tissue and apical periodontitis/abscess to revascularization procedures. Int Endod J 2012; 45: 294-305.

[20] Jadhav G, Shah N, Logani A. Revascularization with and without platelet-rich plasma in nonvital, immature, anterior teeth: a pilot clinical study. J Endod 2012; 38: 1581-1587.

[21] Lenzi R, Trope M. Revitalization procedures

in two traumatized incisors with different biological outcomes. J Endod 2012; 38: 411-414.

[22] Torabinejad M, Faras H. A clinical and histological report of a tooth with an open apex treated with regenerative endodontics using platelet-rich plasma. J Endod 2012; 38: 864-868.

[23] Narayana P, Hartwell GR, Wallace R, Nair UP. Endodontic clinical management of a dens invaginatus case by using a unique treatment approach: a case report. J Endod 2012; 38: 1145-1148.

[24] Paryani K, Kim SG. Regenerative endodontic treatment of permanent teeth after completion of root development: a report of 2 cases. J Endod 2013; 39: 929-934.

[25] Martin G, Ricucci D, Gibbs JL, Lin LM. Histological findings of revascularized/revitalized immature permanent molar with apical periodontitis using platelet-rich plasma. J Endod 2013; 39: 138-144.

[26] Shimizu E, Ricucci D, Albert J, Alobaid AS, Gibbs JL, Huang GT, Lin LM. Clinical, radiographic, and histological observation of a human immature permanent tooth with chronic apical abscess after revitalization treatment. J Endod 2013; 39: 1078-1083.

[27] Keswani D, Pandey RK. Revascularization of an immature tooth with a necrotic pulp using platelet-rich fibrin: a case report. Int Endod J 2013; 46: 1096-1104.

[28] Jeeruphan T, Jantarat J, Yanpiset K, Suwannapan L, Khewsawai P, Hargreaves KM. Mahidol study 1: comparison of radiographic and survival outcomes of immature teeth treated with either regenerative endodontic or apexification methods: a retrospective study. J Endod 2012; 38: 1330-1336.

[29] Nagy MM, Tawfik HE, Hashem AA, Abu-Seida AM. Regenerative potential of immature permanent teethwith necrotic pulps after different regenerative protocols. J Endod 2014; 40: 192-198.

[30] Kahler B, Mistry S, Moule A, Ringsmuth AK, Case P, Thomson A, Holcombe T. Revascularization outcomes: a prospective analysis of 16 consecutive cases. J Endod 2014; 40: 333-338.

[31] Nagata JY, Gomes BP, Rocha Lima TF, Murakami LS, de Faria DE, Campos GR, et al. Traumatized immature teeth treated with 2 protocols of pulp revascularization. J Endod 2014; 40: 606-612.

[32] Alobaid AS, Cortes LM, Lo J, Nguyen TT, Albert J, Abu-Melha AS, et al. Radiographic and clinical outcomes of the treatment of immature permanent teeth by revascularization or apexification: a pilot retrospective cohort study. J Endod 2014; 40: 1063-1070.

[33] Saoud TM, Zaazou A, Nabil A, Moussa S, Lin LM, Gibbs JL. Clinical and radiographic outcomes of traumatized immature permanent necrotic teeth after revascularization/revitalization therapy. J Endod 2014; 40: 1946-1952.

[34] Kontakiotis EG, Filippatos CG, Tzanetakis GN, Agrafioti A. Regenerative endodontic therapy: a data analysis of clinical protocols. J Endod 2015; 41: 146-154.

[35] American Association of Endodontists. AAE Clinical Considerations for a Regenerative Procedure, Revised 4-12-15 http: //www. aae. org/uploadedfiles/publications_and_research/research/currentregenerativeendodontic considerations. pdf(accessed 1 July 2015)

[36] Andreasen JO, Paulsen HU, Yu Z, Bayer T, Schwartz O. A long-term study of 370 autotransplanted premolars. Part Ⅱ. Tooth survival and pulp healing subsequent to transplantation. Eur J Orthod 1990; 12: 14-24.

[37] Kling M, Cvek M, Mejare I. Rate and predictability of pulp revascularization in therapeutically reimplanted permanent incisors. Endod Dent Traumatol 1986; 2: 83-89.

[38] Mao JJ, Kim SG, Zhou J, Ye L, Cho S, Suzuki T, et al. Regenerative endodontics: barriers and strategies for clinical translation. Dent Clin North Am 2012; 56: 639-649.

[39] Hargreaves KM, Giesler T, Henry M, Wang Y.

Regeneration potential of the young permanent tooth: what does the future hold? J Endod 2008; 34: S51-S56.

[40] Nakashima M, Akamine A. The application of tissue engineering to regeneration of pulp and dentin in endodontics. J Endod 2005; 31: 711-718.

[41] Pashley DH. Dynamics of the pulpo-dentin complex. Crit Rev Oral Biol Med 1996; 7: 104-133.

[42] Mjör IA, Sveen OB, Heyerass KJ. Pulp-dentin biology in restorative dentistry. Part 1: normal structure and physiology. Quintessence Int 200; 32: 427-446.

[43] Byers MR, Närhi MV. Dental injury models: experimental tools for understanding neuroinflammatory interactions and polymodal nociceptor functions. Crit Rev Oral Biol Med 1999; 10: 4-39.

[44] Hahn CL, Liewehr FR. Innate immune responses of the dental pulp to caries. J Endod 2007; 33: 643-651.

[45] Becerra P, Ricucci D, Loghin S, Gibbs JL, Lin LM. Histologic study of a human immature permanent premolar with chronic apical abscess after revascularization/revitalization. J Endod 2014; 40: 133-139.

[46] Lei L, Chen Y, Zhou R, Huang X, Cai Z. Histologic and immunohistochemical findings of a human immature permanent tooth with apical periodontitis after regenerative endodontic treatment. J Endod 2015; 41: 1172-1179.

[47] Wang X, Thibodeau B, Trope M, Lin LM, Huang GT. Histologic characterization of regenerated tissues in canal space after the revitalization/revascularization procedure of immature dog teeth with apical periodontitis. J Endod 2010; 36: 56-63.

[48] Gomes-Filho JE, Duarte PC, Ervolino E, Mogami Bomfim SR, Xavier Abimussi CJ, Mota da Silva Santos L, et al. Histologic characterization of engineered tissues in the canal space of closed-apex teeth with apical periodontitis. J Endod 2013; 39: 1549-1556.

[49] Cordeiro MM, Dong Z, Kaneko T, Zhang Z, MiyazawaM, Shi S, et al. Dental pulp tissue engineering with stem cells from exfoliated deciduous teeth. J Endod 2008; 34: 962-969.

[50] Huang GT, Yamaza T, Shea LD, Djouad F, Kuhn NZ, Tuan RS, Shi S. Stem/progenitor cell-mediated de novo regeneration of dental pulp with newly deposited continuous layer of dentin in an in vivo model. Tissue Eng Part A 2010; 16: 605-615.

[51] Iohara K, Imabayashi K, Ishizaka R, Watanabe A, Nabekura J, Ito M, et al. Complete pulp regeneration after pulpectomy by transplantation of CD105+ stem cells with stromal cell-derived factor-1. Tissue Eng Part A 2011; 17: 1911-1920.

[52] Kim JY, Xin X, Moioli EK, Chung J, Lee CH, Chen M, et al. Regeneration of dental-pulp-like tissue by chemotaxis-induced cell homing. Tissue Eng Part A 2010; 16: 3023-3031.

[53] Iohara K, Zheng L, Ito M, Ishizaka R, Nakamura H, Into T, et al. Regeneration of dental pulp after pulpotomy by transplantation of $CD31^-$/$CD146^-$ side population cells from a canine tooth. Regen Med 2009; 4: 377-385.

[54] Pellegrini G, Seol YJ, Gruber R, Giannobile WV. Pre-clinical models for oral and periodontal reconstructive therapies. J Dent Res 2009; 88: 1065-1076.

[55] White AP, Vaccaro AR, Hall JA, Whang PG, Friel BC, McKee MD. Clinical applications of BMP-7/OP-1 in fractures, nonunions and spinal fusion. Int Orthop 2007; 31: 735-741.

练习题

1. 关于牙髓再生治疗的组织学结果，以下哪项陈述最有可能是正确的（　　）

A. 在大多数动物实验中，对未成熟坏死牙齿进行牙髓再生治疗后，在前牙本质层发现成牙本质细胞样细胞

B. 对患有根尖周炎的幼犬牙齿进行修复后，在根管中发现了牙骨质样组织

C. 患根尖周炎的未成熟狗牙进行血供重建后，在根管中未见牙周膜样组织

D. 对患根尖周炎的幼犬牙进行牙髓血供重建治疗后，根管内未见骨样组织

2. 关于牙髓再生治疗中使用的根管内药物，以下哪项陈述可能是正确的（　　）

A. 三联抗生素糊剂浓度为 1000mg/ml 不影响根尖乳头干细胞的存活

B. 双抗生素糊剂浓度为 1000mg/ml 不影响根尖乳头干细胞的存活

C. 1mg/ml 的氢氧化钙可提高根尖乳头干细胞的存活率

D. 100mg/ml 的氢氧化钙可降低根尖乳头干细胞的存活率

3. 下列哪个陈述最有可能是正确的（　　）

A. 牙髓再生治疗可以预防和治疗根尖周炎

B. 牙髓组织中神经血管结构的重建是免疫防御的关键

C. 功能性成牙本质细胞是抵御微生物入侵的第一道防线

D. 以上所有

4. 下列哪个陈述最有可能是正确的（　　）

A. 细胞（基于细胞）治疗在动物实验中得到了广泛的应用

B. 细胞（基于细胞）治疗利用信号分子进入牙髓腔来控制细胞活动

C. 无细胞治疗有更多的应用问题

D. 无细胞治疗存在免疫排斥、肿瘤发生和供体细胞的病原体传播等问题

5. 最有可能是错误的（　　）

A. 牙髓再生治疗的目标是恢复牙髓和牙本质的功能完整性

B. 牙髓再生治疗后，矿化物质沿根管壁沉积，可以使牙齿具有抗折性

C. 根据临床结果研究，临床牙髓再生治疗的成功率在 79% ~ 100% 之间

D. 根管内异位组织如牙骨质、骨和牙周膜在免疫防御方面优于正常牙髓 - 牙本质复合体

第十二章
远程口腔医疗

Mansi Jain

近年来医学领域的技术革新非常广泛。伴随通信和电子信息技术的发展，产生了一些专门描述远程医疗保健服务的术语，如远程健康、远程医疗等。远程医疗可以定义为“通过联合运用通信与计算机技术，将医护人员从传统的空间和时间限制中解放出来，从而提高医疗保健服务工作效率，并使消费者能够在充满竞争的医疗市场环境中做出明智的选择”。

口腔医学在与最新的通信和互联网技术相结合后，自身不断地发生变化，目前已经进入了一个令人兴奋且发展潜力巨大的新领域，被称作远程口腔医疗（teledentistry）。Tele 来自希腊语，意思是“距离”。Cook 将远程口腔医疗定义为“依托视频会议方式进行远程诊断并提供治疗建议的实践活动。”远程口腔医疗是电信技术和口腔医学技术相结合的产物，内容包括通过远程临床信息、医学影像的交流，提供会诊和制定治疗计划等。

由于技术进步的巨大潜能，远程口腔医疗有可能从根本上改变目前的临床工作方式和口腔医学的面貌，改善获取和提供口腔保健的方式，降低医疗成本，甚至可能消除农村与城市在口腔医疗水平上的差距。

本章将回顾远程口腔医疗的概念及其在实践中的应用情况，特别是它给牙髓治疗工作带来的益处。在本章节中诸如远程保健、远程会诊、电子保健等名词与远程口腔医疗同义。文中还简要讨论了与远程医疗有关的伦理和法律问题。

历史背景和起源

放射学是最早使用远程传输技术的医学专业之一：1959 年在蒙特利尔，Albert Jutra 使用有线通信电缆为相隔 5 英里的两家医院传输透视检查的录像。远程医疗以其最简单的形式已经存在了几十年，发端可以追溯到 1924 年，当时的医师使用电话和无线电作为通信手段为偏远地区的患者提供咨询服务。1989 年位于巴尔的摩的西屋电气集团举行会议，重点就是为口腔医学勾画信息学的蓝图，力图将计算机学、信息学、工程学和现有技术能力共同结合在口腔医疗领域。

美国陆军的全面口腔服务（TDA）计划被视为具有远程口腔医疗的前沿水平。该项目始于 1994 年，最初采用传统的普通老式电话系统（POTS），包括两种不同的通信方式：实时通话和信息存储 / 转发。从这个项目获得的结论是：通过远程口腔医疗方式能够降低病人花费，改善偏远地区和农村地区的口腔医学水平，并提供具有更高水平的有益信息。

1995 年，Rocca 及其同事在海地试验通过卫星系统为一名当地全科口腔医师与美国华盛顿特区的口腔科专家联络交流。2

年后，在德国、比利时和意大利等国开展了基于数字化综合服务网络（ISDN）的远程口腔医疗交流。

苏格兰、日本、英格兰和中国台湾等国家和地区也进行过基于数字化综合服务网络的远程口腔医疗研究，此后这一方法已经传播到全世界并正在发展中国家不断取得进步。

远程口腔医疗的具体形式

借助电子健康档案、电信技术、数字化影像和互联网技术，患者可以通过多种途径与口腔专家实行口腔科远程会诊。两种常见的模式分别是实时咨询和存储 / 转发模式（图 12-1 和图 12-2）。实时咨询是使用视频会议方式，可以立即传输信息。处于不同地点的口腔医师和患者直接相互观察、倾听和交流。存储 / 转发模式是预先将患者的临床信息和图像收集、存储在当地数据库中，以便专家在后期调取使用。使用这种方法进行会诊时患者不在现场。这些存储的信息资料由管理者通过已建立的局域网和互联网转发给专家参考，使得治疗更及时、更有针对性并减低成本。

无论居家或者住院的患者都可以进行远程监控。有文献报道了一次使用近似实时传输技术的远程会诊，报道者利用了一种低分辨率、低帧率的设备，所获得的传输效果就像有跳动感的电视画面一样。

远程口腔医疗的工作范围

远程口腔医疗改进了患者就诊方式和提供医疗服务的方式，降低了就医成本，有助于消除农村和城市社区之间在口腔医疗水平方面的差异。这是消除城乡医疗水平鸿沟的最快方法，可以将专门的医疗保健带到世界上最偏远的角落。通过跨医学专业的沟通交流将有助于口腔科融入更大规模的医疗保健系统。通过专家会诊咨询和连续性医疗服务不但可以为医疗决策提供支持，也促进在口腔医师之间对疑难病例进行交流（框 12-1）。

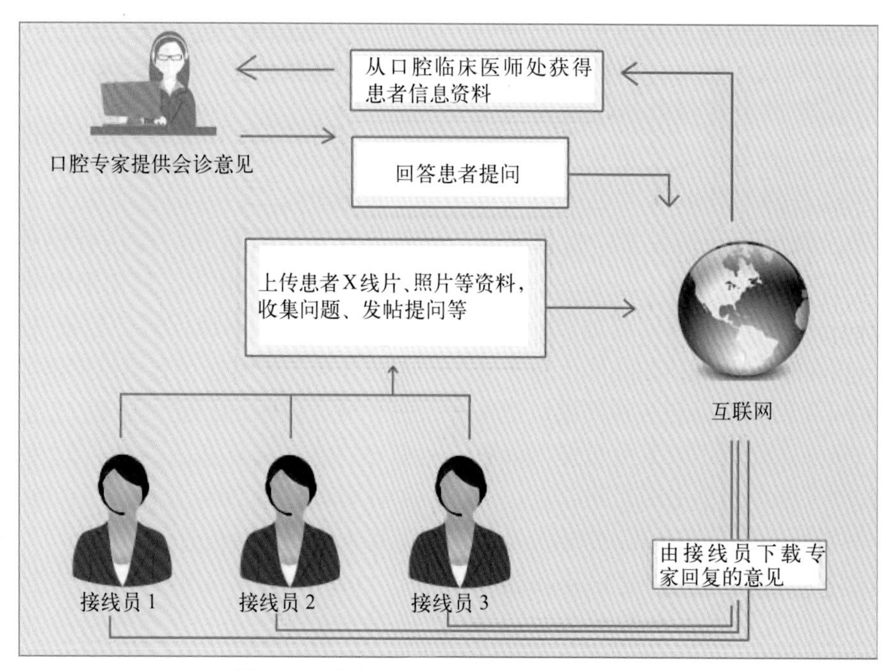

图 12-1　**存储 / 转发的远程医疗工作模式**

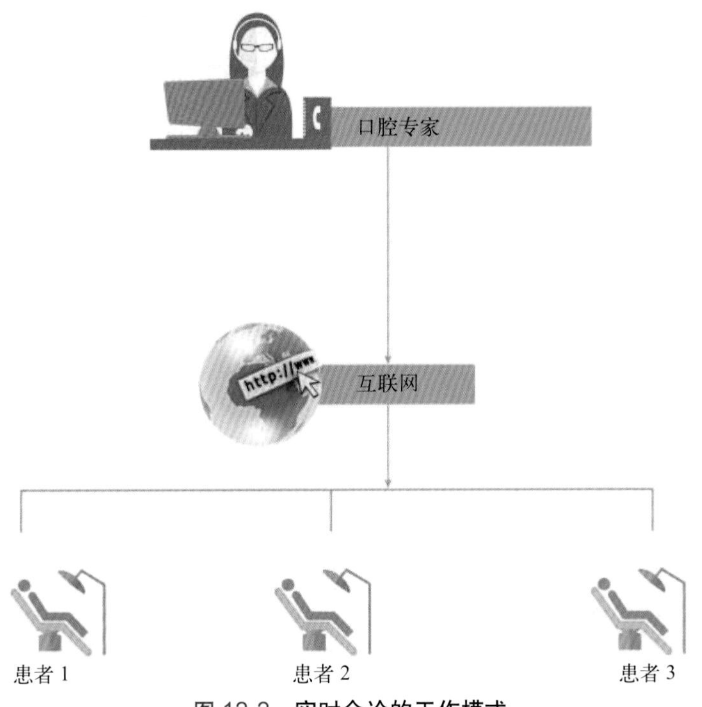

图 12-2　**实时会诊的工作模式**

现在远程教育方式越来越受欢迎，既可以作为传统口腔教育教学方法的补充，又能为口腔医学生和口腔医师提供新的机会。正规的在线教育方式主要可分为两类：基于网络的自主教学和互动视频会议。基于网络的自主教学系统包含平台预先开发和存储的各种课程，供用户登录访问。这种方法的优点是用户可以控制学习的速度，并可以随心所欲地多次查看材料。缺点则是在满意度（缺乏与同伴和导师面对面的交流）和准确性（缺乏面对面的患者检查）方面都存在局限性。

交互式视频会议（通过端口、卫星、ISDN、互联网或内部局域网进行，本章后面进行解释）包括两部分内容：一是实时交互式视频会议本身（至少需要安排一台摄像机，确保能将患者的医疗信息在两地之间传输）；二是支持信息（如患者的病史和 X 线片），可以在会诊之时同步传送或会诊之前预先发送。患者本人是否到场可以视情况所需决定。这种教育方式的优点是用户（通常是授课专家）可以立即收到反馈。开放的网络口腔专业聊天室可供各种专业学术团体、读书会以及独立的口腔医师就各类感兴趣的学术问题充分交换信息和意见。

框 12-1　远程口腔医疗的优势和缺点

优势

降低服务成本和提高护理质量

减少孤立行医，增加专家支持和受教育机会

可以在无法直接看到患者的情况下做出诊断并制订治疗计划

改进诊断服务水平，将口腔科整合到更好的医疗保健系统中

更好地与保险业沟通需求

缺点

需要备份的通信系统和技术支持小组

适当的互联网连接是召开视频会议所必备的条件

视频会议可能涉及暴露隐私和安全等重要问题

因数据传输过程中出现技术问题而造成的误诊率较高；这可能导致患者提出医疗事故索赔。保险公司对远程会诊模式中发生的医疗事故，其赔偿数额相对有限

远程口腔医疗的技术需求

一套完整的远程医学系统应包括：①计算机——具有大容量硬盘、足够的内存和快速的中央处理器；②口内摄像机和数码相机——用以获得数字化影像；③调制解调器；④互联网接口，有时还需要使用传真机、扫描仪和打印机等设备。为了进行实时视频会议，可以使用IP/ISDN（Internet protocal 互联网协议/Integrated Services Digital Network 综合业务数字网）视频会议解决方案，或者在系统中安装PCI编码解码板。如果需要进行现场直播的群组会话，还需要一个多点控制器来连接3个或者更多单位，编码解码器应具有音、视频处理功能。

对于建立一套远程口腔医疗系统所需的软硬件设备，我们不为某一产品和品牌做任何推荐。建设者应首先确定的是：会诊准备采取实时视频模式还是存储/转发模式来进行。此后针对性采购设备时所需考虑的因素包括：预算、基础设施情况、网络水平、电信服务、数据安全等。目前对于多数口腔疾病的诊疗而言，后一种模式足以满足需要，而且设备和网络费用低廉。

在选择会诊模式时还应考虑所用成像软件的因素。就诊患者应有完备的个人资料并通过相应的软件进行管理，具体包括：病历记录、收费和预约系统。口腔病历记录系统包括患者的病史、图片、影像资料等；收费系统中记录患者缴费情况和财务情况；预约系统则管理就诊日程和时间。预约软件从患者进入系统时就开始追踪，并能记录失约、重新预约和取消预约的一切行为。

信息传送的两种模式

POTS（普通电话系统）模式

由于维护和技术支持成本低廉，普通电话的传输模式目前仍常用于远程口腔医疗。实时视频会议的模式传输信息及时送达，而存储/转发方法允许根据需要将数据存储在本地数据库以后进行转发。POTS通过电话公司进行工作的速度较低，有时连接也不够稳定，但在传真机的帮助下，仍可以完成必要的信息交换。

ISDN（综合业务数字网）模式

ISDN的速度更快且支持专家和患者之间双向互动，这可以提高远程口腔医疗的易用性和可靠性。但是建立专用国际ISDN网络的费用过于昂贵难以实现，万维网是目前便于获得信息的流行平台工具。

基于万维网的远程口腔医疗模式

与ISDN不同，基于万维网的远程口腔医疗不需要专用的网络，因此更具成本效益。但由于互联网上缺乏监管，没有许可证和验证措施，上网者几乎不需要承担责任，加上黑客和骇客的存在，使得开放的万维网存在隐私和安全问题。而ISDN网络是单纯的点到点连接，没有网络共享带来的安全问题。现场直播的视频会诊方式也可以通过卫星来实现。

我们目前使用的一些口腔设备和软件：

- 佛罗里达探针；
- 肌电图：Procera系统；
- 数字化口腔放射设备；
- 患者电子病历系统；
- 口内扫描成像系统。

通过专用的高速网线或互联网可以将大医院、高端诊所与偏远地区的诊所及社区保健中心相连接，并通过网络程序加以管理，这样大医院就可以为下级医院和诊所进行点对点的直接门诊指导。

使初级或专科护理服务与家庭连通：将专家、家庭保健护士、初级保健提供者连接起来，并经单向可视电话系统与患者进行交互式临床会诊咨询。使用普通电话和互联网技术建立从家庭到中心的健康监控体系，可以监控家庭患者的病情，提供家庭护理和相关服务。

在EPR（患者电子病历）系统的帮助下，现在可以从不同的口腔诊所获得患者的以往病历数据，这有助于专家做出正确诊断和适当管理患者。数据存储不需要太大空间，数据损坏和丢失的风险也在变小。数据检索正在变得简单和快速，更容易获取相关信息。

通用口腔科诊断编码系统（SNODENT，口腔科系统命名法）是由一系列诊断和描述症状、临床体征以及影像学观察和相关检验结果的术语组成。编码系统可以为设计由人工智能管理的数字化记录表格提供基础，进而帮助临床口腔医师做出更准确的诊断。

口腔会诊平台是一个基于互联网的远程口腔科咨询系统。转诊的口腔医师登录到安全的Web服务器，填写患者的详细信息、申请会诊的具体原因、主诉和临时诊断信息，并上传口腔内图像和口腔X线片。专家负责审查会诊内容并在收到全部病历资料后5个工作日内提出诊断和治疗计划，如果病情需要还可以进一步的讨论。口腔远程会诊系统使用加密套接字协议（SSL）来加密在Web浏览器和接收的服务器之间传递的信息。当密钥通过验证，说明浏览器与服务器之间建立了安全的加密连接，可以发送患者的敏感数据。

牙髓病学与远程口腔医疗

根尖周病变是口腔医师最常遇到的问题。对根尖周病变的鉴别诊断、预后判断和治疗方法的任何缺陷都可能导致并发症，浪费时间和金钱。但临床上这些病变并不总能由专家来进行治疗。通过远程口腔会诊系统，可以对根尖周病变进行充分评估后作出诊断，并制定适当治疗方案。系统会记录下每颗选定患牙的数字信息，远程会诊的牙髓病专家通过手机收到会诊请求，下载数字化影像和相关数据，经过检查提出诊断和治疗建议，然后将这些信息发回在线服务器，通知请求会诊的医师。2000年Baker研究表明：当地医师直接观察到的图像质量和通过系统传输到远程显示器上观看的图像质量相比，在影响根尖周病变的评估水平方面没有统计学显著性差异。

使用远程口腔医疗系统应关注的问题

法律问题

远程医疗系统在很大程度上仍未经过充分的法律检验，而且各国家之间法律制度存在重大差异。诸如问责制、管辖权、责任免除、隐私保护、知情同意和医疗事故认定等问题对于推广远程医疗系统是至关重要的。医学法律问题出现的主要原因是缺乏任何明确界定的标准。目前还没有办法保证信息及其交换过程的安全和高效。在发达国家，全国性远程口腔医疗实践最重要的障碍是传统的各州独立的行医许可证制度。2000年美国有20个州执行了严格的执照法规，要求远程口腔医疗从业人员具备跨州的全面执业执照。

保密性

必须明确告知患者，他们的个人信息将通过电子方式传输。尽管管理者已经尽最大努力保证安全，这些信息仍有可能被拦截而外泄。联络表格中应包含提出转诊和负责会诊医师的姓名，以确保如发生医疗事故可以获得充分的保险赔偿；会诊医师应当在以任何形式接触患者之前获得一份知情同意书的副本。

关于责任的问题

远程口腔医疗引起了人们对责任的关

注。目前还没有哪项法律能清楚界定远程会诊口腔医师的作用和责任。近年来，对提供远程会诊的卫生保健专业人员的支付一直是个大问题。全国农村卫生协会(印度)建议报销远程会诊医师提供的服务，取消对远程医疗的单独收费，增加对提出远程会诊医疗站点的报销，并对存储/转发模式提供报销。

在美国，医疗保险、联邦认证合格的医疗中心、医疗补助计划和加州儿童服务中心都为远程医疗报销部分费用。私人保险，如加州蓝十字保险也可提供同类服务。然而在这些补偿远程医疗会诊的方案中，目前还不包括远程口腔医疗会诊费。因此，支付仍然是一个大问题。

展望

计算机和电信技术正在极大地改变医疗保健的未来前景。远程口腔医疗虽然目前尚未成为主流口腔医疗方法，但在不久的将来，远程医疗必将成为获得口腔疾病诊疗的另一种方式，特别是对于那些由于路途遥远、交通不便或其所在地区缺乏口腔医师而难以纳入口腔保健系统的孤立人口意义很大。

尽管基于互联网的远程口腔医疗采用了先进的沟通方式，但也存在明显缺陷。如从业者必须经过适当的培训、需要即时反应能力、存在信息理解错误的风险；远程医疗还涉及隐私泄露以及可能发生信息误传、错报等问题。提供这种医疗形式的从业者必须充分认识这些风险，主动了解与之相关的法律、技术和伦理问题，学习最新的知识并熟练掌握技术。开设远程口腔医疗教育课程的教师还需要精通计算机。

未来技术的进步将使远程口腔医疗能够以更多的方式发挥作用，如临床决策支持、质量和安全评估、消费者在家庭中使用、药物电子处方和模拟培训。尽管还有一些问题亟待解决，但远程口腔医疗在发展中国家的发展潜力巨大，这种潜力还需要进一步释放和引导。

参考文献

[1] Kuszler PC. Telemedicine and integrated health care delivery: compounding malpractice liability. Am J Law Med 1999; 25: 297-326.
[2] Sanjeev M. , Sushant GK. Teledentistry: a new trend in oral health. Int J Clin Cases Invest 2011; 2(6): 49-53.
[3] Cook J. ISDN videoconferencing in postgraduate dental education and orthodontic diagnosis. Learning Technology in Medical Education Conference 1997(CTI Medicine). 1997: 111-116.
[4] Kopycka-Kedzierawski DT, Billings RJ. Teledentistry in inner-city child-care centers. J TelemedTelecare 2006; 12: 176-181.
[5] Subramanyamvenkata R. Telepathology: virtually a reality. J Oral Maxillofac Pathol 2002; 1(1): 1-15.
[6] Chen JW, Hobdell MH, Dunn K, Johnson KA, Zhang J. Teledentistry and its use in dental education. J Am Dent Assoc 2003; 134(3): 342-346.
[7] Rocca MA, Kudryk VL, Pajak JC, Morris T. The evolution of teledentistry system within the Department of Defense. Proc AMIA Symp 1999: 921-924.
[8] Baheti MJ, Bagrecha SD, Toshniwal NG, Misal A. Teledentistry: a need of the era. Int J Dent Med Res 2014; 1(2): 80-91.
[9] Bhambal A, Saxena S, Balsaraf SV. Teledentistry: potentials unexplored. J Int Oral Health 2010; 2(3): 1-6.
[10] Jain A, Bhaskar DJ, Gupta D, Agali C, Gupta V, Karim B. Teledentistry: upcoming trend in dentistry. J Adv Med Dent. Sci Res 2013; 1(2): 112-115.
[11] Bagchi S. Telemedicine in rural India. PLoS Med 2006; 3: 297-299.
[12] Kirshner M. The role of information technology

and informatics research in the dentist-patient relationship. Adv Dent Res 2003; 17: 77-81.
[13] Liu SC. Information technology in family dentistry. Hong Kong Dent J 2006; 3: 61-66.
[14] Chang SW, Plotkin DR, Mulligan R, Polido JC, Mah JK, Meara JG. Teledentistry in rural California: a USC Initiative. J Calif Dent Assoc 2003; 31: 601-608.
[15] Bauer JC, Brown WT. The digital transformation of oral health care. Teledentistry and electronic commerce. J Am Dent Assoc 2001; 132(2): 204-209.
[16] Yoshinaga L. The use of teledentistry for remote learning applications. Pract Proced Aesthet Dent 2001; 13(4): 327-328.
[17] Liu, SC-Y. Information technology in family dentistry. Hong Kong Dent J 2006; 3: 61-66.
[18] Schleyer TK, Dasari VR. Computer-based oral health records on the World Wide Web. Quintessence Int July 1999; 30: 451-460.
[19] Rose LF, Mealey BL. Periodontics: medicine, surgery and implants. 1st edition. St. Louis: Elsevier Mosby; 2004. pp. 163-171.
[20] Clark GT. Teledentistry: what is it now and what will it be tomorrow? J Calif Dental Assoc 2000; 28: 121-127.
[21] Teledentistry: e consultations. Dentistry Magazine Article Feb 9, 2002.
[22] Alipour L, Rocca V, Kudryk, Morris T. A teledentistry consultation system and continuing dental education via Internet. J Med Internet Res 1999; 1(suppl1): e110.
[23] Sood SP, Bhatia JS. Development of telemedicine technology in India: "Sanjeevani" —an integrated telemedicine application. J Postgrad Med 2005; 51(4); 308-311.
[24] Birnbach JM. The future of teledentistry. J Calif Dent Assoc 2000; 28: 141-143.
[25] Stephens CD, Cook J. Attitudes of UK consultants to teledentistry as a means of providing orthodontic advice to dental practitioners and their patients. J Orthod 2002; 29(2): 137-142.
[26] Baker WP 3rd, , Loushine RJ, West LA, Kudryk LV, Zadinsky JR. Interpretation of artificial and in vivo periapical bone lesions comparing conventional viewing versus a video conferencing system. J Endod 2000; 26(1): 39-41.
[27] Sfifikas M. Teledentistry: legal and regulatory issues explored. J Am Dent Assoc 1997; 128: 1716-1718.
[28] Golder DT, Brennan KA. Practicing dentistry in the age of telemedicine. J Am Dent Assoc 2000; 131: 734-744.
[29] Hughes M, Bell M, Larson D, Weens J. Telehealth reimbursement. National Rural Health Association Policy Brief May 2010.
[30] Telemedicine Reimbursement Handbook. California Telemedicine and eHealth Center. Sacramento, California; 2006.

练习题

1. 远程口腔医疗是下列哪两项技术相互整合的产物（　　）

A. 电信和互联网

B. 远程放射医疗和远程药学

C. 远程药学和会诊咨询

D. 互联网与健康档案

2. 第一个定义远程口腔医疗概念的是（　　）

A. 美国陆军

B. Albert Jutra

C. Cook

D. 美国西屋电气集团

3. 口腔医师和病人直接通过视频进行交流的方式被称为

A. 远程监控方法

B. 存储 / 转发模式

C. 近似实时会诊咨询

D. 实时会诊咨询

4. 以下选项哪个是不正确的（　　）

A. 远程口腔医疗降低了服务成本，提高了服务质量

B. 隐私和安全不是远程医疗应考虑的问题

C. 诊断和制订治疗计划可以在不见患者的情况下完成

D. 以上都错

5. Kook 将远程口腔医疗定义为（　　）

A. 使用视频会议技术进行诊断和提供远程治疗建议的实践

B. 一种消除农村和城市社区之间口腔医疗差距的做法

C. 通过远程技术交换临床信息和图像

D. 综合使用电信和计算机技术来改善卫生保健服务

6. 美国陆军的全面口腔服务计划使用了以下哪一种方法（　　）

A. ISDN

B. 网络程序

C. 电子病人记录系统

D. 普通电话服务

7. ISDN 代表（　　）

A. 口腔医学综合服务网络

B. 数字化综合服务网络

C. 集成太阳能口腔科网络

D. 集成太阳能数字化网络

8. 以下哪些是使用远程口腔医疗的好处（　　）

A. 将医疗保健服务扩大到偏远或农村地区

B. 减少孤立行医，增加了专家支持

C. 改善了诊断服务

D. 以上都对

9. 先收集、存储患者临床信息和图像资料，然后由专家阅读分析被称为（　　）

A. 远程监测

B. 近实时咨询会诊

C. 存储 / 转发模式

D. 实时咨询会诊

10. 以下哪一个是远程口腔医疗关注的问题（　　）

A. 保密性

B. 责任

C. 法律问题

D. 上述所有问题

练习题答案

第一章

1.B 2.A

3.A 4.A

5.B 6.B

7.A 8.A

9.A 10.E

第二章

1.A 2.E

3.A 4.C

5.D 6.A

第三章

1.C 2.E

3.A 4.C

5.A 6.D

7.D 8.A

9.B 10.B

第四章

1.B 2.D

3.D. 4.C

5.A 6.B

7.C

第五章

1.B 2.D

3.D 4.D

5.D 6.A

7.A 8.D

9.B

第六章

1.C 2.B

3.C 4.B

5.D 6.B

7.E 8.A

9.B 10.C

第七章

1.A 2.A

3.C 4.B

5.A 6.C

7.D 8.A

9.E 10.D

第八章

1.D 2.C

3.A 4.D

5.C 6.C

7.D 8.A

9.D 10.D

第九章

1.A 2.A

3.C 4.D

5.B 6.A

7.C 8.D

9.A 10.D

第十章

1.A 2.A

3.E 4.C

5.B 6.D

7.B 8.C

9.D 10.E

第十一章

1.B 2.C

3.D 4.A

5.D

第十二章

1.A 2.C

3.D 4.B

5.A 6.D

7.B 8.D

9.C 10.D